Metaphonologische Fähigkeiten und ihre Bedeutung für den Schriftspracherwerb bei spezifisch sprachentwicklungsgestörten Kindern

Europäische Hochschulschriften
Publications Universitaires Européennes
European University Studies

**Reihe XI
Pädagogik**

Série XI Series XI
Pédagogie
Education

Bd./Vol. 971

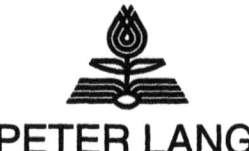

PETER LANG
Frankfurt am Main · Berlin · Bern · Bruxelles · New York · Oxford · Wien

Kathrin Mahlau

Metaphonologische Fähigkeiten und ihre Bedeutung für den Schriftspracherwerb bei spezifisch sprachentwicklungsgestörten Kindern

Unter besonderer Berücksichtigung der Wortschatzentwicklung

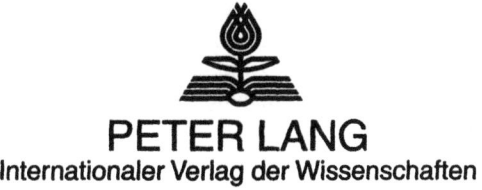

PETER LANG
Internationaler Verlag der Wissenschaften

Bibliografische Information der Deutschen Nationalbibliothek
Die Deutsche Nationalbibliothek verzeichnet diese Publikation
in der Deutschen Nationalbibliografie; detaillierte bibliografische
Daten sind im Internet über <http://www.d-nb.de> abrufbar.

Zugl.: Köln, Univ., Diss., 2007

D 38
ISSN 0531-7398
ISBN 978-3-631-57491-1

© Peter Lang GmbH
Internationaler Verlag der Wissenschaften
Frankfurt am Main 2008
Alle Rechte vorbehalten.

Das Werk einschließlich aller seiner Teile ist urheberrechtlich
geschützt. Jede Verwertung außerhalb der engen Grenzen des
Urheberrechtsgesetzes ist ohne Zustimmung des Verlages
unzulässig und strafbar. Das gilt insbesondere für
Vervielfältigungen, Übersetzungen, Mikroverfilmungen und die
Einspeicherung und Verarbeitung in elektronischen Systemen.

www.peterlang.de

Meinen Eltern

DANKSAGUNG

Aufrichtig bedanken möchte ich mich bei allen Personen, die mich beim nicht immer einfachen Werdegang dieser Arbeit mit ermunternden Worten, anregenden Gesprächen und zum Teil viel persönlichem Zeitaufwand unterstützt haben.
Allen voran gilt mein Dank Frau Prof. Dr. Romonath für die exzellente Betreuung, die intensiven Auseinandersetzungen mit diversen 'Vorformen' dieses Werkes und die vielen Denkanstöße, die mich zur tieferen Beschäftigungen mit einzelnen Aspekten der Thematik anregten. Ohne sie wäre ich nie das Wagnis einer solchen Arbeit eingegangen.
Mein herzlicher Dank gilt auch meinen ehemaligen Kollegen, den Mitarbeitern des Instituts für Sonderpädagogische Entwicklungsförderung und Rehabilitation der Universität Rostock, die mit praktischen und humorvollen Ratschlägen den organisatorischen Werdegang dieser Arbeit begleiteten und mir an so manchen arbeitsintensiven Zeitpunkten den Rücken frei hielten, damit ich ausreichend Möglichkeiten für die Auseinandersetzung mit den Erfordernissen der Dissertation hatte.
Mein besonderer Dank gilt meiner Freundin Katja Gericke, die mit unendlichem Zeitaufwand die für den RWST erforderlichen 248 Bildern zeichnete, mich mit vielen anregenden Gesprächen vor allem zu Beginn der Arbeit bei der Stange hielt und unter persönlichen Mühen bei den Zwischenkorrekturen unterstützte.
Ebenso möchte ich mich bei Katrin Hübner bedanken, die sich mit der Endfassung kritisch auseinandersetzte und mir noch einige wenig gelungene Passagen zum Überdenken ans Herz legte. Ich hoffe, dass ich ihren Hinweisen ausreichend folgen konnte.
Herzlich bedanken möchte ich mich auch bei den Studenten, die einen großen Teil der Kinder untersucht haben, und den studentischen Hilfskräften, die sich mit der Dateneingabe und der Literaturkontrolle auseinandergesetzt haben.
Mein Dank gilt darüber hinaus den Kindern, die in stundenlangen Sitzungen zeigten, was sie können und so zu den Erkenntnissen dieser Arbeit beitrugen. Ebenso gilt mein Dank den Direktoren der teilnehmenden Schulen, den Klassenlehrern der Kinder, den Leitern und Erziehern der Kindergärten, die zum Teil organisatorische Höchstleistungen vollbrachten, um die Untersuchungen zu ermöglichen und so manche Stunde auf „ihre" Kinder verzichten mussten.
Nicht zuletzt möchte ich mich bei den Menschen bedanken, die mir besonders am Herzen liegen. Meinen Eltern, die mich in allen Phasen meines Lebens unterstützt und an mich geglaubt haben. Sie schufen die Grundlage, auf die ich nun den beruflichen Herausforderungen des Lebens begegnen darf. Meinen Schwiegereltern, die stets einsatzbereit unsere Kinder versorgten. Und natürlich meinem Mann und meinen Kindern Lara und Christopher, die mir immer wieder klar machen, dass jede berufliche Herausforderung relativ ist zu dem Glück, eine wunderbare Familie zu haben.

Waren (Müritz), im März 2008   Kathrin Mahlau

Inhaltsverzeichnis

Abbildungsverzeichnis ... 13
Tabellenverzeichnis ... 17

I. Einleitung ... 21

II. Theoretische und empirische Grundlagen ... 27

1. Normaler und gestörter Schriftspracherwerb ... 27
1.1. Normaler Schriftspracherwerb ... 27
1.1.1. Begriff 'Schriftspracherwerb' und dessen Zusammenhang mit der Primärsprachentwicklung ... 27
1.1.2. Entwicklungsmodelle des Lesens und Schreibens ... 31
1.1.2.1. Das Stufenmodell von Frith (1986) und Günther (1986) ... 33
1.1.2.2. Das interactive analogy model of reading development von Goswami (1993) ... 37
1.1.3. Zusammenfassung und Schlussfolgerungen ... 38
1.2. Gestörter Schriftspracherwerb ... 40
1.2.1. Begriff, Ursachen und Symptomatik ... 40
1.2.2. Sprachliche Fähigkeiten bei Kindern mit Lese-Rechtschreibstörungen ... 48
1.2.3. Zusammenfassung und Schlussfolgerungen ... 51

2. Metaphonologische Fähigkeiten ... 53
2.1. Metaphonologische Fähigkeiten – Begrifflichkeit und Entwicklungskonzeptionen ... 54
2.1.1. Einordnung und Terminus 'Bewusstheit' ... 54
2.1.2. Begriffsbestimmung und Indikatoren metaphonologischer Fähigkeiten ... 57
2.1.3. Entwicklung metaphonologischer Fähigkeiten ... 60
2.1.3.1. Metaphonologische Fähigkeiten und kognitive Entwicklung ... 62
2.1.3.2. Metaphonologische Fähigkeiten und Primärspracherwerb ... 64
2.1.3.2.1. Modelle der Entwicklung metasprachlicher Fähigkeiten ... 64
2.1.3.2.1.1. Das Drei-Komponentenmodell nach Waller (1988) ... 65
2.1.3.2.1.2. Das Zwei-Komponenten-Modell von Bialystok (1988) ... 66
2.1.3.2.1.3. Das Stufenmodell nach Morais (1991) ... 67
2.1.3.2.1.4. Das Vier-Phasen-Modell von Gombert (1990) ... 67
2.1.3.2.1.5. Evaluation der Modelle und Schlussfolgerungen ... 70
2.2. Metaphonologische Fähigkeiten und Wortschatzentwicklung ... 72

2.2.1. Entwicklungsüberblick ... 73
2.2.2. Lexikalische Repräsentation bei Kindern bis zu 1½ Jahren ... 74
2.2.3. Lexikalische Repräsentationen bei Kindern ab 1½ Jahren ... 75
2.2.4. Bedeutung der *lexical restructuring theory* für die Entwicklung metaphonologischer Fähigkeiten ... 78
2.2.5. Zusammenfassung und Schlussfolgerungen ... 80
2.3. METAPHONOLOGISCHE FÄHIGKEITEN UND SCHRIFTSPRACHERWERB ... 85
2.4. ZUSAMMENFASSUNG UND SCHLUSSFOLGERUNGEN ... 91

3. SPEZIFISCHE SPRACHENTWICKLUNGSSTÖRUNG UNTER BESONDERER BERÜCKSICHTIGUNG VON STÖRUNGEN AUF DER SEMANTISCH-LEXIKALISCHEN EBENE ... 93
3.1. BEGRIFF, URSACHENHYPOTHESEN UND SYMPTOMATIK DER SPEZIFISCHEN SPRACHENTWICKLUNGSSTÖRUNG ... 94
3.2. LEXIKALISCHE UND PHONOLOGISCHE STÖRUNGEN ... 100
3.3. EXKURS: MODELLVORSTELLUNGEN ZUR MENTALEN REPRÄSENTATION DES WORTSCHATZES ... 104
3.3.1. Struktur des Wortwissens ... 104
3.3.2. Mentale Repräsentation der Wortbedeutung ... 107
3.3.3. Mentale Repräsentation der Wortform ... 109
3.3.4. Zusammenfassung und Schlussfolgerungen ... 116
3.4. URSACHENHYPOTHESEN ÜBER DAS WORTSCHATZDEFIZIT ... 117
3.4.1. Erkenntnisse aus Experimentalstudien ... 118
3.4.2. Ableitungen aus Modellen zur mentalen Wortrepräsentation ... 122
3.4.3. Erklärungen auf der Ebene der phonologischen Informationsverarbeitung ... 123
3.4.4. Diskussion der Hypothesen ... 129
3.5. ZUSAMMENFASSUNG UND SCHUSSFOLGERUNGEN ... 130

4. SCHRIFTSPRACHERWERB BEI SPEZIFISCH SPRACHENTWICKLUNGSGESTÖRTEN KINDERN ... 133
4.1. STUDIEN ZUM ZUSAMMENHANG ZWISCHEN SPEZIFISCHER SPRACHENTWICKLUNGSSTÖRUNG UND LESE-RECHTSCHREIBSTÖRUNG ... 134
4.2. UNZUREICHENDE VORAUSSETZUNGEN FÜR DEN ERWERB DES LESENS UND SCHREIBENS ... 140
4.2.1. Kognitive Fähigkeiten ... 140
4.2.2. Sprachliche Fähigkeiten ... 142
4.2.3. Phonologische Informationsverarbeitungsstrategien ... 145
4.2.3.1. Eingeschränkte metaphonologische Fähigkeiten ... 145
4.2.3.2. Eingeschränktes phonologisches Rekodieren ... 149
4.2.3.3. Eingeschränktes Arbeitsgedächtnis ... 151
4.3. ZUSAMMENFASSUNG UND SCHLUSSFOLGERUNGEN ... 153

5. GESAMTZUSAMMENFASSUNG ... 155

III. EMPIRISCHE UNTERSUCHUNG 161

1. ZENTRALE ANNAHMEN 161
2. FRAGESTELLUNG UND HYPOTHESEN 162
3. METHODE 163
3.1. PROBANDENGRUPPEN 163
3.2. TESTINSTRUMENTARIUM UND DURCHFÜHRUNG 173
3.2.1. Messung des produktiven Wortschatzes 173
3.2.2. Messung des rezeptiven Wortschatzes 174
3.2.3. Messung der metaphonologischen Fähigkeiten 176
3.2.3.1. Reimfähigkeit 178
3.2.3.1.1. Erkennen von Reimpaaren mit visueller Unterstützung 178
3.2.3.1.2. Erkennen von Reimpaaren ohne visuelle Unterstützung 178
3.2.3.2. Silbensegmentation 179
3.2.3.2.1. Silben segmentieren 179
3.2.3.2.2. Silbische Wortsegmentierung 179
3.2.3.3. Phonemanalyse 180
3.2.3.3.1. Laut zu Wort Zuordnung 180
3.2.3.3.1.1. Alliteration rezeptiv 181
3.2.3.3.1.2. Alliteration produktiv 181
3.2.3.3.2. Phonematische Wortsegmentierung 181
3.2.4. Messung der Lese-Rechtschreibfähigkeit 182
3.2.5. Auswertungsverfahren und statistische Prüfgrößen 184
3.2.6. Versuchsplan und Versuchsdurchführung 187

4. ERGEBNISSE 189
4.1. HYPOTHESENÜBERPRÜFUNG 189
4.1.1. Rezeptiver Wortschatz 189
4.1.2. Produktiver Wortschatz 192
4.1.3. Unterschied zwischen rezeptivem und produktivem Wortschatz 193
4.1.4. Metaphonologische Fähigkeiten 195
4.1.5. Zusammenhang und Prädiktoren zwischen Wortschatzumfang und metaphonologischen Fähigkeiten 199
4.1.6. Lese- und Rechtschreibfähigkeit 207
4.1.7. Zusammenhänge zwischen metaphonologischen Fähigkeiten und dem Schriftspracherwerb sowie metaphonologische Prädiktoren für den Schriftspracherwerb 212
4.2. ERGEBNISZUSAMMENFASSUNG: GRUPPENVERGLEICHE, ZUSAMMENHÄNGE UND PRÄDIKTOREN 228

5. DISKUSSION 230
5.1. LEISTUNGEN IM PRODUKTIVEN UND REZEPTIVEN WORTSCHATZ 230
5.2. LEISTUNGEN IN DEN METAPHONOLOGISCHEN FÄHIGKEITEN 235
5.2.1. Unterschiede in den metaphonologischen Fähigkeiten 235

5.2.2. Zusammenhang und Prädiktoren zwischen metaphonologischen
Fähigkeiten und Wortschatz ... 241
5.3. LESE- UND RECHTSCHREIBLEISTUNGEN ... 245
5.3.1. Rechtschreibung ... 245
5.3.2. Lesen - häufige Wörter, kurzer Text und wortunähnliche
Pseudowörter ... 247
5.3.3. Lesezeiten ... 250
5.3.4. Zusammenfassung ... 251
5.4. METAPHONOLOGISCHE FÄHIGKEITEN UND LESE- UND
RECHTSCHREIBLEISTUNGEN ... 253

6. SCHLUSSFOLGERUNGEN UND AUSBLICK ... 264
6.1. SCHLUSSFOLGERUNGEN ... 264
6.2. AUSBLICK FÜR FORSCHUNG UND PRAXIS ... 270

LITERATURVERZEICHNIS ... 277

ANHANG

ABBILDUNGSVERZEICHNIS

Kapitel II

Abb. 01.
Modell der zwei Lesewege nach COLTHEART
(1978 zit. in SCHEERER-NEUMANN 1989) 32

Abb. 02.
Das Sechsstufenmodell von FRITH (1986, 225) 33

Abb. 03.
Beispiel für *onset* und *rime* 37

Abb. 04.
Vereinfachtes Ursachenmodell zur Lese-Rechtschreibstörung
nach SCHULTE-KÖRNE (2002b, 14) 42

Abb. 05.
Modell zu Störungen der auditiven Informationsverarbeitung
nach SCHULTE-KÖRNE (2002b, 15) 46

Abb. 06.
Einteilung der metasprachlichen Bewusstheit
(nach TUNMER & BOWEY 1984 zit. in KÜSPERT 1998) 55

Abb. 07.
Zweigestuftes Entwicklungsmodell der metaphonologischen Fähigkeiten
und Indikatoren (vgl. FORSTER & MARTSCHINKE 2001) 62

Abb. 08.
Vier-Stufen-Modell von GOMBERT (1990) 68

Abb. 09.
Zusammenhang zwischen der Entwicklung des Wortschatzes
und der metaphonologischen Fähigkeiten 79

Abb. 10.
Skizzierung einer Verschränkung zwischen der Entwicklung des
Wortschatzes und der metaphonologischen Fähigkeiten 83

Abb. 11.
Vergleich: Wortschatzerwerb bei sprachnormalen Kindern und
Kindern mit SSES (vgl. BRAUN 1999) 95

Abb. 12.
Internale Struktur der Einträge im mentalen Lexikon
(nach LEVELT 1989, 182, 188) 105

Abb. 13.
Struktur des Wortwissens (LEVELT 1989, 182) 106

Abb. 14.
Hypothetische Gedächtnisstruktur einer Hierarchie auf drei Ebenen
nach COLLINS & QUILLIAN (1969 zit. in GLÜCK 1998) 108

Abb. 15.
Inkrementelles Sprachproduktionsmodell nach LEVELT (1989) 110

Abb. 16.
Inkrementelles Sprachproduktionsmodell nach LEVELT (1989) –
Verarbeitungsschritte 111

Abb. 17.
Theory of lexical access in speech production
von LEVELT, ROELOFS & MEYER (1999) 113

Abb. 18.
Ausschnitt eines phonologischen Netzwerks 114

Abb. 19.
Modell des *working memory* (BADDELEY 2003; 2002; 2000) 124

Abb. 20.
Subtypen nach der Klassifikation von CATTS & KAMHI (1999, 75) 143

Kapitel III

Abb. 01.
Beziehungsmodell 164

Abb. 02.
Beispiel "Stern" aus dem AWST 3-6 und dem RWST 174

Abb. 03.
Übersicht über die Aufgaben des Untersuchungsbogens zur Feststellung
metaphonologischer Fähigkeiten im Vorschulalter (MAHLAU 2001) 177

Abbildungsverzeichnis

Abb. 04.
Zeitplan der Studie 188

Abb. 05.
Mittelwerte der Fehler im rezeptiven Wortschatztest
im Gruppenvergleich 192

Abb. 06.
Mittelwerte der Differenz zwischen produktivem und rezeptivem
Wortschatz im Gruppenvergleich 195

Abb. 07.
Mittelwerte der Reim- und Silbensegmentierungsfähigkeit sowie
der Phonemanalyse im Gruppenvergleich 199

Abb. 08.
Mittelwerte des Rechtschreibtests im Gruppenvergleich 209

Abb. 09.
Mittelwerte der Lesetests im Gruppenvergleich 211

Abb. 10.
Mittelwerte der Lesezeiten im Gruppenvergleich 212

Abb. 11.
Hypothesenmodell zum Zusammenhang zwischen gestörter Entwicklung
von Wortschatz – metaphonologischen Fähigkeiten – Schriftspracherwerb
bei Kindern mit SSES (vgl. ROMONATH & MAHLAU 2005) 269

TABELLENVERZEICHNIS

Kapitel III

Tabelle 0.
Übersicht über die Geschlechterverteilung der Probandengruppen ... 165

Tabelle 1.1a.
Deskriptive Statistik: Intelligenz ... 171

Tabelle 1.2a.
t-Test bei unabhängigen Stichproben: Intelligenz ... 172

Tabelle 1.1b.
Deskriptive Statistik: Intelligenz ... 172

Tabelle 1.2b.
t-Test bei unabhängigen Stichproben: Intelligenz ... 172

Tabelle 2.1.
Deskriptive Statistik: rezeptiver Wortschatz ... 189

Tabelle 2.2.
t-Test bei unabhängigen Stichproben: rezeptiver Wortschatz ... 189

Tabelle 2.3.
Deskriptive Statistik: Fehleranalyse des rezeptiven Wortschatzes ... 190

Tabelle 2.4.
t-Test bei unabhängigen Stichproben: Fehleranalyse
des rezeptiven Wortschatzes ... 191

Tabelle 2.5.
Deskriptive Statistik: produktiver Wortschatz ... 193

Tabelle 2.6.
t-Test bei unabhängigen Stichproben: produktiver Wortschatz ... 193

Tabelle 2.7.
Deskriptive Statistik: Differenz rezeptiver-produktiver Wortschatz ... 194

Tabelle 2.8.
t-Test bei unabhängigen Stichproben:
Differenz rezeptiver-produktiver Wortschatz ... 194

Tabelle 2.9.
Deskriptive Statistik: Gesamtwert metaphonologischer Fähigkeiten 195

Tabelle 2.10.
t-Test bei unabhängigen Stichproben:
Gesamtwert metaphonologische Fähigkeiten 196

Tabelle 2.11.
Deskriptive Statistik: Variablen metaphonologischer Fähigkeiten 196

Tabelle 2.12.
t-Test bei unabhängigen Stichproben: Einzelne Variablen
metaphonologischer Fähigkeiten 197

Tabelle 2.13.
Korrelationen der Variablen produktiver Wortschatz
und rezeptiver Wortschatz mit den Variablen der
metaphonologischen Fähigkeiten für die Untersuchungsgruppe 200

Tabelle 2.14.
Korrelationen der Variablen produktiver Wortschatz
und rezeptiver Wortschatz mit den Variablen
der metaphonologischen Fähigkeiten für die Altersvergleichsgruppe 202

Tabelle 2.15.
Produktiver Wortschatz (unabhängige Variable) als Prädiktor
für die Variablen der metaphonologischen Fähigkeiten
(abhängige Variablen): Untersuchungsgruppe 204

Tabelle 2.16.
Produktiver Wortschatz (unabhängige Variable) als Prädiktor
für die Variablen der metaphonologischen Fähigkeiten
(abhängige Variablen): Altersvergleichsgruppe 206

Tabelle 2.17.
Deskriptive Statistik: Schriftspracherwerb 208

Tabelle 2.18.
t-Test bei unabhängigen Stichproben: Schriftspracherwerb 208

Tabelle 2.19.
Analyse der Rechtschreibfehler 210

Tabelle 2.20.
t-Test bei unabhängigen Stichproben: Rechtschreibfehler ... 210

Tabelle 2.21.
Korrelationen zwischen den Variablen der
metaphonologischen Fähigkeiten und den Variablen
des Schriftspracherwerbs für die Untersuchungsgruppe ... 213

Tabelle 2.22.
Korrelationen zwischen den Variablen der
metaphonologischen Fähigkeiten und den Variablen
des Schriftspracherwerbs für die Altersvergleichsgruppe ... 214

Tabelle 2.23.
Prädiktoren für die Rechtschreibung: Untersuchungsgruppe ... 217

Tabelle 2.24.
Prädiktoren für die Rechtschreibung: Altersvergleichsgruppe ... 218

Tabelle 2.25.
Prädiktoren für das richtige Lesen häufiger Wörter:
Untersuchungsgruppe ... 219

Tabelle 2.26.
Prädiktoren für das richtige Lesen häufiger Wörter:
Altersvergleichsgruppe ... 220

Tabelle 2.27.
Prädiktoren für das richtige Lesen eines kurzen Textes:
Untersuchungsgruppe ... 221

Tabelle 2.28.
Prädiktoren für das richtige Erlesen eines kurzen Textes:
Altersvergleichsgruppe ... 222

Tabelle 2.29.
Prädiktoren für das richtige Erlesen von Pseudowörtern:
Untersuchungsgruppe ... 223

Tabelle 2.30.
Prädiktoren für das richtige Erlesen von Pseudowörtern:
Altersvergleichsgruppe ... 224

Tabelle 2.31.
Prädiktoren für die Lesezeit: Untersuchungsgruppe 225

Tabelle 2.32.
Prädiktoren für die Lesezeit: Altersvergleichsgruppe 226

Tabelle 2.33.
Zusammenfassende Darstellung der metaphonologischen Prädiktoren
für die einzelnen Variablen des Schriftspracherwerbs 227

I. EINLEITUNG

Die Erforschung des gestörten Schriftspracherwerbs blickt bereits auf eine über 100-jährige Geschichte zurück, die im deutschsprachigen Raum jedoch erst in den 60-er und frühen 70-er Jahren des vergangenen Jahrhunderts ihren Höhepunkt erreichte (ANGERMAIER 1974; VALTIN 1972; SCHENK-DANZINGER 1961). Zu diesem Zeitpunkt konzentrierte man sich insbesondere auf die Identifizierung von Fähigkeitsdefiziten. Bereits Mitte der 70-er Jahre fand jedoch eine grundlegende Umorientierung innerhalb der Schriftspracherwerbsforschung statt, in der weniger die Schwächen Beachtung fanden, sondern verstärkt die kindlichen Entwicklungsressourcen berücksichtigt wurden.
In dieser Zeit wurden ausgehend vom normalen Schriftspracherwerb zahlreiche Entwicklungsmodelle konzipiert (u. a. EHRI 1986; FRITH 1986; GÜNTHER 1986; MAY 1986), die ihren theoretischen Hintergrund in kognitiven Informationsverarbeitungsmodellen hatten. Entscheidend an diesen Modellen war die Ansicht, dass sich der Schriftspracherwerb in ähnlicher Weise entwicklungsbestimmt vollzieht wie z. B. der Primärspracherwerb. Der Schulbeginn wurde nicht mehr als "Stunde Null" des Schriftspracherwerbs angesehen, sondern berücksichtigte, dass die Kinder hinsichtlich ihrer für den Schriftspracherwerb notwendigen Vorkenntnisse heterogen entwickelt waren.
In der wissenschaftlichen Auseinandersetzung gab es in den letzten Jahren eine große Anzahl von Untersuchungen, die die notwendigen Voraussetzungen, die Kinder zum erfolgreichen Erwerb der Schriftsprache benötigen, zum Gegenstand hatten.
Dabei sind die *metaphonologischen Fähigkeiten* bzw. die phonologische Bewusstheit als einer der bedeutendsten Prädiktoren für den erfolgreichen Schriftspracherwerb erkannt worden. Metaphonologische Fähigkeiten werden in der aktuellen Literatur als "die Einsicht in die Lautstruktur der gesprochenen Sprache" verstanden. Sie beinhalten das Analysieren- und Manipulieren-Können der Wortform, also beispielsweise den Umgang mit Reimen, Silben und Phonemen (vgl. KÜSPERT 1998; BRADY & SHANKWEILER 1991; BISHOP & ADAMS 1990). Aber nicht alle Kinder erlernen in einer angemessenen Zeit und Qualität das Lesen und Schreiben. Innerhalb der Forschung zum Phänomen des gestörten Schriftspracherwerbs findet im deutschsprachigen Raum eine Gruppe von Kindern, die besonders häufig einen problembehafteten Erwerb der Schriftsprache erfährt, eine relativ geringe Beachtung: Kinder mit spezifischen Sprachentwicklungsstörungen. Von einem gestörten Lese-Rechtschreiberwerb sind ca. 50 % der spezifisch sprachentwicklungsgestörten Kinder betroffen, dagegen weisen sprachlich unauffällige Kinder lediglich zu 10 – 20 % diesbezüglich Probleme auf (vgl. KLICPERA et al. 1993).
Eine Ursache für den gestörten Schriftspracherwerb bei Kindern mit spezifischen Sprachentwicklungsstörungen wird zum aktuellen Zeitpunkt in vorschulisch ungenügend entwickelten phonologischen Informationsverarbeitungsmechanismen vermutet. Untersuchungen an spezifisch sprachentwicklungsgestör-

ten Probanden verweisen dabei auf eine geringere Entwicklung der metaphonologischen Fähigkeiten (GASTEIGER-KLICPERA & KLICPERA 2005; PLAZA 1997; KLICPERA et al. 1993; KAMHI et al. 1985).
Trotz der Forschungsbemühungen der letzten Jahre ist der Zusammenhang zwischen *spezifischen* sprachlichen Einschränkungen und deren Einfluss auf die Entwicklung der metaphonologischen und schriftsprachlichen Fähigkeiten weitgehend ungeklärt. Der überwiegende Anteil der hierzu erschienenen Beiträge stellt den Zusammenhang zwischen allgemeinen Sprachstörungen und Schriftspracherwerb her (ARAND 1998; BLASK 1995; FÜSSENICH 1992). Zusammenhänge zwischen spezifischen Sprachstörungssymptomen und der eingeschränkten Entwicklung metaphonologischer Fähigkeiten finden sich, außer in vereinzelten Fallanalysen bei Kindern mit Aussprachestörungen und gestörtem Schriftspracherwerb (SCHMID-BARKOW 1999a; OSBURG 1997), im deutschsprachigen Forschungsraum nicht. Sinnvoll ist es jedoch, neben der Ebene der Aussprache, weitere Ebenen des Spracherwerbs auf ihren Zusammenhang mit der Entwicklung metaphonologischer Fähigkeiten zu prüfen.
Neue Erkenntnisse zur Bedeutung der Wortschatzentwicklung verweisen auf einen wichtigen Zusammenhang zwischen dem Aufbau des mentalen Lexikons und dem Schriftspracherwerb. Obwohl das Forschungsinteresse am Wortschatz in den letzten Jahren in der Spracherwerbsforschung (vgl. ROTHWEILER 2001a, 2001b; GLÜCK 1998) deutlich zugenommen hat, beschäftigen sich keine deutschsprachigen Veröffentlichungen mit dem Zusammenhang zwischen Wortschatz und der Ausbildung metaphonologischer Fähigkeiten. Angloamerikanische Forschungen konnten jedoch eine Abhängigkeit der metaphonologischen Fähigkeiten von den Speichereinheiten der Wortform nachweisen (WALLEY 1993). Sie zeigen, dass analog zum Wachstum des Wortschatzumfangs Restrukturierungsprozesse im mentalen Wortformlexikon erfolgen, die von holistischen zu immer differenzierter segmentierten Speicherungen der Wortform führen (LEVELT et al. 1999). Somit wird v. a. der phonologische Aspekt des Wortschatzes für die Entwicklung metaphonologischer Fähigkeiten bedeutsam. *Metaphonologische* Fähigkeiten beziehen sich nicht auf die Wortbedeutung, sondern auf die Analyse bzw. Synthese der Wortform (Begriff *wordform* vgl. LEVELT 1989).
Auf dem Hintergrund dieser Betrachtungsweise haben der oft zu beobachtende späte Sprechbeginn und der fehlende Wortschatzspurt bei Kindern mit spezifischen Sprachentwicklungsstörungen eine besondere Bedeutung. Spezifisch sprachentwicklungsgestörte Kinder verfügen oftmals über einen sehr geringen Wortschatz, der weniger segmentiert gespeichert und abrufbar ist, sich damit negativ auf die Ausbildung metaphonologischer Fähigkeiten auswirkt und zu ungünstigen Voraussetzungen für den Schriftspracherwerb führt.
Dass bei Kindern mit spezifischen Sprachentwicklungsstörungen zentrale Probleme auf den Störungsebenen *Wortschatz, metaphonologische Fähigkeiten* und *Schriftspracherwerb* häufig gemeinsam auftreten, verweist auf die Dringlichkeit von Forschungsbemühungen und führt in der vorliegenden Arbeit zur folgende Konzeption und Zielsetzung.

Ausgehend von den dargelegten Erkenntnissen soll der Frage nachgegangen werden, ob ein und welcher Zusammenhang zwischen geringem Wortschatzumfang, eingeschränkten metaphonologischen Fähigkeiten und gestörtem Erwerb der Schriftsprache bei Kindern mit einer spezifischen Sprachentwicklungsstörung besteht. Dies geschieht auf theoretischer und empirischer Ebene.

Die wesentlichen Zielsetzungen dieser Arbeit sind es,
- vorliegende theoretische und empirische Erkenntnisse zum Wortschatzerwerb, zur Entwicklung metaphonologischer Fähigkeiten, zum Zusammenhang zwischen Wortform und metaphonologischen Fähigkeiten sowie zum Schriftspracherwerb bei spezifisch sprachentwicklungsgestörten und sprachnormalen Kindern aufzuzeigen.
- empirische Erkenntnisse, die den Zusammenhang zwischen Wortschatz, metaphonologischen Fähigkeiten und Schriftspracherwerb bei spezifisch sprachentwicklungsgestörten und sprachnormalen Kindern aufzeigen, zu gewinnen.
- Impulse für eine Diskussion innerhalb der Forschungsbereiche *Sprachheilpädagogik* und *gestörter Schriftspracherwerb*, die eine Grundlage für weiterführende Studien zur Prävention von Lese-Rechtschreibstörungen – insbesondere bei Kindern mit spezifischer Sprachentwicklungs-störung – bilden können, zu geben.

Die Beantwortung dieser Fragen setzt einen im **zweiten Kapitel** enthaltenen theoretischen Überblick über die für die empirische Untersuchung relevanten Themenbereiche voraus. Da der Schriftspracherwerb zentraler Bestandteil lebenslangen Lernens ist und in dieser Arbeit als Ziel einer Fähigkeitsfolge gesehen wird, beginnt diese Arbeit mit der Darstellung des normalen und gestörten Schriftspracherwerbs.
Das *erste Unterkapitel* enthält daher neueres Grundlagenwissen und klärt wichtige Aspekte der Thematik "Schriftspracherwerb". Es zeigt Zusammenhänge zwischen gesprochener und geschriebener Sprache sowie die Abfolge der Lernschritte auf. Aktuelle Erkenntnisse der Schriftspracherwerbsforschung und die Bedeutung der für den Erwerb des Lesens und Schreibens notwendigen phonologischen Verarbeitungsmechanismen werden erläutert. Der normale Schriftspracherwerb und der gestörte Schriftspracherwerb werden einander gegenübergestellt. Es erfolgen Ausführungen zum Begriff Lese-Rechtschreibstörung, zur aktuellen Ursachendiskussion und zur Symptomatik. Abschließend sollen die vorliegenden Erkenntnisse zu den sprachlichen Fähigkeiten der Kinder mit Lese-Rechtschreibstörungen analysiert werden.
Die bedeutsamste Voraussetzung für den Schriftspracherwerb bilden die "metaphonologischen Fähigkeiten", die im *zweiten Unterkapitel* ausführlich beleuchtet werden. Die Ausführungen in diesem Unterkapitel legen aktuelle Erkenntnisse über das Konzept "metaphonologische Fähigkeiten" dar. Sie beschäftigen sich neben einer Begriffsanalyse mit der im deutschsprachigen Raum wenig betrach-

teten Dimension der Entwicklung metaphonologischer Fähigkeiten und stellen einen Zusammenhang mit bestimmten Aspekten des Primärspracherwerbs, insbesondere der Wortschatzentwicklung, her. Es werden wichtige, die empirische Untersuchung strukturierende und insbesondere für die Hypothesengenerierung und den Diskussionshintergrund notwendige Erkenntnisse abgeleitet. Die Ausführlichkeit dieses Unterkapitels ist darin begründet, dass die metaphonologischen Fähigkeiten den wesentlichen Aspekt der empirischen Untersuchung darstellen.

Das *dritte Unterkapitel* enthält Darlegungen über die aktuellen Erkenntnisse der Forschungen zum gestörten Spracherwerb, insbesondere zu Störungen auf der semantisch-lexikalischen Ebene, und kennzeichnet damit die Zielpopulation der eigenen Studie. Die genannte Störung wird eingeordnet und definitorisch abgegrenzt. Weiterhin erfolgen eine Bedingungsanalyse über das für diese Arbeit zentrale Symptom des *Wortschatzdefizits* und das Aufzeigen des Zusammenhangs zwischen geringem Wortschatz und metaphonologischen Fähigkeiten. Die Bedeutung dieses Abschnitts für die vorliegende Untersuchung liegt in der daraus erfolgenden Generierung der Hypothesen, die in direktem Zusammenhang mit einer spezifischen Sprachentwicklungsstörung auf semantisch-lexikalischer Ebene stehen.

Das *vierte Unterkapitel* behandelt den Schriftspracherwerb bei Kindern mit spezifischen Sprachentwicklungsstörungen. Es werden Untersuchungen, die den Zusammenhang zwischen Sprachentwicklungsstörung und gestörtem Schriftspracherwerb aufzeigen, vorgestellt. Dabei werden zentrale Fähigkeiten, die als Voraussetzung für den Schriftspracherwerb gelten – kognitive, sprachliche und metaphonologische Fähigkeiten sowie phonologische Informationsverarbeitungsmechanismen – analysiert.

Eine abschließende Zusammenfassung aller für die Hypothesengenerierung wesentlichen Erkenntnisse erfolgt im *fünften Unterkapitel*. Es dient gleichzeitig der Überleitung zur eigenen Untersuchung.

Im **dritten Kapitel** wird eine eigene empirische Untersuchung dargestellt. Es beschreibt den Aufbau, die Materialien und die Durchführung dieser Studie. Nach einer Darlegung der zentralen Annahmen werden die Fragestellung und die Hypothesen hergeleitet. Davon ausgehend erfolgt ein Überblick über den Forschungsablauf, eine Beschreibung der teilnehmenden Probanden und eine ausführliche Darlegung der eingesetzten Untersuchungsmaterialien. Die Ergebnisse werden anschließend auf dem Hintergrund der im Kapitel 2 analysierten Literatur diskutiert. Die Arbeit endet mit einer Schlussfolgerung und einem Ausblick auf noch zu bearbeitende Forschungsdesiderate sowie pädagogische Implikationen, die sich aus den Ergebnissen der vorliegenden Untersuchung ableiten lassen.

Da die vorliegende Arbeit sich inhaltlich auf die Theorieentwicklungen unterschiedlicher Wissenschaftsdisziplinen (Pädagogik, Linguistik, kognitive Psychologie) bezieht und die Bereiche metaphonologischer Fähigkeiten (besonders die

Entwicklung) und Wortschatzerwerb (v. a. Speicherungs- und Abrufmechanismen der Wortform) generell und insbesondere bei spezifisch sprachentwicklungsgestörten Kindern bisher nur mangelhaft untersuchte Gebiete darstellen, nimmt die Herleitung und Begründung der Fragestellung im zweiten Kapitel einen verhältnismäßig breiten Raum ein. Im Gegensatz zu empirischen Untersuchungen, die sich stärker auf vorhergehende Studien berufen und hypothesenprüfend vorgehen können, werden in der vorliegenden Arbeit aus der Ableitung theoretischer Überlegungen neue Hypothesen entwickelt. Daher kommt dem theoretischen Teil für die Begründung der empirischen Zusammenhänge und damit der Untersuchungsmethode eine große Bedeutung zu. Es ist nicht einfach Sachverhalte zusammenfassend darzustellen, die in der Literatur in teilweise jahrzehntelanger Diskussion von unterschiedlichen Wissenschaftsdisziplinen bearbeitet wurden. Die notwendige Beschränkung der Arbeit gerät dabei in Konflikt mit der z. T. großen Komplexität einiger angeschnittener Themen. Um die mit einer notwendigen Verkürzung einhergehenden Gefahren von Unschärfe und Missverständnissen zu beschränken, habe ich versucht, diese Abschnitte mit großer Sorgfalt zu bearbeiten.

In der Arbeit wird aus Gründen der besseren Lesbarkeit für Personen und Berufsbezeichnungen durchgängig die maskuline Form verwendet, wobei die feminine Form selbstverständlich mit eingeschlossen ist[*].

---

[*] Die vorliegende Arbeit wurde als Dissertation von der Heilpädagogischen Fakultät der Universität zu Köln angenommen und am 22. Juni 2007 erfolgreich verteidigt. Die Gutachterinnen waren Frau Prof. Dr. Romonath und Frau Prof. Dr. Nußbeck.

II. THEORETISCHE GRUNDLAGEN

1. NORMALER UND GESTÖRTER SCHRIFTSPRACHERWERB

Zentraler Bestandteil und Voraussetzung schulischen Lernens ist der Erwerb und der Einsatz der Schriftsprache. Menschen, denen der Zugang zu dieser Kulturtechnik erschwert wird, erleben daher nicht selten weitreichende soziale und persönliche Konsequenzen. Neben einer geringeren Leistungsmotivation, einem verminderten Selbstwertgefühl und Misserfolgsattributionen beeinflussen soziale Isolation und geringere schulische und berufliche Qualifikationsmöglichkeiten die Betroffenen nachhaltig (SCHULTE-KÖRNE 2002). In einer Vielzahl von Untersuchungen wurde sich in den letzten Jahren mit dem normalen und gestörten Schriftspracherwerb beschäftigt (u. a. GASTEIGER-KLICPERA & KLICPERA 2005; ROMONATH & GREGG 2003; STREHLOW & HAFFNER 2002; SCHULTE-KÖRNE 2002, 2001; LANDERL 2001; PTOK 2001; WITRUK 2001; MILES & MILES 1999).

Da die vorliegende Arbeit mit dem Schriftspracherwerb spezifisch sprachentwicklungsgestörter Kinder einen Teilbereich dieses Forschungsfeldes aufgreift, soll die aktuelle Forschungslage des Schriftspracherwerbs erörtert und kritisch reflektiert werden. Anschließend können Schlussfolgerungen für die Erweiterung des Kenntnisstandes gezogen werden. Außerdem finden sich in diesem Unterkapitel Ausführungen, die als Grundlage für das in weiteren Teilen der Arbeit notwendige Verständnis von Begrifflichkeiten und Zusammenhängen dienen sollen.

So enthält der erste Abschnitt Angaben zur Begriffsfindung und -eingrenzung der Termini 'Lesen' und 'Schreiben' bzw. 'Schriftspracherwerb', das Aufzeigen des Zusammenhangs zwischen gesprochener und geschriebener Sprache, Darlegungen zur Erwerbsfolge und spezifischer Zusammenhänge des unauffälligen Schriftspracherwerbs. Anschließend werden abgrenzend zum normalen Schriftspracherwerb wesentliche Aspekte des gestörten Schriftspracherwerbs erläutert. Dabei beziehen sich die Ausführungen zum gestörten Schriftspracherwerb auf aktuelle Begriffsbestimmungen, neuere Erkenntnisse und offene empirische Fragen der Forschungen zu den Lese-Rechtschreibstörungen.

1.1. NORMALER SCHRIFTSPRACHERWERB

1.1.1. Begriff 'Schriftspracherwerb' und dessen Zusammenhang mit der Primärsprachentwicklung

Das Erlernen und die korrekte Nutzung der Schriftsprache sind Fähigkeiten, die auf der Grundlage kognitiv-sprachlicher Informationsverarbeitungsstrategien stattfinden (MILES & MILES 1999; HULME & SNOWLING 1994) und bei denen phonologische und orthografische Verarbeitungsprozesse erfolgen. Da sich diese Verarbeitungsprozesse beim Erlernen des Lesens und Schreibens jedoch unter-

scheiden, werden Lesen und Schreiben innerhalb der Forschung oft separat untersucht und definiert. CATTS & KAMHI (1989) bezeichnen *Lesen* als einen kognitiven Prozess, bei dem Bedeutungen von gedruckten Symbolen abgeleitet werden müssen. Dabei handelt es sich nicht nur „um ein Wiedererkennen von Buchstaben, Wörtern oder um ein Zusammensetzen von Wörtern aus einzelnen Buchstaben, sondern um einen sehr komplexen Prozess, der verschiedenste Teilprozesse umfasst." (GRAF 1994, 105). Innerhalb der kognitions- und entwicklungspsychologischen Leseforschung werden jedoch in der Regel lediglich zwei verschiedene Prozesse des Wortlesens thematisiert: das *synthetische Lesen* und die *direkte automatische Worterkennung*.
Der phonologische Verarbeitungsprozess des synthetischen Lesens wird als das artikulatorische Zusammenziehen von Buchstaben in Laute bzw. Lauteinheiten (Silben oder Wörter) verstanden. Dieser Prozess ist v. a. bei Leseanfängern zu beobachten. Das automatische Erkennen des Wortes dagegen stellt eher die orthografische Lesestrategie fortgeschrittener Leser dar. Dabei ist für das zu lesende Wort bereits ein Gedächtniseintrag vorhanden, der beim visuellen Erfassen unmittelbar zur Erkennung des Wortes führt[1]. Die automatische Worterkennung ist abhängig von dem bis zu diesem Zeitpunkt aufgebauten abstrakten Wissen über orthografische Regelhaftigkeiten, das abhängig von der quantitativen und qualitativen Auseinandersetzung mit Lesematerial aufgebaut worden ist (BERNINGER 1994 zit. in ROMONATH & GREGG 2003).
Auch beim *Schreiben* lassen sich zwei Teilfertigkeiten unterscheiden, die zu verschiedenen Zeiten erworben werden bzw. bei unterschiedlichen Anforderungen innerhalb des Schriftspracherwerbs zum Einsatz kommen: das phonemische oder *lautorientierte Schreiben* und das *orthografische Schreiben*. Beim phonemischen Schreiben verschriftet der Schreibanfänger die hörbaren Laute eines Wortes in Buchstaben. Wichtige Voraussetzungen für dieses Können sind zum einen das Wissen um die Zuordnung von Lauten zu den entsprechenden graphischen Symbolen (Phonem-Graphem-Korrespondenz) und zum anderen das Heraushören der einzelnen Laute des zu schreibenden Wortes. Letzteres stellt einen Teilbereich metaphonologischer Fähigkeiten dar, die als zentraler Bestandteil dieser Arbeit im nächsten Unterkapitel ausführlich Beachtung finden. Die Produkte dieser Art des Schreibens sind lautgetreu, vernachlässigen jedoch konventionelle Regeln, die erst beim orthografischen Schreiben beachtet werden. Für eine korrekte Schreibweise mit Berücksichtigung orthografischer Regeln bedarf es, ähnlich der automatischen Worterkennung beim Lesen, eines aktivierbaren Gedächtniseintrages (vgl. LANDERL et al. 1997).

Da die ganze Komplexität der Thematik 'normaler Schriftspracherwerb' in der vorliegenden Arbeit nicht aufgegriffen werden kann und soll, wird an dieser

---

[1] Vgl. Erläuterungen zum Zweiwege-Modell von COLTHEART (1978) in den weiteren Ausführungen dieses Abschnitts.

Stelle der Begriff *Schriftspracherwerb* auf der Grundlage von Erkenntnissen der aktuellen Fachliteratur definiert (vgl. SCHULTE-KÖRNE 2002, 2001). Dabei müssen vorwegnehmend bereits Aspekte in die Begriffsbestimmung mit aufgenommen werden, die ihre Erläuterung erst in den Abschnitten zum gestörten Schriftspracherwerb finden: *Schriftspracherwerb wird als ein Zusammenwirken spezifischer Fertigkeiten der zentralen Verarbeitung (phonologische und orthografische Verarbeitungs- und Kategorisierungsprozesse), sensorischer Abläufe (auditive und visuelle Wahrnehmung) und motorischer Fähigkeiten angesehen, die relativ eigenständig funktionieren, auf verschiedenen Lernstufen eine unterschiedliche Rolle spielen und in einem individuell abhängigen entwicklungsbedingten Zusammenhang stehen* (vgl. ebd.).

Die beschriebenen Erkenntnisse zum Erwerb des Lesens und Schreibens finden in den verschiedenen Lese- und Schreiblehrmethoden ihre Umsetzung. Dabei wird auf dem Hintergrund von Anforderungen didaktischer Vermittlung wesentlich mehr Aspekten des Lesen- und Schreibenlernens Beachtung geschenkt, als hier dargestellt werden können. So ist DEHN (1990) der Ansicht, dass „Lesenlernen .. für das Kind Problemlösen" heißt (ebd., 14) und „Schreibenlernen .. mehr als die Aneignung der Form der Buchstaben (ist)... Es stellt eine sprachanalytische Tätigkeit des Kindes dar." (ebd., 15). Um jedoch über Sprache reflektieren zu können, bedarf es bestimmter Voraussetzungen. Eine davon ist der Erwerb der Primärsprache.

So wird für das Gelingen des Schriftspracherwerbs immer wieder die Qualität der mündlichen Sprache verantwortlich gemacht (vgl. u. a. GASTEIGER-KLICPERA & KLICPERA 2005; OSBURG 1997). Laut- und Schriftsprache stehen in vielfältigen, sehr komplexen Beziehungen in Verbindung. Zum einen beginnen sich nach den ersten Erfahrungen mit der Schrift das Lesen und die Primärsprache auf das gleiche Wissen zu beziehen. Sie 'teilen sich' sozusagen eine Wissensdomäne, nämlich die Inhalte des so genannten *mentalen Lexikons*[2] (MORTON 1969).

Zum anderen zeigen sich weitere Zusammenhänge, v. a. in phonologischer Hinsicht, die von der Art des Schriftsystems abhängig sind. Neben der auch im Deutschen verwendeten Alphabetschrift gibt es die logographischen Schriften und die Silbenschriften. Für diese Arbeit ist ausschließlich die alphabetische Schriftform bedeutsam, daher soll lediglich diese Schrift kurz näher erläutert werden. Die Alphabetschriften sind im Gegensatz zu den logographischen und Silbenschriften strukturell am stärksten gegliedert. Dabei treten die kleinsten schriftsprachlichen Einheiten (Grapheme) in Beziehung zu den kleinsten lautsprachlichen Einheiten (Phoneme). Die deutsche Alphabetschrift ist jedoch keine Schrift, in der eine 1:1-Zuordnung zwischen Phonemen und Graphemen erfolgen kann, sondern sie repräsentiert phonologische und morphologische

---

[2] Das *mentale Lexikon* ist ein Oberbegriff für die Art und Weise, wie das Gehirn Vokabular und die Bedeutung der einzelnen Worte organisiert und strukturiert.

Merkmale der gesprochenen Sprache. Damit gehört sie zu den Schriftsprachen mit einer mittleren orthografischen Tiefe. Das bedeutet, dass sie neben einer großen Anzahl relativ unkomplizierter Korrespondenzen zwischen Graphemen und Phonemen (wie sie beispielsweise im Finnischen vorkommen) auch eine Vielzahl von Irregularitäten aufweist (wie beispielsweise im Englischen). In der deutschen Sprache kann folglich nicht in jedem Fall von der gesprochenen Sprache auf die richtige geschriebene Form und umgekehrt auch nicht von der geschriebenen Form auf die phonologisch korrekte Aussprache im Sinne einer eindeutigen Phonem-Graphem- bzw. Graphem-Phonem-Zuordnung geschlossen werden (vgl. HARTMANN 2002). Im Deutschen ist die Anzahl der Phoneme größer als die der Grapheme. Zudem lassen sich umgekehrt Grapheme durch unterschiedliche Phoneme repräsentieren (MAAS 1992). Doch obwohl die geschriebene Sprache keine Abbildung der gesprochenen Sprache ist, stellt die phonologische Ebene die primäre Bezugsebene für die Verbindung zwischen gesprochener und geschriebener Sprache dar. Daher bestehen bestimmte Regularitäten zwischen den Strukturen der gesprochenen und der geschriebenen Sprache (vgl. BIERWISCH 1976). Ein Kind, das sich die geschriebene Sprache aneignet, muss nicht alle Regeln erwerben. Es muss wissen, dass Regeln bestehen, und sich diejenigen konstruieren, die für den Aufbau der geschriebenen Sprache relevant sind. Das sind v. a. die Regeln mit phonemischem Wert, die „graphemisch-phonologischen Korrespondenzregeln"[3] (ebd., 51).

Neben den erwähnten Gemeinsamkeiten gibt es zwischen der gesprochenen und geschriebenen Sprache deutliche Unterschiede. Der augenfälligste Unterschied liegt in der physikalischen Gestalt. Die gesprochene Sprache besteht aus auditiven Signalen und ihre Anwendung erfordert die Fähigkeit zur auditiven Prozessanalyse der segmentalen und suprasegmentalen auditiven Merkmale. Die geschriebene Sprache beinhaltet dagegen das Erkennen und Produzieren graphisch-visueller Stimuli und damit die visuelle Prozessanalyse segmentaler (Buchstaben) und suprasegmentaler (ganze Wörter) Merkmale (vgl. NAUCLÉR & MAGNUSSON 1998). Weiterhin erwirbt das Kind beim Erlernen der Primärsprache Sprachregeln unbewusst, das Lernen geschieht noch weitgehend implizit.
Für das erfolgreiche Erlernen der Schriftsprache muss das Kind jedoch in der Lage sein, über Sprache bewusst zu reflektieren. Es handelt sich dabei um die

---

[3] Da eine Erläuterung des Graphembegriffes für diese Arbeit nicht bedeutsam ist, wird sich der weit verbreiteten Definition von CRÄMER & SCHUMANN (1992) angeschlossen, nach denen ein *Graphem* die kleinste bedeutungsunterscheidende Einheit auf der Ebene der geschriebenen Sprache ist. Ein *Phonem* kennzeichnet nach einer morphologisch orientierten Definition lexikalische Regelmerkmale und Morphemgrenzen. Es ist also verstärkt auf morphologische Merkmale gerichtet (vgl. ROMONATH 1991). STAMPE (1979) geht von einem phonetisch orientierten Phonembegriff aus. Dabei vernachlässigt er syntaktische Strukturen und die morphologischen Bedingtheiten von Lautveränderungen. Auch wenn Stampes Perspektive in der aktuellen Diskussion innerhalb der Sprachheilpädagogik zu kurz greift, ist sie für die Erfordernisse dieser Arbeit ausreichend.

Anwendung eines expliziten deklarativen Sprachwissens (OSBURG 1997), das einen wesentlich höheren Abstraktionsgrad innerhalb der kognitiven Entwicklung erfordert. Es laufen demzufolge außer den einheitlichen basalen linguistischen auch unterschiedliche psycholinguistische Sprachverarbeitungsprozesse ab, die beispielsweise auf der Ebene der visuellen Verarbeitung nur bei Anwendung der Schriftsprache auftreten. Neben den bereits erwähnten Unterschieden verweist HARTMANN (2002) außerdem auf Divergenzen in der Verwendung bestimmter grammatischer Konstruktionen und lexikalischer Begriffe, auf Unterschiede im informellen und formellen Sprachgebrauch und in der Kommunikation.

Die Unterschiede zwischen Laut- und Schriftsprache zeigen, dass Kinder im Anfangsunterricht mehr erlernen müssen als eine Verschlüsselungstechnik für die von ihnen angewendete Lautsprache. Sie müssen die strukturellen Beziehungen zwischen beiden Sprachformen erkennen und kognitiv reflektieren. Dieses Können beinhaltet metaphonologische Fähigkeiten, die eine Schlüsselfunktion beim Erlernen der Graphem-Phonem-Korrespondenz (GPK) haben und damit das Erreichen bestimmter Stufen innerhalb der im nächsten Abschnitt dargelegten Schriftspracherwerbsmodelle ermöglichen.

Beim Erwerb der Schriftsprache handelt es sich um ein Entwicklungsgeschehen, in dem sich die Lese-Rechtschreibleistungen auf unterschiedlichen Niveaustufen abspielen. Der Ablauf des Lese-Rechtschreiberwerbs wird in Entwicklungsmodellen zum Lesen und Schreiben dargestellt.

1.1.2. Entwicklungsmodelle des Lesens und Schreibens

Um der vorliegenden Arbeit die entsprechende theoretische Grundlage zu geben, erscheint es notwendig, aktuell gültige bzw. in der Literatur diskutierte Modellvorstellungen über den Erwerb des Lesens und Schreibens darzulegen und zu hinterfragen. Dies soll durch eine kurze zeitliche Einordnung von Entwicklungsmodellen zum Lese- und Schreiberwerb und anschließend beispielhaft anhand der Darstellung des Zwei-Wege-Modells nach COLTHEART (1978) sowie des Entwicklungsmodells von FRITH (1986) und GÜNTHER (1986) erfolgen. Von inhaltlicher Bedeutung erscheint auf dem Hintergrund dieser Arbeit auch das *interactive analogy model of reading development* von GOSWAMI (1993), das durch die Berücksichtigung von Analogiestrategien beim Erwerb des Lesens und Schreibens weitere Diskussions- und Interpretationsmöglichkeiten eröffnen kann.

Anfang der 80-er Jahre kam es hinsichtlich der wissenschaftlichen Erforschung des Schriftspracherwerbs zu einer Umorientierung. Während die älteren Erklärungsansätze zum Schriftspracherwerb eher auf additiven Komponentenmodellen basierten, die Lesen und Schreiben als inverse Prozesse ansahen (vgl. EHRI 1979), legen neuere Forschungen ihren Schwerpunkt auf Prozessanalysen. Informationsverarbeitungsmodelle versuchten den Vorgang des Lesens und

Schreibens möglichst genau anhand qualitativer Entwicklungsstufen zu beschreiben und setzten dafür die Theorie des normalen Entwicklungsverlaufs voraus. Dieser Entwicklungstheorie liegt die Annahme zugrunde, dass sich der Schriftspracherwerb in ähnlicher Weise entwicklungsbestimmt vollzieht wie der Primärspracherwerb. Dies bedeutet, dass die Kinder sich erst nach und nach dem orthografischen System annähern und beispielsweise Rechtschreibfehler auf dem Hintergrund einer Entwicklungsdynamik zu interpretieren sind. Auf dieser Basis kann der Schriftspracherwerbsprozess einzelner Kinder detaillierter erkannt, eingeordnet und reflektiert werden.

Innerhalb der Vielzahl von den in dieser Zeit v. a. im englischen Sprachraum (z. B. FRITH 1986) entstandenen und für das Deutsche (vgl. SCHEERER-NEUMANN 1998) adaptierten Modellen sind solche, die Lesen oder Schreiben erklären, neben denen zu finden, die eine Verbindung aus beiden zu erreichen versuchen. In der Literatur zeigt sich, dass dabei Modelle zum Leseerwerb in der Literatur am häufigsten anzutreffen sind. Dabei lehnen sich die Modellvorstellungen zum Lesen in der Forschung (vgl. KLICPERA et al. 1993) größtenteils an die Hypothese der zwei Lesewege nach COLTHEART (1978) an:

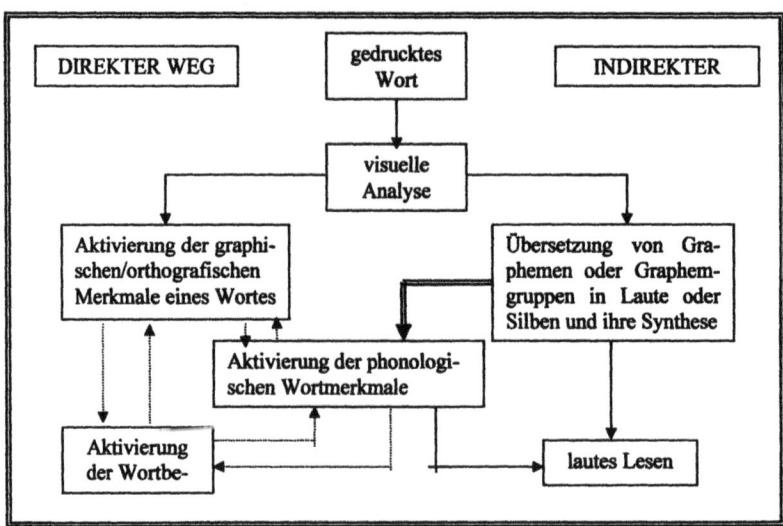

Abb. 01. Modell der zwei Lesewege nach COLTHEART (1978 zit. in SCHEERER-NEUMANN 1989)

Innerhalb des Modells von Coltheart findet man zum einen eine langsamere Strategie, die vornehmlich von Leseanfängern, aber auch von kompetenten Lesern bei unbekannten Wörtern, verwendet wird. Dabei wird dem Graphem aufgrund erlernter Zuordnungsregeln ein Phonem zugeschrieben, so dass es durch

langsame Umkodierungen zur Rekodierung eines Wortes kommt. Meist entsteht dabei eine Wortvorform, welche der eigentlichen Wortform anschließend zugeordnet wird. Dabei kommt es nicht selten zu Fehlern bei der Zuschreibung. Der geübte Leser verwendet bei bekannten Wörtern eine andere, weitaus effektivere Strategie: den graphemischen Wortbildern werden direkt die phonologischen Wortformen zugewiesen. Dabei ist die Worterkennung weitestgehend automatisiert, das mühsame Zusammenziehen von Graphem-Phonem-Korrespondenzen ist nicht mehr notwendig.
Diese zwei Lesewege lassen sich in den noch darzustellen Entwicklungsmodellen zum Leseerwerb (z. B. GÜNTHER 1986) ebenfalls wieder finden; der direkte Weg entspricht dabei der alphabetischen, der indirekte Weg der orthografischen Stufe.

1.1.2.1. Das Stufenmodell von FRITH (1986) und GÜNTHER (1986)

Als Beispiel für eine Vielzahl der in den 80-er Jahren entstandenen Stufenmodelle (z. B. EHRI 1986; MAY 1986) sollen im Folgenden das Entwicklungsmodell zum Erwerb des Lesens und Schreibens von FRITH (1986) und die Erweiterung dieses Modells durch GÜNTHER (1986) dargelegt und anschließend kritisch beleuchtet werden.

	Das Sechsstufenmodell von FRITH (1986)				
	Lesen				**Schreiben**
1a	logographemisch	L1			(symbolisch)
1b	logographemisch	L2	→	L2	logographemisch
2a	alphabetisch	L3		A1	alphabetisch
2b	alphabetisch	A2	←	A2	alphabetisch
3a	orthografisch	O1		A3	alphabetisch
3b	orthografisch	O2	→	O2	orthografisch

Abb. 02. Das Sechsstufenmodell von FRITH (1986, 225)

Das Ausgangsmodell von FRITH (1986) beschränkte sich auf die Erklärung des Leseerwerbs und enthielt zunächst drei aufeinander aufbauende Stufen: die logographemische Stufe, die alphabetische Stufe und die orthografische Stufe. Um ihr Modell durch die Prozesse des Rechtschreiberwerbs zu erweitern, fügte Frith drei parallele Stufen hinzu. Dabei werden das Lesen und das Schreiben als zwei miteinander in Verbindung stehende Modalitäten gesehen. Die Polarität zwischen beiden fungiert als dynamisches Element.
Während der **ersten Phase** nähert sich das Kind der Schrift in Form einer Bilderschrift. Kinder beginnen bereits sehr früh Embleme (McDonald) und Schriftzeichen (eigener Name) zu deuten (1a). Vereinzelt versuchen sie bereits in die-

ser Phase bestimmte Wörter zu schreiben (1b), jedoch noch ohne Einsicht in die Graphem-Phonem-Korrespondenz zu besitzen. Diese Phase ist also eher durch eine Lesestrategie als durch ein Schreiben gekennzeichnet. SCHMID-BARKOW (1999a) setzt das Alter der Kinder für diese Stufe in die frühe Vorschulzeit und vermutet, dass diese Phase im Schulalter keine Rolle mehr spielt, es sei denn, man mache sie didaktisch nutzbar.

In der **zweiten Phase** erkennen die Kinder, dass, hinsichtlich der Schreibstrategien, zwischen Lauten und Buchstaben ein Bezug besteht: bestimmte Phoneme lassen sich durch feststehende Grapheme abbilden (2a). Diese Erkenntnis setzt sich erst nach und nach durch. Zunächst gelingt es den Kindern nur unvollkommen, einzelne Laute aus dem Sprachfluss herauszuhören (Durchgliederung eines Wortes in seine Phoneme) und abzubilden. Zu Beginn dieser Phase werden lediglich prägnante Merkmale eines Wortes abgebildet, danach erfolgt als Hilfsmaßnahme eine höhere Orientierung an der eigenen Artikulation[4], um anschließend in das Stadium phonemischer Verschriftung einzutreten (2b). Beim Lesen versuchen die Kinder durch Graphem-Phonem-Zuordnungen eine phonologische Rekodierung zu erreichen. Diese Lesestrategie erscheint zunächst sehr mühevoll, ermöglicht den Kindern jedoch, unabhängig von der Abspeicherung einzelner Wortbilder (logographemische Phase), unbekannte Texte ohne Hilfe zu erlesen (2a, b). Das erfolgreiche Durchlaufen der alphabetischen Strategie erscheint für einen ungestörten Schriftspracherwerb unumgänglich (vgl. SCHMID-BARKOW 1999a).

Die **dritte Phase** ist durch den Eintritt der Erkenntnis, dass Schrift nicht allein durch die Zuordnung von Lauten zu Schriftzeichen erfolgt, sondern dass darüber hinaus orthografische Regeln beachtet werden müssen, gekennzeichnet (3a, b). Zur Erleichterung des Lesenlernens werden größere Segmente, wie häufig vorkommende Wörter, Buchstabenkombinationen, Silben und Morpheme, wahrgenommen und als Ganzheiten wieder erkannt (3a). Zu orthografisch korrekten Schreibungen führt v. a. das Einsetzen der Morphemkonstanz (3b). Diese letzte Stufe weist hinsichtlich der visuellen Strategien Ähnlichkeit mit der logographischen Phase auf, wobei es sich um große qualitative Unterschiede zwischen beiden handelt.

Man kann also resümieren, dass die letzte Phase des Entwicklungsmodells von Frith das zum Schriftspracherwerb Nützlichste aus den ersten beiden Phasen verbindet: die visuelle und damit schnelle Worterkennung der logographischen Phase und die Möglichkeit der Graphem-Phonem-Korrespondenz der alphabetischen Stufe.

GÜNTHER (1986) erweiterte und spezifizierte den Ansatz von FRITH (1986), indem er die ursprünglichen 3 Phasen um 2 ergänzte. Die beiden zusätzlichen Stufen befinden sich am Anfang bzw. Ende des Modells: In der nun ersten Phase,

---

[4] Dies könnte die Vermutung nahe legen, dass bei Kindern mit Artikulationsstörungen analog zur Sprachauffälligkeit Fehler beim Schriftspracherwerb auftreten (vgl. dazu Unterkapitel *4. Schriftspracherwerb bei spezifisch sprachentwicklungsgestörten Kindern*).

der präliteral-symbolischen Stufe, werden wichtige Vorbedingungen für das Lesen und Schreiben erlernt, z. B. die komplexe Nachahmung beim Bilderbuchbetrachten (Als-ob-Lesen), Symbolspiele und auch das erste Nachahmen von Schreibbewegungen. Diese Phase fügt sich bereits sehr früh an die sensomotorische Phase an, in der das Kind eine Vorstellung vom "permanenten Objekt" hat[5] (Begriff vgl. PIAGET 1969). Danach schließen sich dann die bereits bei Frith postulierten Stufen, die logographemische, alphabetische und orthografische Stufe, an. Abgeschlossen wird das Modell durch die integrativ-automatisierte Phase, die nicht als eine neue Strategie beim Lese-Rechtschreiberwerb angesehen werden soll, sondern als hochkomplexe Fähigkeit des lese-rechtschreibkompetenten Menschen nach dem erfolgreichen Absolvieren der vorangehenden Phasen (GÜNTHER 1986).

Im Folgenden sollen die Stufenmodelle hinsichtlich ihrer Vor-, aber auch ihrer Nachteile analysiert werden. Das Modell von Frith stellt im angloamerikanischen Bereich eines der einflussreichsten und empirisch am besten abgeklärten Modelle dar (BRYANT & BRADLEY 1980) und hat auch im deutschsprachigen Raum weite Verbreitung gefunden.
Positiv an diesem Entwicklungsmodell ist, dass bereits Vorformen des Schriftspracherwerbs im Vorschulbereich integriert werden. Somit wird der Schuleintritt zum einen nicht mehr als Stunde Null des Schriftspracherwerbs betrachtet, zum anderen wird berücksichtigt, dass sich die Kinder bei der Einschulung hinsichtlich der für das Lesen- und Schreibenlernen relevanten Vorkenntnisse enorm unterscheiden. Auf der Grundlage von Stufenmodellen kann der Schriftspracherwerbsprozess einzelner Kinder detaillierter erkannt, bewertet und bestimmten Fördermaßnahmen zugeführt werden.
Trotz dieser positiven Punkte zeigen sich auch einige Nachteile. So wird bezweifelt, dass alle Kinder in der angegebenen Stufenabfolge den Schriftspracherwerb vollziehen (vgl. SCHEERER-NEUMANN et al. 1986), wobei ein Abweichen von der sehr strikten Erwerbsabfolge nicht möglich ist. Die Kinder setzen jedoch in Abhängigkeit vom Material verschiedene Strategien ein, die unterschiedlichen Stufen zuzuordnen wären. Auch könnte die Schreib- und Leselehrmethode den Strategiegebrauch beeinflussen: die analytisch-synthetische Leselehrmethode würde dabei in großem Maße die Phonem-Graphem-Korrespondenz, aber kaum den Aufbau eines Sichtwortschatzes[6] (EHRI 1986) unterstützen.
Weiterhin soll die in der Fachliteratur immer wieder angemerkte eingeschränkte Gültigkeit von im englischen Sprachraum entwickelten Stufenmodellen für den Schriftspracherwerb deutschsprachiger Kinder nicht unerwähnt bleiben. Eine Einschränkung ist deswegen vorzunehmen, weil bei deutschen Kindern die logographemische Phase, wie sie im Stufenmodell von FRITH (1986) skizziert wird, kaum zu beobachten ist (GASTEIGER-KLICPERA & KLICPERA 2005). In ei-

---

[5] Es handelt sich dabei um die so genannte *präoperationale Phase*.
[6] Der Sichtwortschatz enthält die Wörter, die durch den direkten Weg, also auf der Grundlage visueller Charakteristiken, abrufbar sind.

nem Lese-Anfangsunterricht, in dem die Graphem-Phonem-Korrespondenz kleinschrittig, aber konsequent betrieben wird, erlernen die Kinder bereits nach wenigen Wochen das phonologische Rekodieren, so dass von einem globalen Erkennen, wie es die logographemische Phase beschreibt, nicht mehr ausgegangen werden kann. Die Forschungsgruppe um Klicpera (GASTEIGER-KLICPERA & KLICPERA 2005; KLICPERA et al. 2003) spricht daher von einer präalphabetischen Phase, der eine alphabetische Phase mit zunächst geringer, dann fortgeschrittener und letztendlich konsolidierter Integration von direktem und indirektem Zugang beim Worterkennen folgt.

DEHN (1991) sieht die Gefahr von Entwicklungsmodellen darin, dass die Kinder nur an ihrer Alters-, aber nicht an ihrer Entwicklungsnorm gemessen werden. Kinder mit einer Beeinträchtigung des Schriftspracherwerbs lernten lediglich langsamer lesen und schreiben, nicht aber qualitativ anders. Ein qualitativ andersartiger Entwicklungsverlauf schriftspracherwerbsgestörter Kinder lässt sich jedoch in einer Vielzahl von Untersuchungen nachweisen (u. a. SCHÖLER et al. 1998; DEHN 1990, 1983; MAY 1986).
Das Modell von Günther wurde unter besonderer Berücksichtigung sprachauffälliger Kinder erarbeitet. Er bezieht dabei explizit die Probleme aussprachegestörter Kinder, deren individuelle sprachliche Auffälligkeiten sich symptomatisch beim Schriftspracherwerb wieder finden können (OSBURG 1997), ein. Es erklärt aber nicht, warum einige Kinder, auch innerhalb der Gruppe der sprachauffälligen Kinder, vor mehr Schwierigkeiten beim Schriftspracherwerb gestellt sind als andere (vgl. ebd.; DEHN 1991).
Als ein besonderer Kritikpunkt wird angemerkt, dass keines der Stufenmodelle das Zusammenziehen der einzelnen Buchstaben zu einem Wort, bzw. die Segmentation eines Wortes in Phoneme erklärt. Es wird nichts über die Prozesse, die zu dieser Fähigkeit führen, ausgesagt (KÜSPERT 1998; GRAF 1994).

In jüngerer Zeit wird auch die Art der postulierten Stufenabfolge in Frage gestellt und die Bedeutung des Einsatzes von Analogiestrategien hervorgehoben (vgl. GOSWAMI 1993). Daneben werden von einigen Autoren der Einfluss des Arbeitsgedächtnisses, des Wortschatzes und der Zugriff auf das mentale Lexikon im Zusammenhang mit der Schriftsprache angeführt (vgl. GLÜCK 2000), die von Frith und Günther nicht beachtet werden. Auf deren Zusammenhang mit dem Schriftspracherwerb wird unter *4. Schriftspracherwerb bei spezifisch sprachentwicklungsgestörten Kindern* ausführlicher eingegangen.
Daher ist als Ergänzung bzw. Alternative zu den Stufenmodellen der im Folgenden vorgestellte komponentielle Ansatz anzusehen (GRAF 1994; GOSWAMI 1993). Es wird davon ausgegangen, dass eine oder mehrere kognitive Komponenten sehr eng mit dem Erwerb der Schriftsprache verknüpft sind. Häufig werden dabei phonologische Kenntnisse genannt, die den metaphonologischen Fähigkeiten zugeordnet werden können, wie das Bilden von Reimen und das Manipulieren von Lauten bzw. Buchstaben.

1.1.2.2. Das *interactive analogy model of reading development* von GOSWAMI (1993)

Beim *interactive analogy model of reading development* von Goswami handelt es sich um ein Modell über den Einsatz von Analogiestrategien beim Schriftspracherwerb. Wenn Kinder über einen hinreichenden Sichtwortschatz (*reading vocabulary*) verfügen, bemerken sie Analogiemechanismen bereits auf der logographemischen Stufe. Kinder scheinen beim Erwerb des Lesens in einer sehr frühen Phase ganzheitlich vorzugehen und dabei zunehmend größere sublexikalische Einheiten wahrzunehmen[7] (GOSWAMI 1988). Auf der Grundlage, der bis zu diesem Zeitpunkt im Primärspracherwerb erworbenen phonologisch-kognitiven Vergleichsmechanismen (z. B. Reimbildung, Anlauterkennung), können Leseanfänger Wörter in *onset* (Anlaut) und *rime* (Wortrest ohne Anfangslaut) aufspalten:

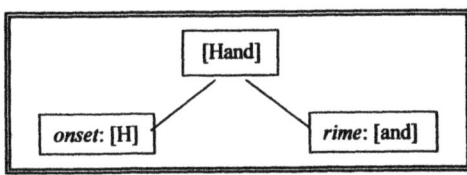

Abb. 03. Beispiel für *onset* und *rime*

Haben sie diese größeren sublexikalischen Einheiten als Ganzheit abgespeichert, sind sie in der Lage sowohl ähnlich geschriebene Wörter schneller zu erlesen als auch orthografisch richtig zu schreiben (im Beispiel: W-and; S-and, L-and, B-and, R-and). Dass bereits vor dem Erlernen des alphabetischen Prinzips der Einsatz von Analogiestrategien beobachtet werden kann, wird in unterschiedlichen Untersuchungen bestätigt (WIMMER et al. 1994; GOSWAMI 1993). Goswami ist der Ansicht, dass die Nutzung von Graphem-Phonem-Korrespondenzen als Folge des Umgangs mit größeren orthografischen Einheiten anzusehen ist, nicht als deren Vorläufer. Dies widerspricht den Stufenmodellen; dort sollen derartige Strategien erst erfahrenen Lesern möglich sein. Goswami betont das interaktive Moment zwischen dem Erwerb phonologischer und orthografischer Kenntnisse. Je mehr ein Kind an Leseerfahrung gewinnt, desto feinere phonologische Einheiten der Schrift werden dem bewussten Wissen zugänglich.
Von der Autorin wird auf die eingeschränkte Relevanz ihres Modells im englischen Sprachraum hingewiesen. Bei Sprachen mit eindeutigerer Phonem-Graphem-Korrespondenz als im Englischen, z. B. im Deutschen, könnten andere Dekodierstrategien am Beginn der Leseentwicklung eine größere Rolle spielen (GOSWAMI 1993).
Goswamis *interactive analogy model of reading development* wird insbesondere im Kontext der *lexical restructering theory* (METSALA & WALLEY 1998) bedeut-

---

[7] Die Annahmen von GOSWAMI (1993) deuten auf Restrukturierungen im mentalen Wortformlexikon hin. Sie werden unter 2.2. *Metaphonologische Fähigkeiten und Wortschatzentwicklung* noch einmal sehr ausführlich behandelt.

sam, die im weiteren Verlauf der Arbeit, unter *2.2. Metaphonologische Fähigkeiten und Wortschatzentwicklung*, ausführlich erläutert wird.

1.1.3. Zusammenfassung und Schlussfolgerungen

Im Folgenden sollen die wichtigsten in diesem Abschnitt dargelegten Erkenntnisse zum ungestörten Schriftspracherwerb zusammengefasst, kritisch reflektiert und Schlussfolgerungen für die empirische Untersuchung der vorliegenden Arbeit gezogen werden.

Der *Schriftspracherwerb* wird in dieser Arbeit als das Zusammenwirken spezifischer Fertigkeiten der zentralen Verarbeitung angesehen, die auf verschiedenen Entwicklungsstufen eine unterschiedliche Rolle spielen und in einem individuell abhängigen entwicklungsbedingten Zusammenhang stehen (vgl. SCHULTE-KÖRNE 2002). Der Schriftspracherwerb ist ein aktiv-entdeckender Prozess, der sich nicht geradlinig, sondern in Sprüngen, in individuellem Tempo und nach unterschiedlichen kognitiven Strategien vollzieht (KULTUSMINISTERIUM M.-V. 2004). Im Aneignungsprozess sind Fehler unumgänglich und notwendig (vgl. DEHN 1991).

Aus den Darlegungen lässt sich schlussfolgern, dass Kinder, die sich am Ende der ersten Klasse befinden – sie stellen einen Teil der Untersuchungspopulation im empirischen Abschnitt dieser Arbeit dar –, bereits grundlegende Einsichten in die Struktur der Schriftsprache gewonnen haben. So müssten sie in der Lage sein, den Aufbau der Sprache in Sätzen, Wörtern, Silben und Lauten zu erkennen sowie elementare Laut-Buchstaben-Beziehungen und deren Abweichungen zu erfassen. Sie sollten alle Laute und Buchstaben und die wichtigsten deutschen Buchstabenkombinationen beherrschen.

Wie bereits beschrieben, stellen das synthetische Lesen und das phonemische Schreiben für den Lese- und Schreibanfänger die am häufigsten eingesetzten Strategien dar. Es ermöglicht ihnen ein Erlesen lautgetreuer unbekannter Wörter. Fortgeschrittenere Leser und Schreiber haben dagegen bereits gedächtnismäßige Eintragungen, auf die sie zurückgreifen können. Das orthografische Schreiben und die automatische Worterkennung beim Lesen sind zeitlich gesehen weitaus effektiver und kapazitätssparender als ein langsames synthetisches Erlesen und analysierendes Schreiben. Es kann angenommen werden, dass ein erstes simultanes Erfassen und Wiedergeben geübter Wörter und Wortbestandteile nach dem ersten Schuljahr möglich sein sollte. Beide Teilfertigkeiten beziehen sich auf die Kenntnis der Graphem-Phonem-Korrespondenz.

Die vorgestellten Teilbereiche des Lese-Rechtschreiberwerbs sind nicht die ausschließlichen Komponenten des Schriftspracherwerbs, aber die in der Literatur als am bedeutsamsten charakterisierten. So werden beispielsweise im Salzburger Lese- und Rechtschreibtest (LANDERL et al. 1997) genau nach diesen Teilkomponenten des Schriftspracherwerbs Lese-Rechtschreibstörungen ermittelt. Zum erfolgreichen Erlernen der Schriftsprache muss ein Kind bereits im Vorschulalter in der Lage sein, über Sprache bewusst zu reflektieren (u. a. KÜSPERT 1998;

NAUCLÉR & MAGNUSSON 1998; OSBURG 1997; MAGNUSSON & NAUCLÉR 1990a, b; KLICPERA & GASTEIGER-KLICPERA 1995; MANNHAUPT & JANSEN 1989). Um das synthetische Lesen und das phonemische Schreiben zu erlernen, sollte es über die Lautstruktur des betreffenden Wortes Auskunft geben können. Wie noch ausführlich zu erläutern sein wird (vgl. 2. *Metaphonologische Fähigkeiten*), stellt die Phonemanalyse bereits ein fortgeschrittenes metaphonologisches Können dar, welches Kindern im frühen Vorschulalter in ersten Anfängen (Anlauterkennung) bzw. späteren Vorschulalter (Erkennen und Benennen mehrerer Phoneme eines Wortes) und vollständig im frühen Grundschulalter (korrektes, reihenfolgerichtiges Benennen aller Phoneme eines Wortes) möglich ist.

Da das Erkennen und Produzieren von Graphem-Phonem-Korrespondenzen eine Fähigkeit ist, die auf Vorläuferleistungen aufbaut, stellt das Fehlen dieser Vorläufermerkmale – wie Reimbildung, Silbensegmentation und Anlauterkennung – in den Stufenmodellen meines Erachtens einen wesentlichen Kritikpunkt dar. Forschungen der letzten Jahre haben deutlich die Bedeutung der kognitiven Reflexion über die Primärsprache für den Schriftspracherwerb in den Vorschuljahren gezeigt (vgl. u. a. FORSTER & MARTSCHINKE 2001; SCHMID-BARKOW 1999a; KÜSPERT 1998; TREIMAN 1991). Die Synthese und Analyse von Wörtern erst mit dem Erlernen der Graphem-Phonem-Korrespondenz in Verbindung zu bringen, ist aus heutiger Sicht der Forschung viel zu spät angesetzt. So erscheint das *interactive analogy model of reading development* von Goswami eine Möglichkeit die Stufenmodelle inhaltlich zu ergänzen. Phonologisches Rekodieren erfolgt hier nicht nur über die Graphem-Phonem-Korrespondenz, sondern mit Hilfe von Analogiemechanismen, so dass beim Erlesen neuer Wörter bereits gespeicherte Phonemfolgen bemerkt werden, darauf zugegriffen und vollständig abgerufen werden können.

Den sehr komplexen Anforderungen des Schriftspracherwerbs ist es geschuldet, dass die aktuellen Stufenmodelle psychologischer Forschungen den Erwerb des Lesens und Schreibens nicht ausreichend zu erklären vermögen. Allen Modellen gemeinsam ist der Versuch, bestimmte Aspekte dieser Fähigkeit zu analysieren und in einen Erklärungszusammenhang zu bringen.

Andere Zusammenhänge, die in der aktuellen Fachliteratur als in enger Beziehung zum Schriftspracherwerb stehend erkannt wurden, werden vernachlässigt. Weder bei den Stufenmodellen, noch beim *interactive analogy model of reading development* spielt beispielsweise das phonologische Arbeitsgedächtnis eine Rolle. Forschungsbemühungen der letzten 2 Dekaden (vgl. GATHERCOLE & PICKERING 2000; GATHERCOLE & BADDELEY 1993a) zeigen jedoch, dass für den Erwerb des Lesens und Schreibens die Funktion des Arbeitsgedächtnisses von großer Bedeutung ist. Es ist verantwortlich für die kurzfristige Speicherung und anschließende Weiterverarbeitung sowohl von Laut- als auch von Schriftsprache. Somit scheint es entscheidend am Aufbau des mentalen und orthografischen Lexikons beteiligt zu sein.

Das Analysieren und Definieren unterschiedlicher Teilfertigkeiten beim Erwerb der Schriftsprache ist auch bedeutsam für das frühzeitige Erkennen von Problemen beim Schriftspracherwerb. Im nächsten Abschnitt soll nun eine Auseinandersetzung mit dem gestörten Schriftspracherwerb erfolgen.

1.2. GESTÖRTER SCHRIFTSPRACHERWERB

In unserer Kultur stellt die Schriftsprache einen wesentlichen Teil der Kommunikation dar, sie gilt als Lerngegenstand sowie als Lernmedium und ist damit notwendig für die Entwicklung der intellektuellen Leistungskraft des Menschen. Kinder mit Problemen in diesem Bereich sind daher in ihrer Lernentwicklung und in ihren sozialen Entfaltungsmöglichkeiten ein Leben lang benachteiligt. Dies betrifft annähernd 4 Millionen Deutsche (vgl. SCHULTE-KÖRNE 2002a).

Das folgende Unterkapitel wird als grundlegende Einführung in den Forschungsgegenstand "gestörter Schriftspracherwerb" verstanden. Es sollen neben der Begriffsproblematik, der Ursachendiskussion und der Symptomatik auch die sprachlichen Fähigkeiten bei Kindern mit Problemen beim Schriftspracherwerb beschrieben und kritisch hinterfragt werden.

Aus den Ergebnissen der darzulegenden Studien erfolgen Hypothesenableitungen, die Gemeinsamkeiten zwischen dem gestörten Spracherwerb und der Lese-Rechtschreibstörung aufzeigen.

1.2.1. Begriff, Ursachen und Symptomatik

Im englischen Sprachraum publizierte PRINGLE-MORGAN (zit. in DE MONTFORT SUPPLE 1998) 1896 den ersten Artikel zum Thema 'developmental reading disability'. In den letzten Jahrzehnten kennzeichneten im Englischen eine ganze Anzahl von Begriffen die Probleme beim Erlernen der Schriftsprache. Neben dem früheren Begriff der *congenital word blindness* findet man heute eher die Begriffe *dyslexia, developmental dyslexia* oder *specific reading disability*. Der Terminus *disability* wird häufig ersetzt durch *disorder, impairment* oder *retardation* (CATTS & KAMHI 1999a). CATTS & KAMHI (1999a) bevorzugen zurzeit den umfassenderen und auch in der englischsprachigen Praxis verwendeten Begriff *reading disabilities*. Im deutschsprachigen Raum findet sich eine ähnliche Begriffsvielfalt: Es lassen sich die Termini *Lese-Rechtschreibschwierigkeiten, Lese-Rechtschreibschwäche* und *Legasthenie* (umschriebene Lese-Rechtschreibschwäche) sowie *Lese-Rechtschreibstörung* unterscheiden, die bereits eine gewisse Abstufung hinsichtlich des Schweregrades der Auffälligkeit andeuten (vgl. VONDERBERG & WAẞMER 1998). In aktuellen Diskussionen zwischen den Fachdisziplinen Pädagogik, Psychologie und Medizin wird dennoch anhaltend über den Inhalt der Begriffe gestritten (SCHULTE-KÖRNE 2002b).

In Anlehnung an SCHULTE-KÖRNE (2002a, b, 2001) wird im Folgenden der Begriff *Lese-Rechtschreibstörung* (kurz LRS) verwendet und wie folgt begründet: Die Annahme einer *Störung* wird durch die Ergebnisse von Studien neurobiologischer Forschungen (RUMSEY et al. 1992 zit. in SCHULTE-KÖRNE 2002b, ELIEZ et al. 2000 zit. in SCHULTE-KÖRNE 2002b) gestützt. So konnten durch die Beobachtung von Gehirnfunktionen bei auditiven (Laute) und visuellen (Buchstaben) Sprachverarbeitungsprozessen Gehirnregionen nachgewiesen werden, die bei Probanden mit LRS beeinträchtigt sind. Diese zeigen sich insbesondere in den Regionen des linken temporoparietalen Bereichs. Nach SCHULTE-KÖRNE (2002b) handelt es sich bei der gestörten Sprachwahrnehmung und Lautunterscheidung um gesicherte neurologische Befunde.

Analog zur Definition der WHO wird in dieser Arbeit unter einer *Lese- und Rechtschreibstörung eine umschriebene und bedeutsame Beeinträchtigung in der Entwicklung der Lese- und Rechtschreibfähigkeit verstanden, die nicht allein durch das Entwicklungsalter, Visusprobleme, akustische Beeinträchtigungen oder unangemessene Beschulung erklärbar ist* (vgl. DILLING et al. 1993). Das Leseverständnis, die Fähigkeit, gelesene Worte wieder zu erkennen, vorzulesen und sämtliche anderen Leistungen, für die Lesefähigkeiten nötig sind, können betroffen sein. Bei umschriebenen Lesestörungen sind zudem Rechtschreibstörungen häufig und persistieren oft bis in die Adoleszenz, auch wenn einige Fortschritte im Lesen gemacht werden (BEHRND et al. 2003; ROMONATH & GREGG 2003; ROMONATH 2000; SCHÖLER et al. 1998). Die Lese-Rechtschreibstörung ist nicht Folge anderer Störungen (wie z. B. Intelligenzminderung, grober neurologischer Defizite, unkorrigierter Seh- oder Hörstörungen oder emotionaler Störungen), kann aber zusammen mit diesen auftreten. Nicht selten kommen LRS und andere klinische Symptome (Aufmerksamkeitsstörungen, Verhaltensstörungen) oder Entwicklungsstörungen (z. B. des Sprechens und der Sprache) gemeinsam vor. Es handelt sich um komplexe, entwicklungsbiologisch und zentralnervös bedingte Störungen, die mit eingeschränkten visuellen und auditiven Wahrnehmungsleistungen einhergehen können (vgl. SCHULTE-KÖRNE & PTOK 1998).
Nicht vergessen werden darf, dass die WHO-Definition der Lese-Rechtschreibstörung hinsichtlich einzelner Aspekte in den letzten Jahren immer wieder in Kritik geraten ist (VALTIN 1994; KLICPERA et al. 1993). Beispielsweise ist die Bedeutung des Intelligenzquotienten fragwürdig geworden. So stellten KLICPERA et al. (1993) fest, dass es für die Rechtschreibleistungen in der Grundschule kaum ausschlaggebend ist, ob eine Diskrepanz zwischen Intelligenz und Schriftspracherwerb besteht oder nicht (vgl. VALTIN 1994).
Dieses Problem verweist auf die Frage nach der Verursachung[8] einer LRS, die bereits eine Vielzahl von Diskussionen aufgeworfen hat.

---

[8] Erwähnt werden soll, dass die Relevanz der in den siebziger Jahren favorisierten Umweltfaktoren nach dem heutigen Erkenntnisstand als gering einzustufen ist. Auch die noch aktuell diskutierten prä-, peri- und postnatalen Faktoren sowie die Assoziation mit einer gestörten Lateralisation von Hirnfunktionen (Linkshändigkeit) konnte nicht ausreichend bestätigt werden (SCHULTE-KÖRNE 2002b).

Die Ursache der LRS wird zurzeit in einer phonologischen Verarbeitungsstörung gesehen. Darauf verweisen insbesondere CATTS & KAMHI (1999a), die sich an die Definition der *Dyslexia Association* zur Lese-Rechtschreibstörung anlehnen. „*Dyslexia is a developmental language disorder whose defining characteristic is difficulty in phonological processing. This disorder, which is often genetically transmitted, is generally present at birth and persists throughout the lifespan. Phonological processing difficulties include problems storing, retrieving, and using phonological codes in memory as well as deficits in phonological awareness and speech production. A prominent characteristic of the disorder in school age children are difficulties learning to decode and spell printed words. These difficulties, in turn, often lead to deficits in reading comprehension and writing.*" (CATTS & KAMHI 1999a, 63-64).

Gegenwärtig wird in Familienstudien, Zwillingsuntersuchungen und molekulargenetischen Untersuchungen versucht, Vererbungsmechanismen und Genorte nachzuweisen. Dieser noch sehr junge Forschungszweig hat erste Hinweise auf einen Vererbungsmodus gezeigt, bedarf jedoch noch weiterer Studien, um gesicherte Aussagen treffen zu können. Aktuell gewinnen neurobiologisch begründbare Ursachen an Wert. Innerhalb der Ursachenforschung der Lese-Rechtschreibstörung haben das auditive und das visuelle Informationsverarbeitungssystem eine besondere Bedeutung bekommen (vgl. SCHULTE-KÖRNE 2002b). Diese verschiedenen Faktoren fasst Schulte-Körne in einem sehr vereinfachten Ursachenmodell zusammen:

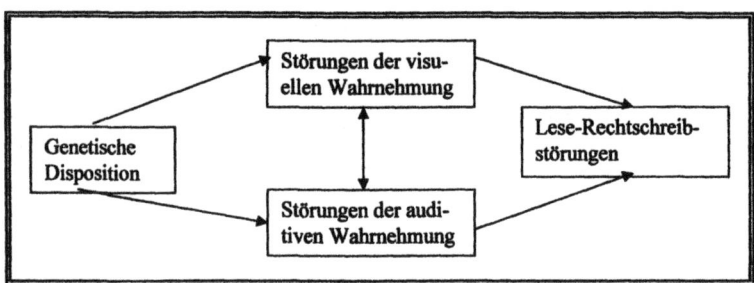

Abb. 04. Vereinfachtes Ursachenmodell zur Lese-Rechtschreibstörung nach SCHULTE-KÖRNE (2002b, 14)

Er nimmt an, dass basale Störungen innerhalb der auditiven und visuellen Informationsverarbeitung für die Entwicklung einer LRS verantwortlich sind, die wiederum ihre Ursache in einer genetischen Disposition haben können (SCHULTE-KÖRNE 2002b). Diese zentralen Ursachen für eine LRS sollen daher aus heutiger Sicht der Forschung näher charakterisiert werden.

Unter dem Begriff der *auditiven Wahrnehmungsstörung* wird eine Vielzahl von Auffälligkeiten im Bereich der auditiven Reizwahrnehmung, -diskrimination und -verarbeitung subsumiert. Der in der angloamerikanischen Fachliteratur zu findende Begriff *central auditory processing disorders* (CAPD) wird von PTOK (2001) definiert als „Defizit bei einem oder mehreren zentralen auditorischen Prozessen, die verantwortlich sind für die Generierung auditorisch evozierter Potentiale sowie für die folgenden Verhaltensweisen: Geräuschlokalisation und -lateralisation, auditorische Diskrimination; auditorische Mustererkennung; zeitliche Aspekte des Hörens einschließlich der zeitlichen Auflösung, der zeitlichen Maskierung und der zeitlichen Abfolgeerkennung; der auditorischen Performanz mit verstümmelten akustischen Signalen." (ebd., 31).

Die auditive Wahrnehmungsverarbeitung beinhaltet die Fähigkeit, Sprachreize, also phonologische Muster, diskriminieren zu können. Die phonologische Verarbeitung ist somit als ein Teilbereich der auditiven Wahrnehmungsverarbeitung anzusehen. Sie stellt eine wesentliche Vorläuferfähigkeit für den Erwerb des Lesens und Schreibens dar. Die Ergebnisse einer Vielzahl empirischer Untersuchungen weist auf deutliche Mängel der phonologischen Sprachverarbeitungsebene bei Menschen mit einer LRS hin. Es zeigten sich neben signifikanten zeitlichen Verarbeitungsdefiziten für Reizfolgen (vgl. NAGARAJAN et al. 1999 zit. in PTOK 2001) auch neurophysiologische Korrelate. So wurden in mehreren Studien bei Aufgaben zur phonologischen Diskrimination funktionelle Defizite der linken Hemisphäre nachgewiesen (z. B. RUMSEY et al. 1992 zit. in PTOK 2001). Neurophysiologische Besonderheiten zeigten sich auch anhand der überzufälligen Häufung der Symmetrie zwischen den beiden Plana temporalia der zwei Hemisphären. Diese konnten GALABURDA et al. (1985 zit. in PTOK 2001) und HUMPHREYS et al. (1990 zit. in PTOK 2001) bei Leseschwachen und JERNINGAN et al. (1991 zit. in PTOK 2001) und GAUGER et al. (1997 zit. in PTOK 2001) bei Kindern mit Sprachentwicklungsstörungen nachweisen. Dieser Befund lässt vermuten, dass gleiche neurologische Ursachen für eine bestimmte Gruppe lese-rechtschreibgestörter Kinder und sprachentwicklungsgestörter Kinder vorliegen könnten (vgl. auch LEONARD et al. 2001).

In Untersuchungen zur Verarbeitung von phonologischen Informationen bei Lese-Rechtschreibstörungen konnte diese Annahme bestätigt werden. Probanden mit LRS haben oft Defizite in der phonologischen Verarbeitung (vgl. SCHULTE-KÖRNE 2001). Die phonologische Verarbeitung – die Verarbeitung der Sprachlaute – spielt beim Erlernen des Lesens und Schreibens eine zentrale Rolle. Dies ergibt sich aus der Struktur des Schriftsystems. Wie bereits in den Ausführungen zum normalen Schriftspracherwerb erklärt, verlangen alphabetische Schriften eine hohe linguistische Kompetenz, da hier die einzelnen Laute der gesprochenen Sprache (Phoneme) durch Buchstaben (Grapheme) bzw. Buchstabengruppen abgebildet werden. Die Hypothese eines phonologischen Verarbeitungsdefizits als Ursache einer Lese-Rechtschreibstörung ist zurzeit die empirisch am besten belegte Konzeption. „Gibt es aufgrund einer defizitären phonologischen Verarbeitung .. Schwierigkeiten beim Erwerb der phonologischen Bewusstheit, so wird dieser Erwerb mühevoll. Buchstaben, die für phonologisch ähnliche Laute stehen (z. B. /d/ und /t/, /n/ und /m/) können schlecht auseinander gehalten werden, in schweren Fällen werden die Buchstabe-Laut-Zuordnungen als für das

Kind bedeutungslose artikulatorische Gebärden gelernt, ohne dass erfasst wird, dass diese mühsam gelernten Mundstellungen den Sprachlauten entsprechen, die das Kind tagtäglich produziert und hört." (LANDERL 2001).
Evidenzen für eine gestörte phonologische Verarbeitung[9] fanden WIMMER et al. (1998) in einer umfassenden Studie zur phonologischen und kognitiven Verarbeitung. In dieser Untersuchung zeigte sich, dass das *Schnelle Benennen* von abgebildeten Objekten, Ziffern und Farbtupfern den lese-rechtschreibgestörten Kindern große Schwierigkeiten bereitete. Es wird vermutet, dass die LRS-Probanden länger brauchen, um die phonologischen Worteinträge aus dem mentalen Lexikon aufzurufen.

Auch in Aufgaben zur Kontrolle des *phonologischen Arbeitsgedächtnisses*[10] wird schon seit einigen Jahrzehnten über empirische Zusammenhänge zwischen den Lese-Rechtschreibleistungen und den Leistungen bei Kurzzeitgedächtnisaufgaben berichtet (vgl. WITRUK 2001). Die Funktion des Arbeitsgedächtnisses liegt in der Speicherung von Ausgangsinformationen und Zwischenergebnissen sowie im algorithmischen Verarbeiten dieser Informationen. Die Prozeduren des Arbeitsgedächtnisses werden in zweifacher Hinsicht wirksam: Zum einen bei der Verarbeitung von Wahrnehmungsinhalten und zum anderen bei der Bearbeitung von abgerufenen Inhalten aus dem Langzeitgedächtnis (vgl. ebd.). Es konnten vielfach Defizite des phonologischen Arbeitsgedächtnisses – ermittelt durch die Gedächtnisspanne für Zahlen, Wörter und Pseudowörter – bei Kindern mit Lese-Rechtschreibstörungen nachgewiesen werden (WIMMER et al. 1998; HO & BRYANT 1997; GATHERCOLE & BADDELEY 1993a; SCHNEIDER 1980). Hinweise auf Defizite in anderen kognitiven Bereichen wurden allerdings nicht gefunden. Es scheint sich folglich um eine isolierte Schwäche in der phonologischen Verarbeitung zu handeln (vgl. WIMMER et al. 1998). In einer englischsprachigen Studie konnten SWAN & GOSWAMI (1997) nachweisen, dass LRS-Kinder signifikant weniger Bilder benennen konnten als alters- und leseniveauparallelisierte Vergleichsgruppen. Sie sehen die Ursache dieser Auffälligkeit im mentalen Lexikon begründet, wo es zu einer Störung beim Abruf der Wortformen kommt. Die Tatsache, dass lese-rechtschreibgestörte Kinder ebenfalls beim Abruf bekannter Wörter Schwierigkeiten haben, bestätigt die Vermutung einer zugrunde liegenden Störung des *phonologischen* Abrufs. Aus dieser spezifisch phonologischen Erklärung[11] ergeben sich nach SWAN & GOSWAMI (1997) drei Konsequenzen: LRS-Kinder haben

---

[9] Gleiche Befunde sind an englischsprachigen Kindern nachgewiesen worden (vgl. CATTS & KAMHI 1999a).
[10] Modelle des Arbeitsgedächtnisses lehnen sich in der Regel an das Baddeleysche Arbeitsgedächtnismodell (u. a. 2003) an, auf das im 3. Unterkapitel im Zusammenhang mit spezifischen Sprachentwicklungsstörungen ausführlicher eingegangen wird.
[11] Diese Annahmen von Usha Goswami sind in der Fachliteratur als *phonological representations hypothesis* bekannt. Ihre Ansichten werden in den Ausführungen zu den Restrukturierungsprozessen im mentalen Lexikon unter *2. Metaphonologische Fähigkeiten* noch einmal aufgegriffen.

a) mehr Schwierigkeiten bei längeren Wörtern als bei kürzeren,

b) größere Probleme beim Benennen von Bildern als beim Lesen, da dort der phonologische Code bereits vorgegeben ist, und

c) größere Probleme bei weniger bekannten Wörtern als bei bekannten.

Weitere Befunde zur Bedeutung der phonologischen Verarbeitung beim Erlernen der Schriftsprache sieht LANDERL (2001) in Untersuchungsergebnissen, die eine Verbindung zwischen phonologischen Fertigkeiten zum Einschulungszeitpunkt und späteren Leistungen beim Erwerb der Schriftsprache aufzeigten (z. B. JANSEN et al. 1999; KÜSPERT 1998). In Trainingsstudien wurde ebenfalls nachgewiesen, dass das gezielte Training phonologischer Verarbeitungsfähigkeiten positive Auswirkungen auf den Erwerb der Schriftsprache hatte (vgl. KÜSPERT & SCHNEIDER 1999). In einer Vielzahl von Untersuchungen hat sich ein Zusammenhang zwischen vorschulischen metaphonologischen Fähigkeiten und der Lesefähigkeit im Grundschulalter belegen lassen (u. a. KÜSPERT 1998; MARX et al. 1993; BRADLEY & BRYANT 1991). Dabei besteht noch Uneinigkeit darüber, welcher Aspekt der vorschulischen metaphonologischen Fähigkeiten eine reliable Prädiktion zulässt. Festzuhalten ist, dass lese-rechtschreibgestörte Kinder ein bedeutsames Defizit in der vorschulischen phonologischen Bewusstheit aufweisen. In Untersuchungen, die den weiteren Verlauf der Entwicklung der phonologischen Bewusstheit verfolgten, ließ sich zeigen, dass es sich hierbei nicht um eine Verzögerung handelt, sondern um eine stabile Schwäche[12]. Signifikante Unterschiede ließen sich auch noch bei Jugendlichen und Erwachsenen beim Pseudowortlesen und der Rechtschreibleistung nachweisen (ROMONATH & GREGG 2003; SCHULTE-KÖRNE 2001).

Von ursächlicher Bedeutung ist außerdem der defizitäre Aufbau eines orthografischen Gedächtnisspeichers (vgl. Ausführungen unter *1.1. Normale Schriftspracherwerb*), auf den jedoch nicht weiter eingegangen werden soll, da keine unmittelbare Bedeutung für die Thematik dieser Arbeit besteht.

Festzuhalten ist, dass sich der Erwerb des Lesens mühevoll und langsam vollzieht; die Schreibungen sind in späteren Schuljahren zwar lautgetreu, entsprechen aber oft nicht den orthografischen Regeln (vgl. u. a. JANSEN et al. 1999; HINGST 1998; KÜSPERT 1998; SNYDER & DOWNEY 1991).

Um den Zusammenhang zwischen auditiven Wahrnehmungsstörungen und den Störungen der Sprachwahrnehmung, insbesondere der phonologischen Verarbeitung, aufzuzeigen, entwickelte SCHULTE-KÖRNE (2002b) folgendes Modell zu den Störungen der auditiven Informationsverarbeitung:

---

[12] Theoretische Unterstützung für einen Zusammenhang zwischen phonologischen Repräsentationsdefiziten und eingeschränktem Erwerb der Schriftsprache geben WALLEY (1993; METSALA & WALLEY 1998) mit ihrer *lexical restructuring theory*, auf die im Zusammenhang mit dem Wortschatzerwerb unter *2.2. Metaphonologische Fähigkeiten und Wortschatzentwicklung* noch einmal sehr ausführlich eingegangen wird.

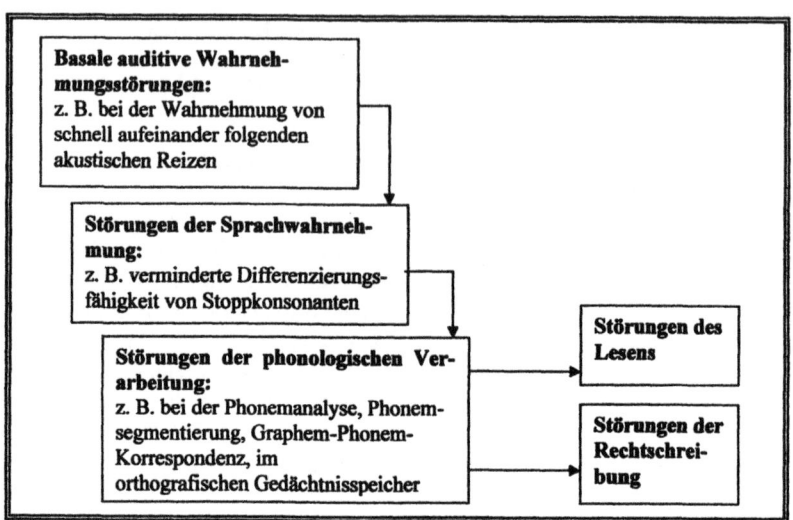

Abb. 05. Modell zu Störungen der auditiven Informationsverarbeitung nach SCHULTE-KÖRNE (2002b, 15)

Vergleichbar mit der auditiven Wahrnehmung wird eine gestörte *visuelle* Wahrnehmung und Verarbeitung von Buchstaben und Wörtern als Ursache einer LRS vermutet. In Untersuchungen zu den Blickbewegungen konnte gezeigt werden, dass bei Probanden mit Lese-Rechtschreibstörungen Defizite in der Stabilität von Fixation (EDEN et al. 1994 zit. in SCHULTE-KÖRNE 2002b), kürzere Latenzzeiten und Schwächen bei der Unterdrückung von unwillkürlichen Blicksprüngen (BISCALDI et al. 1998 zit. in SCHULTE-KÖRNE 2002b) und verlängerte Fixationszeiten (STARK et al. 1991 zit. in SCHULTE-KÖRNE 2002b) nachweisbar sind. Angenommen wird, dass es einen Zusammenhang zwischen der Okkulomotorik und der Lesefähigkeit gibt. Jedoch ist zurzeit noch nicht geklärt, in wie weit die angeführten Untersuchungsergebnisse kausal mit einer Lesestörung in Zusammenhang stehen oder nur ein Epiphänomen darstellen. SCHULTE-KÖRNE (2002b) stellt weiterhin heraus, dass es neuroanatomische und neurophysiologische Befunde einer gestörten visuellen Wahrnehmung bei LRS gibt. Diese sind jedoch nicht zentrales Anliegen der vorliegenden Arbeit, so dass darauf nicht näher eingegangen werden soll.

Primäre Symptome[13], die sich aus den oben aufgeführten Ursachen einer eingeschränkten auditiven und visuellen Verarbeitung sowie einem eingeschränkt arbeitenden phonologischen Arbeitsgedächtnis ergeben, sind nach Auffassung von Vertretern der Legasthenie-Forschung (z. B. SCHENK-DANZINGER 1991) Raum-

---

[13] VALTIN (1994) und VALTIN & NAEGELE (1993) weisen legastheniespezifische Fehler zurück. Sie sind der Meinung, dass methodische Schwächen in den Untersuchungen zu diesen Annahmen führen. Spezifische Fehler machen ihrer Ansicht nach auch gute Rechtschreiber.

lagefehler (Verdrehen und Kippen von Buchstaben [d – q]), Umstellungsfehler (Ändern der Buchstabenfolge), Formauffassungsfehler (Schwierigkeiten im Erkennen von Buchstaben und Zuordnen von Lauten), Differenzierungsfehler (Verwechslung ähnlich klingender Laute bzw. aussehender Buchstaben) und Durchgliederungsfehler (Auslassungen, Hinzufügungen). Die Folge davon ist eine erschwerte Analyse und Synthese von Wörtern und Buchstaben, sowie langsames, ratendes Lesen mit stark verzögertem Lerntempo[14].

Neuere Untersuchungsergebnisse weisen verstärkt auf eine akustische Speicherschwäche – dabei hört das Kind klangliche Lautunterschiede nicht oder unsicher –, Probleme in der Schnellbenennung und Schwierigkeiten innerhalb der metaphonologischen Fähigkeiten hin (vgl. JANSEN et al. 1999; SCHMID-BARKOW 1999b; SKOWRONEK & JANSEN 1992; TREIMAN 1991, 1987; SKOWRONEK & MARX 1989; STUART-HAMILTON 1986; ANGERMAIER 1982).

WIMMER & KRONBICHLER (2002) gehen von einer verlangsamten Lesegeschwindigkeit als Kardinalsymptom für Lese-Rechtschreibstörungen aus. Die verlangsamte Lesegeschwindigkeit zieht sich in ihren Untersuchungen durch eine Vielzahl von Leseanforderungen (leises und lautes Lesen, sinnorientiertes und nicht sinnorientiertes Lesen). Das extrem langsame mühevolle Wortlesen – LRS-Kinder brauchen das Doppelte der Zeit lese-rechtschreib-normaler Kinder – beeinträchtigt alle schulischen Anforderungen, insbesondere das Textverständnis. Defizite bei der Rechtschreibung erklären die Autoren durch beeinträchtigte Speichervorgänge. Die Annahme dabei ist, „dass das verlangsamte Lesen und das fehlerhafte Rechtschreiben auf ein gemeinsames neurokognitives Problem reduzierbar sind, nämlich auf die beeinträchtigte Speicherung von Schriftwörtern oder auf einen beeinträchtigten Zugriff auf derartige Gedächtnisrepräsentation beim Lesen." (WIMMER & KRONBICHLER 2002, 92). Die Erwartung wäre also, dass die Schwierigkeit in beiden Bereichen gleichzeitig auftritt. Dieses bestätigte sich jedoch in ihren Untersuchungen nicht: Ein Drittel aller Kinder mit Leseschwächen zeigte akzeptable Rechtschreibleistungen, umgekehrt gab es Kinder, die lediglich in der Rechtschreibung, aber nicht im Lesen, Defizite zeigten. Dieses Phänomen sollte die genaue Untersuchung von Vorausläuferfähigkeiten klären. Es zeigte sich, dass Kinder mit isolierter Leseschwäche besondere Schwierigkeiten im schnellen Benennen hatten, aber keine Schwierigkeiten in der phonologischen Sensitivität. Bei den Probanden mit isolierter Rechtschreibschwäche zeigte sich ein umgekehrtes Bild. Die beeinträchtigte Lesegeschwindigkeit hat folglich wenig mit der Speicherschwäche für Schriftwörter zu tun, bzw. kann nicht durch eine Zugriffsschwäche auf derartige Repräsentationen erklärt werden, da die Kinder mit isolierter Leseschwäche über derartige Repräsentationen verfügten. Kinder mit isolierter Rechtschreibschwäche dagegen zeigten ein Defizit in der exakten Speicherung von Buchstabenfolgen. Ihre Lesegeschwindigkeit war jedoch nicht wesentlich beeinträchtigt.

---

[14] Graphem-Phonem-Zuordnungen dauern bei Kindern mit LRS oft ungewöhnlich lange. Sie stellen eine häufig vermutete Störquelle innerhalb des Schriftspracherwerbs dar.

Anhand der zitierten Untersuchung scheinen Personen mit einer Lesestörung Schwierigkeiten beim Abruf phonologischer Informationen aus dem mentalen Lexikon zu haben. Probanden mit Rechtschreibstörungen lassen dagegen Defizite in der phonologischen Sensitivität vermuten (vgl. ebd.). Dieser noch sehr junge Forschungszweig bedarf jedoch noch weiterer Erkenntnisse, damit gesicherte Aussagen getroffen werden können.
BLEIDICK (1999) macht darüber hinaus deutlich, dass es sich bei der Lese-Rechtschreibstörung um ein *Syndrom* handelt, d.h. dass die Störung aus einer Gruppe von Symptomen besteht, die sich aus dem eigentlichen Lese-Rechtschreibversagen als primärem Symptom sowie dem übergreifenden Leistungsversagen und Verhaltensauffälligkeiten als sekundäre Symptome zusammensetzen. Die individuelle Komponente der LRS muss aufgrund der Häufigkeit und der Art des Auftretens von Fehlern bestimmt werden (VONDERBERG & WAßMER 1998).

1.2.2. Sprachliche Fähigkeiten bei Kindern mit Lese-Rechtschreibstörungen

Um den Zusammenhang zwischen sprachlichen Auffälligkeiten und gestörtem Schriftspracherwerb zeigen zu können, müssen zwei Populationen von Kindern betrachtet werden. Zum einen ist es die Gruppe der sprachauffälligen Kinder, die im Schulalter möglicherweise Lese-Rechtschreibstörungen entwickelt. Diese Gruppe wird im Unterkapitel *4. Schriftspracherwerb bei sprachentwicklungsgestörten Kindern* ausführlich charakterisiert. Zum anderen handelt es sich um Kinder, die eine Lese-Rechtschreibproblematik zeigen, jedoch nicht (mehr) bei Schuleintritt als sprachauffällig diagnostiziert werden. Ihre lautsprachlichen Leistungen weichen nicht so auffällig von den sprachlichen Fähigkeiten sprachnormaler altersgleicher Kinder ab, als dass sie von den Grundschulpädagogen als sprachbeeinträchtigt erkannt werden könnten. Aber auch in dieser Gruppe sind potentiell Zusammenhänge zwischen Schwierigkeiten beim Erwerb der Schriftsprache und (auch anscheinend überwundenen) Problemen der gesprochenen Sprache anzunehmen. Daher soll auf diese Kinder im Folgenden näher eingegangen werden.

Im *International Classification of Disease* (ICD 10) heißt es: „Kinder mit einer umschriebenen Lese-Rechtschreibstörung haben in der Vorgeschichte häufig eine umschriebene Entwicklungsstörung des Sprechens und der Sprache. Eine sorgfältige Beurteilung der Sprachfunktionen deckt oft entsprechende subtile, gegenwärtige Probleme auf." (DILLING et al. 1991, 275). Es lassen sich folglich bei vielen Grundschulkindern mit Lese-Rechtschreibstörungen direkt oder indirekt Probleme in der gesprochenen Sprache feststellen. BECKER (1985) fand bei einer Gruppe von 57 LRS-Kindern mehr als 50%, die im Vorschulalter an einer kombinierten Sprachstörung litten und teilweise noch immer nicht völlig symptomfrei waren. Ähnliche Zahlen sind aus dem englischen Sprachraum bekannt. CATTS et al. (1997) fanden *„as many as 50 percent of poor readers have lan-*

guage deficits that go beyond phonological processing. These children may have limitations in vocabulary, morphology, syntax, and/or text-level-processing (...)." (CATTS & KAMHI 1999a, 65).

Nach STARK & TALLAL (1988) ist der typische Fallverlauf bei auftretenden Lese- und Rechtschreibstörungen ein sich anscheinend normal entwickelndes Kind, das im Anfangsunterricht mit Aufgaben des Lesen- und Schreibenlernens konfrontiert wird und die es dann nicht in normaler Art und Weise bewältigt. Sind die Lese- und Rechtschreibschwierigkeiten erst einmal offensichtlich, enthüllen sich nicht selten nachträglich Probleme mit der gesprochenen Sprache.

SNYDER & DOWNEY (1991) gelang es in einer Untersuchung, Hinweise für eine Reihe von subtilen Problemen in der gesprochenen Sprache zu finden, die bei zunächst sprachlich unauffällig erscheinenden Kindern mit LRS beobachtet wurden. Eine Gruppe von Kindern mit Leseproblemen und eine Altersvergleichsgruppe wurden hinsichtlich ihres phonologischen Bewusstseins und ihrer grammatischen Fähigkeiten (Satzergänzungsaufgaben) getestet. Die Kinder mit Leseschwierigkeiten zeigten auf allen Gebieten niedrigere Leistungen als die Vergleichsgruppe (ebd.). Langsamere und weniger präzisere Reaktionen bei Benennungsaufgaben sind ebenfalls gut dokumentiert (vgl. WOLFF et al. 1990) und verweisen auf eine phonologische Verarbeitungsschwäche, wie sie in obigen Ausführungen skizziert wurde.

Hinweise auf eingeschränkte sprachliche Fähigkeiten kommen auch in Untersuchungsdesigns zum Vorschein, in denen versucht wird, Kinder mit Leseproblemen, aber ohne Defizite in der gesprochenen Sprache auszuwählen. STARK & TALLAL (1988) selektierten eine Gruppe von Kindern mit Leseschwierigkeiten, welche sprachliche Fähigkeiten zeigten, die weniger als 6 Monate unter standardisierten Tests zum Sprachverständnis und der Sprachproduktion lagen. Doch auch diese Kinder zeigten hinsichtlich ihrer sprachlichen Fähigkeiten, dass sie in 7 von 9 Produktions- und Verständnisaufgaben signifikant langsamer waren als eine lese-rechtschreibnormale Altersvergleichsgruppe.

LEONARD (1997) versucht eine Erklärung für die offenbar späte Entdeckung von Problemen der gesprochenen Sprache zu geben. Er ist der Ansicht, dass das Sprachlernen dieser Kinder adäquat erfolgt bis sie das Alter des Schriftspracherwerbs erreichen. Erst an diesem Punkt können ihre Fähigkeiten in der gesprochenen Sprache nicht mehr mit den Gleichaltrigen Schritt halten. Ursache dafür scheint die verstärkte Inanspruchnahme der sprachlichen Verarbeitungsmodalitäten für bzw. durch den Schriftspracherwerb zu sein. Beides, Primär- und Schriftsprache, kann mit der vorhandenen sprachlichen Verarbeitungskapazität nicht ausreichend realisiert werden. Die Konsequenz daraus ist, dass diejenigen Fähigkeiten der gesprochenen Sprache, die im Schulalter zunehmend erworben und eingesetzt werden, z. B. weniger häufig gebrauchte Wörter, figurative Sprache, komplexere und längere Sätze, sich bei diesen Kindern nicht genügend entwickeln können. Zu Beginn des Schriftspracherwerbs sind die Unterschiede noch gering oder nicht auffällig; die einfachen lexikalischen und syntaktischen Schwierigkeitsgrade werden von den Erstklässlern im Allgemeinen bewältigt. *„Even if the place of language development is hobbled by reading difficulties, there is plenty of evidence to suggest that this factor is not the only one involved. It appears that for many children, deficits in spoken language predate the commencement of reading instruction."* (LEONARD 1997, 189).

Hinweise für die Richtigkeit dieser Behauptung erhielt LEONARD aus einer Untersuchung von SCARBOROUGH (1991, 1990). In dieser Studie wurden 34 Kinder aus Familien mit einer nachgewiesenen Disposition für Leseschwächen mit einer Kontrollgruppe von 44 Kindern verglichen. Die Kinder waren bei der ersten Untersuchung 2;6 Jahre alt und wurden bis zum Alter von 8 Jahren begleitet. Wie erwartet, konnten bei einem hohen Prozentsatz von Kindern mit 'positiven' Familiengeschichten hinsichtlich des Schriftspracherwerbs Leseprobleme gefunden werden, als sie 8 Jahre alt waren (65 % verglichen mit 5 % bei der Kontrollgruppe). Im Alter von 2;6, 3;0, 3;6 und 4 Jahren zeigten die später leseschwachen Kinder niedrigere syntaktische Fähigkeiten[15] als die Kinder, die normale Leser wurden. Über 75 % der Kinder wurden im Alter von 2;6 und 4 Jahren anhand ihrer syntaktischen Fähigkeiten korrekt als später leseschwach oder altersgerecht lesend klassifiziert. Scarborough fand folglich heraus, dass die frühen syntaktischen Fähigkeiten für Abweichungen bzw. Veränderungen in den späteren Lesewerten mit verantwortlich sind.

Die später lesebeeinträchtigten Probanden zeigten außerdem bereits im Alter von 3;0 und 5;0 Jahren niedrigere Werte beim schnellen Benennen von Bildern und bei der phonologischen Bewusstheit (SCARBOROUGH 1991, 1990). Sie hatten also bereits im Kleinkind- bzw. Vorschulalter eine nachweisbar beeinträchtigte phonologische Verarbeitungsfähigkeit.
In einer Zusammenfassung von Untersuchungsergebnissen aus der angloamerikanischen Literatur kommt ROTHWEILER (1999a) daher zu der Erkenntnis, dass lese-rechtschreibgestörte und spezifisch sprachentwicklungsgestörte Kinder mit fast denselben Ausschlusskriterien erfasst werden, die sich auf eine phonologische Repräsentationsschwäche, fehlende phonologische Bewusstheit und Dyslexie beziehen.

Auch in der aktuellen deutschen Fachliteratur werden mögliche Zusammenhänge zwischen primärer Sprachentwicklung und der Lese-Rechtschreibstörung mit Blick auf kritische Vorentwicklungen und Vorleistungen diskutiert[16]. Wie unter *3. Spezifische Sprachentwicklungsstörung* noch detailliert aufgezeigt werden

---

[15] Eingeschränkte syntaktische Fähigkeiten verweisen auf das Vorliegen einer Sprachentwicklungsstörung.
[16] Vgl. Ausführungen von GRIMM (1999).

wird, enthält bereits die präverbale Entwicklungsphase eine Vielzahl sprachspezifischer Sinnesreize als Voraussetzung jeglicher (späterer) Interaktion mit der Umwelt. Die Entwicklung der intraoralen Sensomotorik des Neugeborenen, die Entwicklung der auditiven Eigen- und Fremdwahrnehmungsprozesse des Säuglings und der Übergang zur verbalen Phase des Einjährigen sind zunächst entscheidend für die Primärsprachentwicklung.

Die Bedeutung der präverbalen Sprachentwicklung und ihrer nachgewiesenen Verknüpfung mit der kommunikationsspezifischen Wahrnehmungsentwicklung lässt darüber hinaus auch Zusammenhänge zwischen der primären Sprachentwicklung und der LRS erkennen. Dabei handelt es sich nach KRUSE (2001) bei der Lese-Rechtschreibstörung um die Störung eines "funktionellen Endproduktes", das zwar erst in den Grundschuljahren diagnostiziert wird, jedoch wesentlich früher – in den ersten Phasen des Spracherwerbs bis ca. zum 4. Geburtstag – entstanden ist. Die im Vorschulalter oft unerkannten Sprachwahrnehmungsdefizite (z. B. die unzureichende Bedeutungsunterscheidung klangähnlicher Laute) belasten den späteren Lese-Schreiblernprozess (BREUER 2001). Aus dieser Erkenntnis heraus könnte die Lenkung der Legasthenieforschung auf die Analyse vor- und frühsprachlicher Entwicklungsphasen zu neuen Einsichten in die Pathophysiologie und in die Ätiopathogenese der LRS führen (vgl. KRUSE 2001).

1.2.3. Zusammenfassung und Schlussfolgerungen

In der vorliegenden Arbeit wird der Begriff einer Lese-Rechtschreib*störung* (LRS) verwendet, deren Hauptmerkmal die umschriebene und bedeutsame Beeinträchtigung der Entwicklung der Lese- und Rechtschreibfähigkeit ist, die nicht allein durch das Entwicklungsalter, Visusprobleme, akustische Beeinträchtigungen oder unangemessene Beschulung erklärbar ist. Die Lese-Rechtschreibstörung ist nicht Folge anderer Störungen (wie z. B. Intelligenzminderung, grober neurologischer Defizite, unkorrigierter Seh- oder Hörstörung oder emotionaler Störungen), kann aber zusammen mit diesen auftreten.

Als Ursache für eine LRS werden in der aktuellen Fachliteratur eingeschränkte visuelle und auditive Verarbeitungsleistungen diskutiert (vgl. SCHULTE-KÖRNE 2002b; SCHULTE-KÖRNE & PTOK 1998) sowie insbesondere Defizite in der phonologischen Verarbeitung angenommen (vgl. WITRUK 2001). Dabei ist die Vermutung einer phonologischen Verarbeitungsstörung als Ursache einer LRS zurzeit die empirisch am besten belegte Konzeption (LANDERL 2001; WIMMER et al. 1998).

Die in diesem Abschnitt beschriebenen Untersuchungen lassen die Schlussfolgerung zu, dass es einen Zusammenhang zwischen sprachlichen Auffälligkeiten und gestörtem Schriftspracherwerb gibt. Festzuhalten ist außerdem, dass von einer Überschneidung der Gruppe der Legastheniker und der Gruppe der SSES-Kinder ausgegangen werden kann. Der vorwiegend in angloamerikanischen Untersuchungen aufgezeigte Zusammenhang zwischen spezifischen Sprachentwicklungsstörungen und der Störung beim Erwerb des Lesens und Schreibens stellt einen wichtigen Teilbereich der intendierten Untersuchung dar, auf den zum Ende der theoretischen Ausführungen noch einmal differenzierter eingegangen werden soll (siehe *4. Schriftspracherwerb bei spezifisch sprachentwicklungsgestörten Kinder*). Offen ist, welcher Aspekt der gestörten Sprache besonders beeinträchtigend auf den späteren Schriftspracherwerb wirkt. Möglich wären graduelle Unterschiede in der phonologischen Verarbeitung, aber auch andere eingeschränkte sprachliche Verarbeitungsprozesse, z. B. im Bereich der Syntax, die zu einer deutlicheren LRS-Symptomatik bei Kindern mit bekannten Sprachentwicklungsstörungen führen. Die vorliegenden Untersuchungsergebnisse lassen jedoch keine endgültigen Schlussfolgerungen zu.

Wie in den zitierten Untersuchungen aufgezeigt wurde, sind neben den grundlegenden sprachlichen Fähigkeiten auch die phonologischen Verarbeitungsleistungen, insbesondere die metaphonologischen Fähigkeiten, in den letzten 2 Dekaden als bedeutsam für einen erfolgreichen Schriftspracherwerb erkannt worden. Diese Annahme impliziert, dass bei einem großen Teil der sprachlich nicht normgerecht entwickelten Kinder keine hinreichenden Voraussetzungen für den erfolgreichen Erwerb der Schriftsprache bestehen. Eine mangelnde Ausbildung metaphonologischer Fähigkeiten bereits im Vorschulalter erscheint bei spracherwerbs- wie auch bei schriftspracherwerbsgestörten Kindern als wahrscheinlich. Jedoch gibt es im deutschsprachigen Raum wenige Studien (vgl. Fallstudien von SCHMID-BARKOW 1999a, b; KREUZ 2000), in denen die metaphonologischen Fähigkeiten bei Kindern mit Spracherwerbsproblemen innerhalb der Schriftspracherwerbsforschung untersucht wurden.
Die nachfolgende Auseinandersetzung mit der Thematik 'Metaphonologische Fähigkeiten' basiert daher primär auf angloamerikanischer Literatur.

2. METAPHONOLOGISCHE FÄHIGKEITEN

Erhebungen über metaphonologische Fähigkeiten[17] waren in den letzten Jahren Gegenstand zahlreicher Forschungsbemühungen. Aus den Erkenntnissen dieser Untersuchungen lassen sich Definitionen und Zusammenhänge ableiten, die wichtig sind, um das Konstrukt 'metaphonologische Fähigkeiten' eingehend zu beschreiben. Von Interesse sind dabei insbesondere die Entwicklung metaphonologischer Fähigkeiten, v. a. im Vorschulalter, und der Zusammenhang mit bestimmten Aspekten des Primärspracherwerbs, speziell der Wortschatzentwicklung, sowie der enge Zusammenhang zwischen metaphonologischen und schriftsprachlichen Fähigkeiten. Dazu werden im folgenden Unterkapitel aktuelle Forschungsergebnisse referiert und diskutiert, Theorien im Zusammenhang mit der Entwicklung metaphonologischer Fähigkeiten dargelegt und anschließend Schlussfolgerungen für die Hypothesenbildung gezogen.

Zunächst soll eine kurze Einordnung des Begriffs *metaphonologische Fähigkeiten* in den Zusammenhang weiterer phonologischer Verarbeitungsprozesse erfolgen, um die Bedeutung metaphonologischer Fähigkeiten transparent zu machen.
Seit die Forschung ein verstärktes Interesse am Schriftspracherwerb zeigt, erleben Untersuchungen zur phonologischen Informationsverarbeitung einen großen Aufschwung. Es wurden zahlreiche Studien zu Vorläufermerkmalen des Schriftspracherwerbs (vgl. Zusammenstellungen von TRAMONTANA et al. 1988; HORN & PACKARD 1985 zit. in KÜSPERT 1998) durchgeführt, die jedoch wenig oder kaum theoriegeleitet reflektiert wurden (vgl. KÜSPERT 1998).
Dieser Mangel sollte in neueren Studien durch theoriegeleitetes Vorgehen abgebaut werden. So konzipierten WAGNER & TORGESEN (1987) die phonologische Informationsverarbeitung in drei Komponenten: phonologische Bewusstheit, Arbeitsgedächtnis und Zugriff auf das semantische Lexikon. Sie verstehen unter *phonologischer Informationsverarbeitung* einen Sammelbegriff, der für alle Informationen über die Lautstruktur geschriebener oder gesprochener Sprache verwendet wird. Die genannten drei Forschungsbereiche[18], welche sich bis zu diesem Zeitpunkt unabhängig voneinander entwickelt hatten, führten zu folgender Konzeption:

---

[17] Da der Begriff *metaphonologische Fähigkeiten* bereits vor der Begriffsbestimmung verwendet wird, soll kurz darauf hingewiesen werden, dass es sich hierbei um Fähigkeiten handelt, welche allgemein unter *phonologischer Bewusstheit* verstanden werden.
[18] An dieser Stelle werden die drei Bereiche der phonologischen Informationsverarbeitung "nebeneinander" dargestellt. Die zwischen den einzelnen phonologischen Verarbeitungskomponenten bestehenden Interdependenzen sind noch nicht hinreichend geklärt, um Kausalbeziehungen aufzuzeigen Es gibt jedoch gewichtige Evidenzen für die Annahme, dass das phonologische Arbeitsgedächtnis für den Aufbau des mentalen Lexikons (mit)verantwortlich ist und das Wortformlexikon eine Grundlage für die Ausbildung metaphonologischer Fähigkeiten darstellt. Unter diesen Gesichtspunkten sind die metaphonologischen Fähigkeiten von der Funktion des Arbeitsgedächtnisses abhängig, nicht nebengeordnet.

- Die *phonologische Bewusstheit* wird definiert als die Kenntnis von der Lautstruktur der Sprache. (Darauf wird im Folgenden ausführlich eingegangen.)

- Das *phonetische Rekodieren im Arbeitsgedächtnis* ist das „*phonetic recoding to maintain information in working memory, that is, recoding written symbols into a sound-based representational system that enables them to be maintained efficiently in working memory during ongoing processing.*" (WAGNER & TORGESEN 1987, 193). Beim phonetischen Rekodieren werden im Arbeitsgedächtnis (*working memory*) sprachliche Inhalte lautsprachlich repräsentiert, um die Informationen möglichst lange aktiviert zu halten. Dies bezieht sich z. B. auf das Aufrechterhalten des Phonems beim langsamen Erlesen eines Wortes.

- Das *phonologische Rekodieren aus dem Lexikon* meint die Fähigkeit, schriftliche Symbole in lautliche Entsprechungen zu rekodieren: „*... phonological recoding in lexical access, that is, getting from a written word to his lexical referent by recoding the written symbols into a sound-based representational system.*" (vgl. WAGNER & TORGESEN 1987, 192). Durch die lautliche Entsprechung wird dann der Zugriff auf das semantische Lexikon möglich. Dort wird darüber entschieden, ob ein Wort eine Bedeutung hat, bzw. bekannt ist, oder nicht, also ein sogenanntes Nonsenswort ist.

Diese Konzeption ist grundlegend gewesen für die Prädiktorauswahl der Bielefelder Längsschnittstudie (vgl. SKOWRONEK & MARX 1989), aus deren Ergebnissen das *Bielefelder Screeningverfahren* (BISC; JANSEN et al. 1999) erstellt wurde. Auch die LOGIC-Studie um Schneider (vgl. z. B. NÄSLUND & SCHNEIDER 1993; SCHNEIDER & NÄSLUND 1992; WEINERT & SCHNEIDER 1987) wurde auf Komponenten der phonologischen Informationsverarbeitung, wie dem Arbeitsgedächtnis und der phonologischen Bewusstheit, aufgebaut. Auf der Grundlage dieser Ergebnisse ist das heute vorliegende *Würzburger Trainingsprogramm* "Hören, Lauschen, Lernen" zur Förderung metaphonologischer Fähigkeiten im Vorschulalter entwickelt worden (vgl. KÜSPERT & SCHNEIDER 1999).
Die metaphonologischen Fähigkeiten stellen nach dieser Konzeption einen bedeutenden Teilbereich innerhalb der phonologischen Informationsverarbeitung dar.

2.1. METAPHONOLOGISCHE FÄHIGKEITEN – BEGRIFFLICHKEIT UND ENTWICKLUNGSKONZEPTIONEN

2.1.1. Einordnung und Terminus 'Bewusstheit'

Es soll nun eine kurze Einordnung der metaphonologischen Fähigkeiten in den Bereich der metasprachlichen Fähigkeiten erfolgen, in der sowohl die aus historischer Perspektive betrachtete "chaotische Füllung" des definitorischen Inhalts

metasprachlicher Fähigkeiten als auch das wenig fassbare Konstrukt "Bewusstheit" beleuchtet werden.
Nach Aussage von OLOFSSON & LUNDBERG (1983) ist MATTINGLY (1972) einer der ersten, der Sprachbewusstheit definiert hat: „*Linguistic awareness (is) a powerful source of individual differences as opposed to linguistic ability. The ability to approach language in a situationally detached and critical importance for acquiring reading and writing skills.*" (ebd., 35).
VAN KLEECK (1982, 237) definiert metasprachliche Fähigkeiten als „*the ability to reflect consciously upon the nature and properties of language.*" (zit. in. STEGER 1993, 774). Nach FRANKE (1994) bedeutet Metasprache lediglich, dass „die Sprache als Inhalt des Gesprächs" (ebd., 117) zu verstehen ist. Dies trifft nur eine Seite der metasprachlichen Dimension, nämlich die lautsprachliche, die schriftsprachliche Auseinandersetzung mit Sprache wird vernachlässigt, es sei denn, man betrachtet einen schriftlichen Gedankenwechsel als 'Gespräch'. Betreibt man "Metasprache", wird also laut- bzw. schriftsprachlich über sprachliche Inhalte reflektiert.
Um mit Hilfe von Sprache über die verschiedenen Aspekte der Sprache kommunizieren zu können, benötigt man *Sprachbewusstheit* bzw. *metasprachliche Fähigkeiten*. Das Phänomen der Sprachbewusstheit war in den letzten 2 Dekaden Gegenstand zahlreicher Forschungsbemühungen in verschiedenen Sprachregionen der Erde. Die Forschungen zu den metasprachlichen Fähigkeiten wurden schwerpunktmäßig im Zusammenhang mit dem Schriftspracherwerb betrieben. Dieser bezog nicht nur die in den meisten Ländern üblichen Alphabetschriften mit ein, sondern auch Untersuchungen an Logogramm- und Silbenschriften, wie sie in China (Logographische Schrift) oder Japan (Silbenschrift) vorkommen (vgl. LANDERL 1996).
Um das Phänomen der Metasprache zu konzeptualisieren, versuchen TUNMER & BOWEY (1984) folgende Einteilung der metasprachlichen Bewusstheit:

Einteilung der metasprachlichen Bewusstheit			
phonologische Bewusstheit	Wortbewusstheit	Formbewusstheit	pragmatische Bewusstheit
Bewusstheit um Einzellaute als sprachliche Einheiten	Bewusstheit um Wörter als Spracheinheiten	Bewusstheit, dass sich Wörter in Sätzen unterschiedlich anordnen lassen	Bewusstheit um die Makrostrukturen von Texten

Abb. 06. Einteilung der metasprachlichen Bewusstheit (nach TUNMER & BOWEY 1984 zit. in KÜSPERT 1998).

Dabei ist die phonologische Bewusstheit neben der Bewusstheit für Wörter, Satzbau und Pragmatik zu finden. Nach Ansicht der Autoren handelt es sich bei der phonologischen Bewusstheit nur um das Erkennen des phonemischen Segments. Größere phonologische Einheiten, wie Reime und Silben, werden in dieser Einteilung nicht berücksichtigt. Das Fehlen von einfacheren phonologischen Bewusstheitsleistungen wird im nächsten Abschnitt kritisch betrachtet.

Trotz der intensiven empirischen Auseinandersetzung mit den metasprachlichen Fähigkeiten, wird kein einheitlicher Begriff verwendet. Dies wird v. a. durch die unterschiedlichen Bezeichnungen deutlich. Im englischen Sprachraum spricht man in Bezug auf diesen Terminus über *language awareness, metalinguistic awareness, linguistic awareness* (ROMONATH 1998a), weiterhin von *language consciousness*, oder *linguistic consciousness, metalanguage* und *linguistic intuition*. Deutsche Veröffentlichungen verwenden eine ähnliche Vielzahl von Begriffen: neben den *metasprachlichen Fähigkeiten* gibt es noch *Sprachbewusstheit, metasprachliches Bewusstsein, metasprachliches Wissen* und *Sprachreflexion*. In französischen Untersuchungen wird keine geringere Anzahl genutzt: *capacités métalinguistiques, connaissances métalinguistiques, compétences métalinguistiques* oder *habiletés métalinguistiques* sind nur einige Beispiele (vgl. KREUZ 2000).

Die einzelnen Autoren verwenden gleiche Begriffsnamen für unterschiedliche Begriffsinhalte, umgekehrt lassen sich unterschiedliche Bezeichnungen für das gleiche Phänomen finden.

KREUZ (2000) weist darauf hin, dass die korrekte Bedeutung der englischen Begriffe *consciousness* und *awareness* oft vernachlässigt wird und Übersetzungsfehler entstehen, so dass beispielsweise die gemeinte Bedeutung von *awareness* als 'Können, Beherrschen' mit 'Bewusstheit' übersetzt wird. Eine Differenzierung der Begriffe *consciousness* und *awareness* erfolgte bereits von HOWELL & DEAN (1994), welche die auch im deutschen Raum nicht unbekannte Metaphon-Therapie entwickelten. Sie unterscheiden zwischen Wahrnehmungsprozessen (*awareness*) und späteren Bewusstheitsprozessen (*consciousness*) (vgl. JAHN 2001; HOWELL & DEAN 1994).

Ein noch zu lösendes Problem besteht nicht nur in der korrekten Übersetzung des Begriffes 'Bewusstheit', sondern auch im Begriffsinhalt. Noch ist nicht hinreichend geklärt, was der Begriff 'Bewusstheit' beinhaltet, bzw. woran Bewusstheitsprozesse zu erkennen sind.

Für den Begriff 'Bewusstheit' gibt es eine Vielfalt von Interpretationen, die von WILGERMEIN (1991, 38-48) ansatzweise aufgegriffen und beschrieben werden. Hier soll exemplarisch nur auf 3 Sichtweisen näher eingegangen werden:

- PIAGET (1969) ist der Ansicht, dass ein ca. 7-jähriges Kind zwar Sprache versteht, sich dieses Verstehens aber nicht bewusst ist. 'Bewusstheit' entsteht erst durch das Erleben der Verschiedenheit. Dinge, die immer wieder gleich behandelt werden, verhindern, dass ein

Kind über dieses Handeln nachdenkt. Verschiedene Dinge erschweren das Handeln. Dies hat eine Bewusstwerdung zur Folge. Um sich einer Handlung bewusst werden zu können, erfolgt eine Übertragung von der Ebene des Handelns auf die Ebene der Sprache, wo sie vorher gedanklich repräsentiert sein muss (zit. in WILGERMEIN 1991).

- MANDLER (1975) sieht in 'Bewusstheit' einen Zustand, der nicht wissenschaftlich untersucht werden kann, da er einem Beobachter nicht unmittelbar zugänglich ist. Auf Bewusstheit müsse man aus sichtbarem Verhalten und sprachlichen Äußerungen schließen (zit. in WILGERMEIN 1991).

- WATSON (1913) geht so weit, dass er im Glauben an die Existenz von Bewusstheit „nur das Überbleibsel eines alten Aberglaubens und magischer Vorstellungen" (WILGERMEIN 1991, 42) sieht. Für ihn ist Bewusstheit ein Begriff, unter dem jeder nach Belieben versteht, was er will (ebd.).

Trotz diverser Unklarheiten besteht nach Wilgermein eine 'einleuchtende' Beziehung zwischen Sprache und Bewusstheit. Wesentlicher Aspekt zwischen beiden ist ihre gegenseitige Beeinflussung: Die Sprache nimmt Einfluss auf die Bewusstheit, verändert und vertieft sie, sowie auch die Bewusstheit die Sprache verändert. Die Bewusstheit, welche sich erweitert und vertieft, bzw. aus einem anderen Blickwinkel sprachliche Inhalte betrachtet, verändert Sprache in ihrem Inhalt, ihrer Struktur, rezeptiv sowie auch produktiv (WILGERMEIN 1991).
Aufgrund der kaum möglichen Explizierbarkeit des Begriffes 'Bewusstheit' wird von einigen Autoren dieser Begriff zur Beschreibung metasprachlicher Phänomene abgelehnt (vgl. WEHR 1994).
Um auf die verwendete Definition innerhalb der vorliegenden Untersuchung hinzuführen, gilt es nun, den Begriff der metaphonologischen Fähigkeiten zu explizieren, anhand bestimmter Indikatoren eine Entwicklungsabfolge aufzustellen, sowie den angenommenen Zusammenhang zwischen Primärsprachentwicklung und der Entwicklung metaphonologischer Fähigkeiten zu klären. Dies soll in den folgenden Abschnitten geschehen.

2.1.2. Begriffsbestimmung[19] und Indikatoren metaphonologischer Fähigkeiten

Sprachbewusstheit bezieht sich „auf alle Strukturebenen und Modalitäten der Sprachverwendung ..., so auch auf die Lautstrukturen der zu erlernenden Sprache." (ROMONATH 1998b, 172). Der bewusste Umgang mit Sprachlauten wird als *phonologische Bewusstheit*, als *metaphonologische Bewusstheit* oder auch als *metaphonologische Fähigkeiten* bezeichnet und ist als Teilaspekt darin enthalten (ebd.).
BECK & JANSEN (1986, 39) definieren *phonologische Bewusstheit* als „die Fähigkeit, Phoneme und größere Einheiten der Sprache analytisch zu betrachten."

---

[19] Im Hinblick auf eine unverfälschte Wiedergabe der in der Fachliteratur verwendeten und von den einzelnen Autoren definierten Begrifflichkeiten werden diese wie vom jeweiligen Autor eingesetzt, angegeben.

SCHNEIDER et al. (1994, 177) verstehen sie als „Einsicht in die verschiedenen Einheiten der gesprochenen Sprache und die Differenzierung charakteristischer Elemente wie Wörter, Silben und Phoneme." Wie zu erkennen ist, beziehen sich diese Definitionen auf die Segmentierung von Sprache in kleinste (Phoneme) und größere (Silben, Wörter) sprachliche Einheiten. Da jedoch die größeren Einheiten wie Reime und Wörter die phonemische Ebene übersteigen, bezeichnet nach Ansicht SCHMID-BARKOWS (1999b) „der geläufige Begriff 'phonologische Bewußtheit' das Phänomen nicht präzise." (ebd., 307).

Die heterogenen Definitionen verweisen wiederum auf die uneinheitliche Begriffsverwendung. TREIMAN (1991 zit. in KÜSPERT 1998) verwendet beispielsweise den Begriff *phonologische Bewusstheit*, wenn er allgemein von ihr als heterogenem Konstrukt spricht und den Begriff *phonemische Bewusstheit*, wenn nur Einzellaute gemeint sind. Bei TUNMER & ROHL (1991 zit. in KÜSPERT 1998) findet man dagegen das Konstrukt *phonologische Bewusstheit*, wenn ausschließlich von Einzellauten die Rede ist.

Nach MANNHAUPT & JANSEN (1989, 50), die sich an MATTINGLY (1972) anlehnen, bezeichnet der Begriff *phonologische Bewusstheit* „das Phänomen, dass Sprache aus distinktiven lautlichen Einheiten bestehend wahrgenommen und mit diesen lautlichen Segmenten analytisch und/oder synthetisch umgegangen werden kann." Darüber hinaus nehmen sie eine Unterscheidung der phonologischen Bewusstheit im engeren und im weiteren Sinne vor. Phonologische Bewusstheit im weiteren Sinne umfasst die Fähigkeiten des indirekten Zugangs zu phonologischen Regelhaftigkeiten, z. B. die Reimerkennung oder die Silbensegmentierung. Phonologische Bewusstheit im engeren Sinne stellt eine höhere Stufe dar. Sie enthält das Erkennen und Benennen von vorgegebenen lautlichen Segmenten (Analyse) und das Verschmelzen von lautlichen Segmenten zu einer größeren sprachlichen Einheit (Synthese).

Hier treffen wir wieder auf das Problem des 'Bewusstheitsbegriffs', das durch die zweistufige Unterteilung in phonologische Bewusstheit im engeren und weiteren Sinne gelöst werden soll. Dabei ist der phonologischen Bewusstheit im engeren Sinne die phonemische Bewusstheit zuzuordnen, der phonologischen Bewusstheit im weiteren Sinne die phonologische Segmentierungsfähigkeit von größeren sprachlichen Einheiten. Es wird also versucht, metaphonologische Fähigkeiten, die sich auf unterschiedlich große lautliche Segmente beziehen, voneinander abzugrenzen. ANDRESEN (1985) dagegen legt den von ihr verwendeten Termini eine zeitliche Entwicklung zugrunde. Sie gebraucht – wobei sie sich auf die Theorien WYGOTSKIS bezieht (1974, 157) – die Begriffe *aktuelle Bewusstwerdung* für die früheren und den Begriff *eigentliche Bewusstwerdung* für die späteren phonologischen Segmentierungsfähigkeiten. Dabei setzt Sprachbewusstheit erst mit der eigentlichen Bewusstwerdung ein.

Wie an den unterschiedlichen Definitionen und Begriffen deutlich wird, ist die Frage danach, wie das Konstrukt *metaphonologische Fähigkeiten* gegenwärtig operationalisiert werden sollte, noch weitgehend unbeantwortet. Nicht vollständig geklärt ist weiterhin, woran man metaphonologische Fähigkeiten erkennt und misst. Die bisher aufgeführten, durchaus in der Fachliteratur gebräuchlichen, Definitionen sind hinterfragbar. So stellt sich die Verwendung des Begriffes *Bewusstheit* bei den Definitionen von Mannhaupt & Jansen und Andresen als problematisch dar. Bei etwas nicht klar Bestimmbaren lässt sich schwerlich eine Einteilung in Grade vornehmen. Als wenig aussagekräftig ist der Definitionsversuch von ANDRESEN (1985) anzusehen, wenn die 'eigentliche Bewusstheit' erst nach der 'aktuellen Bewusstheit' einsetzen soll.

Es stellt sich die Frage, was *Bewusstheit* eigentlich ist. Als Sprachbewusstheit wird allgemein das verbale Explizieren von sprachlichem Wissen angesehen, das nicht allein durch bestimmte in der Sprache zu beobachtende Indikatoren angenommen werden darf, sondern über welches – i. d. R. mit einem bestimmten Vokabular – reflektiert wird (vgl. KLUGE 1999). Dazu benötigt man einen gewissen Grad sowohl sprachlicher als auch kognitiver Fähigkeiten. Nimmt man jedoch einen Entwicklungsaspekt an, dann greift diese Definition für das zu beschreibende Phänomen zu kurz. Beim Begriff der *phonologischen Bewusstheit* handelt sich im aktuell verstandenen Sinne, um sich entwickelnde metasprachliche Fähigkeiten, die bereits anhand von Indikatoren erfasst werden können, lange bevor das Kind kognitiv und auch sprachlich in der Lage ist darüber 'bewusst' zu reflektieren. Versteht man also Bewusstheit im beschriebenen Sinne und möchte gleichzeitig den Entwicklungsaspekt dieser metasprachlichen Fähigkeit darstellen, handelt es sich beim Begriff *phonologische Bewusstheit* um eine definitorische Sackgasse. Es stellt sich die Frage, wann phonologische Bewusstheitsprozesse beginnen. Meiner Ansicht nach handelt es sich dabei um den Erkenntnispunkt, dass man mit Sprache spielen, sie manipulieren kann. Dies stellt einen kognitiven Erkenntnisprozess dar; als Mittel der Kommunikation wird phonologische Bewusstheit später eingesetzt. Die Bewusstwerdung ist ein langsamer Entwicklungsprozess, der individuell verschieden beginnt, entwicklungsmäßig individuell verläuft und von unterschiedlichen Faktoren abhängig ist (kognitiver Entwicklungsstand, sprachliche und lernförderliche Umweltbedingungen). Es wird die Frage aufgeworfen, anhand welcher Kriterien sich Bewusstwerdungsprozesse festlegen lassen. Dafür gibt es unterschiedliche Ansatzpunkte: Sie könnten am Manipulieren einfacher Wörter und der Reimerkennung zweijähriger Kinder feststellbar sein oder bereits beim Erkennen der Vergegenständlichung der Sprache im Alter von 10 bis 12 Monaten beginnen. Auch mit dem Spielen mit Phonemen in den Lallmonologen von Säuglingen oder gar mit dem Erkennen prosodischer Informationen und phonemischer Kontraste bereits im Neugeborenenalter könnten Bewusstwerdungsprozesse in Verbindung gebracht werden (vgl. ROMONATH 1998, a, b; WEHR 1994).

Da es nicht möglich ist, implizite und explizierbare Bewusstheitsprozesse definitorisch präzise zu trennen, kann ein Konsens für den Begriff *Bewusstheit* in dieser Arbeit nicht gefunden werden.

Daher soll der Begriff *Bewusstheit* hier nicht für metasprachliche Phänomene eingesetzt werden, sondern es wird von *Fähigkeiten* ausgegangen. *Fähigkeit* beinhaltet bereits das implizite Können[20], nicht aber notwendigerweise explizite Bewusstheit. Der Begriff der *metaphonologischen Fähigkeiten* wird in dieser Arbeit als Oberbegriff für alle phonologischen 'Bewusstheits'prozesse (vgl. WEHR 1994) oder 'Segmentierungsfähigkeiten' (vgl. SCHMID-BARKOW 1999a) eingesetzt.

Im Folgenden soll der Begriff *metaphonologische Fähigkeiten* für diese Arbeit definiert werden. Dabei sollen nicht nur die bis dahin erfolgten Überlegungen Berücksichtigung finden, sondern es muss auf Informationen zur Entwicklung metaphonologischer Fähigkeiten vorgegriffen werden, die aus Gründen der Übersichtlichkeit erst in den nächsten Abschnitten erläutert werden.
Das Konstrukt 'metaphonologische Fähigkeiten' wird als ein entwicklungsabhängiger Prozess verstanden, der es einem Individuum erlaubt, seine Aufmerksamkeit unabhängig von bedeutungstragenden Elementen auf den formalen, den lautlichen Aspekt der Sprache richten zu können. Erfolgt keine zielgerichtete Förderung metaphonologischer Prozesse, erwerben Kinder metaphonologische Fähigkeiten in einer bestimmten Reihenfolge: Frühe metaphonologische Fähigkeiten beinhalten die Fähigkeit, sprachliche Einheiten wie Wörter, Reime und Silben zu bestimmen. Darauf aufbauend erfolgt der Erwerb späterer metaphonologischer Fähigkeiten, die die Fähigkeit, Phoneme identifizieren, unterscheiden und manipulieren zu können, einschließt (vgl. FORSTER & MARTSCHINKE 2001; SCHMID-BARKOW 1999a; KÜSPERT 1998; ROMONATH 1998a; MANNHAUPT & JANSEN 1989).

In der Fachliteratur gibt es unterschiedliche Ansätze, die den Entwicklungsaspekt der metasprachlichen Fähigkeiten, in den die metaphonologischen Fähigkeiten einzuordnen sind, darzustellen versuchen. Wichtige Theorien und Modelle dazu werden im folgenden Abschnitt näher erläutert.

2.1.3. Entwicklung metaphonologischer Fähigkeiten

Die Entwicklung metaphonologischer Fähigkeiten stellt einen zentralen und in der deutschsprachigen Literatur noch stark vernachlässigten Aspekt dar. Einzelne Definitionen (MANNHAUPT & JANSEN 1989) versuchen einen Entwicklungsaspekt zu kennzeichnen. In der angloamerikanischen Literatur wird in seltener Übereinstimmung ebenfalls von Entwicklungssequenzen ausgegangen: „*... it is generally agreed that phonological awareness follows a sequence, from the awareness of 'large' units like syllables, onsets and rhymes to the awareness of 'small' units (phonemes) as all sequential positions in the word (...). This sequence seems to be language-universal, at least for all languages studied so*

---

[20] „Imstande sein, etwas zu tun" (KLUGE 1999).

far." (vgl. DE CARA & GOSWAMI 2003, 698). Doch viele Fragen bleiben im Grunde unbeantwortet. Beispielsweise ist bisher nicht genau erforscht worden, wann und in welcher Weise metaphonologische Fähigkeiten in der Entwicklung der Kinder auftreten können, welche Rolle die allgemeine kognitive Entwicklung einnimmt oder welcher Art die Abhängigkeit zum Sprach- und zum Schriftspracherwerb ist.

Zahlreiche Hypothesen wurden in den letzten zwei Jahrzehnten aufgestellt und vielfach verworfen. So stellten PRATT & GRIEVE (1984) in der englischsprachigen Fachliteratur folgende drei Erklärungsansätze zur Entwicklung metasprachlicher Fähigkeiten heraus:

a) Metasprachliche Fähigkeiten treten in der mittleren Kindheit in Verbindung mit allgemeinen Veränderungen in den kognitiven Prozessen auf, die sich in dieser Periode entwickeln (vgl. TUNMER & BOWEY 1984).

Metasprachliche Fähigkeiten sind nach dieser Theorie ein Bestandteil der allgemeinen metakognitiven Entwicklung, welche beispielsweise auch das willkürliche Reflektieren über Lern- und Aufmerksamkeitsprozesse beinhaltet. Grundlegend hierfür ist das Stufenmodell der kognitiven Entwicklung von Piaget. Ein gewisser Grad metakognitiver Fähigkeiten (somit auch metasprachlicher) wird dabei als Voraussetzung für den Schriftspracherwerb angesehen.

b) Die primärsprachlichen und die metasprachlichen Fähigkeiten entwickeln sich in gegenseitiger Abhängigkeit.

Nach diesem Ansatz beginnen 1½ – 2-jährige Kinder, Sprache hinsichtlich ihrer Richtigkeit im Sinne von Selbst- und Fremdkorrekturen zu beurteilen. Dieses Kriterium wird auch im noch zu erläuternden linguistischen Ansatz als Indikator für eine metasprachliche Handlung erwähnt (vgl. CLARK 1978).

c) Metasprachliche Fähigkeiten treten als Konsequenz des Schriftspracherwerbs auf.

Diesem Erklärungsansatz nach ist der erfolgreiche Schriftspracherwerb Voraussetzung für die Ausbildung metasprachlicher Fähigkeiten.

Keiner dieser Ansätze bietet aus heutiger Sicht eine hinreichende Erklärungsbasis für eine umfassende Entwicklungskonzeption. So wird in der ersten These der Primärspracherwerb vernachlässigt bzw. bestenfalls unter der kognitiven Entwicklung subsumiert. Die zweite These beinhaltet zwar den Bezug zum Primärspracherwerb, berücksichtigt jedoch nicht die Abhängigkeit von den kognitiven Fähigkeiten. Da das Auftreten metaphonologischer Fähigkeiten vor dem Schriftspracherwerb hinreichend nachgewiesen worden ist (vgl. KÜSPERT 1998; LUNDBERG et al. 1980), erscheint die dritte These irrelevant.

Aktuell wird davon ausgegangen, dass sich die metaphonologischen Fähigkeiten im Zusammenhang mit anderen Fähigkeiten, wie der Sprache und der Kognition, entwickeln, dass diesem Begriff ein Entwicklungsprozess zugrunde liegt und dieser von Anregungen aus der Umwelt abhängig ist. Dabei wird durch eine Abstufung des Phänomens versucht, den Entwicklungsaspekt zu betonen (vgl. FORSTER & MARTSCHINKE 2001; MANNHAUPT & JANSEN 1989).
Eine strukturierende Rolle spielt die phonologische Einheit, die analysiert werden soll. Es wird übereinstimmend davon ausgegangen, dass eine Entwicklung der Segmentierungsfähigkeit von den größeren sprachlichen Einheiten zu den kleineren sprachlichen Einheiten erfolgt (vgl. TREIMAN 1991).

Folgende Abbildung zeigt die wichtigsten definitorischen Merkmale und deren Indikatoren nach FORSTER & MARTSCHINKE (2001).

Metaphonologische Fähigkeiten	
... im weiteren Sinne beziehen sich auf die Gliederung des Sprechstromes, die sich an der Oberfläche und den Merkmalen konkreter Lautbildung orientiert. Sie haben einen sprechrhythmischen Bezug und werden i. d. R. von Kindern vor dem Schriftspracherwerb beherrscht.	... im engeren Sinne beziehen sich auf die Gliederung von Lautfolgen nach einzelnen Phonemen und beinhalten spezifische Fähigkeiten, die sich meist erst in der Auseinandersetzung mit dem Schriftspracherwerb entwickeln.
beispielsweise ➤ Reimerkennung ➤ Reimbildung ➤ Silbensegmentierung ➤ Silbenzusammensetzung ➤ Silbensubstitution	beispielsweise ➤ Phonemanalyse ➤ Phonemsynthese ➤ Phonemvertauschung ➤ Wortlängenvergleich ➤ An- und Endlautvergleich

Abb. 07. Zweigestuftes Entwicklungsmodell der metaphonologischen Fähigkeiten und Indikatoren (vgl. FORSTER & MARTSCHINKE 2001)

Im Folgenden soll differenzierter dargestellt werden, wie die metaphonologischen Fähigkeiten mit der kognitiven und der sprachlichen Entwicklung in Beziehung gebracht werden können. Dazu erfolgt eine Analyse der aktuellen Literatur.

2.1.3.1. Metaphonologische Fähigkeiten und kognitive Entwicklung

Der Einfluss der kognitiven Entwicklungsbedingungen auf den Erwerb der metasprachlichen Fähigkeiten wird in der Literatur konträr diskutiert (WEHR 1994; FORREST-PRESLEY & WALLER 1984). Dies zeigt sich besonders in den Ansätzen zweier unterschiedlicher Forschungsrichtungen.

Innerhalb der *psycholinguistischen Forschung* wird metasprachliche Aktivität als „Kognition über Sprache" (KREUZ 2000, 46) angesehen. Es wird also von einer Interdependenz zwischen der Entwicklung kognitiver und metasprachlicher Fähigkeiten ausgegangen (SCHÖLER 1987; ANDRESEN 1985), wobei diese als dynamisch anzusehen ist. Dabei wird die Entwicklungstheorie kognitiver Prozesse von PIAGET (1969) zugrunde gelegt. Erst wenn das Kind in der Lage ist, dezentriert und reversibel zu denken – nach Piaget kennzeichnen diese Fähigkeiten den Übergang von der präoperationalen zur konkret-operationalen Stufe – können sich metasprachliche Fähigkeiten zeigen. Nur dann gelingen dem Kind die willkürliche Reflexion und die Loslösung von der Sprachhandlung. Dieser in die Fachliteratur auch als "Kognitionshypothese" eingegangene Ansatz blieb von Kritik nicht verschont. So zeigte Donaldson bereits 1982, dass die Erkenntnisse Piagets hinsichtlich des egozentrischen Denkens in der präoperationalen Phase auch darauf basieren könnten, dass Versuche wenig kindgerecht durchgeführt wurden. Vorschulkinder seien zu dezentriertem und reversiblem Denken durchaus in der Lage, wenn die Aufgabenstellung der kindlichen Erfahrungswelt entspräche (vgl. DONALDSON 1982). Kritik übt auch SCHMID-BARKOW (1999a), die berechtigt darauf hinweist, dass innerhalb der Kognitionshypothese der Einfluss des Schriftspracherwerbs auf die kognitive Entwicklung keinerlei Berücksichtigung findet. Im psycholinguistischen Ansatz werden außersprachliche, in der Regel kognitive, Faktoren als Kriterien für die metasprachliche Entwicklung erfasst. So sind beispielsweise die kindlichen Bemerkungen über eigene sprachlich unkorrekte Äußerungen (Selbstkorrekturen) in diesem Sinne keine metasprachlichen Fähigkeiten. Erst wenn feststellbar ist, dass diese Äußerung willkürlich, also 'bewusst' kognitiv gemacht wurde, wird sie im Sinne der psycholinguistischen Forschung als metalinguistisch anerkannt.

Aus der Sicht der *linguistischen Forschung* wäre dieses Beispiel bereits eine metasprachliche Fähigkeit, da hier die sprachliche Perspektive als Indikator ausschlaggebend ist. So sieht CLARK (1978 zit. in SCHMID-BARKOW 1999a, 81) bereits im *monitoring* der 1½ bis 2-jährigen eine metasprachliche Handlung: *„Judgements [...] of appropriateness, of complexity, and of form – all suggest that children become aware of language."* (CLARK 1978, 22). Die sehr weite Auslegung des Begriffs von Clark und ihre darauf aufbauende Aufstellung metasprachlicher Indikatoren werden in der Fachliteratur recht kritisch gesehen. Waller beurteilt die Taxonomie Clarks als kennzeichnend für ein Defizit einer einheitlichen theoretischen Konzeption dieses Forschungsgegenstandes (vgl. WALLER 1988). WEHR (1994) versucht, diesen Aspekt mit folgender Frage zu problematisieren: „Handelt es sich um ein metasprachliches Geschehen, wenn die zweijährige Malin (2;2) den sonst von ihr als Nokio bezeichneten Pinocchio ihrer Mutter entgegenstreckt und ihn diesmal mit 'Niko' tituliert, um anschließend der erstaunten Mutter auf die Frage „Und wie heißt du?" mit der Verdrehung des eigenen Namens, also mit 'Milan' statt mit 'Malin', antwortet und angesichts dieses "Scherzes" (wohlwissend) grinst?" (ebd., 189). Diese Fähigkeit wird von der psycholinguistischen Forschung nicht als metasprachlich angese-

hen, da nicht „die Fähigkeit zu intendierter, willkürlicher Reflexion über Sprache, was mit der Fähigkeit zu dezentriertem, reversiblem Denken ... in Zusammenhang gebracht wird." (ebd., 189), erkennbar ist.
Allgemein wird eine Interdependenz zwischen kognitiver und metasprachlicher Entwicklung in der Fachliteratur angenommen, gegenteilige Meinungen gibt es hinsichtlich der Bedeutung, die metasprachliche Fähigkeiten für die kognitive Entwicklung haben. Während ein Teil der Autoren lediglich einen Teilbereich innerhalb der Metakognition in ihnen sieht (vgl. TUNMER & BOWEY 1984), schreiben andere Autoren ihnen einen großen Einfluss zu (vgl. DONALDSON 1982).
Ich schließe mich der letztgenannten Position an; dies wird in den weiteren Ausführungen noch eingehend begründet.

2.1.3.2. Metaphonologische Fähigkeiten und Primärspracherwerb

Im Gegensatz zu der eben ausgeführten 'Kognitionshypothese' favorisiert ein anderer Teil der Autoren (vgl. WALLER 1988; CLARK 1978) die Entwicklung metasprachlicher Fähigkeiten als Folge des Primärspracherwerbs. Sie steht dabei in Relation zu sprachspezifischen und allgemeinen kognitiven Problemlösestrategien. Zentraler Bestandteil der empirischen Studie in dieser Arbeit ist die Darstellung einer Verschränkung zwischen der Entwicklung metaphonologischer Fähigkeiten und dem Erwerb des Wortschatzes. Daher soll zunächst die Entwicklung metaphonologischer Fähigkeiten durch eine Analyse der in der Fachliteratur anerkannten Modelle dargestellt und anschließend hinterfragt werden.
Dieser Abschnitt hat eine praktische Relevanz für die vorliegende Arbeit, da sich der normale Entwicklungsstand der metaphonologischen Fähigkeiten der untersuchten Kinder ableiten lässt und deren gezeigten Leistungen entsprechend bewertet werden können.

2.1.3.2.1. Modelle der Entwicklung metasprachlicher Fähigkeiten

Im Folgenden sollen Entwicklungsmodelle zur Darstellung metasprachlicher Fähigkeiten näher beschrieben werden. Dies dient dazu, aufzuzeigen, wie differenziert die Entwicklung metaphonologischer Fähigkeiten in der Literatur gesehen wird und von welchen unterschiedlichen Betrachtungsweisen man sie beschreiben kann.
Da die einzelnen Modelle nur Teilaspekte der Entwicklung metaphonologischer Fähigkeiten zu erklären vermögen, sollen im Folgenden vier sich inhaltlich ergänzende Entwicklungsmodelle metasprachlicher Fähigkeiten dargestellt werden: das Drei-Komponentenmodell von WALLER, zwei englischsprachige Modelle von MORAIS und von BIALYSTOK sowie ein in der Fachliteratur kaum erwähntes, aber sehr interessantes Modell des französischen Psychologen GOMBERT. Allen Modellen ist gemeinsam, dass der Zusammenhang der Entwicklung metasprachlicher Fähigkeiten mit der Primärsprachentwicklung, und / oder der

kognitiven Entwicklung und / oder des Schriftspracherwerbs Berücksichtigung finden, wobei die jeweilige Schwerpunktsetzung verschoben ist.

2.1.3.2.1.1. Das Drei-Komponentenmodell nach Waller (1988)

Um die metasprachliche Entwicklung zu beschreiben, konstruiert WALLER (1988) ein Drei-Komponentenmodell, das weiteren Konzeptionen der metasprachlichen Entwicklung zugrunde gelegt wurde (vgl. SCHMID-BARKOW 1999a). An sein Modell, dessen Orientierungsrahmen in der Metakognitionsforschung angesiedelt ist, stellt er den Anspruch, dass *Was* und *Wie* der metasprachlichen Entwicklung zu berücksichtigen. ROMONATH (1998b) bezieht das Modell von WALLER (1988) explizit auf die Entwicklung metaphonologischer Fähigkeiten.

Die erste Komponente seines Modells nennt er *Wissen über Sprache* oder auch *sprachanalytisches Wissen*. Sprachanalytisches Wissen ist eine notwendige Bedingung, um begründete Urteile über die Korrektheit sprachlicher Äußerungen geben oder um Sätze in Wörter segmentieren zu können. Vieles, was wir über Sprache wissen, ist uns nicht bewusst. Auch Erwachsene können ihre Urteile über Sprache häufig nicht begründen, sondern fällen sie auf der Basis von implizitem, nicht explizierbarem sprachlichem Wissen. Im Laufe der Ontogenese wird das sprachanalytische Wissen zunehmend explizierbarer. Zum Entwicklungsverlauf der ersten Komponente gehört es, dass ein Teil dieses implizierten Wissens thematisiert und so einem bewussten Zugriff zugänglich wird. Bezogen auf die metaphonologischen Fähigkeiten „handelt es sich dabei u. a. um Wissen über lautliche Segmente und ihre kombinatorischen Regeln, über Silbenbau und mögliche Silbenanzahl in Lexemen, über lautliche Identität und Kontraste, über Intonation und Akzentsetzung." (ROMONATH 1998b, 173).

Damit das erworbene Wissen auch optimal eingesetzt wird, sind *operative Strategien* notwendig, welche die zweite Komponente ausmachen. Diese entwickelt sich anfänglich automatisch und bleibt auf sprachliche Formen beschränkt. Die Basis für die Entwicklung dieser Komponente bilden automatisierte Kontrollprozesse, „die sich bei artikulatorischen und stimmlichen Leistungen bereits in der vorsprachlichen Phase herausbilden." (ebd., 173). Die spätere Entwicklung hängt u. a. davon ab, wie viel sprachanalytisches Wissen zur Verfügung steht, sowie von der Intensität, mit welcher der Einsatz der Vergleichsstrategien kontrolliert und gesteuert wird. Zentral hierbei sind automatisch ablaufende Überwachungsaktivitäten der primären Sprachverarbeitung. Dazu zählt man z. B. die Fähigkeit, zwischen fehlerhaften und richtigen Äußerungen unterscheiden zu können und spontane Selbst- und Fremdkorrekturen durchzuführen (vgl. ebd.).

Die dritte Komponente bezeichnet WALLER (1988) als *metasprachliches Problem- und Aufgabenbewusstsein*. Hierbei handelt es sich um eine Steuerinstanz für den Einsatz von Wissen und Strategien. Grundlage dafür ist u. a., die Aufmerksamkeit gezielt auf isolierte sprachliche Formen und Merkmale richten zu können. Waller sieht sein Modell als konzeptionell überladen an, wobei es an "analytischer Schärfe" verliert. Daher sollen kognitive Kontroll- und Überwachungsaktivitäten des Modells als selbständige Komponente innerhalb der metasprachlichen Entwicklung aufgefasst werden. Das Komponentenmodell von WALLER (1988) bedarf noch der empirischen Bewährung. Es stellt jedoch eine Möglichkeit dar, welche „die bisher noch wenig präzisierte Konzeptualisierung von metalinguistischer Bewusstheit um neue Perspektiven erweitert." (ROMONATH 1998b, 174).

2.1.3.2.1.2. Das Zwei-Komponenten-Modell von Bialystok (1988)

Bialystok erklärt metasprachliche Fähigkeiten mit den Anforderungen an zwei Sprachverarbeitungskomponenten: *control of linguistic processing* und *analysis of linguistic knowledge* (BIALYSTOK & RYAN 1985). *Control of linguistic processing* wird dabei definiert als *„the executive component responsible for directing attention to the selection and integration of information."* (RICCIARDELLI 1993, 350). Sie nimmt an, dass metasprachliche Leistungen auf den gleichen Verarbeitungsmechanismen wie das primär- und schriftsprachliche Wissen beruhen. Metasprache wird dann angewendet, wenn ein stärker analysierendes sprachliches Wissen (*analysis of linguistic knowledge*) notwendig ist. Dabei bezieht sich der Sprachgebrauch inhaltlich auf Sprache. Die Aufgaben, die zum empirischen Nachweis dieser Annahmen eingesetzt werden, sind so entwickelt, dass die Probanden u. a. ungebräuchliche Wortsubstitutionen oder ungewöhnliche Sätze bearbeiten müssen. Dafür ist linguistisches Wissen erforderlich. Auf metasyntaktischer Ebene werden die Kinder beispielsweise in einer Aufgabe mit einem Satz konfrontiert, der unübliche Wortsubstitutionen enthält. Sie sollen ein gegebenes Wort aus einem Satz herauslösen und durch ein Zielwort ersetzen, auch wenn das Resultat semantische oder syntaktische Regeln vernachlässigt (z. B. *„Substitute the word 'I' for 'Ice' in the sentences 'Ice is cold'!"*). Aufgaben, die die metaphonologischen Fähigkeiten überprüfen, können in der Manipulation von Reimwörtern bis hin zur Phonemanalyse bestehen.

Die andere metalinguistische Komponente – *analysis of linguistic knowledge* – wird definiert als die Fähigkeit zur Strukturierung und Explizierung sprachlichen Wissens. Auf metaphonologischer Ebene muss das Kind die Fähigkeit haben, phonologische Besonderheiten zu erkennen und zu erklären. Dies kann sowohl frühe als auch späte metaphonologische Fähigkeiten kennzeichnen. Um diese Aufgaben bewältigen zu können, müssen die Probanden einen exakten Zugriff auf ihr sprachliches Wissen haben.

BIALYSTOK (1988) überprüfte ihr Zwei-Komponenten-Modell anhand einer Studie mit 8-jährigen Kindern. Jedoch verwendet sie ausschließlich metasyntaktische Aufgaben, so dass die Bedeutung dieser Untersuchung für metaphonologische Fähigkeiten nicht eindeutig gegeben ist. Allerdings besitzen die Resultate für die Postulierung ihrer Verarbeitungsstrategien eine gewisse Erklärungsrelevanz, wenn beispielsweise eine Erwerbsreihenfolge metasprachlicher Leistungen aufgestellt wird (vgl. WEHR 1994; RICCIARDELLI 1993), so dass Ableitungen für die Entwicklung metaphonologischer Fähigkeiten möglich sind.

2.1.3.2.1.3. Stufenmodell nach Morais (1991)

Das Modell von Morais bezieht sich speziell auf die metaphonologischen Fähigkeiten. Nach Morais lässt sich die Entwicklung der metaphonologischen Fähigkeiten in ähnlicher Weise wie der Primärspracherwerb als Entwicklungsphänomen konstruieren. Er weist darauf hin, dass spezifische Phänomene aber nicht unabhängig vom Schriftspracherwerb gesehen werden können, so z. B. metaphonologische Fähigkeiten, die die Analyse und Synthese von Phonemen beinhalten. In älteren Arbeiten nimmt Morais an, dass die phonologische Bewusstheit, v. a. die Wahrnehmung von Phonemen, erst durch eine intensive Auseinandersetzung mit der Schriftsprache entsteht (vgl. ANDRESEN 1985).

MORAIS (1991) wählt eine zweifache Untergliederung, indem er zunächst die phonologische Bewusstheit in eine holistische und eine analytische Bewusstheit differenziert und anschließend in weitere Subebenen abstuft. Die *holistische Bewusstheit* beinhaltet das Vermögen suprasegmentale Faktoren, wie z. B. die Stimmqualität oder die Prosodie, beurteilen zu können. Die *analytische Bewusstheit* befähigt dann, Bestandteile einer Lautfolge zu erkennen. Diese wird noch einmal in die Subebenen "Silben" und "Phoneme" geteilt. Die weitere Abstufung ist vergleichbar mit den Erkenntnissen, dass Silben und Reime früher und vorschriftsprachlich wahrgenommen und wiedergegeben werden können und die Phonemmanipulation erst mit dem Erreichen einer ausreichenden Stufe im Schriftspracherwerb vorgenommen werden kann. Letzteres wird von Morais als *segmentale Bewusstheit* bezeichnet, die ein hohes analytisches Niveau erfordert. Die erste Stufe der segmentalen Bewusstheit ist die phonetische Bewusstheit. Ein Ausdruck dieser Stufe ist die Herstellung der Graphem-Phonem-Korrespondenz. Die Graphem-Phonem-Korrespondenz wird dabei nicht nur durch sprachliche Instruktion erreicht, sondern dadurch, dass man sich über die eigene Artikulation bewusst wird. Mit anderen Worten: Das Kind muss die Segmentierung der Lautsprache (Silben, Laute) erkennen, die es durch phonetische bzw. artikulatorische Hinweise erfährt. Man geht davon aus, dass Kinder frühestens mit 5 Jahren ausreichende Fähigkeiten besitzen, um über ihre Artikulation zu reflektieren. Nach Ansicht Morais' beeinflussen folglich die artikulatorischen Bewegungsmuster des Primärsprachprozesses die Ausbildung metaphonologischer Fähigkeiten.

2.1.3.2.1.4. Das Vier-Phasen-Modell von Gombert (1990)

Gombert analysiert unterschiedliche Theorien und Modelle innerhalb der Fachliteratur und kritisiert deren nicht hinreichenden Erklärungsgehalt. Daraus ableitend erarbeitet er ein Modell der metasprachlichen Entwicklung, in dem er eine

Synthese von in der Literatur immer auftretenden und kompatiblen Charakteristika der metasprachlichen Entwicklung herzustellen versucht (vgl. KREUZ 2000):

- Mit dem ersten Auftreten von Sprache – oder kurz danach – ist eine Aktivität zu beobachten, die sich auf einer höheren Ebene mit den einfachen sprachlichen Fähigkeiten des Verständnisses und der Produktion befasst.

- Diejenigen Aktivitäten, die auf dem Bewusstsein oder der willentlichen Kontrolle basieren, äußern sich zumeist erst in einem Alter ab sechs bis sieben Jahren.

- Der Beginn der Schulbildung, insbesondere der Schriftspracherwerb, kann als ein Auslöser für bestimmte Aspekte metasprachlicher Fähigkeiten gelten.

Gombert gliedert sein Modell in vier aufeinander aufbauende Entwicklungsstufen, die sich in zwei obligatorische und zwei fakultative Phasen teilen. Die ersten beiden Stufen sind dabei als Vorstufen der eigentlichen metasprachlichen Fähigkeiten anzusehen.

obligatorisch	**Erstes sprachliches Handeln** Erwerb der ersten, kontextgebundenen Sprachfähigkeiten durch Nachahmen der Umgebungssprache, noch ohne zugrundeliegendes Regelwerk
	Epilinguistische Phase implizite Systematisierung des sprachlichen Wissens, Ersetzung der pragmatischen Kontextbindung durch eine prototypische Kontextbindung

fakultativ	**Metalinguistische Phase** partielle Bewusstwerdung über sprachliche Strukturen in Bereichen, in denen diese individuell von Bedeutung sind, oftmals Einstieg in Verbindung mit dem Schriftspracherwerb
	Automatisierung dem Bewusstsein zugängliche Prozesse sprachlichen Handelns, die im Regelfall automatisiert ablaufen und nur bei Bedarf willentlich kontrolliert und gesteuert werden

Abb. 08. Vier-Stufen-Modell von GOMBERT[21] (1990)

Die vier Stufen sollen im Folgenden kurz erläutert werden:

Erste Stufe: Erstes sprachliches Handeln
Erstes sprachliches Handeln wird durch die Umgebungssprache angeregt, welche die eigenen Äußerungen durch positive bzw. negative Reaktionen verstärkt. Dabei steht die erlernte sprachliche Form in engem Zusammenhang mit dem pragmatischen Kontext.

---

[21] Leider gibt Gombert seiner Einteilung keinen Oberbegriff, sondern unterteilt sie in 'Vorstufen metasprachlicher Fähigkeiten' und in 'eigentliche metasprachliche Fähigkeiten'.

Die erste Stufe ist durch eine vorläufige Stabilität gekennzeichnet, die recht schnell beendet wird, da die feste Verbindung zwischen sprachlicher Form und pragmatischem Kontext extrem speicherintensiv ist und sehr bald an ihre Grenzen stößt. Dadurch entsteht ein „schwer zu verwaltendes Kenntnisvolumen" (vgl. KREUZ 2000, 53), das recht schnell die zweite Phase einleitet.

Zweite Stufe: Epilinguistische Phase
Es kommt zum Erwerb des epilinguistischen Könnens, wobei die „erworbenen impliziten Kenntnisse geordnet und strukturiert [werden]. Die Zweierpaare aus Kontext und sprachlicher Form werden ersetzt durch eine Gruppierung der möglichen Kontexte um die entsprechende sprachliche Form, die schließlich in die Herausbildung eines prototypischen Kontextes mündet." (KREUZ 2000, 53). Dies ermöglicht die implizite Bewältigung von Kommunikationssituationen. Diese Stufe erreicht zu ihrem Ende hin eine Stabilität, die einen Endzustand darstellt, wenn nicht durch äußere Einflüsse die Ausdifferenzierung der Sprachverarbeitung „von einer impliziten Sprachbeherrschung zu einem expliziten Sprachbewußtsein erfolgt." (ebd., 54). Das Erreichen der epilinguistischen Stufe ist erst die Voraussetzung für den Erwerb eigentlicher metasprachlicher Fähigkeiten. Gombert selbst zählt sie noch nicht zu den metasprachlichen Fähigkeiten. Um explizite Sprachbewusstheit auszubilden und damit die dritte Stufe zu erreichen, bedarf es eines äußeren Anreizes, und der ist in der Literatur hervorragend dokumentiert: der Schriftspracherwerb.

Die dritte Stufe: Metalinguistische Phase
Die dritte Stufe ist nach Gombert der Beginn der eigentlichen metasprachlichen Fähigkeiten. Der Schriftspracherwerb erfordert metasprachliche Fähigkeiten, die explizit geäußert werden können. Nach Gombert ist also der Beginn metasprachlicher Fähigkeiten ab einem Alter von ca. 6 Jahren anzusiedeln, es sei denn, durch gezielt eingesetzte äußere Einflüsse (Trainingsmaßnahmen) wird der Erwerb beschleunigt. Dies ist jedoch nicht vor dem 5. Lebensjahr möglich, da vorher die epilinguistische Phase kein stabiles Niveau erreichen kann.
Der Übergang von der epi- zur metasprachlichen Stufe erfolgt nur in Bereichen, die durch äußere Einflüsse stimuliert werden, z. B. durch den Erwerb des Lesens und Schreibens vorrangig im Bereich der Lautdurchgliederung, also in den metaphonologischen Fähigkeiten.

Die vierte Stufe: Automatisierung
Die vierte Stufe ist gekennzeichnet durch die Automatisierung der metasprachlichen Prozesse. Alle metasprachlichen Prozesse willentlich zu kontrollieren, wäre wegen der damit verbundenen kognitiven Überforderung unmöglich. Es handelt sich hierbei also um automatisiert, somit in der Regel unbewusst, ablaufende Prozesse, die jedoch der Bewusstheit zugänglich sind. Der Bewusstheitsfaktor ist das Kriterium bei der Frage, ob es sich um automatisierte *epilinguistische* oder automatisierte *metalinguistische Prozesse* handelt.

2.1.3.2.1.5. Evaluation der Modelle und Schlussfolgerungen

Die beschriebenen Modelle weisen in aller Unterschiedlichkeit viele Gemeinsamkeiten auf. So stellen sie alle eine Stufenfolge der Entwicklung metasprachlicher Fähigkeiten dar, die von impliziten Fähigkeiten zu explizierbarem Wissen reichen. Das bereits oben besprochene Definitionsproblem des 'Bewusstheitsbegriffs' wird auch in der Verwendung der, sich inhaltlich überschneidenden, einzelnen Stufenbezeichnungen deutlich.
Alle vorgestellten Modelle konstruieren die metaphonologischen Fähigkeiten als Entwicklungsphänomen. Morais und Gombert verweisen darauf, dass das Erreichen höherer Stufen nicht unabhängig von Entwicklungsanreizen wie dem Schriftspracherwerb gesehen werden kann. Während Morais eine zweifache Untergliederung wählt, indem er zunächst die phonologische Bewusstheit in eine holistische und eine analytische Bewusstheit unterteilt und anschließend in weitere Subebenen abstuft, entwickelt Gombert vier aufeinander aufbauende Stufen. In der von Morais als *holistische Bewusstheit* bezeichneten Stufe ist das Vermögen, suprasegmentale Faktoren beurteilen zu können, enthalten. Sie entspricht somit ungefähr dem *ersten sprachlichen Handeln* nach Gombert. Hier treten nun in den Kriterien für die einzelnen Stufen Überlappungen auf. Gombert weist der impliziten Systematisierung des sprachlichen Wissens (Silbensegmentation, Reimerkennung) noch nicht eigentliche metasprachliche Fähigkeiten zu. Dagegen ist Morais der Ansicht, dass die *analytische Bewusstheit* bereits die Fähigkeit beinhaltet, Bestandteile einer Lautfolge, beginnend mit der Silbendifferenzierung, zu erkennen. Die Abstufung beider Modelle basiert auf der Annahme, dass Silben und Reime früher und vorschriftsprachlich wahrgenommen und wiedergegeben werden können und die Phonemmanipulation erst mit dem Erreichen einer ausreichenden Stufe im Schriftspracherwerb vorgenommen werden kann. Für die nächste Stufe besteht hinsichtlich der Kriterien Einigkeit: Was von Morais als *segmentale Bewusstheit* bezeichnet wird, nennt Gombert *metalinguistische Phase*. Beides verweist auf die partielle Bewusstwerdung über phonemische Strukturen in Bereichen, in denen diese individuell von Bedeutung sind. Dies erfordert bereits ein hohes analytisches Niveau. Der Einstieg wird übereinstimmend in Verbindung mit dem Schriftspracherwerb gesehen. Für die meisten Autoren endet an dieser Stelle die Entwicklung metaphonologischer Fähigkeiten (vgl. MORAIS 1991), da sie nun ihr höchstes Niveau erreicht haben. Gombert verweist darauf, dass bewusst zugängliche Prozesse sprachlichen Handelns im Regelfall automatisiert ablaufen und nur bei Bedarf willentlich kontrolliert und gesteuert werden. Daher setzt er die *Automatisierung* an das Ende der Entwicklung.
Im Gegensatz zu Morais und Gombert erklären Bialystok und Waller die Entwicklung metaphonologischer Fähigkeiten anhand von Sprachverarbeitungskomponenten. Bei Bialystok ist die Entwicklung metasprachlicher Fähigkeiten mit den Anforderungen an zwei Sprachverarbeitungskomponenten, *control of linguistic processing* und *analysis of linguistic knowledge*, verbunden. Meta-

sprachliche Leistungen beruhen nach Ansicht von Bialystok auf gleichen Mechanismen wie primär- und schriftsprachliches Wissen und werden erst dann angewendet, wenn ein stärker analysierendes sprachliches Wissen (*analysis of linguistic knowledge*) hinsichtlich äußerer Entwicklungsbedürfnisse notwendig ist.
Waller erklärt die Entwicklung metasprachlicher Fähigkeiten ebenfalls anhand von Sprachverarbeitungskomponenten. Er beginnt jedoch erst mit dem *sprachanalytischen Wissen* – also dort, wo Bialystok aufhört –, was eine notwendige Bedingung darstellt, um begründete Urteile über die Korrektheit sprachlicher Äußerungen geben oder um Sätze in Wörter segmentieren zu können.
Der Vergleich der Modelle zeigt, dass die Autoren in unterschiedlicher Weise versuchen, das Phänomen 'metaphonologische Fähigkeiten' zu erklären und in eine Entwicklungsabfolge zu bringen. Diese Aufgabe wird meines Erachtens jedoch von keinem der aufgeführten Autoren zufriedenstellend gelöst. So wird über die Frage nach dem Beginn metaphonologischer Fähigkeiten bzw. dem Erkenntnispunkt der "Bewusstwerdung" phonologischer Merkmale kaum reflektiert. Es fehlt weiterhin die Darstellung konkreter Bezüge zum Primärspracherwerb. Es wird nicht gezeigt, welche Ebene der Sprache und welche Verarbeitungs- und Speichermechanismen mit der Entwicklung metaphonologischer Fähigkeiten im Zusammenhang steht.
Die Stufenmodelle weisen außerdem die für sie typischen Nachteile auf. Bezweifelbar ist, ob alle Kinder in den postulierten Stufenfolgen den Erwerb metaphonologischer Fähigkeiten durchlaufen. Stufenmodelle bergen die Gefahr, dass ein Abweichen von den Stufen nicht angenommen wird; eigene Erfahrungen haben jedoch gezeigt, dass ein Durchbrechen der metaphonologischen Erwerbsreihenfolge durchaus möglich ist. Ein erhebliches Problem besteht außerdem darin, dass die Kinder nur an ihrer Altersgruppe, nicht aber an ihrer Entwicklungsnorm gemessen werden. Kinder mit einer Beeinträchtigung des Erwerbs metaphonologischer Fähigkeiten bauen danach ihre metaphonologischen Fähigkeiten lediglich langsamer aus, nicht aber qualitativ anders. In Studien mit lese-rechtschreibgestörten und sprachentwicklungsbeeinträchtigten Kindern konnte jedoch gezeigt werden, dass die Entwicklung metaphonologischer Fähigkeiten nicht nur verzögert, sondern auch qualitativ anders verläuft (vgl. Erläuterungen unter *4.2.3.1. Eingeschränkte metaphonologische Fähigkeiten* und Kapitel *III. Empirische Untersuchung*).
Unter Berücksichtigung der eben genannten Kritikpunkte sollen im weiteren Verlauf dieses Unterkapitels wesentliche Schlussfolgerungen für die Entwicklung metaphonologischer Fähigkeiten gezogen werden. In noch zu erläuternden Zusammenhängen, die aus Gründen des logischen Aufzeigens der Verbindung zum gestörten Spracherwerb erst unter *3. Spezifische Sprachentwicklungsstörung* ausführlich dargelegt werden sollen, wird vermutet, dass die Entwicklung metaphonologischer Fähigkeiten in engem Zusammenhang mit dem Wortschatzerwerb steht. Daher erfolgen nun Ausführungen zur Entwicklung des Wortschatzes.

2.2. Metaphonologische Fähigkeiten und Wortschatzentwicklung

Wenn man der Frage nachgeht, wie sich metaphonologische Fähigkeiten entwickeln, so ist festzustellen, dass der Bedeutung der Wortschatzentwicklung für die Herausbildung metaphonologischer Fähigkeiten bisher wenig Aufmerksamkeit geschenkt wurde. Die in den letzten Jahren auch im deutschsprachigen Raum gewonnenen Erkenntnisse über die Bedeutsamkeit der Wortschatzentwicklung für den Aufbau weiterer linguistischer Leistungen (vgl. GRIMM 1999), legen jedoch die Annahme nahe, dass die Ausbildung metaphonologischer Fähigkeiten ebenso durch das Wachstum des Wortschatzes im Kindesalter beeinflusst werden könnte.

Daher soll der Zusammenhang zwischen Wortschatzentwicklung und dem Erwerb metaphonologischer Fähigkeiten an dieser Stelle zunächst theoretisch, auf der Grundlage vorwiegend englischsprachiger Fachliteratur (v. a. METSALA & WALLEY 1998; WALLEY 1993), aufgezeigt werden. Es wird der Frage nachgegangen, wie Kinder in Abhängigkeit verschiedener Altersstufen ihr phonologisches Wissen erwerben und dieses umstrukturieren, so dass immer differenziertere phonologische Segmente dem Bewusstsein zugänglich werden können und damit die Entwicklung metaphonologischer Fähigkeiten vorantreiben.

Der Forschungsüberblick soll die Entwicklung des Wortabrufs, der Sprachperzeption in der frühen Kindheit und der frühen Wortproduktion erklären. Weiterhin werden Untersuchungen der *word recognition* bei bereits explizit vorhandenen Phonemsegmentationsfähigkeiten in der mittleren Kindheit referiert und analysiert.

Um den Zusammenhang zwischen Wortschatzentwicklung und dem Erwerb metaphonologischer Fähigkeiten aufzuzeigen, stellt die *lexical restructuring theory* (LRT) von WALLEY (1993, METSALA & WALLEY 1998, WALLEY & METSALA 2001) eine Kerntheorie dar, die in den Ausführungen der folgenden Abschnitte dargelegt werden soll. DE CARA & GOSWAMI (2003) bezeichnen die LRT als „*the most comprehensive theory of how lexical acquisition might affect the development of phonological awareness.*" (ebd., 698).

Zentral wird dabei die Frage sein, wie der in der Kindheit ansteigende Wortschatz und die damit verbundene Speicherung der Wortformen die Entwicklung metaphonologischer Fähigkeiten zu beeinflussen vermag. Abschließend werden Schlussfolgerungen zum Zusammenwirken der Entwicklung lexikalischer und metaphonologischer Fähigkeiten gezogen.

2.2.1. Entwicklungsüberblick[22]

In der Fachliteratur wird vielfach davon ausgegangen, dass die frühen lexikalischen Repräsentationen[23] ganzheitlicher bzw. undifferenzierter sind als die später erworbenen (vgl. für einen Überblick WALLEY 1993). Die in ihnen enthaltenen segmentellen Informationen werden noch nicht perzeptiv benötigt; sie brauchen nur in einer bestimmten Zeit für die Worterinnerung zugänglich sein (vgl. ASLIN & SMITH 1988). Jedoch sollte die wachsende Anzahl lexikaler Items schnell und akkurat zum Ansteigen des Gebrauchs akustisch-phonetischen Inputs führen und als Haupttriebkraft für die Entwicklung von feiner gegliederten sublexikalischen Einheiten der Repräsentation, einschließlich der Phoneme, dienen. Dabei wird der Input zunehmend in ein entwicklungsabhängiges psychologisches Konzept angepasst. Dies hat den Status eines generellen Entwicklungsprinzips, der Entwicklung vom Ganzen zum Teil (ebd.).

Auf dem Forschungsgebiet der perzeptuell-kognitiven Entwicklung kommt FOWLER (1991) zu der Ansicht, dass es zuerst eine Verschiebung vom Ganzen zu Teilen (phonemische Segmente und andere sublexikalische Einheiten) gibt, die die Basis für eine Wortrepräsentation bilden und Fortschritte auf einem impliziten Level ermöglichen; später, bei einer zweiten Verschiebung, sind die Segmente kognitiven Fähigkeiten zugänglich, wobei sie dann bewusst (explizites Level) eingesetzt werden können, z. B. beim Erwerb der Schriftsprache.

Es stellt sich die Frage, in welcher Zeitspanne diese zweiteilige Entwicklung angesiedelt ist. Das Auftauchen der Phoneme auf einem impliziten Level beginnt ungefähr im Alter von 1½ - 2 Jahren, wenn die notwendige Wortschatzgröße von ca. 50 Wörtern erreicht worden ist. Zu diesem Zeitpunkt beginnen sich Worteinträge hinsichtlich ihrer akustischen Eigenschaften zu überlappen und die ganzheitlich und unvernetzt gespeicherten Repräsentationen die Gedächtniskapazität zu überlasten. Eine ökonomischere und strukturiertere Speicherung der Worteinträge wird notwendig. Der effektivste Weg, das Vokabelwachstum zu

---

[22] Die LRT basiert auf Erkenntnissen von Modellen der Erwachsenenrekognition, dem Kohorten-Modell von MARSLEN-WILSON (1987; MARSLEN-WILSON & ZWITSERLOOD 1989), und dem *Neighbourhood Activation Model* (NAM) von LUCE (1986) auf. Im Kohorten-Modell liegt der Schwerpunkt auf dem Zeitverlauf des Wortabrufs: Die multiple Aktivierung aller Wortkandidaten, die durch einen gleichen Wortinput bedingt sind (ca. die ersten zwei Phoneme eines jeden Wortes) und die Auswahl eines geeigneten Kandidaten durch die Eliminierung der anderen. Erwachsene sind nach diesem Modell in der Lage, die Wortrekognition auf der Basis eines partiellen Sprechinputs zu leisten. Eine elaboriertere Ansicht hinsichtlich der strukturellen Organisation des Lexikons zeigt das NAM auf: Die Geschwindigkeit und die Akkuratheit, mit der das Zielwort erinnert wird, ist hierin von der Nachbarschaftsstruktur abhängig, die von der Anzahl und dem Grad der Ähnlichkeit der sich auf segmenteller Basis ähnelnden Wörter bestimmt wird (vgl. METSALA & WALLEY 1998).
[23] Repräsentationen sind „innere, kodierte Formen sprachlichen Wissens (z. B. Wörter)." (DANNENBAUER & KOTTEN-SEDERQUIST 1987, 78). Diese sind im Langzeitgedächtnis gespeichert.

bewältigen, ist die Restrukturierung der lexikalischen Repräsentationen in segmentelle Einheiten. Dies geschieht im Lexikon nicht überall einheitlich, sondern ist von den erlernten Wörtern abhängig. Die Restrukturierungen unterliegen eher diskontinuierlichen Veränderungen, weil sie größtenteils vom individuellen lexikalischen Repertoire beeinflusst werden. Kinder müssen dabei phonologische Ähnlichkeiten semantisch unterschiedlicher Wörter bemerken. Das Wortschatzwachstum, das einerseits mit der Anzahl der bekannten Wörter, andererseits mit dem Bekanntheitsgrad und dem Gebrauch der Items im Zusammenhang steht, erfolgt bereits in der frühen Kindheit. Dabei entwickeln sich die strukturell erworbenen Einheiten vom ersten Erscheinen im späten Säuglingsalter bis zu den Äußerungen der mittleren Kindheit.

Die Bedeutung, die das einzelne Segment später auf einem expliziten Level hat – als Ausdruck metaphonologischer Fähigkeiten –, ist individuell abhängig vom späteren Gebrauch. Die Segmente sind für die frühen Leseerfahrungen und bei orthografischen Strategien notwendig. Deshalb ist der zweite Teil der Verschiebung als eine Art 'Aufschwung' in der mittleren Kindheit anzusehen, wobei das Ergebnis individuell sehr variabel sein kann (vgl. WALLEY 1993).

2.2.2. Lexikalische Repräsentation bei Kindern bis zu 1½ Jahren

Die ersten lexikalischen Repräsentationen des älteren Säuglings bzw. jungen Kleinkindes (0;10 - 1;6 Jahre) sind in dem Sinne *ganzheitlich*, als dass sie keine oder nur eine geringe Differenzierung zwischen einzelnen Wörtern und innerhalb eines einzelnen Wortes aufweisen.
Da das kindliche Vokabular noch sehr gering ist, gibt es kaum eine Notwendigkeit für die segmentiertere Repräsentation akustisch-phonetischer Muster, also für Wörter als sequentiell organisierte phonemische Segmente. Wörter scheinen auf der Basis von individuell bemerkten Charakteristiken oder akustischen Schärfen repräsentiert zu sein. Sie verursachen eine beträchtliche Variation zwischen den Kindern in dem Sinne, dass ähnliche Wörter unterschiedlich repräsentiert sind. Beispielsweise mag bei einem Kind das Wort "cat" repräsentiert sein als [+ *abrupt onset*] und bei einem anderen Kind auf der Basis der phonetischen Struktur. "Cap" mag bei dem ersten Kind als [+*labial*] repräsentiert sein, welches sich mit dem ersten nicht überschneiden würde.
Die Worterinnerung ist folglich ganzheitlich bzw. nichtsegmentell, da sich das Kind im Prozess des 'Einrichtens' einer lexikalischen Grundlage befindet. Dies ist eine hochkomplexe Aufgabe: das Segmentieren der Wörter aus dem verbundenen Sprechen (eine Fähigkeit, die kaum beachtet wird, erkennbar an Miss-, Unter- und Übersegmentierungen), das Bemerken von Gemeinsamkeiten bei sich wiederholenden Sprechmustern und nichtsprachlichen Ereignissen, das Entdecken der relevanten nichtakustisch-phonetischen (d. h. semantischen) Merkmale des Wortes und die Überführung der Lautsequenzen in artikulatori-

sche Muster (vgl. MENYUK & MENN 1979). All dies muss in Verbindung mit einer kurzzeitigen Worterinnerung geleistet werden. Systematische und detaillierte segmentelle Vergleiche würden daher die kindliche Aufmerksamkeits- und Gedächtnisleistung weit überschreiten, so dass Wörter als unanalysierte Ganzheiten gespeichert und abgerufen werden müssen. Das Kind benötigt dabei noch viel Kontrolle über die phonetischen Abläufe des Wortes. Nur sehr allmählich werden daher eingeschlossene oder sich herauslösende segmentelle Routinen, die die erwachsenenartige Produktion kennzeichnen, erlernt.

Hinweise für die holistische Natur der frühen lexikalischen Repräsentation und der prozesshaften Ableitung von unterschiedlichen Wörtern, lassen sich aus Untersuchungen folgern, die die frühkindliche Sprachperzeption, strukturelle Charakteristiken der beginnenden Wortproduktion und bestimmte Aspekte der frühen semantischen Entwicklung beleuchten (siehe ausführlich WALLEY 1993).

2.2.3. Lexikalische Repräsentationen bei Kindern ab 1½ Jahren

Ein im Hinblick auf das Auftauchen von Segmenten innerhalb der kindlichen Repräsentationen besonders wichtiges Ereignis ist der Wortschatzspurt (*vocabulary growth spurt*). Zwischen 0;10 und 1;6 Jahren werden die ersten 50 Wörter langsam erworben, danach kommt es im Alter zwischen 1;6 und 3 Jahren zu einem dramatischen Anstieg der Wortschatzgröße, die bereits im ersten Monat verdoppelt wird[24].

Die Beschreibung des Wortschatzspurts muss notwendigerweise anhand von Daten hinsichtlich der Produktion erfolgen. Eine Arbeit von BENEDICT (1979) führte aus, dass das Sprachverständnis für die ersten 50 Wörter bereits 5 Monate davor, also im Alter von ca. 1;1 Jahren liegt (vgl. OVIATT 1980) bzw., dass der rezeptive Wortschatz der Kinder 4 mal größer ist als der produktive Wortschatz (GRIFFITHS 1986). Andere Arbeiten zeigten, dass das Wortverständnis früher als die Produktion beginnt, sich schneller entwickelt (SNYDER et al. 1981) und durch die Kindheit hindurch stabiler ist (OVIATT 1980). Die Spanne zwischen Wortverständnis und -produktion erhöht sich mit zunehmendem Alter, beispielsweise werden mit 6 Jahren ca. 8000-14000 Wörter verstanden, aber nur ca. 2500 aktiv verwendet (vgl. TEMPLIN 1957; SMITH 1926).

Während der Periode des Wortschatzspurts werden die ganzheitlichen Repräsentationen der lexikalischen Items zunehmend unhandlich und ineffektiv. Viele Wörter beginnen sich hinsichtlich ihrer akustischen Eigenschaften zu überlappen, so dass auf das psychologische Speicherkonzept ein verstärkter Druck hinsichtlich der Notwendigkeit einer effektiveren Speicherung ausgeübt wird. Die Worterinnerung erfolgt nun eher auf morphologischer Basis (z. B. "*cat*" vs. "*cats*") (WALLEY 1988). „*Child linguists argue that children must begin to rep-*

---

[24] MCCUNE-NICOLICH (1981) beobachtete 5 Kinder, die im Alter von 18 Monaten durchschnittlich 31 Wörter sprachen, aber einen Monat später bereits durchschnittlich 69 Wörter.

resent the sequences of sounds that constitute each known word in their brain. They must represent the 'segmental phonology' of words that they know." (GOSWAMI 2001, 68).

JUSCZUK (1992) hat Hypothesen aufgestellt, wie diese lexikalischen Umstrukturierungen vonstatten gehen und sich auf den perzeptuellen Fähigkeiten des Kindes aufbauen könnten. Er nimmt an, dass sich zuerst ein *recognition network* einrichtet, so dass beispielsweise Wörter, die die gleichen Silben[25] mit demselben Anfangslaut haben, sich woanders im Netzwerk (Gedächtnis) befinden als Silben mit einem anderen Anfangslaut. Diese Organisation spiegelt die zeitliche Struktur der Sprecheingangsmuster wider und würde es gestatten, dass das Kind die Anzahl der zu erlernenden Wörter weitaus effektiver – mit weniger Kapazität – speichern könnte, wodurch sich auch die Akkuratheit und die Geschwindigkeit der Erinnerung steigern. Unter diesem Gesichtpunkt würden sämtliche Informationen bezüglich der Position der phonetischen Information eines Wortes spezifisch abgespeichert werden (vgl. JUSCZUK 1992).

Mit dem weiteren Wortschatzanstieg werden nun detailliertere Informationen über ähnlich klingende Silben notwendig. Segmentelle Repräsentationen würden helfen, eine immer effizientere Speicherung zu erreichen, wenn von einer eingeschränkten Anzahl von kleinen, produktiven und miteinander kombinierbaren Elementen Gebrauch gemacht werden könnte[26]. LOCKE (1988 zit. in STOEL-GAMMON 1990) ist der Ansicht, dass es zu Beginn des Wortschatzspurts für die Kinder zunehmend leichter ist, Minimalpaare (*M*aus – *H*aus) wahrzunehmen und zu realisieren, als phonologisch verschiedene Wörter mit nur einem Merkmal zu unterscheiden (*M*aus – *M*eise). Unterstützt wird diese Annahme durch die hochgradige Übereinstimmung zwischen früher phonologischer und lexikalischer Entwicklung (z. B. die Anzahl der initialen Konsonanten und die Anzahl der von 2-jährigen produzierten Wörter) (vgl. STOEL-GAMMON 1990).

Die Ansicht, dass die Wortschatzerweiterung der Grund für eine Veränderung von der holistischen zur segmentellen Strategie ist, basiert u. a. auf einer Arbeit von CHARLES-LUCE & LUCE (1990), die strukturelle Vergleiche lexikalischer Repräsentationen an 5-jährigen, 7-jährigen und Erwachsenen vornahmen. Sie konnten zeigen, dass mit der altersbedingten Zunahme der Lexikongröße sich auch die Anzahl von sich ähnelnden "Nachbarschaften" der vorhandenen Wörter vergrößert. Folglich werden "Nachbarschaften" mit dem Vokabelumfang dichter. In einer Untersuchung von DE CARA & GOSWAMI (2003) an 5-jährigen, sprachlich normal entwickelten Kindern konnte außerdem nachgewiesen werden, dass im Englischen Reimwörter dichter phonologisch repräsentiert sind, wenn sie sich nur geringfügig unterscheiden, als wenn sie weniger gemeinsame Merkmale aufweisen. GOSWAMI (2001) konnte weiterhin zeigen, dass „*on aver-*

---

[25] Die Silbe scheint in vielen europäischen Sprachen die grundlegendste linguistische Einheit im Sprachprozess zu sein (GOSWAMI 2001).
[26] Eine Veränderung solcher Repräsentationen könnte letzten Endes, aber wahrscheinlich nicht unmittelbar nach dem Erlernen eines Wortes, eine parallele Verarbeitung des ankommenden akustisch-phonetischen Inputs zu lexikalischen Items im Gedächtnis unterstützen.

age, 50 % of the phonological neighbours of any monosyllabic word in English are rime neighbours. For example, the word 'cot' has 41 neighbours, of which 23 are rime neighbours. ... The fact that the majority of phonological neighbours for most words are rime neighbours means that the rime is an important organisational unit for English phonology." (ebd., 69).
CHARLES-LUCE & LUCE (1990) nehmen verallgemeinernd an, dass Repräsentationen und Prozesse einer Entwicklung vom Ganzheitlichen zum Teil unterliegen, die allmählich und sich bis zur mittleren Kindheit erweiternd abläuft.

Es stellt sich die Frage, ob und wann die Restrukturierungen des Lexikons ihren Abschluss erreichen. So existieren substanzielle Unterschiede in der Lexikongröße. Schätzungen ergaben, dass der aktive Wortschatz eines Erwachsenen individuell verschieden zwischen 20.000 und 50.000 Wörtern liegt, während der passive Wortschatz das Doppelte davon betragen kann (vgl. ROTHWEILER & MEIBAUER 1999). TEMPLIN (1957) nimmt die Wortschatzgröße für 9-jährige mit 9.000 Wörtern an; CAREY (1978) errechnete, dass ein Kind im Alter zwischen 18 und 72 Monaten durchschnittlich 9 Wörter am Tag erlernen muss. Während der Schulzeit kommt es zu einem weiteren Anstieg der *vocabulary size*. Der Zuwachs des Wortschatzes ist auch in diesem Alter noch erheblich, obwohl der initiale Wortschatzspurt bereits vorbei ist (vgl. AITCHISON & CHIAT 1981). Zunahmen des mentalen Lexikons haben entscheidende Veränderungen zur Folge, beispielsweise die Instabilität der existierenden inter- und intralexikalischen strukturellen Verbindungen. Wenn ein neues Wort erworben wird, muss es sowohl hinsichtlich seiner phonologischen (im Sinne der segmentellen) Struktur analysiert werden, als auch mit anderen, bereits im Lexikon existierenden, Strukturen verglichen werden, die einen Umbruch der 'nachbarschaftlichen' Strukturen des Lexikons auslösen können. Weiterhin sollte die Existenz solcher Analysen von der Wortfamilie und von der Frequenz abhängig sein, mit der individuelle lexikalische Items erworben werden. Es wurden altersabhängige Unterschiede in der Rekognition für gleiche lexikalische Items gefunden (WALLEY & METSALA 1990; CIRRIN 1984; ELLIOTT et al. 1983).

Diese Erkenntnisse legen Verbindungen zur Entwicklung der metaphonologischen Fähigkeiten nahe. Kinder im Alter von 3 Jahren sind in der Lage, silbische Segmentierungen, und anschließend im Alter von ca. 4 bis 6 Jahren, auch phonematische Segmentierungen zu erkennen und bei einfachen Aufgaben zu produzieren.
Dieser Zusammenhang wurde von DOWKER (1989) in einer beeindruckenden Untersuchung aufgezeigt. Sie sammelte und analysierte über 600 Verse von Kindern im Alter zwischen 2 und 6 Jahren. Die Vorschulkinder produzierten oft mehrzeilige, sich reimende und oft auch rhythmische Gedichte. Es ließen sich in 60 % der Gedichte phonologische Muster finden, in 41 % der Gedichte waren Reime, in 25 % der Gedichte waren Alliterationen enthalten. Die Ergebnisse

dieser Studie zeigen, dass bereits Kinder im Vorschulalter zu bemerkenswerten metaphonologischen Fähigkeiten in der Lage sind. Fraglich bleibt jedoch, inwieweit die Kinder ihre Sprachprodukte hätten erklären können. Es ist nicht davon auszugehen, dass Kinder im Vorschulalter bewusst über selbst produzierte phonematische Strukturen reflektieren. Vorschulkindern ist es noch nicht ausreichend möglich, die Überwachung und Bewertung fortschreitender lexikalischer Prozesse, und darin involvierter verschiedener Strategien zur Regulierung früher und / oder partieller Analysen, vorzunehmen (GROSJEAN 1985). Dies bedarf einer weiteren Entwicklung des Wortschatzes und bewusster Reflexionsprozesse, die durch spezifisch förderliche Einflüsse (Trainingsmaßnahmen, Schriftspracherwerb) geübt und automatisiert werden können.
Die erläuterten Zusammenhänge zeigen, dass gewichtige Argumente für die Annahme der Entwicklungshypothese sprechen.

2.2.4. Bedeutung der *lexical restructuring theory* für die Entwicklung metaphonologischer Fähigkeiten

Auf der Grundlage der bereits dargelegten Erkenntnisse wird in dieser Arbeit davon ausgegangen, dass die zunehmende Segmentierung des Wortformlexikons eine notwendige Basis für die Entwicklung metaphonologischer Fähigkeiten darstellt. Die Struktur des Wortformlexikons ist Grundlage für den Erwerb der metaphonologischen Fähigkeiten. „*As well, beginning phonemic awareness should depend on language development specifically rather than on general metacognitive ability or reading experience.*" (METSALA & WALLEY 1998, 108). Die im Wortformlexikon gespeicherten Einheiten, zunächst unsegmentierte Ganzheiten, im Laufe der Zunahme des kindlichen Lexikons dann stärker segmentierte Einheiten, wie Silben und Phoneme, sind hinsichtlich ihrer Segmentgröße abrufbar. Zusätzlich zur Struktur des Wortformlexikons wird ein bestimmter Grad an kognitiver Reflektierbarkeit über phonologische Strukturen angenommen.
Kinder im Alter von 2 Jahren und mit einer Lexikongröße bis ca. 150 Wörtern sind in der Regel nicht in der Lage, kleinere Segmente als das Ganzwort zu speichern, abzurufen und metaphonologisch zu nutzen. Erst mit den lexikalischen Umstrukturierungsprozessen, die durch den Wortschatzanstieg und der damit verbundenen effektiveren Speicherung der Wörter notwendig werden, ist eine zunehmende Spaltung in Segmente gegeben. So können anhand sich ausreichend entwickelnder kognitiver Zugriffsweisen immer differenziertere Reflexionen über phonologische Einheiten, also der Ausbau metaphonologischer Fähigkeiten, erfolgen (siehe Abb. 09).
Die Beziehung zwischen dem Erwerb phonologischer Repräsentationen (Wortschatz) und metaphonologischer Fähigkeiten werden in einer Anzahl von Studien (METSALA & STANOVICH 1995; WEBSTER & PLATE 1995; CHANEY 1992) bestätigt und dienen somit der *lexical restructuring theory* als Nachweis.

„...findings support the prediction of our model that rudimentary phonemic awareness develops prior to the onset of reading and provide preliminary evidence for a specific link between vocabulary knowledge and phonemic awareness. Vocabulary size and familiarity of individual lexical items both play the role in our model of propelling the segmental restructuring of lexical representations, and it is primarily this restructuring of lexical representations, and it is primarily this restructuring that mediates beginning phonemic awareness."
(METSALA & WALLEY 1998, 110).

Weitere Unterstützung für die Abhängigkeit der Segmentierungsprozesse vom Wortschatzumfang ergaben Ergebnisse von BOWEY & FRANCIS (1991), die differenziertere metaphonologische Fähigkeiten bei Kindern mit größerem Wortschatz gefunden hatten.

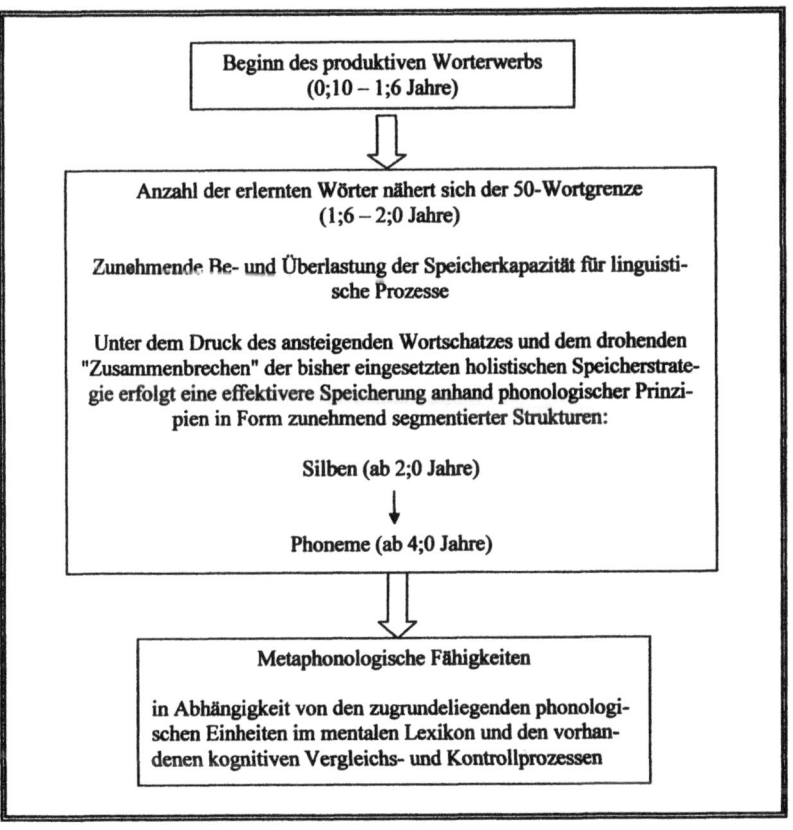

Abb. 09. Zusammenhang zwischen der Entwicklung des Wortschatzes und der metaphonologischen Fähigkeiten

Es soll darauf hingewiesen werden, dass der Aufbau und die Struktur des Wortformlexikons lediglich *eine* sehr wichtige Grundlage zum Verständnis des Erwerbs metaphonologischer Fähigkeiten ist, die jedoch *nicht alle* metaphonologischen Besonderheiten erklären kann. Beispielsweise erscheint auf dem Hintergrund der abgespeicherten Ganzheiten der frühe Reimerwerb nur eingeschränkt erklärbar. Kinder können im Alter von zwei Jahren Reime zumindest erkennen, einigen Kindern ist es auch möglich, selber welche zu produzieren. Die Segmentierung, die einer Reimerkennung zugrunde liegt, müsste jedoch phonematisch sein, da sich Reime in aller Regel hinsichtlich ihres Anlautes (Phonem) unterscheiden. Dies ist bei so jungen Kindern aber nicht gegeben. Zusätzliche Faktoren, vermutlich kognitiver Art, die spezifische metaphonologische Fähigkeiten erklären, dürfen nicht außer Acht gelassen werden.

Zusammenfassend lässt sich jedoch feststellen, dass Kinder im Alter von 3 bis 4 Jahren eine große Anzahl von Aufgaben lösen können, die den Erwerb metaphonologischer Fähigkeiten bestätigen. Dieses spricht gegen die noch weit verbreitete Ansicht, dass Kinder erst mit Beginn der Schulzeit über phonologisch-phonemische Strukturen reflektieren können. Es steht eher für eine starke kausale Beziehung zwischen frühem Wortschatzerwerb und der Entwicklung metaphonologischer Fähigkeiten. Anhand dieser Überlegungen sollen nun Schlussfolgerungen für die Entwicklung metaphonologischer Fähigkeiten gezogen werden.

2.2.5. Zusammenfassung und Schlussfolgerungen

Die folgenden Ausführungen sollen der Zusammenfassung und Strukturierung des bisher dargestellten Wissens und den daraus abzuleitenden Verbindungen zwischen der Entwicklung des Wortschatzes und der metaphonologischen Fähigkeiten dienen. Daraus sollen Schlussfolgerungen zur Hypothesengenerierung für den empirischen Teil dieser Arbeit abgeleitet werden.

Die Mehrzahl der Forschungen zur *frühkindlichen* Entwicklung phonologischer Fähigkeiten (METSALA & WALLEY 1998; WALLEY 1993) lassen die Hypothese zu, dass die lexikalischen Repräsentationen und Prozesse nicht segmental, sondern eher ganzheitlicher Natur sind. Angenommen wird, dass diese holistischen und wahrscheinlich gering- bzw. unvernetzten Repräsentationen bereits nach kurzer Zeit, mit der um den 18. Lebensmonat erreichten 50-Wortgrenze, die dem Kind für linguistische Aufgaben zur Verfügung stehende Gedächtniskapazität belasten (vgl. ROMONATH & MAHLAU 2005). Unter diesem Druck würde die Notwendigkeit einer Umstrukturierung des linguistischen Speicherprozesses bestehen, die eine ökonomischere und strukturiertere Speicherung der Lexikoneinträge gewährleisten müsste. Das Kind könnte nun Verarbeitungs- und Speicherstrategien einsetzen, die auf der Grundlage zunehmend stärker segmentierender phonologischer Organisationsprinzipien funktionieren.

Die Annahme beinhaltet weiterhin, dass Restrukturierungen nach segmentalen Einheiten[27] lexikalischer Repräsentationen größtenteils mit dem so genannten Wortschatzspurt im Kleinkindalter beginnen und mit einer detaillierten und effizienten Speicherung – Ziel ist das *phonemische* Segment – der lexikalischen Items verbunden sind. Diese Restrukturierungen sind Prozesse, die sich von der frühen bis zur mittleren Kindheit hinziehen. Dabei stehen das substantielle Anwachsen der gesamten Wortschatzgröße und die Vertrautheit der individuell gelernten lexikalischen Items im Vordergrund. Variationen in der segmentalen Struktur grundlegender lexikalischer Repräsentationen, bzw. der Gebrauch von solchen Strukturen in der Vorschulzeit, könnten zu individuellen Unterschieden bei der expliziten Phonemsegmentationsfähigkeit und dem frühen Schriftspracherwerb beitragen (METSALA & WALLEY 1998; WALLEY 1993).

Das phonemische Segment taucht vermutlich zuerst aufgrund des Wortschatzanstiegs als eine implizite, perzeptuelle Einheit in Wort und Silbe auf und wird später als eine zugänglichere, kognitive Einheit gespeichert (WALLEY 1993). Vermutet wird, dass die damit einhergehenden lautlichen Segmentierungs-, Vergleichs- und Kontrollprozesse zum Aufbau einer expliziten Bewusstheit über segmentale Strukturen führen. Diese würden durch den Wortschatzanstieg in der Kindheit beeinflusst werden (vgl. FOWLER 1991)[28].

Von großer Wichtigkeit könnte dabei die *phonological neighbourhood density*[29] sein, also die "Dichte" mit der phonologisch ähnliche Wörter im mentalen Lexikon (Wortformlexikon) gespeichert sind. Untersuchungen zu phonologischen Nachbarschaften sind auch in der angloamerikanischen Literatur noch äußerst selten, obwohl die metaphonologischen Fähigkeiten bereits sehr lange Gegenstand einer Vielzahl von Studien sind und sich nach Aussage von DE CARA & GOSWAMI (2003) „*the origins of phonological awareness*" (ebd., 696) nur im Zusammenhang mit segmental begründeten Umstrukturierungsprozessen des sich im Wachstum befindlichen Lexikons schlüssig erklären lassen.

Auf der Basis der beschriebenen Erkenntnisse können Kinder schon recht bald nach dem ersten Äußern von Sprache neben der Funktion von Sprache metasprachliche Bedeutsamkeiten wahrnehmen. Dabei ist von Kindern im Alter von ca. 1½ Jahren auszugehen. Die sprachlichen Äußerungen des Kindes sind auf-

---

[27] Unter *segmentalen Einheiten* werden hier phonologische Strukturen wie Silben und Phoneme verstanden.

[28] Viele Autoren haben die frühe phonologische Entwicklung als eine Entwicklung von größeren zu kleineren Einheiten charakterisiert (FERGUSON 1986; STUDDERT-KENNEDY 1986; MENYUK & MENN 1979; MOSKOWITZ 1973). Andere sind der Ansicht, dass das Auftauchen segmentaler Strukturen von der Interaktion zwischen Wortschatzwachstum und Leistungsbeschränkungen abhängig ist (FOWLER 1991; LOCKE 1988; WALLEY 1988; LINDBLOM 1986). Wieder andere Autoren haben die Beziehung der Entwicklung der kindlichen Bewusstheit über phonemische Strukturen in der gesprochenen Sprache zum Schriftspracherwerb hervorgehoben (TREIMAN 1991; WAGNER & TORGESEN 1987; LIBERMAN & SHANKWEILER 1985).

[29] „*A phonological neighbourhood is defined as all words differing from a target in terms of a one-phoneme addition, substitition or deletion in any word position.*" (LUCE & PISONI 1998 zit. in DE CARA & GOSWAMI 2003, 697).

grund artikulatorischer Unzulänglichkeiten nicht immer verständlich und bedingen somit ein bestimmtes – negatives bzw. positives – Feedbackverhalten des Kommunikationspartners. Den Kindern wird somit ihre eigene fehlerhafte Sprache "bewusst" gemacht. Sie versuchen sich zu verbessern, indem sie z. B. deutlicher artikulieren. Sie müssen sich also der Tatsache bewusst sein, dass die eigene Äußerung einer Veränderung bedarf. Hinweise auf diese Vermutung geben die in der Literatur oft zitierten spontanen Selbst- und Fremdkorrekturen. Nach eigenen Beobachtungen können Kinder bereits im Alter von 18-20 Monaten das entsprechende Entwicklungsniveau erreichen. WILGERMEIN (1991) nimmt an, dass die Funktion von so frühen metasprachlichen Fähigkeiten offensichtlich in der Kommunikation liegt. Durch das Überprüfen, Vergleichen und Korrigieren der eigenen oder fremden sprachlichen Äußerungen gleicht die kindliche Sprache sich nach und nach der Erwachsenennorm an. Dagegen stellt das Spielen mit Sprache keine kommunikative Absicht dar, hat jedoch übende und differenzierende Funktion, deren phonologische Besonderheiten durchaus bemerkt werden könnten (vgl. ebd.).

Angenommen wird weiterhin, dass sich das Kind zunehmend des arbiträren Charakters von Wörtern bewusst wird: einerseits gibt es die Form und andererseits die Bedeutung eines Wortes. Diese Fähigkeiten führen dazu, dass das Kind im weiteren Verlauf seiner Entwicklung Wortspiele und Doppelsinnigkeiten erkennt, Scherze verstehen und selber machen kann.

Es stellt sich die Frage, welche internalen Fähigkeiten und äußeren Umstände die Entwicklung metaphonologischer Fähigkeiten beeinflussen. Bei ihrer Beantwortung ist zu berücksichtigen, dass die Entwicklung metaphonologischer Fähigkeiten zu komplex ist, um sie ausreichend anhand von Stufenmodellen oder Sprachverarbeitungskomponenten aufzeigen zu können. Eine differenzierte Konzeptualisierung der metaphonologischen Fähigkeiten müsste dem *fließenden* Entwicklungscharakter des Phänomens sowie den Komponenten, die diese Entwicklung beeinflussen, wie beispielsweise kognitive Voraussetzungen oder umweltliche Bedingungen, gerecht werden. Dabei sollte man beachten, dass die in der Entwicklung typischen Überlappungen, Schübe und möglichen Stagnationen integriert werden können. Außerdem wäre zu hinterfragen, ob dem in der Literatur als entscheidender Meilenstein angesehene Schriftspracherwerb eine so immense Bedeutung wie bisher zukommen sollte. So zeigen Beobachtungen, dass Kinder auch ohne Schriftspracherwerb nach gezieltem Training in der Lage sind, phonematisch zu reflektieren (vgl. KÜSPERT 1998; LUNDBERG et al. 1980). Daher scheint die Phonemanalyse bzw. Phonemsynthese zwar von gezielten Fördermaßnahmen abhängig, aber nicht vom Schriftspracherwerb an sich.

Die Entwicklung der metaphonologischen Fähigkeiten beginnt vermutlich in Anhängigkeit vom Primärspracherwerb zu einem Zeitpunkt, an dem hinreichend Wortmaterial – es wird von ca. 50-100 Wörter ausgegangen – erworben ist. Dabei erlernen die Kinder zum einen die Wortbedeutung und zum anderen die Wortform. Angenommen wird, dass das notwendige und wichtigste Kriterium für den Erwerb metaphonologischer Fähigkeiten das Erlernen der Wortform ist, nicht der Wortbedeutung. Damit könnte der Entwicklungsbeginn metaphonologischer Fähigkeiten bereits sehr früh angesetzt werden, im Alter von ca. 18-24 Monaten. In diesem Alter sind Kinder bereits in der Lage, Besonderheiten der eigenen Aussprache und ähnlich klingende Wörter (Reime) wahrzunehmen. Hilfreich könnte dabei die sie umgebende Umwelt sein, die in aller Regel durch Missverständnissituationen, Korrekturen phonetisch falsch artikulierter Wörter, einfache Reimspiele usw. den Beginn und anschließend den weiteren Erwerb metaphonologischer Fähigkeiten unterstützt. Daraus ergibt sich, dass der Beginn und der weitere Verlauf des Erwerbs metaphonologischer Fähigkeiten abhängig sind von den primärsprachlichen und kognitiven Bedingungen des einzelnen Kindes sowie von einer unterstützenden, förderlichen Umgebung.

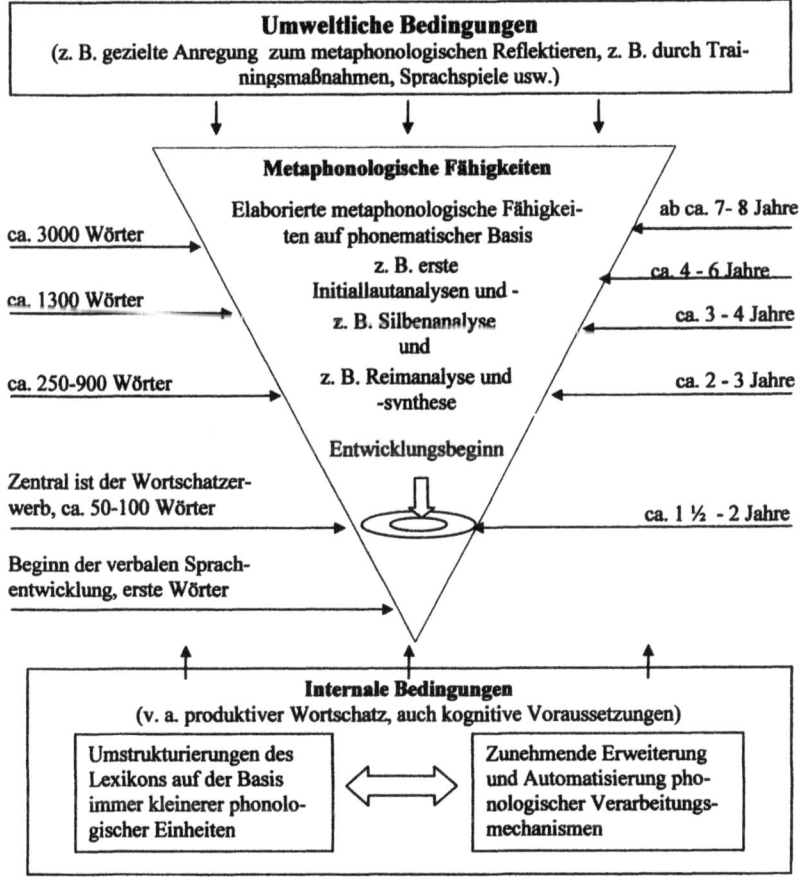

Abb. 10. Skizzierung einer Verschränkung zwischen der Entwicklung des Wortschatzes und der metaphonologischen Fähigkeiten

Der Ausbau metaphonologischer Fähigkeiten vollzieht sich somit wahrscheinlich in den frühen Kinderjahren ohne zusätzliche Trainingsmaßnahmen eher langsam, jedoch immer in Abhängigkeit zum Wortschatzerwerb. Wie in den vorgestellten Studien verdeutlicht werden konnte, erfolgt vermutlich durch Umstrukturierungsprozesse eine Erweiterung und Segmentierung des Wortformlexikons in phonologische Einheiten, die im Laufe der Wortschatzentwicklung in immer kleinere Segmente gespeichert und abgerufen werden können. Es wird dabei ein Trend vom Ganzheitlichen zum Einzelheitlichen angenommen, der in enger Verbindung zur Entwicklung sich ausdifferenzierender metaphonologischer Fähigkeiten (Reime, Silben, Phoneme) steht.

Es stellt sich die Frage, welche Bedeutung nun der kognitiven Entwicklung für den Erwerb metaphonologischer Fähigkeiten zugewiesen wird. Nach der Entwicklungstheorie der kognitiven Prozesse von Piaget können sich erst beim Übergang von der präoperationalen zur konkret-operationalen Stufe – wenn das Kind in der Lage ist, dezentriert und reversibel zu denken – metaphonologische Fähigkeiten zeigen. Die beschriebenen Erkenntnisse verweisen jedoch darauf, dass die Entwicklung metaphonologischer Fähigkeiten sich bereits sehr früh in der präoperationalen Phase zeigen könnte – wichtig ist die kognitive Erkenntnis darüber, dass Wörter zum einen aus der Wortbedeutung und zum anderen aus einer, diese Bedeutung repräsentierenden phonologischen Lautfolge, der Wortform, bestehen. Eine Gewichtung der kognitiven Fähigkeiten für den Erwerb der metaphonologischen Fähigkeiten kann in dieser Arbeit nicht erfolgen. Sie erscheint auf dem skizzierten Hintergrund weniger bedeutsam für die Entwicklung metaphonologischer Fähigkeiten als die Primärsprachentwicklung.

Im Unterschied zu anderen Annahmen wird hier *nicht* von einer herausragenden Bedeutung des Schriftspracherwerbs ausgegangen. In Trainingsstudien (vgl. KÜSPERT 1998) wurde gezeigt, dass Kinder bereits im Vorschulalter über kleinste phonologische Einheiten reflektieren können, ohne Einblick in den Erwerb der Schriftsprache bekommen zu haben. Wichtig erscheinen jedoch Fördermaßnahmen, die die Aufmerksamkeit der Kinder auf die phonematische Ebene lenken.

Nicht geklärt ist die Bedeutung der Metaebene, auf welche die phonologische Kompetenz des Kindes geführt werden muss. Ungeklärt ist ebenfalls die Frage nach den Bewusstheitsstrukturen, die die Reflexion über phonologische Einheiten möglich machen. Wie oben beschrieben, ist die Ansicht der Autoren darüber nach wie vor sehr heterogen und insgesamt wenig zufrieden stellend. Sicher ist, dass zu den impliziten phonologischen Verarbeitungsmechanismen weitere Verarbeitungsprozesse hinzukommen müssen, die das implizite Wissen auf eine explizite Ebene heben. Betont wird, dass die metaphonologischen Fähigkeiten hinsichtlich zweier Dimensionen ausgeprägt sein können, die von ROTHWEILER (1999a) *Differenziertheit der phonologischen Analyse* und *Explizitheit des phonologischen Wissens* genannt werden, die dahingehend miteinander verbunden sind, dass eine fortschreitende Differenzierung zu einer Zunahme der Explizitheit führt.

Auf der Basis der aufgezeigten Zusammenhänge ließen sich die Entwicklung der metaphonologischer Fähigkeiten und ihre Verschränkung mit dem Wortschatzerwerb folgendermaßen modellhaft skizzieren. Das nach oben breiter werdende Dreieck soll dabei das sich ständig erweiternde metaphonologische Wissen darstellen und so den Entwicklungscharakter beim Erwerb metaphonologischer Fähigkeiten symbolisieren. Diese Skizzierung erhebt keinen Anspruch auf Vollständigkeit, sondern soll dazu dienen, bedeutsame Erkenntnisse über die Entwicklung metaphonologischer Entwicklung zusammenzuführen, um daraus einen möglichen Erklärungsansatz für die geringere Entwicklung metaphonologischer Fähigkeiten bei Kindern mit eingeschränktem Wortschatzerwerb ableiten zu können. Die daraus resultierende Perspektive der zusammengeführten Erkenntnisse legt nahe, dass ein verzögert erworbener und v. a. geringerer Wortschatzumfang, wie er bei Kindern mit einer spezifischen Sprachentwicklungsstörung vorliegt, mit einem schlechter strukturierten, langsamer ausgebauten Wortformlexikon einhergehen könnte, das sich wiederum nachteilig auf die Entwicklung metaphonologischer Fähigkeiten auswirken würde. Auf der Grundlage der dargelegten Ausführungen müssten Kinder mit Störungen auf der lexikalischen Ebene metaphonologische Fähigkeiten zeitlich wesentlich später erwerben, ausdifferenzieren und anwenden. Die schlechtere Ausdifferenzierung und geringere Größe des Wortformlexikons könnten durch die gesamte Kindheit und Jugend persistieren und sich somit bis in das Erwachsenenalter negativ auf die Ausbildung metaphonologischer Fähigkeiten auswirken. Dabei sollte nicht nur von einer zeitlichen Verzögerung, sondern von einer Störung ausgegangen werden. Die metaphonologische Störung könnte bewirken, dass der Schriftspracherwerb bei einer großen Anzahl spezifisch sprachentwicklungsgestörter Kinder problematisch verläuft und auch im Jugend- und Erwachsenenalter zu unterdurchschnittlichen Leistungen im Lesen und Schreiben führt. Dieser Zusammenhang wird unter *1. Zentrale Annahmen* im *III. Kapitel* noch einmal detailliert dargestellt.

Zunächst soll die Beziehung zwischen metaphonologischen Fähigkeiten und Schriftspracherwerb dargelegt werden.

2.3. METAPHONOLOGISCHE FÄHIGKEITEN UND SCHRIFTSPRACHERWERB

In der Fachliteratur findet sich eine Vielzahl von Untersuchungen, die belegen, dass gute metaphonologische Fähigkeiten prädiktiv auf einen erfolgreichen Schriftspracherwerb hinweisen (SCHNEIDER et al. 1994; BRYANT et al. 1990; MANNHAUPT & JANSEN 1989; SKOWRONEK & MARX 1989).
In der Literatur wird dabei, wie bereits dargelegt, der Beginn des Schriftspracherwerbs (noch) weitgehend übereinstimmend als ein Markstein in der Entwicklung metaphonologischer Fähigkeiten beschrieben. Aber auch wenn man den Annahmen der *lexical restructuring theory* folgt, kann sich eine Konfrontation der Kinder mit der visuellen Darstellung der Lautlichkeit der Sprache (z. B. das Erlernen der Graphem-Phonem-Korrespondenzen) positiv, wahrscheinlich als

eine Art Katalysator für die Phonemsegmentation, auswirken. Beim Erlernen des Lesens und Schreibens wird über die lautliche Struktur der Sprache nachgedacht, die Visualisierung bestimmter Laute und Lautfrequenzen erlernt und ganz allgemein das Analysieren der lautlichen Seite der Sprache geübt. Zur Beherrschung des alphabetischen Systems ist die Phonemsegmentierung eine notwendige Voraussetzung (vgl. BRYANT & BRADLEY 1980), wie sich in zahlreichen weiteren Studien zeigte. So konnten sich in den Untersuchungen von OLOFSON & LUNDBERG (1983) und WAGNER & TORGESEN (1987) darstellen lassen, dass die frühzeitige Fähigkeit zur Phonemsegmentierung positive Auswirkungen auf den Schriftspracherwerb hat. Im deutschsprachigen Raum bestätigten v. a. die Würzburger Forschungsgruppe (SCHNEIDER et al. 1994) und die Bielefelder Gruppe (MANNHAUPT & JANSEN 1989; SKOWRONEK & MARX 1989) die Auswirkung vorschulischer metaphonologischer Fähigkeiten auf den Schriftspracherwerb. Erkenntnisse aus Untersuchungen bei Analphabeten verwiesen ebenfalls auf die Relevanz metaphonologischer Fähigkeiten für den Schriftspracherwerb (MORAIS, CARY, ALEGRIA & BERTELSON 1979 zit. in KÜSPERT 1998).
Die Fachliteratur spiegelt nach wie vor unterschiedliche Positionen zum Verhältnis *metaphonologische Fähigkeiten - Schriftspracherwerb* wider. Einerseits braucht man zum Erwerb der Schriftsprache einen gewissen Grad an metaphonologischen Fähigkeiten, andererseits ist der Schriftspracherwerb den metaphonologischen Fähigkeiten ausgesprochen förderlich. Bereits Ende der 80-er Jahre führten die Forschungsaktivitäten im deutschsprachigen Raum zu drei unterschiedlichen Standpunkten (vgl. WILGERMEIN 1991; MANNHAUPT & JANSEN 1989):

a) Phonologische Bewusstheit bildet eine Voraussetzung für den erfolgreichen Erwerb der Schriftsprache.
Diese Annahme bedeutet, dass Kinder – bevor sie sich Schriftsprache aneignen – verstanden haben müssen, dass Sprache aus lautlichen Einheiten besteht, die selbst zum Gegenstand von Handlungen gemacht werden können.

b) Phonologische Bewusstheit entsteht als Konsequenz des Schriftspracherwerbs.
Im Gegensatz zu a heißt das, dass Kinder erst durch den Umgang mit Schrift in die Lage versetzt werden, gesprochene Sprache als lautliche Einheiten wahrnehmen zu können.

c) Phonologische Bewusstheit geht dem Schriftspracherwerb teilweise voraus, wird jedoch durch den Umgang mit Schrift intensiviert und vertieft.
Die dritte Position enthält die Möglichkeit der gegenseitigen Beeinflussung.

Eine Entscheidung zugunsten einer dieser Auffassungen kann nach MANNHAUPT & JANSEN (1989) nicht getroffen werden, da Aussagen über präzise Zusammenhänge, der in einer Vielzahl der Studien nachgewiesenen Beziehung, häufig nicht möglich sind. In den letzten Jahren fand jedoch die letzte Position immer mehr Zustimmung (vgl. KÜSPERT 1998; SKOWRONEK & MARX 1989).
BRYANT et al. (1990) analysierten die damalige Forschungslage und zeigten drei unterschiedliche Sichtweisen auf, die das Verhältnis der Fähigkeiten, Reime und

Alliterationen zu erkennen, Phoneme zu segmentieren und lesen zu lernen, aufgreifen. Dabei wird von zwei Prämissen ausgegangen. Die erste ist der angenommene *Entwicklungsaspekt* metaphonologischer Fähigkeiten. Danach sind Kinder in einem sehr jungen Alter in der Lage, über relativ große phonologische Einheiten, wie Silben und Reime, ein richtiges Urteil abzugeben (vgl. MAC LEAN et al. 1987). Reime beziehen sich auf Einheiten, die von TREIMAN (1987) *intrasyllabisch* genannt werden und deren Größe zwischen Silben und Phonemen anzusiedeln ist (z. B. *cat - mat*). Aufgaben, die die Phonemsegmentation zum Gegenstand haben, werden nach Meinung der Autoren von den Kindern jedoch erst richtig gelöst, wenn sie erste Erfahrungen mit der Schriftsprache gemacht haben.

Die zweite Ansicht über die metaphonologische Entwicklung ist, dass es eine *enge Verbindung zwischen den kindlichen metaphonologischen Fähigkeiten und ihrem Erfolg beim Schriftspracherwerb* gibt. Kinder mit guten metaphonologischen Fähigkeiten haben in der Regel einen erfolgreichen Schriftspracherwerb, Kinder mit Schwierigkeiten beim Erwerb des Lesens und Schreibens weisen nicht selten geringere metaphonologische Fähigkeiten auf (BRYANT et al. 1990). BRYANT et al. (1990) vermuten den Grund der Verbindung zwischen den metaphonologischen Fähigkeiten und dem Lesen und Schreiben in der Erlernung der Graphem-Phonem-Korrespondenz. Unterstützt wird diese Sicht durch Untersuchungsergebnisse in Ländern, in denen Logogramm- (China) und Silbenschriften (Japan) vorherrschen. Chinesen und Japaner sind wesentlich schlechter in der Lage, Wörter auf phonemischer Basis zu verändern. Ein anderer Grund wird in der Reimfähigkeit gesehen. Wörter mit gemeinsamen Lauten bzw. Lautsequenzen, wie es Reimwörter darstellen, werden oft auch gleich geschrieben. GOSWAMI (1988) konnte nachweisen, dass sich Leseanfänger der Verbindung zwischen Reim- und Buchstabenmustern bewusst sind. Sie nutzen dieses Wissen, um unbekannte Wörter richtig zu verschriften (z. B. *beak* wie *peak*).

Die Beziehung zwischen frühen metaphonologischen Fähigkeiten und ihrer Bedeutung für den Schriftspracherwerb wird jedoch nicht von allen Autoren so gesehen. BRYANT et al. (1990) unterschieden folgende drei Modelle, welche über die Verbindung zwischen phonologischer Bewusstheit und Schriftspracherwerb Auskunft geben sollen, und überprüften diese in einer eigenen Untersuchung.

MODELL 1: Der Schriftspracherwerb führt zur Phonemerkennung

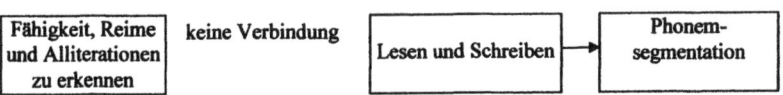

Das erste Modell, welches von der Brüsseler Gruppe um Morais (vgl. MORAIS et al. 1987; MORAIS et al. 1986) vertreten wird, zeigt auf, dass der Erwerb des Lesens und Schreibens die Fähigkeit zur Phonemsegmentation auslöst. Sie argumentieren folglich, dass die Fähigkeit zur Phonemsegmentation ein *Resultat* des

Erwerbs der Schriftsprache ist. Die Bewusstheit für Phoneme ist nur so weit eine relevante Fähigkeit, wie der Leseerwerbsprozess vorangeschritten ist. Dabei handelt es sich um analytische Bewusstheit[30]. Der Reim- und Alliterationserkennung liegt dagegen eine ganzheitliche Bewusstheit zu Grunde, die für den Erwerb der Schriftsprache nicht ausreicht: „*Alphabetic literacy is (almost) a sufficient indication of segmental skill. ... Rhyme appreciation and manipulation do not require segmental analysis.*" (MORAIS et al. 1987, 435).

Es besteht keine besondere Beziehung zwischen der frühen Fähigkeit, Reime und Alliterationen zu bestimmen und der späteren Fähigkeit der Phonemsegmentierung. Beide Fähigkeiten kommen aus unterschiedlichen Gründen vor. Reim- und Alliterationserkennung entwickeln sich quasi "natürlich", während die Phonemmanipulation das Ergebnis formaler Instruktionen ist. Das Modell sagt aus, dass – im Gegensatz zur Reimfähigkeit – die Fähigkeit, Phoneme segmentieren zu können, im Zusammenhang mit der Qualität des Lese-Rechtschreib-Erwerbs steht.

MODELL 2: Reimfähigkeit führt zur Phonemerkennung und diese zum Schriftspracherwerb

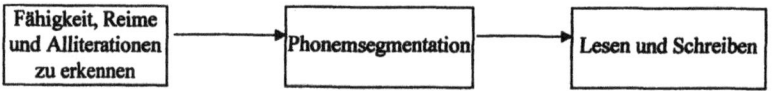

Modell 2 gibt der Reimfähigkeit eine bedeutendere Rolle als das erste Modell. Die Autoren (z. B. BRYANT & BRADLEY 1985) postulieren eine Abhängigkeit im Sinne eines Entwicklungsverhältnisses. Nach diesem Modell führt die Sensitivität für Reime zur Bewusstheit für Phoneme. Da Phonembewusstheit eine große Rolle beim Erwerb der Schriftsprache spielt, kommt es zu einer indirekten Abhängigkeit des Schriftspracherwerbs von der Reimfähigkeit. Modell 2 sagt eine hohe Abhängigkeit zwischen den frühen metaphonologischen Fähigkeiten (Reim- und Alliterationserkennung) und den späteren metaphonologischen Fähigkeiten (Phonemsegmentation) voraus. Im Rückschluss weist demzufolge eine gute Reimfähigkeit im Vorschulalter auf einen ungestörten Erwerb der Schriftsprache im Schulalter hin.

MODELL 3: Reim- und Phonemerkennung haben separaten Einfluss auf den Schriftspracherwerb

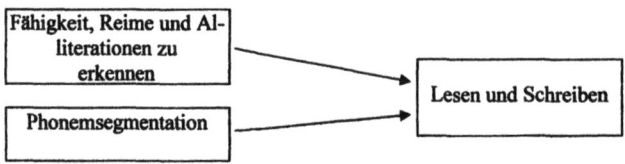

---

[30] Vgl. Ausführungen unter *2.1.3.2.1.3. Das Stufenmodell nach Morais (1991)*.

Das dritte Modell zeigt eine direkte Verbindung zwischen der Reimfähigkeit und dem Erwerb der Schriftsprache. Dabei wird angenommen, dass frühe Reimfähigkeit und spätere Phonemsegmentierungsfähigkeiten nicht voneinander abhängig sind. Die Reimfähigkeit hat einen direkten und deutlichen Effekt auf die Wortbewusstheit, was die Kinder auf das Lernen ähnlich klingender Wörter besser vorbereitet. Modell 3 zeigt eine starke Beziehung zur frühen kindlichen Sensitivität für Reime und ihren Einfluss auf den Schriftspracherwerb, gleiches gilt für die Phonemsegmentation.

BRYANT et al. (1990) untersuchten die Erklärungsrelevanz aller drei Modelle an 64 englischsprachigen Vorschulkindern im Alter von 4;7 bis 5;7 Jahren. Ihre Ergebnisse zeigten, dass eine signifikante Beziehung zwischen Reimfähigkeit und Phonemerkennung bestand und eine hoch spezifische Verbindung zwischen dem frühen Reim- und Alliterationsbewusstsein und den später durchgeführten Tests zur Phonemerkennung feststellbar war. Dies widerlegt die Behauptung von Modell 1, in dem eine fehlende Verbindung zwischen Reim- und Phonemerkennung postuliert wurde. Hinsichtlich der möglichen Beziehungen von Reimfähigkeit und der Phonemerkennung zum Lesen und Schreiben, wie sie in Modell 2 und 3 vorgestellt wurden, zeigte sich, dass Reim- und Alliterationsfähigkeit und Phonemerkennung mit dem Grad der Fähigkeit des Lesens und Schreibens im Alter von 6;7 Jahren korrelierten. Dieses Ergebnis sehen BRYANT et al. (1990) als deutlichen Hinweis auf eine Verbindung zwischen den frühen metaphonologischen Fähigkeiten, besonders für Reime, und dem Grad des Fortschritts beim Leserwerb an. Die Existenz einer direkten und unabhängigen Beziehung zwischen Reim- und Alliterationsaufgaben und dem Lesen und Schreiben (siehe Modell 3) bestätigt sich in der beschriebenen Untersuchung ebenfalls. Reime leisten wahrscheinlich unabhängig vom Phonembewusstsein einen Beitrag zum Schriftspracherwerb.
BRYANT et al. (1990) kombinieren daher als Ergebnis ihrer Untersuchung das zweite und dritte Modell. Das kombinierte Modell enthält hinsichtlich der Sensitivität für Reime und Alliterationen zwei unterschiedliche Zugänge in Bezug auf den Schriftspracherwerb.

1. den *indirekten Zugang*: Die Sensitivität für Reime führt zur Sensitivität für Phoneme, welche wiederum dem Kind beim Erlernen der Phonem-Graphem-Korrespondenz hilft.

2. den *direkten Zugang*: Die Sensitivität für Reime führt in Anlehnung an GOSWAMI (1988) zur Erleichterung des Schriftspracherwerbs, da gleich klingende Lautmuster oft auch gleich verschriftet werden. Dieses hat nichts mit der Sensitivität für Phoneme zu tun.

In einer Studie von LUNDBERG et al. (1980) wurden ebenfalls die Fähigkeiten zur Reim-, Silben- und Phonemsegmentierung untersucht. Es zeigte sich, dass

die Ergebnisse der Aufgaben zu den späteren metaphonologischen Fähigkeiten signifikant stärker mit der späteren Leseleistung korrelierten, als es die Reim- und Silbenaufgaben vermochten. Eine Reanalyse dieser Untersuchung durch WAGNER & TORGESEN (1987) ergab, „daß bei Konstanthaltung der anfänglichen Lesekenntnisse die Korrelationen zwischen phonologischer Bewußtheit und Leseleistung die Signifikanzgrenze verfehlten." (ebd. zit. in KÜSPERT 1998, 73).
Von besonderer Relevanz ist eine Untersuchung an deutsch sprechenden Kindern von WIMMER et al. (1994). Sie zeigte, dass die Bedeutung der im Vorschulalter ermittelten Endreimkomponente von Reimaufgaben bei deutschen Kindern erst zum Ende der dritten Klasse Vorhersagekraft besitzt, am Ende der ersten Klasse besitzt sie kaum prädiktive Valenz. Dieses Ergebnis wird von den Autoren so interpretiert, dass deutsche Kinder in dieser frühen Phase des Schriftspracherwerbs Wörter indirekt erkennen, indem sie die einzelnen Grapheme erlesen und zu einem Wort zusammenziehen. In späteren Phasen des Lesenlernens gewinnt dann die direkte Worterkennung an Bedeutung. In irregulären Sprachen, wie z. B. dem Englischen[31], spielt die direkte Worterkennung bereits beim Beginn des Schriftspracherwerbs eine wesentliche Rolle (WIMMER et al. 1994 zit. in KÜSPERT 1998, vgl. Ausführungen unter *1. Normaler und gestörter Schriftspracherwerb*).
Obwohl in einer Untersuchung von MANNHAUPT & JANSEN (1989) nachgewiesen wurde, dass „deutsche Vorschulkinder .. bis auf wenige Ausnahmen nicht in der Lage (sind), ..., das Segmentieren von Wörtern in Phoneme vorzunehmen." (MANNHAUPT & JANSEN 1989, 55), lässt sich Phonemsegmentierung vorschulisch trainieren. In einer umfangreichen Studie zur Überprüfung der Wirksamkeit des Würzburger Trainingsprogramms (KÜSPERT 1998), ließ sich zeigen, dass deutsche Vorschulkinder nach einem 22-wöchigen Training mit 6 aufeinander aufbauenden metalinguistischen Übungseinheiten erfolgreich phonemische Bewusstheit erwerben. „Phonologische Bewusstheit – und zwar im Sinne der Bewusstheit um größere sprachliche Einheiten (Wörter, Silben, Reime) und um die Phoneme als kleinste sprachliche Einheiten – kann bei Vorschulkindern entwickelt werden, noch bevor diese Einblick in das alphabetische Prinzip der Schriftsprache haben." (KÜSPERT 1998, 178). Sie verfügten nach dem Training jedoch über keine oder nur sehr geringe Schriftsprachfertigkeiten. Beim anschließenden Erwerb des Lesens und Schreibens ließ sich nachweisen, dass die trainierten Kinder zu signifikant besseren Leistungen fähig waren als untrainierte Kinder, und dass dieser Effekt auch noch zum Ende des zweiten Schuljahres vorhanden war.
Die Bedeutung metaphonologischer Fähigkeiten als Prädiktor für den Schriftspracherwerb wird von einer großen Anzahl von Forschungsgruppen (LANDERL et al 1996; KLICPERA et al. 1993; WEINERT & SCHNEIDER 1992, 1987) bestätigt. Vermutlich dürfte ihre Wirksamkeit darin liegen, „dass sie jungen Kindern als

---

[31] Zur Relativierung angelsächsischer Forschungsergebnisse im deutschsprachigen Raum vgl. GRAF 1994, 224; GRISSEMANN 1996, 41; KÜSPERT 1998, 108.

Starthilfe beim Knacken des phonologischen Kodes dienen." (SCHNEIDER 1997, 346). So ist das phonematische Segmentieren notwendig, um Graphem-Phonem-Korrespondenzen herstellen zu können, und damit die alphabetische Stufe zu erreichen, wie sie anhand des unter *1.1.2.1. Das Stufenmodell von Frith (1986) und Günther (1986)* dargelegten Schriftspracherwerbsmodells erläutert wurde. Es kann zusammengefasst werden, dass sich in den angeführten Untersuchungen die Existenz einer starken, konsistenten und spezifischen Beziehung zwischen den kindlichen metaphonologischen Fähigkeiten und dem Schriftspracherwerb[32] bei sprachnormalen Kindern zeigen lässt.

Offen bleibt jedoch, ob und wenn ja, welchen Einfluss metaphonologische Fähigkeiten auf die Entwicklung weiterer Schriftspracherwerbsleistungen, wie der orthografischen und automatisierten Stufe, haben. Empirisch noch nicht hinreichend geklärt ist weiterhin, welche spezifischen metaphonologischen Fähigkeiten welche Leistung im Schriftspracherwerb beeinflusst.

2.4. ZUSAMMENFASSUNG UND SCHLUSSFOLGERUNGEN

In dieser Arbeit wird unter dem Konstrukt *metaphonologische Fähigkeit* ein entwicklungsabhängiger Prozess verstanden, der es einem Menschen erlaubt, seine Aufmerksamkeit unabhängig von bedeutungstragenden Elementen auf den formalen, den lautlichen Aspekt der Sprache richten zu können. Um die Entwicklung metaphonologischer Fähigkeiten als Abfolge zu erfassen, bieten Stufenmodelle gute Beschreibungsmöglichkeiten, wenn sie neben der Betonung des Entwicklungscharakters noch Erweiterungsmöglichkeiten Raum geben. In den Modellen von GOMBERT (1992), MORAIS (1991) und BIALYSTOK (1988), sowie in der definitorischen Beschreibung metaphonologischer Fähigkeiten durch MANNHAUPT & JANSEN (1989), wird von Entwicklungsstufen ausgegangen, die implizite und explizite Fähigkeiten unterscheiden.

Ergänzende Überlegungen zum Zusammenhang zwischen lexikalischer und metaphonologischer Entwicklung haben aufgezeigt, dass sich die metaphonologischen Fähigkeiten bereits sehr früh entwickeln, nämlich kurze Zeit nach dem Erreichen der 50-Wortgrenze, dass sich das metaphonologische Wissen beständig erweitert und einem Entwicklungsprozess unterliegt. Es wird angenommen, dass die Entwicklung der metaphonologischen Fähigkeiten in Abhängigkeit vom Primärspracherwerb beginnt und fortschreitet. Dabei erlernen die Kinder neben der Wortbedeutung die Wortform, welche das wichtigste Kriterium für den Erwerb metaphonologischer Fähigkeiten darstellt. Vermutlich werden durch den immensen Wortschatzanstieg in den ersten Lebensjahren kognitive Umstrukturierungsprozesse im Wortformlexikon notwendig, die eine Erweiterung und Segmentierung des Wortformlexikons in immer kleinere phonologische Einhei-

---

[32] Die Bedeutung der Fähigkeit gesprochene Sprache segmentieren zu können, wird auch in den aktuellen Modellen zum Schriftspracherwerb deutlich (u. a. EHRI 1995; GOSWAMI 1993; GÜNTHER 1986).

ten bedingen. Angenommen wird weiterhin, dass im Laufe der Wortschatzentwicklung diese durch die Segmentierung entstandenen kleineren Einheiten gespeichert und abgerufen werden können. Die Tätigkeit des Segmentierens erlernter Wörter unterliegt vermutlich einem Entwicklungsprozess, der sich in einer nichtlinearen, wortspezifischen Art und Weise vollzieht. In der Kleinkindzeit herrscht dabei die ganzheitliche Repräsentation vor, die unter den normalerweise vorhandenen Entwicklungsbedingungen zugunsten kleinerer segmenteller Repräsentationen 'überarbeitet' wird.

Vermutet wird weiterhin, dass das Ausmaß der Restrukturierung in jedem Alter abhängig ist von Faktoren wie Wortschatzgröße, dem Bekanntheitsgrad der einzelnen lexikalischen Items, ihrer Vergleichbarkeit mit anderen, bereits erlernten Vokabeln sowie dem Kontext, in dem die Wörter erlernt werden (vgl. METSALA & WALLEY 1998; WALLEY 1993; FOWLER 1991). Durch altersabhängige kognitive Erkenntnisprozesse könnte es den Kindern möglich sein, auf die im mentalen Lexikon vorhandenen phonologischen Segmente zuzugreifen und sie zu manipulieren, also metaphonologische Fähigkeiten zu entwickeln. Nach diesen Überlegungen stehen der Beginn und der weitere Verlauf beim Erwerb metaphonologischer Fähigkeiten folglich im Zusammenhang mit den primärsprachlichen und kognitiven Voraussetzungen des einzelnen Kindes.

Daneben stellt der Schriftspracherwerb eine Möglichkeit der weiteren Ausdifferenzierung metaphonologischer Fähigkeiten dar. Das Erlernen der Graphem-Phonem-Korrespondenzen lenkt die Aufmerksamkeit des Kindes auf die phonemische Lautfolge der Wörter. In den zitierten Studien (KÜSPERT 1998; BRYANT et al. 1990; LUNDBERG et al. 1980) wird bei normal entwickelten Kindern auf einen bedeutsamen Zusammenhang zwischen dem Erwerb der metaphonologischen Fähigkeiten und der Schriftsprache verwiesen.

Aus den erläuterten Zusammenhängen kann geschlussfolgert werden, dass der Umfang des Wortschatzes einen direkten Einfluss auf die Ausbildung metaphonologischer Fähigkeiten hat. Dabei muss beachtet werden, dass eine Verbindung zwischen Wortschatzumfang und metaphonologischen Fähigkeiten lediglich für das phonologische Lexikon (Wortformlexikon[33]) schlüssig erscheint. Die für die Entwicklung metaphonologischer Fähigkeiten bedeutsamen Segmente im mentalen Lexikon sind rein phonologischer Art (Reime, Silben, Phoneme) und können keine Verbindung zur Wortbedeutung (Lemma) begründen. Das Wortformlexikon erscheint für den produktiven Wortschatz von größerer Bedeutung als für den rezeptiven Wortschatz, da sich Wörter produktiv nur anhand vollständig und akkurat abgespeicherter phonologischer Informationen (Wortformen) abrufen lassen. Dagegen könnten für das Erkennen der Bedeutung von Wörtern (rezeptiver Wortschatz) unvollständig gespeicherte Wortformen ausreichen, da der situationale Kontext ebenfalls Hinweise auf die Wortbedeutung liefert. Die

---

[33] Die Begriffe *Wortform* und *Lemma* werden im Unterkapitel *3. Spezifische Sprachentwicklungsstörung* erläutert.

Wortform muss dabei nicht abrufbar sein. Daher ist anzunehmen, dass der produktive Wortschatz die Ausbildung metaphonologischer Fähigkeiten in höherem Maße begünstigt als der rezeptive Wortschatz. Anhand der Ausführungen zum genannten Zusammenhang lässt sich vermuten, dass metaphonologische Fähigkeiten prädiktiv für die Varianz der Schriftspracherwerbsleistungen sind. Je höher der Grad metaphonologischer Fähigkeiten ist, desto besser gelingt es den Kindern diese Fähigkeiten beim Erwerb der Schriftsprache nutzbar zu machen. Dieser Annahme soll in der eigenen Untersuchung nachgegangen werden. Auf der Grundlage der dargestellten Erkenntnisse lassen sich weiterhin Hypothesen zum Zusammenhang zwischen gestörtem Wortschatzerwerb und der Entwicklung metaphonologischer Fähigkeiten ableiten. Bevor jedoch darauf näher eingegangen wird, soll im nun folgenden Abschnitt dieser Arbeit die Population der spezifisch sprachentwicklungsgestörten Kinder näher charakterisiert werden.

3. SPEZIFISCHE SPRACHENTWICKLUNGSSTÖRUNG UNTER BESONDERER BERÜCKSICHTIGUNG VON STÖRUNGEN AUF DER SEMANTISCH-LEXIKALISCHEN EBENE

Das folgende Kapitel setzt sich mit der Störung der Sprachentwicklung, insbesondere mit Störungen auf der semantisch-lexikalischen Ebene, auseinander. Semantisch-lexikalische Störungen gehörten viele Jahre zum 'Stiefkind' der deutschsprachigen Sprachentwicklungsforschung. Erst in den letzten Jahren wurde diesem noch sehr unerforschten Feld mehr Bedeutung beigemessen (vgl. u. a. ROTHWEILER 2001a; MEIBAUER & ROTHWEILER 1999; GLÜCK 1998). Trotz erster Erkenntnisse stellen sich der Sprachentwicklungsforschung noch viele Fragen, die es zu klären gilt. So wird vermutet – der empirische Nachweis fehlt jedoch –, dass der rezeptive Wortschatz spezifisch sprachentwicklungsgestörter Kinder wesentlich weiter entwickelt ist als der produktive Wortschatz. Nicht geklärt ist zudem, wie groß die Diskrepanz zwischen dem rezeptiven und produktiven Wortschatz der Kinder mit einer spezifischen Sprachentwicklungsstörung ist und ob sie bedeutsam über den auch im normalen Spracherwerb existierenden Unterschied zwischen Produktion und Rezeption hinausgeht. Daraus ergibt sich die Frage nach den Ursachen, die für eine solche Diskrepanz verantwortlich sein könnten. Auch die Frage, welche Bedeutung der Wortschatz, bzw. Teilaspekte des Wortschatzes, für die weitere Sprachentwicklung und den Aufbau sprachgetragener Funktionen, wie der metaphonologischen Fähigkeiten, hat, ist noch nicht hinreichend geklärt. Vermutet wird ein größerer Zusammenhang zwischen dem *produktiven* Wortschatz und der Ausbildung metaphonologischer Fähigkeiten, da für die Produktion der Wörter deren phonologische Struktur vollständig gespeichert und abrufbar sein muss, während für die Rezeption auch unvollständig vorliegende Wortformen ausreichen. Diese Aspekte sind Inhalt der vorliegenden Darstellungen.

Zunächst soll auf der Grundlage deutscher und angloamerikanischer Forschungen die genannte Störung eingeordnet und definitorisch abgegrenzt werden. Für die Beschreibung semantisch-lexikalischer Störungen ist dabei die Definition und Abgrenzung einzelner, in der deutschsprachigen Fachliteratur nicht immer deutlich gekennzeichneter, Symptome bedeutsam. Daran schließen sich Ausführungen zu Störungen auf der lexikalischen und phonologischen Ebene, Erläuterungen zur Struktur des Wortwissens sowie zur mentalen Repräsentation der Wortbedeutung und der Wortform an. Sie sollen neben der Einführung zentraler Termini Ableitungen zum gestörten Spracherwerb ermöglichen.

Im letzen Teil dieses Unterkapitels erfolgt eine Literaturanalyse, in der Experimentalstudien, Spracherwerbsmodelle und Modelle zur phonologischen Informationsverarbeitung für die Ursachenableitung von semantisch-lexikalischen Störungen hinzugezogen und ausgewertet werden. Die sich daran anschließenden Zusammenfassungen und Schlussfolgerungen dienen der Hypothesengenerierung.

3.1. BEGRIFF, URSACHENHYPOTHESEN UND SYMPTOMATIK DER SPEZIFISCHEN SPRACHENTWICKLUNGSSTÖRUNG

Als *spezifische Sprachentwicklungsstörung*[34] (im Folgenden SSES) wird eine Sprachentwicklungsauffälligkeit bzw. -störung bezeichnet, die durch einen verspäteten Sprechbeginn und einen verzögerten, inkonsistenten und desynchronisierten Verlauf der Sprachentwicklung bei normaler nonverbaler Intelligenz gekennzeichnet ist (DANNENBAUER 1989). Die SSES wird durch die Weltgesundheitsorganisation (DILLING et al. 1991) bislang durch Ausschlusskriterien definiert. So werden Kinder ausgeschlossen, bei denen die Ursache für ihre Sprachstörung im sensorischen Bereich liegt (z. B. gehörlose oder blinde Kinder), die neurologische Auffälligkeiten haben (z. B. Aphasien), in den nonverbalen kognitiven Fähigkeiten beeinträchtigt sind (z. B. durch eine geistige Behinderung), auffällige emotionale Störungen oder Probleme in den zwischenmenschlichen Beziehungen erkennen lassen (z. B. eine schwere Verhaltensstörung) (vgl. FROMM et al. 1998; HÄRING et al. 1997; DILLING et al. 1991). Nach der ICD-10 kann sich ein begleitender partieller Hörverlust nachweisen lassen, der jedoch nicht so schwer sein darf, dass er die Sprachstörung verursacht haben kann (DILLING et al. 1993). Nach FROMM et al. (1998) ist die SSES „als Folge eines qualitativ andersartigen, gestörten Spracherwerbs" (ebd., 22) anzusehen. Im deutschsprachigen Raum konnte GRIMM (1999) anhand unterschiedlicher linguistischer Analysen zeigen, dass Kinder mit SSES nicht nur verzögert mit dem

---

[34] Inhaltlich identisch und international gebräuchlich ist die englische Bezeichnung *specific language impairment* (abgekürzt SLI). „*The term "specific language impairment" (SLI) is used to refer to those children who, despite being of adequate non-verbal intelligence, fail to develop normal language skills in the absence of possible contributory factors such as hearing impairment, physical handicap, or social-emotional problems.*" (ADAMS & GATHERCOLE 1996, 217).

Spracherwerb beginnen, sondern strukturell abweichende Sätze produzieren, die im normalen Sprachentwicklungsverlauf nicht vorkommen.
In neueren Arbeiten werden die genannten Ausschlusskriterien der WHO in Frage gestellt. So nimmt man mittlerweile an, dass die intellektuellen Fähigkeiten von Kindern mit einer SSES überschätzt wurden: *„In spite of their normal-range nonverbal IQ, children with SLI have performed less well than their age peers on a wide range of nonverbal cognitive tasks."* (JOHNSTON 1993, 582 zit. in FROMM et al. 1998, 35). Weiterhin werden als spezifisch sprachliches Problem „*auditory processing of rapid transient stimuli*" (ADAMS & GATHERCOLE 1996, 217) diskutiert.
Kinder mit einer SSES[35] beginnen ihre sprachliche Entwicklung gewöhnlich als so genannte *late talkers*, d.h. sie beginnen die Sprache erst zu einem Zeitpunkt zu erwerben, zu dem sprachlich altersgerecht entwickelte Kinder schon mehrere hundert Wörter beherrschen und sich in Mehrwortäußerungen ausdrücken, ohne dass hierfür ein Grund ersichtlich wäre. RESCORLA et al. (2000) zeigten, dass dreijährige englischsprachige Kinder, die als *late talker* eingestuft wurden, ein expressives Sprachverhalten hatten, welches bei ca. ½ -1 Jahr jüngeren Kindern normal ist. Diese Kinder sprachen erst 18 Wörter im Alter von 2;0 Jahren, 89 Wörter mit 2 ½ Jahren und 195 Wörter mit 3;0 Jahren. In Untersuchungen (GRIMM 1999) konnte weiterhin gezeigt werden, dass es den Kindern nicht gelingt, den verspätet beginnenden Spracherwerb aufzuholen, sondern dass sie im Gegenteil die Sprache langsamer und vermutlich mit Plateaubildungen erwerben. Die folgende Tabelle verdeutlicht dies dramatisch:

Sprachnormale Kinder   Kinder mit SSES

Alter	Wortschatz		
1 ½ Jahre	50 Wörter	< 10 Wörter	Abb. 11. Vergleich: Wortschatzerwerb bei sprachnormalen Kindern und Kindern mit SSES (vgl. BRAUN 1999)
2 Jahre	250 Wörter	< 50 Wörter	
3 Jahre	900 Wörter	< 200 Wörter	
4 Jahre	1300 Wörter	keine Angaben vorhanden	
6 Jahre	3000 Wörter		

Nach GRIMM (1999) handelt es sich dabei um eine erhebliche Störung des Sprachlernprozesses, der deutlich langsamer und anders strukturiert verläuft als bei sprachlich nicht beeinträchtigten Kindern. Dabei ist die Störung „multikausal bedingt und hat eine biologische Wurzel." (ebd., 122).

Die Ursachenforschung berücksichtigte in den letzten Jahren neben Defiziten in der Umweltsprache und eingeschränkter Kognition v. a. den Bereich der Infor-

---

[35] TOMBLIN et al. (1997) gehen ähnlich wie GRIMM (1999) von einer Prävalenzrate von 6-8% aus.

mationsverarbeitung. Während erstere kaum als erfolgreich gelten können, zeigen sich deutliche Hinweise auf Einschränkungen in sprachrelevanten Informationsverarbeitungsbereichen aufgrund genetischer Bedingungen (vgl. GRIMM 1999). Eine Theorie zur Erklärung des verzögert einsetzenden, qualitativ andersartig verlaufenden Spracherwerbs wird von LOCKE (1995) formuliert, der die defizitären Informationsverarbeitungsmechanismen auf biologische Ursachen zurückführt.

Locke erwägt eine genetische Prädisposition, die den Spracherwerbsprozess in kumulativer Weise behindert. Er unterteilt den Spracherwerbsprozess in vier Phasen, in denen sich die rechte Hirnhälfte in den ersten beiden Phasen und der vierten Phase, die linke Hirnhälfte in der dritten und vierten Phase aktiv verhalten. Die Modellierung der Entwicklung der neurolinguistischen Kapazität spielt sich in einer festgelegten, zeitlich begrenzten Abfolge von sich überlappenden sensiblen Phasen ab und wird durch spezielle neuronale Ressourcen und Mechanismen ermöglicht. Dabei erfolgen der Erwerb und die Analyse der aus der sprachlichen Umwelt wahrgenommenen Äußerungen in den unterschiedlichen Hemisphären. Die Aktionen der rechten Hemisphäre, welche u. a. verantwortlich für die Aufmerksamkeit und das Merken visueller Stimuli (z. B. von Gesten) ist, befähigen den Säugling in der ersten Phase beispielsweise zum Erlernen von Intonationsmustern, wofür ein gemeinsamer Aufmerksamkeitsfokus zwischen Mutter und Kind[36] Voraussetzung ist. Grimm gibt dafür das Alter vom Ende der Schwangerschaftszeit bis zu den ersten Lebensmonaten an.

In der sehr wichtigen zweiten Phase ist das Kind in der Lage, prosodische Muster als unanalysierte Ganzheiten zu speichern und zu reproduzieren. Zentral ist hier folglich die Sammlung und Speicherung von Wörtern der Muttersprache (Wortschatz). Die zweite Phase entspricht der Phase der Einwort-Äußerungen und ist beendet, wenn die in der Sprachentwicklung wichtige 50-Wortgrenze erreicht ist. Die beiden ersten Phasen sind neurologisch grundsätzlich rechtshemisphärisch und werden nun, in der dritten Phase, durch die Aktivierung der linken Hemisphäre unterstützt. Die Aufgabe der linken Hemisphäre ist es, die bis zu diesem Zeitpunkt gespeicherten Wörter mit Hilfe eines so genannten Struktur-Analyse-Systems zu analysieren und darin Strukturen und Regeln zu induzieren. Dadurch wird es dem Kind möglich, Einheiten, die es für alle sprachstrukturellen Bereiche (Morphologie, Syntax, Phonologie und Lexikon) benötigt, sprachkombinatorisch zu nutzen.

Ein hervorstechendes Merkmal dieser Phase sind "falsche" Äußerungen, beispielsweise in Form von Übergeneralisierungen innerhalb der Grammatik oder der Lexik. Wichtige Voraussetzung für den Eintritt in diese Phase ist ein ausreichendes Wortmaterial (eben diese 50 Wörter) sowie ein genetisch festgelegter Zeitpunkt, der ungefähr für das Alter von 18 bis maximal 28 Monaten angege-

---

[36] Dafür wird auch der Begriff *joint attention* verwendet (vgl. TOMASELLO & FARRAR 1986 zit. in KAUSCHKE 1999).

ben wird. Ist dieser Zeitpunkt überschritten, ist das linguistische Zeitfenster, in dem ein unkomplizierter Spracherwerb erfolgen kann, verpasst.

Im Alter von 5 Jahren kommt es in der vierten Phase zum Zusammenspiel beider Hemisphären; das sprachliche Lernen wird differenzierter. Diese Phase endet praktisch nie, es finden Erweiterungen der erlernten grammatischen Strukturen und der individuumsspezifische Ausbau des Lexikons statt. Das erfolgreiche Durchlaufen einer Phase wird als Voraussetzung für die nachfolgende Phase angesehen: *„Linguistic capacity develops in critically timed phases that occur gradually and sequentially."* (LOCKE 1994, 609).
GRIMM (1999) bezeichnet die Überlegungen von J.L. Locke als „ein hervorragendes Beispiel für die Metatheorie der Entwicklungsbiologie" (GRIMM 1999, 144) und auch DANNENBAUER (2001a) erscheint sie „in weiten Teilen plausibel" (ebd., 109).

Zur Erklärung des gestörten Spracherwerbs (vgl. DANNENBAUER 2001a; GRIMM 1999) stellt v. a. der Übergang von der zweiten zur dritten Phase einen kritischen Zeitpunkt dar. Dieser ist mit einem Aktivitätswechsel der beiden Hemisphären verbunden: Während in den ersten beiden Phasen die rechte Hemisphäre die Speicherung prosodischer Informationen und unanalysierter prosodischer Muster als Sprachmaterial übernimmt, tritt mit ungefähr 20 Monaten die linke Hemisphäre hinzu, deren Aktivität (Analyse des sprachlichen Materials zur Induktion von z. B. grammatischen Regeln) auf die bereits erlernten sprachlichen Einheiten aufbaut. Ein sprachlich normal entwickeltes Kind beherrscht zu diesem Zeitpunkt mindestens 50 Wörter, die somit der linken Hemisphäre zur Analyse und Regelinduktion zur Verfügung stehen. Spezifisch sprachentwicklungsgestörte Kinder haben jedoch zu diesem Zeitpunkt weitaus weniger Sprachmaterial erlernt: sie haben noch keinen oder einen sehr kleinen produktiven Wortschatz, zeigen kaum Imitationen prosodischer Muster und – zentral – es erfolgt kein Wortschatzspurt. In einer Studie von RESCORLA et al. (2000) erreichten die *late talker* die 50-Wortgrenze in der Zeit zwischen 2;2 und 2;4 Jahren, also ca. 10 Monate nach den sprachnormalen Kindern. Es stehen folglich für die Analyse und Regelinduktion in der linken Hemisphäre keine ausreichenden Daten zur Verfügung. Da das Einsetzen der Aktivität der linken Hemisphäre jedoch in einem bestimmten Zeitfenster erfolgen muss, und zwar bis zum Alter von ca. 28 Monaten, wird der optimale Zeitpunkt von den Kindern mit einer sich entwickelnden Sprachentwicklungsstörung verpasst: „Die biolinguistische Uhr ist .. abgelaufen, bevor die notwendigen neuronalen Systeme aktiviert werden konnten." (GRIMM 1999, 146). „Inaktivierung verhält sich letztlich wie Schädigung." (LOCKE 1997, 293 zit. in DANNENBAUER 2001a, 108). Der unzureichende bzw. verzögerte Aufbau des Lexikons ist demnach das „Initialsymptom" (KAUSCHKE 2000, 206), das innerhalb der weiteren Sprachentwicklung zu Störungen auch auf anderen sprachlichen Ebenen führen kann: *„Children with a small mental le-*

xicon are inescapably at risk. For them, a lexicon denied may be a grammar denied." (LOCKE 1997, 282).

Nach ungenutztem Verstreichen der kritischen Zeitspanne setzen kompensatorische Mechanismen ein, die bevorzugt die dafür nicht optimal geeignete rechte Hemisphäre betreffen. Dadurch erklärt LOCKE (1997) die funktionale und anatomische Symmetrie des *planum temporale* beider Hemisphären, die normalerweise nicht vorliegt. Die neuronalen Kompensationsversuche wiederum führen zu einer Überentwicklung der rechten Hemisphäre, die als neuroanatomische Besonderheit bei einer größeren Anzahl von spezifisch sprachentwicklungsgestörten Kindern tatsächlich gegeben ist (vgl. GAUGER et al. 1997)[37]. Der gesamte Sprachlernprozess ist und bleibt langsam und rigide. Denkbar wäre zudem, dass für die nun überlasteten und dadurch ineffizient arbeitenden neuronalen Strukturen der rechten Hemisphäre intellektuelle Einbußen[38] hingenommen werden müssen (DANNENBAUER 2001a).

Die Ursachen für den Nichterwerb des notwendigen Wortmaterials liegen bereits in den ersten beiden Phasen, die von den letzten Gestationsmonaten bis ungefähr zum Alter von 1½ Jahren reichen. Die Annahme dabei ist, dass die notwendigen rechts-hemisphären Wahrnehmungsfunktionen[39] für den Spracherwerb fehlen bzw. unzureichend arbeiten (GRIMM 1999). Denkbar wäre ebenfalls eine genetisch eingeschränkte Veranlagung der sprachrelevanten neuronalen Strukturen, die von Grimm nicht weiter diskutiert werden, sich jedoch aus familiären Häufungen von Sprachauffälligkeiten schließen lassen könnten (HIRSCH et al. 2000; RICE et al. 1998). GRIMM (1999) postuliert für die vorsprachliche Phase so genannte Vorläuferfähigkeiten[40], deren intaktes Funktionieren und Interagieren die Voraussetzung für einen erfolgreichen Spracherwerb ist. Vorläuferfähigkeiten sind hier als sprachrelevante Operationen von weitaus grundlegenderen Fähigkeiten, v. a. der Wahrnehmung und der Kognition, aufzufassen. Es wird davon ausgegangen, dass Mechanismen zur Informationskategorisierung existieren, die dafür verantwortlich sind, die aus der Umwelt aufgenommenen Stimuli zu differenzieren, auszuwählen, zu kategorisieren und zu abstrahieren (vgl. SCHÖLER et al. 1998). Das Ergebnis dieses Prozesses kann als ein eigenständiges Sprachmodul verstanden werden, das das Ergebnis eines Lernpro-

---

[37] HUMPHREYS et al. (1990) fanden eine ähnliche Symmetrie bei Leseschwachen.
[38] Hinweise aus der aktuellen Literatur zeigen eine scherenartige Entwicklung intellektueller Fähigkeiten. Man spricht vom "abrutschenden IQ" (vgl. DANNENBAUER 2001a).
[39] GRIMM (1999) meint sprachrelevante Operationen der sozialen Kognition, der Wahrnehmung und der Kognition.
[40] Sprachrelevante Operationen der sozialen Kognition (Aufmerksamkeit auf Gesicht und Stimme, Soziale Imitation, Imitation, Gesten)
Sprachrelevante Operationen der Wahrnehmung (Differenzierung sprachlicher Kontraste, Präferenz für Muttersprache, Nutzung prosodischer Merkmale, Präferenz für mütterliche Stimme und *'baby talk'*)
Sprachrelevante Operationen der Kognition (Objektkategorisierung, Gedächtnis für Sprache, Konventionalisierte Gesten, Referentielle Gesten).

zesses darstellt, der auf dem Zusammenwirken von Vorausläuferfähigkeiten beruht. Die Ursachen für einen gestörten Sprachlernprozess liegen daher möglicherweise in unzureichend ausgebildeten Vorausläuferfähigkeiten, deren Entwicklungsbeginn bereits in der vorsprachlichen Zeit liegt. Untersuchungsergebnisse lassen Defizite vor allem in den Gebieten der phonologischen Informationsverarbeitung vermuten[41].

Nach Aussage von ROTHWEILER (2001a) scheint es so etwas wie die typische Sprachstörungskarriere eines Kindes mit einer spezifischen Sprachentwicklungsstörung zu geben, die mit einem verspäteten Wortschatzerwerb (*late talker*) beginnt. Noch weitgehend ungeklärt ist die Frage, wie sich dieses Symptom auf die Entwicklung der unterschiedlichen Sprachebenen auswirkt. ELSEN (1999 zit. in ROTHWEILER 2001a) konnte bei sprachlich normal entwickelten Kindern zeigte, dass erst eine gewisse Komplexität im Bereich der Phonologie (Laute, Silben, Akzentstruktur) beherrscht werden muss, damit der Wortschatzspurt einsetzt. Bei Kindern mit SSES fallen bereits vor den ersten Wortkombinationen im phonetisch-phonologischen Bereich Probleme, wie instabile Wortformen, auf. Weiterhin liegen bei vielen SSES-Kindern noch im Vorschulalter massive phonetisch-phonologische Abweichungen vor (FOX 2004). Die Verarbeitungsdefizite auf der Ebene der Aussprache scheinen dann, neben der lexikalischen Problematik, den weiteren Verlauf des Spracherwerbs zusätzlich negativ zu beeinflussen. Der verspätete Wortschatzerwerb könnte auch für nachfolgende Probleme auf der semantisch-lexikalischen Ebene verantwortlich sein. Nicht jedes Kind mit einer SSES zeigt Defizite im lexikalischen Bereich, jedoch wird sehr häufig von Einschränkungen auf der lexikalischen Sprachebene berichtet (ROTHWEILER 2001a; KAUSCHKE 2000).

Dabei gehen die Leistungen der sprachlichen Fähigkeiten zwischen Kindern mit SSES und sprachlich normal entwickelten Gleichaltrigen immer weiter auseinander, man spricht auch von einer scherenartigen Entwicklung. Ein solcher Sprachrückstand ist für die betroffenen Kinder nicht mehr aufholbar und zeigt sich in den sich nun entwickelnden massiv gestörten sprachlichen Besonderheiten, v. a. im Bereich der Syntax und der Morphologie[42], auf die nicht weiter eingegangen werden soll, da sie nicht von zentraler Bedeutung für diese Arbeit sind.

Im Schulalter stellt der Erwerb der Schriftsprache diese Kinder dann vor neuen Problemen (vgl. ROTHWEILER 2001a). So konnten STOTHARD et al. (1998) in einer Längsschnittstudie nachweisen, dass Kinder mit signifikant geringeren sprachlichen Leistungen im Vorschulalter (5;6 Jahren) in allen Aspekten des primär- und schriftsprachlichen Lernens bis in die Adoleszenz beeinträchtigt sind; es handelt sich nach Ansicht der Autoren dabei um eine generalisierte Entwicklungsstörung.

---

[41] Siehe Ausführungen unter 3.4. *Ursachenhypothesen über das Wortschatzdefizit.*
[42] Die auch als "Dysgrammatismus" bezeichnete Symptomatik kann über Jahre hinweg des Erscheinungsbild der SSES so stark dominieren, dass sie das einzige Problem mancher Kinder zu sein scheint (DANNENBAUER 2001b).

Im Folgenden soll nun auf lexikalische und phonologische Störungen eingegangen werden, da sie wichtige Schlussfolgerungen für das Vorgehen in der eigenen empirischen Untersuchung zulassen. So stellen die phonologischen Störungen ein Auswahlkriterium für die Untersuchungsgruppe dar und treten häufig im Zusammenhang mit den in dieser Arbeit bedeutsamen lexikalischen Störungen auf.

3.2. LEXIKALISCHE UND PHONOLOGISCHE STÖRUNGEN

Folgt man der Theorie von Locke, dann hat der verzögerte Sprachbeginn Auswirkungen auf höhere formale Funktionen der Sprache, wie den Ebenen der Lexik und der Phonologie. Welche Mechanismen dafür konkret eine Rolle spielen, ist jedoch noch weitgehend unerforscht. Fest steht, dass bei Kindern mit einer spezifischen Sprachentwicklungsstörung immer wieder von lexikalischen Problemen, wie einem eingeschränkten Wortschatz, berichtet wird. So weist auch die WHO in den diagnostischen Leitlinien für eine expressive Sprachstörung auf ein *eingeschränktes Vokabular,* den *häufigen Gebrauch einiger weniger Wörter* und *Schwierigkeiten in der Auswahl zutreffender Wörter und Synonyma* hin (vgl. DILLING et al. 1993, 266).

Lexikalische Erwerbsstörungen (synonym *semantisch-lexikalische Entwicklungsstörungen*, vgl. BRAUN 1999) sind gekennzeichnet durch Störungen im Lexikoninventar (geringer Wortschatzumfang und mangelnde Differenzierung der Komposition des Lexikons), Störungen im semantischen Lexikon (undifferenzierter Bedeutungsaufbau und mangelnde Bedeutungsbeziehungen) und im Wortformlexikon (fehlerhafte und diffuse phonologische Repräsentation) und durch lexikalische Zugriffsstörungen (Wortfindungsstörungen, Wortabrufstörungen, Worterkennungsstörungen) (vgl. ROTHWEILER 2001b). Sie können sowohl die Ebene des konzeptuellen und grammatischen Bedeutungswissens (Lemmaebene) als auch die morpho-phonologische Ebene (Wortformebene) betreffen[43] (BRAUN 1999; DANNENBAUER 1997).

Symptomatisch fallen lexikalische Erwerbsstörungen v. a. in der Sprachproduktion auf, die nach ROTHWEILER (2001b), neben dem wichtigsten Symptom des geringen Wortschatzes durch falsche Antworten, unvollständige Phrasen mit Selbstkorrekturen, Ersetzungen und Paraphasien (mit phonologischer oder semantischer Ähnlichkeit zum Zielwort), Neologismen, Umschreibungen, unkonkrete Wörter (Ding, Sache, Zeug), Füllelemente (hm, ähm, ...), Initiatoren (und dann), Wiederholungen, verzögerte Antworten, Stereotype (Wie heißt das noch?, Fällt mir nicht ein., Weiß ich nicht.) und Vermeidungsverhalten bis hin zum Schweigen gekennzeichnet ist.

Oft führen die lexikalischen Probleme auch zu unspezifischen Symptomen und zu einer ausgeprägten Begleit- und Folgesymptomatik. So zeigen lexikalisch be-

---

[43] Die Begriffe *Lemma, Wortform* und *Lexem* werden unter *3.3.1. Die Struktur des Wortwissens* erläutert.

einträchtigte Kinder ein geringeres Neugierverhalten und fragen kaum nach ihnen unbekannten Wörtern. Immer wieder wird in der Literatur auf ein problematisches Lern- und Leistungsvermögen hingewiesen, da Aufgabenverständnis, der Erwerb der Schriftsprache und von Fremdsprachen auf ein eingeschränktes semantisch-lexikalisches Wissen aufbauen müssen (vgl. GLÜCK 2001b).

Die dabei auftretenden Störungen in der Struktur des mentalen Lexikons können als Störungen in der Organisation des Wortschatzes (Inventarstörungen), als Störungen im semantischen Lexikon (gestörter Bedeutungsaufbau und eingeschränkte Bedeutungsbeziehungen der Wörter untereinander) und als Störungen im Lexikon der Wortformen (phonologische Repräsentation) auftreten (BRAUN 1999, 248). Angenommen wird, dass die Entwicklung des rezeptiven Wortschatzes v. a. durch eine Störung im Bereich der Wortbedeutung beeinträchtigt wird, da zum Verständnis eines Wortes normalerweise das Erkennen der Wortbedeutung ausreicht, ohne die phonologische Wortform zuordnen zu können. Dagegen kann eine Einschränkung im produktiven Wortschatz zudem durch eine Störung im Lexikon der Wortformen bedingt sein, da man zur Produktion sowohl auf die Bedeutung des Wortes als auch auf die entsprechende Wortform zugreifen muss.

Der Begriff der lexikalischen Erwerbsstörung dient in der Literatur meist als Oberbegriff[44] für Wortschatzdefizite im engeren Sinne und für Wortfindungs- oder Wortzugriffsstörungen. In dieser Arbeit schließe ich mich im Folgenden der Definition von Rothweiler an: „Ein Wortschatzdefizit im engen Sinn liegt vor, wenn das betroffene Kind ein beschränktes Lexikon mit wenigen Worteinträgen hat ('das Kind kennt viele Wörter nicht'). Eine Wortfindungsstörung liegt vor, wenn im Sprachproduktionsprozess der Abruf von Wörtern und besonders von Wortformen nicht gelingt, während Lexeme rezeptiv zugänglich sind." (ROTHWEILER 2001b, 6-7).
Bei einem *Wortschatzdefizit im engen Sinne* hat das Kind folglich einen eingeschränkten rezeptiven und produktiven Wortschatz, es versteht und produziert weniger Wörter als gleichaltrige Kinder. Dabei erscheint häufig der rezeptive Wortschatz weniger beeinträchtigt als der produktive Wortschatz (GRIMM 1999). Dagegen ist bei einer *Wortfindungsstörung* das Lexem rezeptiv zugänglich, das Kind kennt das Wort, kann es aber für die Sprachproduktion nicht abrufen. Vermutet wird eine Diskrepanz zwischen den rezeptiven und produktiven Leistungen, da das Kind wesentlich mehr Wörter versteht als es produktiv abrufen kann. Die auch im normalen Spracherwerb vorliegende Diskrepanz – der rezeptive Wortschatz ist immer größer als der produktive Wortschatz – ist bei diesen Kindern wesentlich größer. ROTHWEILER erklärt Wortfindungsstörungen durch einen defizitären Aufbau des mentalen Lexikons. Aus den gestörten lexikali-

---

[44] Es gibt in der deutschsprachigen Literatur eine Begriffsvielfalt, die von DANNENBAUER (1997) auch als *Begriffsverwirrung* bezeichnet wurde.

schen Erwerbsprozessen folgen defizitäre Repräsentationen, die – abhängig davon welche Aspekte in welchem Ausmaß gestört sind – verschieden ausgeprägt sein können. Die Autorin bezeichnet deshalb lexikalische Defizite im engen Sinne als quantitatives und Wortfindungsstörungen als qualitatives Defizit. Sie verweist darauf, dass eine lexikalische Störung nur dann vorliegt, wenn mehrere der genannten sprachlichen Symptome gehäuft und wiederholt auftreten. Kein Symptom allein macht eine lexikalische Störung aus – im Gegenteil, sie gehören zum normalen Sprachproduktionsprozess und treten bei Situationen erhöhter Sprachanforderung in der Spontansprache jedes Menschen auf (vgl. ROTHWEILER 2001b).

Wie bereits bei ELSEN (1999) diskutiert, wird der Zusammenhang zwischen lexikalischen und phonologischen Störungen dadurch deutlich, dass die Expansion des kindlichen Lexikons auf Fortschritte in den phonologischen Fähigkeiten zurückzuführen ist. Daher sollen nun die phonologischen Störungen näher betrachtet werden.

Phonologische Störungen sind „linguistische Systemstörungen, die sich in der gesprochenen Sprache als nicht altersentsprechende, qualitativ und quantitativ abweichende phonologische Prozesse äußern." (BRAUN 1999, 232). Phonologisch beeinträchtigte Kinder haben Probleme mit dem Erwerb des phonologischen Regelsystems der Muttersprache (vgl. HOFFMAN & DANILOFF 1990), so dass die Aussprache häufig schwer verständlich ist (DANNENBAUER & KOTTEN-SEDERQVIST 1986). STACKHOUSE (1993) weist darauf hin, dass der Terminus *phonological disorder* häufig zur Beschreibung "nebulöser Kategorien" unterschiedlicher Sprachstörungen dient, jedoch in einem streng linguistischen Sinne eingesetzt werden sollte. Er hat eine differenzierte Sicht auf das Konstrukt der *phonologischen Störung* und weist insbesondere auch auf den Bezug zum Schriftspracherwerb hin. „... *the term PHONOLOGICAL DISORDER is used to describe a child's speech output difficulties, and PHONOLOGICAL PROCESSING DISORDER to describe the underlying cognitive deficits that such a child may have. The nature of the underlying phonological processing difficulties in terms of input (auditory skills), representation (lexical organisation) or output (motor programming and production) levels, ..., it may also determine the type of spelling error pattern found in children with written language difficulties.*" (STACKHOUSE 1993, 231).

Untersuchungen über phonologische Prozesse führten im deutschsprachigen Raum HACKER & WEIß (1986), ROMONATH (1991) und FOX (2004) durch. Sie zeigten, dass Kinder mit Aussprachestörungen eine größere Anzahl phonologischer Prozesse aufweisen, die, da ca. ein Viertel der Prozesse bei sprachnormalen Kindern nicht vorkamen, pathologischer Natur waren (vgl. ROMONATH 1991). In der Studie von HACKER & WEIß (1986) handelte es sich bei den gefundenen phonologischen Prozessen im Wesentlichen um Substitutionen (90 %). Auslassungen und Assimilationen zeigten sich deutlich weniger.

Fox (2004, 2002) gibt einen aktuellen, multilinguistisch orientierten Überblick mit Überprüfung englischsprachiger Klassifikationsmodelle auf deren Relevanz im Deutschen. Sie übersetzte die "Klassifikation kindlicher Sprechstörungen unklarer Genese" nach DODD (1995) in das Deutsche, deren Einteilung der Störungen in vier Untergruppen (Artikulationsstörung[45], verzögerte phonologische Entwicklung, konsequente phonologische Störung und inkonsequente phonologische Störung) sich in Studien im deutschsprachigen Raum zu bestätigen scheint (vgl. FOX 2004).

Nach DODD (1995) zeigen Kinder mit einer *phonologischen Verzögerung* ausschließlich physiologische Prozesse (also Auffälligkeiten, die auch bei sich normal entwickelnden Kindern auftreten), wobei mindestens ein Prozess eine Verlangsamung im Erwerb von mehr als sechs Monaten aufweisen sollte (z. B. Vorverlagerung von Velaren oder Frikativen, Konsonantenreduktion). Eine *konsequente phonologische Störung* dagegen weist mindestens einen pathologischen Prozess[46] auf. Kinder mit *inkonsequenten phonologischen Störungen* realisieren identische lexikalische Items nicht immer auf die gleiche Weise. Dabei wird bei dreimaliger Wiederholung von 25 Wörtern eine Inkonsequenzrate von 40 % angegeben. Die Aussprache der betroffenen Kinder ist fast unverständlich (ebd.). Jedes phonologisch gestörte Kind hat innerhalb der aufgeführten Symptome seine individuelle Dominanz (vgl. FOX 2004). Das Problem dieser Kinder ist, dass sie die eigene Aussprache und die Aussprache anderer nicht korrekt wahrnehmen und / oder verarbeiten. Dabei gehen wichtige Informationen, wie die minimalen Unterschiede zwischen sich ähnelnden Lauten, verloren. Das Kind ist dann nicht in der Lage, diese Unterschiede im eigenen Sprechen zu realisieren.

Hinsichtlich des Auftretens phonologischer Störungen wird zum einen über isolierte phonologische Störungen und zum anderen über phonologische Störungen im Rahmen einer übergreifenden Sprachentwicklungsstörung berichtet. Dabei wird häufig auf eine gleichzeitige Einschränkung innerhalb der lexikalischen Fähigkeiten hingewiesen. In einer großen Anzahl englischsprachiger Untersuchungen (CHIAT & HUNT 1993; GATHERCOLE 1993) ließen sich dafür Evidenzen finden. DANNENBAUER (1996b) bemerkt, dass es „höchst unwahrscheinlich (ist), dass Kinder mit langandauernd eingeschränktem [oder fehlerhaftem] phonologischem Wissen Lautsprache ausreichend dekodieren bzw. im lexikalischen, mor-

---

[45] Die von DODD (1995) als *Artikulationsstörung* bezeichnete Auffälligkeit wird von FOX (2004) als ein peripher motorisches Problem angegeben und ist somit eine isoliert auftretende Störung auf der phonetischen, nicht der phonologischen, Ebene. Auf dieses Symptom soll im Folgenden nicht weiter Bezug genommen werden, da hier keine Störung in der phonologischen Sprachverarbeitung vorliegt und es sich nicht um eine Sprachentwicklungsauffälligkeit im Sinne einer spezifischen Sprachentwicklungsstörung handelt.

[46] „Ein phonologischer Prozess gilt als pathologisch, wenn er an sich nicht in der physiologischen Entwicklung vorkommt, ..., bei einem Phonem auftritt, bei dem er in der physiologischen Entwicklung nicht auftritt, ..., (oder) in einer ungewöhnlichen Häufigkeit auftritt." (Fox 2004, 111).

phologischen und syntaktischen Bereich einen annähernd normalen Spracherwerb vollziehen können." (ebd., 282).
Es stellt sich die Frage, welcher Zusammenhang zwischen lexikalischen und phonologischen Störungen besteht. In einer Untersuchung von ELSEN (1999) ließ sich zeigen, dass der Wortschatzspurt u. a. durch Fortschritte der phonetisch-phonologischen Fähigkeiten erklärt werden kann, womit eine Verbindung zwischen der lexikalischen und der phonologischen Entwicklung deutlich wird. Die aufgezeigte gestörte Entwicklung beider sprachlichen Ebenen kann demzufolge durch ein eingeschränktes Zusammenwirken spezifischer Spracherwerbsmechanismen erklärt werden. Als zentrales Symptom lexikalischer Störungen wird von einem eingeschränkten Wortschatzumfang ausgegangen. Folgt man der Theorie von Locke, so bedingt der zu geringe Wortschatz um den 28. Lebensmonat herum eine Nichtaktivierung höherer linguistischer Verarbeitungsfähigkeiten, wie beispielsweise den differenzierten Erwerb des phonologischen Systems. Da der Aufbau und die Speicherung phonologischer Repräsentationen im Wortformlexikon erfolgt, kann angenommen werden, dass Auffälligkeiten in beiden Bereichen im eingeschränkten Aufbau des Wortformlexikons begründet liegen.

3.3. EXKURS: MODELLVORSTELLUNGEN ZUR MENTALEN REPRÄSENTATION DES WORTSCHATZES

Um den Zusammenhang zwischen semantisch-lexikalischen und phonologischen Störungen besser zu verstehen, sollen im Folgenden wichtige Modelle und Begrifflichkeiten zur mentalen Repräsentation von Wörtern dargestellt und erläutert werden. Dies betrifft zum einen Modellvorstellungen zur Struktur des Wortwissens, und damit der Klärung der zentralen Begriffe *Lemma*, *Wortform* und *Lexem*, zum anderen die mentale Repräsentation der Wortbedeutung und der Wortform bzw. der Abruf der Wortform. Um aufzeigen zu können, wie der Wortabruf erfolgt, wird ein aktuelles Modell zur Sprachproduktion aufgegriffen und erläutert. Modellvorstellungen können Hinweise auf Störstellen innerhalb des lexikalischen Lernens geben. Die Auswertung der aufgezeigten Modellvorstellungen hinsichtlich möglicher Störstellen schließt sich in einer Zusammenfassung an.

3.3.1. Struktur des Wortwissens

Zu der Frage, wie das zu einem Wort gehörende sprachliche Wissen – morphologische Eigenschaften, semantische Repräsentation, lexikalische Kategorien, phonologische Formen – mental repräsentiert ist, gibt es als Antwort unterschiedliche Modellvorstellungen. Eine in der Fachliteratur anerkannte Theorie stellt LEVELT (1989)[47] vor. Er strukturiert die Einträge im mentalen Lexikon[48] in zwei unterschiedliche Repräsentationen: In die Lemma- und in die Wortformebene.

Als *Lemmaebene*[49] bezeichnet man die semantisch-konzeptuellen und syntaktischen Aspekte, als *Wortformebene*[50] die morphologischen und phonologischen Aspekte des lexikalischen Wissens.

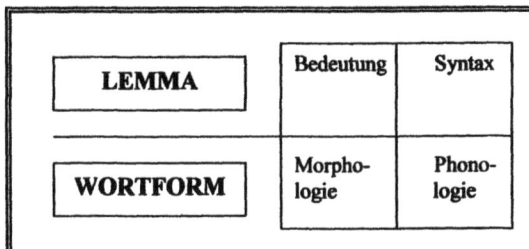

Abb. 12. Internale Struktur der Einträge im mentalen Lexikon (nach LEVELT 1989, 182, 188)

„A speaker's mental lexicon is a repository of declarative knowledge about the words of his language. From the point of view of language production, each item in the lexicon is a listing of at least four kinds of features." (LEVELT 1989, 182).

Die Bedeutung (*meaning*) ist dabei ein Set „*of conceptual conditions*" (ebd., 182), das mit Wissen über ein bestimmtes Item (Wort) gefüllt wird, so dass dies bei entsprechender Aktivierung ausgewählt wird. Beispielsweise könnte das Wort "Sonne" u. a. mit dem Eintrag "strahlt hell und warm vom Himmel" gefüllt sein. Die *Phonologie* umfasst die Eigenschaften über die Lautstruktur des Wortes, wie z. B. über Silbenanzahl oder Akzentstruktur. Das Beispiel "Sonne" enthält zwei Silben und die Hauptbetonung auf der ersten Silbe. Die *Syntax* bein-

---

[47] LEVELT (1989) entwickelt – zu den in der Fachliteratur konkurrierenden modularen und interaktiven Theorien – ein alternatives Modell zur Wort- bzw. Sprachverarbeitung. Bestandteile der modularen und interaktiven Theorien werden hier zu einem hybriden Modell vereint.
[48] Definition *mentales Lexikon* siehe Fußnote unter *1. 1. Normaler Schriftspracherwerb*.
[49] Levelt übernimmt den Begriff *Lemma* aus der Grammatiktheorie von KEMPEN & HOENKAMP (1987).
[50] In den früheren Veröffentlichungen von Levelt und Mitarbeitern werden die phonologischen und morphologischen Merkmale als *Lexem* bezeichnet, auch diesen Begriff entlehnen die Autoren aus der Grammatiktheorie von KEMPEN & HOENKAMP (1987). An dieser Stelle soll darauf hingewiesen werden, dass Levelt und Mitarbeiter in neueren Veröffentlichungen die behandelten Begriffe in unterschiedlichem Sinne verwenden. So bezeichnen sie nun den Begriff *Lexem* in linguistischer Tradition als separaten lexikalischen Eintrag, da die Verwendung von *Lexem* nur für die phonologisch-morphologischen Merkmale (aktuell: *word form* genannt) zu einer ziemlichen Verwirrung geführt haben soll. *Lexem* steht nun also für Lemma und Wortform.

haltet eine Anzahl syntaktischer Eigenschaften, z. B. hinsichtlich der Wortarten (Sonne – *Nomen*, sonnen – *Verb*). Die *morphologische Spezifizierung* berücksichtigt Stamm- und Flexionsformen, beispielsweise ist "Sonne" als Nomen nicht veränderbar, das Verb "sonnen" jedoch schon, beispielsweise verändert es sich in der 2. Person Singular zu "sonnst".
Alle Informationsmöglichkeiten über ein Wort sind selbstverständlich internal miteinander verbunden. Diese Verflechtungen bewirken Beziehungen zwischen den einzelnen Eintragungen in unterschiedlicher Weise.

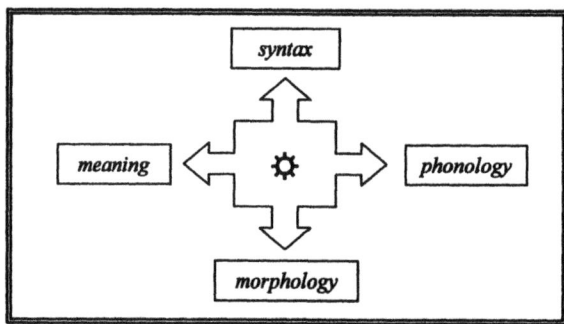

Abb. 13. Struktur des Wortwissens (LEVELT 1989, 182)

Beziehungen zwischen lexikalischen Eintragungen sind auf zweierlei Weise möglich: intrinsisch oder assoziativ. Die intrinsischen Beziehungen leiten sich von den vier Merkmalsbeschreibungen des Eintrags ab, haben also semantische (z. B. bei Hypernymen: Hund – Tier), phonologische (z. B. gleicher Anfangslaut), syntaktische oder morphologische Gemeinsamkeiten. Versprecheranalysen zeigen deutliche Verbindungen zwischen den bedeutungsmäßigen und den phonologischen Eintragungen; hingegen gibt es keine experimentellen Hinweise darauf, dass Verbindungen zwischen syntaktischen und morphologischen Eintragungen existieren (LEVELT 1989).
Die Annahme, dass die mentale Repräsentation keine geschlossene Einheit bildet, sondern sich zumindest in phonologisches und semantisches Wissen teilt, wird durch Befunde der kognitiven Neuropsychologie, durch Experimente mit Aphasikern und zum *priming*-Effekt[51] oder anhand von Beobachtungen zum *tip-of-the-tongue*-Phänomen unterstützt (vgl. CARDEBAT et al. 1996 zit. in GLÜCK 1998). Auch in der beschriebenen Theorie von Locke findet sie sich wieder.
Im Folgenden soll die strukturelle Einteilung in *Lemma*, als Ebene des semantisch-konzeptuellen und syntaktischen Wissens, und in *Wortform*, als Ebene des phonologisch-morphologischen Wissens, verwendet werden. *Lexem* steht als Oberbegriff für die Informationen, die von einem Wort in der Lemma- und in der Wortformebene zentral repräsentiert sind. Für beide Repräsentationen gibt es

---

[51] Der *priming*-Effekt stellt eine assoziative Bahnung dar und lässt sich an Abrufzeiten von Gedächtnisinhalten bestimmen.

in der Literatur unterschiedliche Erwerbs- und Speichermodelle, auf die im nächsten Abschnitt überblickartig eingegangen wird.

3.3.2. Mentale Repräsentation der Wortbedeutung

In der Literatur existieren unterschiedliche Vorstellungen[52] davon, wie die Wortbedeutung mental repräsentiert ist (vgl. SZAGUN 1993, 1983). Verschiedene wissenschaftliche Annahmen versuchen die Art der Modellierung kognitiver Strukturen und Prozesse abzubilden und entwickelten zum Teil sehr unterschiedliche Erklärungsansätze. Fest steht, dass mentale Repräsentationen von Wortbedeutungen bei rezeptiven *und* produktiven Vorgängen aktiviert werden müssen.

Die Theorien zur Bedeutungsentwicklung beim Kind haben sich im englischsprachigen Raum vorwiegend unter dem Einfluss der kognitiv geprägten Sprachentwicklungspsychologie entwickelt. Klassiker der Wortbedeutungsentwicklung sind die *semantische Merkmalstheorie* und später die *lexikalische Kontrasttheorie* von E. CLARK (1983, 1973), die *Theorie des funktionalen Kerns* von K. NELSON (1974) und die *Prototypentheorie* von M. BOWERMAN (1977). Die älteren Hypothesen konnten in ihrer Fassung keine Bestätigung finden (GLÜCK 1998), bekräftigen jedoch die Bedeutung perzeptueller und funktionaler Eigenschaften von Referenten beim Erwerb von Wortbedeutungen.

Im Folgenden soll als Modellvorstellung auf Hierarchische Netzwerke (vgl. RICKHEIT 1990; COLLINS & QUILLIAN 1969) Bezug genommen werden, da sie besonders geeignet erscheinen, um den Charakter der Verbundenheit zweier Wörter, bei denen ein semantischer Zusammenhang vorliegt, darzustellen. Sie liefern für empirische Studien einen ausreichenden Erläuterungsgehalt und können auch für die Erklärung von Wortschatzdefiziten, als einem Teilbereich der spezifischen Sprachentwicklungsstörungen, herangezogen werden (vgl. GLÜCK 1998).

Für die Vorstellung eines solchen Netzes wurden 2 Arten von Knoten eingeführt: Konzeptknoten und Eigenschaftsknoten. Konzeptknoten stehen für mentale Repräsentationen von Objekten. Eigenschaftsknoten stellen mögliche Eigenschaften dieser Konzepte dar. Eine solche Verknüpfung von Konzeptknoten mit den dazugehörigen Eigenschaftsknoten wird über die so genannte "hat"-Relation hergestellt (ebd.).

---

[52] Die unscharfe Bedeutung von Wörtern führt zwangsläufig zu dem Phänomen der unscharfen Ränder von semantischen Feldern bzw. Kategorien und damit in der Theorie zu eher unbefriedigenden Modellvorstellungen.

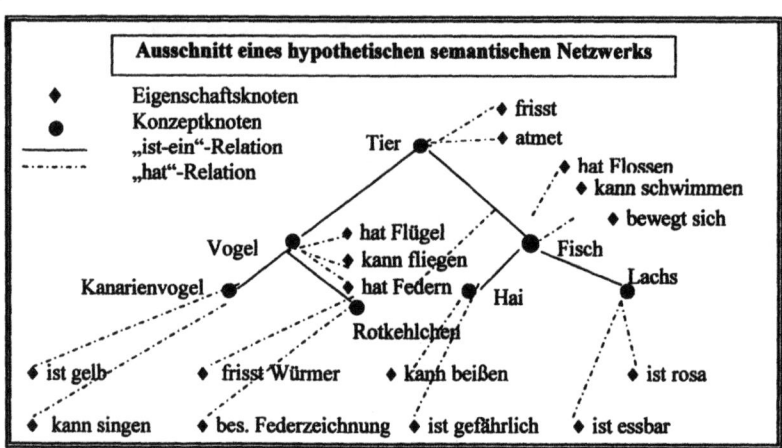

Abb. 14. Hypothetische Gedächtnisstruktur einer Hierarchie auf drei Ebenen nach COLLINS & QUILLIAN (1969 zit. in GLÜCK 1998)

Zwischen Konzeptknoten bilden sich so genannte "ist-ein"-Relationen aus. Das Konzept [Rotkehlchen] ist durch die "ist-ein"-Relation ("ist-ein"-Kanten) mit dem Konzept [Vogel] verbunden. Zusammen mit den koordinierenden Eigenschaften ergibt sich ein vielfältig verzweigtes Netzwerk.
Es wird deutlich, dass durch viele "ist-ein"-Kanten das Konzept *Vogel* eine besondere Stellung im Sinne einer übergeordneten Kategorie einnimmt. Konzepte wie "Rotkehlchen", "Pinguin", oder "Taube" nehmen dabei eine nebengeordnete Stellung ein.
Die Zuweisung der Eigenschaftsknoten erfolgt so, dass immer die Eigenschaften an einen Konzeptknoten angebunden werden, die das Spezifische innerhalb der Hierarchieebene ausmachen. Die Eigenschaften der in der Hierarchie übergeordneten Konzeptknoten behalten ihre Gültigkeit für alle verbundenen, aber tieferstehenden Konzeptknoten bei. Dieses System der Merkmalsvererbung ist enorm speichereffizient, da nie Eigenschaften mehrfach repräsentiert werden müssen (vgl. GLÜCK 1998)[53].

Die Darlegungen zeigen, dass sich der Wortbedeutungserwerb in der Qualität der mentalen Repräsentation widerspiegelt (vgl. GLÜCK 2000). Schlussfolgernd daraus, sollten sich in Untersuchungen des rezeptiven Wortschatzes bei Kindern mit SSES Hinweise auf weniger Repräsentationen und / oder ungenau gespeicherte Repräsentationen innerhalb des rezeptiven Lexikons finden lassen. Mentale Repräsentationen im Wortbedeutungslexikon weisen keine ableitbaren Zu-

---

[53] Es gibt weitere bedeutsame Aspekte von *conceptual networks*, wie beispielsweise die *lexical selection* (vgl. LEVELT et al. 1999) durch *spreading activation* beim Wortabruf. Diese sollen hier jedoch nicht weiter erläutert werden.

sammenhänge mit dem Wortformlexikon auf. Nicht ausgeschlossen werden kann jedoch, dass sie möglicherweise den Aufbau metaphonologischer Fähigkeiten und bestimmter Aspekte des Schriftspracherwerbs über weitere kognitive Verbindungs- und Verarbeitungsstrategien beeinflussen. Kinder mit Problemen im Wortbedeutungsaufbau haben daher gegebenenfalls Schwierigkeiten beim Erwerb metaphonologischer Fähigkeiten sowie im Schriftspracherwerb. In empirischen Arbeiten sollte versucht werden, einen solchen Zusammenhang zu klären.

3.3.3. Mentale Repräsentation der Wortform

An dieser Stelle soll ein umfassender Einblick in die mentale Repräsentation der Wortform und ihrer Einbettung in weitere kognitive Aspekte des Wortschatzes (z. B. den Wortabruf) gegeben werden.
Es stellt sich die Frage, wie die im Abschnitt *2.2. Metaphonologische Fähigkeiten und Wortschatzentwicklung* der Theorie von WALLEY (1993) postulierten phonologischen Segmente gespeichert und abgerufen werden können. Diese Speichersegmente könnten die mentalen Grundlagen metaphonologischer Fähigkeiten sein, wie unter *2.2.4. Bedeutung der lexical restructuring theory für die Entwicklung metaphonologischer Fähigkeiten* erklärt wurde. Dazu muss auf Wortspeicher- und -abrufmodelle Bezug genommen werden. Weiterhin sollten sich aus Sprachproduktionsmodellen Hinweise auf mögliche Störstellen im mentalen Lexikon ableiten lassen.

Für den Abruf von Wörtern aus dem Langzeitgedächtnis ist das mentale Lexikon verantwortlich. Auf der Grundlage psycholinguistischer Forschung entwickelte LEVELT (1989) das *Inkrementelle Sprachproduktionsmodell*. Darin wird angenommen, dass das mentale Lexikon aus zwei verschiedenen Ebenen besteht, „die in einer starken, aber störbaren, assoziativen Verbindung zueinander stehen." (GLÜCK 2000, 48). Gemeint sind die Wortform- und Lemmaebene, wie sie unter *3.3.1. Struktur des Wortwissens* bereits eingeführt wurden.
In ähnlicher Weise sieht auch BUTTERWORTH (1992) den Aufbau des mentalen Lexikons. „*...word retrieval takes place in two separate stages: the retrieval of an abstract representation, called 'lemma' (...), from a separate lexicon of such representations, called a 'semantic lexicon' (...) since it is claimed that these items are organized semantically so that each semantic input specification is paired with a 'phonological address'.*" (ebd., 264).

LEVELT (1989) geht in seinem Modell von Subsystemen aus, die miteinander interagieren und aufeinander aufbauen. Die Gesamtfunktion der weitgehend autonom arbeitenden Subsysteme mündet in eine komplexe Sprecherleistung. Er stellt dies in folgendem Modell dar:

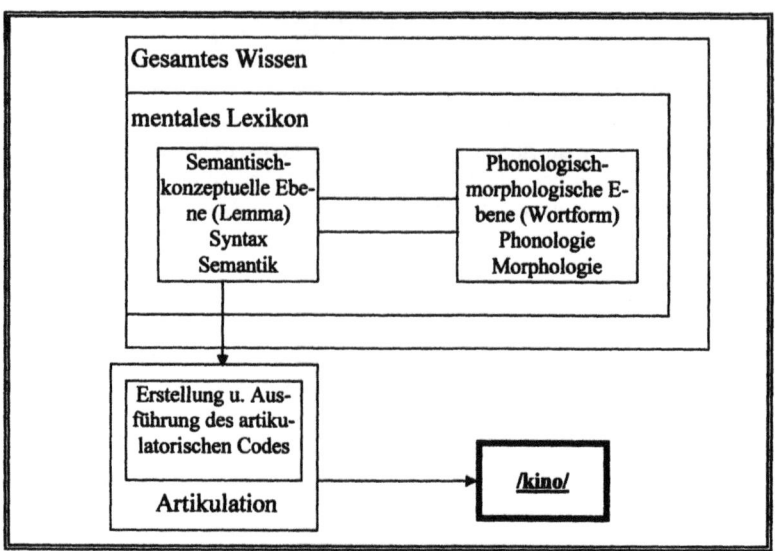

Abb. 15. Inkrementelles Sprachproduktionsmodell nach LEVELT (1989)

In seinem Modell verbindet Levelt die parallele Verarbeitung und die Vorstellung von Subsystemen zu einem *inkrementellen* Sprachproduktionsmodell. Inkrementell meint dabei, die, im Sinne eines Fließbandmodells rasche gleichzeitige Aktivierung der Subsysteme einzelner Items[54].

Es werden drei große Verarbeitungsschritte angenommen, die im Folgenden erläutert werden sollen. Dabei wird schwerpunktmäßig auf die produktive Seite der Wortverarbeitung eingegangen, da sich ein Zusammenhang zwischen der Entwicklung metaphonologischer Fähigkeiten und dem Wortschatz nur schlüssig anhand der Wort*form* erklären lässt, also stärker in Verbindung mit dem Wortabruf steht (siehe *1. Zentrale Annahmen*).

---

[54] In einem weiteren Artikel wiesen LEVELT et al. (1991) darauf hin, dass es in der Literatur zwei Annahmen hinsichtlich paralleler und sequentieller Verarbeitung gibt. Der lexikalische Zugriff auf die Bezeichnung eines Objektes beinhaltet die Aktivierung eines Sets lexikalischer Kandidaten, die Auswahl des bevorzugten Items und die phonologische Enkodierung dieses Items. Um diesen Vorgang zu erklären, gibt es zum einen die Annahme, dass der lexikalischen Aktivierung die Selektion eines Zielitems folgt und es auf dieses eine beschränkt bleibt (*2-stage view*). Davon lassen sich zum anderen die *activation-spreading-theories* unterscheiden. In denen wird angenommen, dass alle aktivierten lexikalischen Kandidaten auch phonologisch aktiviert werden und dass der am stärksten aktivierte Kandidat ausgewählt wird.

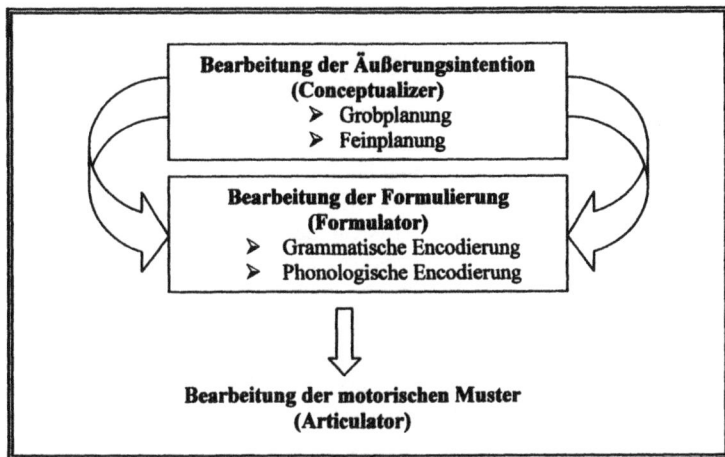

Abb. 16. Inkrementelles Sprachproduktionsmodell nach LEVELT (1989) – Verarbeitungsschritte

Levelt unterscheidet innerhalb der Verarbeitung zwischen der konzeptuellen, der lexikalischen und der artikulatorischen Ebene:

Die **Bearbeitung der Äußerungsintention** erfolgt in zwei Schritten: In der *Grobplanung* werden die Informationen ausgewählt, die der Äußerungsabsicht entsprechen. Dabei werden nichtsprachliche Aspekte, wie z. B. die Bedeutung der Information, das Vertrautsein mit dem Erfahrungsstand des Gegenübers usw., berücksichtigt.
Anschließend erfolgt die *Feinplanung*, in der die Elemente der Äußerungsintentionen in einem propositionalen Format kodiert werden, wobei Aspekte, wie der Stand des Gespräches (bereits eingeführte Informationen, Pronomina, Ellipsen), zu berücksichtigen sind. Linguistische Anforderungen, die der Formulator in der nächsten Verarbeitungsstufe stellt, werden ebenfalls berücksichtigt (z. B. Zeitformen grammatisch auszudrücken). Die präverbale Nachricht, die von der Feinplanung herausgegeben wird, muss noch nicht komplett fertig gestellt sein, sondern kann auch bereits als Vorform bzw. Teil vom Formulator aufgenommen und verarbeitet werden.

Die **Bearbeitung der Formulierung**[55] ist ein hochautomatisierter und nichtintentionaler Prozess. Zu der präverbalen Äußerungsintention werden gleichzeitig die lexikalischen Einheiten nach ihren semantischen Eigenschaften ausgewählt und die syntaktischen und morphologischen Eigenschaften frei. In einem zwei-

---
[55] Der Formulator, als die zweite nach LEVELT (1989) postulierte Makrokomponente, verarbeitet auch ganze Sätze und interagiert zwischen dem mentalen Lexikon und den beiden Enkodierungsprozessen.

ten Schritt kommt es zur Umsetzung in den phonologischen Code. Die beiden Prozesskomponenten des Formulators stehen in enger Verbindung zueinander. Es erfolgt eine Interaktion zwischen der Wortbedeutungsverarbeitung innerhalb des grammatischen Enkodierungssystems und der Wortformverarbeitung innerhalb des phonologischen Enkodierungssystems (vgl. LEVELT 1989).

Innerhalb der *grammatischen Enkodierung* hat Levelts Hauptthese, nach der der Prozess des Umsetzens der präverbalen Nachricht in eine verbale Kodierung lexikonbestimmt ist, eine herausragende Bedeutung: Die präverbale Nachricht, die, wie bereits erwähnt, aus dem *Conceptualizer* stammt, vermittelt die Aktivierung der Lexikoneinträge, deren syntaktische, morphologische und phonologische Eigenschaften die grammatischen, morphologischen und phonologischen Enkodierungsprozesse bedingen. In diesem grammatischen Enkodierprozess hat das Lemma eine zentrale Position. Das grammatische Enkodierungssystem schließt zwei eng verbundene Verarbeitungsschritte ein. Zum einen den syntaxbildenden Prozess und zum anderen den Zugriff auf die im mentalen Lexikon abgespeicherten Lemmata. Es werden so genannte "grammatische Hüllen" bereitgestellt, die mit den aus dem mentalen Lexikon aktivierten, in Frage kommenden Lemmata aufgefüllt werden. Die ausgewählten Lemmata stimmen anschließend mit den aktivierten grammatischen Strukturen des grammatischen Enkodierungssystems überein. Ist dieses geschehen, sind also die "grammatischen Hüllen" mit den geforderten Lemmata ausgefüllt, erzeugt das grammatische Enkodierungssystem eine syntaktische Oberflächenstruktur. Der Output der grammatischen Enkodierung ist folglich die schon gebeugte Phrasenstruktur einer Folge von Lemmata. Diese Repräsentationen dienen dann als Input für die phonologische Enkodierung.

Während der *phonologischen Enkodierung* kommt es zur Erarbeitung eines phonetischen Plans durch den Abruf der morphologischen und metrischen Komposition und zum Zugriff auf die phonologischen Wortsegmente[56]. Die von der grammatischen Enkodierung kommenden Lemmata sind abstrakte Einheiten, die in einer festen assozlativen Beziehung zu den Wortformen stehen. Es wird angenommen, dass die Lemmata mit lexikalischen Zeigern ausgestattet sind, die auf den Speicherort in der phonologischen Repräsentation zeigen, an dem sich die Wortformen befinden[57]. Weiterhin ist dieser Zeiger mit den wichtigen Informationen über morphologisch-syntaktische Informationen (Numerus, Kasus,

---

[56] Im Unterschied zu dem grammatischen Enkodierungssystem, das seine Informationen aus dem Lemmalexikon bezieht, benötigt das phonologische Enkodierungssystem seine Information aus dem Wortformlexikon.

[57] Um seine Theorie zu untermauern, verweist Levelt auf *priming*-Experimente und Versprecheranalysen. Er wies in *priming*-Experimenten nach, dass es bereits auf der Lemmaebene zu einer Kandidatenauswahl kommt, wogegen während der phonologischen Enkodierung kein Wettbewerb mehr stattfindet. Dieses Phänomen lässt sich durch den gestuften Abruf sowie den angenommenen Informationen auf den lexikalischen Zeigern gut erklären. Versprecheranalysen bestätigen diese Argumentation: Es lassen sich im Wesentlichen Fehler entweder auf der Lemmaebene oder der Wortform-Ebene nachweisen, gemischte Fehlertypen sind jedoch sehr selten (vgl. LEVELT 1989).

suprasegmentale Eigenschaften usw.) bestückt. Nach Levelt erfolgt die Auswahl des geeigneten Wortes also auf der Lemmaebene und erst im Anschluss daran kommt es automatisch zum Abruf der Wortform. Dies wird in weiteren Sprachproduktionsmodellen anders gesehen (vgl. JOHNSON et al. 1996; MORTON 1985). In einer Überarbeitung des Modells gelingen es LEVELT et al. (1999) ihre Theorie zu konkretisieren und anhand des Computermodells WEAVER++ zu simulieren (vgl. Modell in Abb. 17).

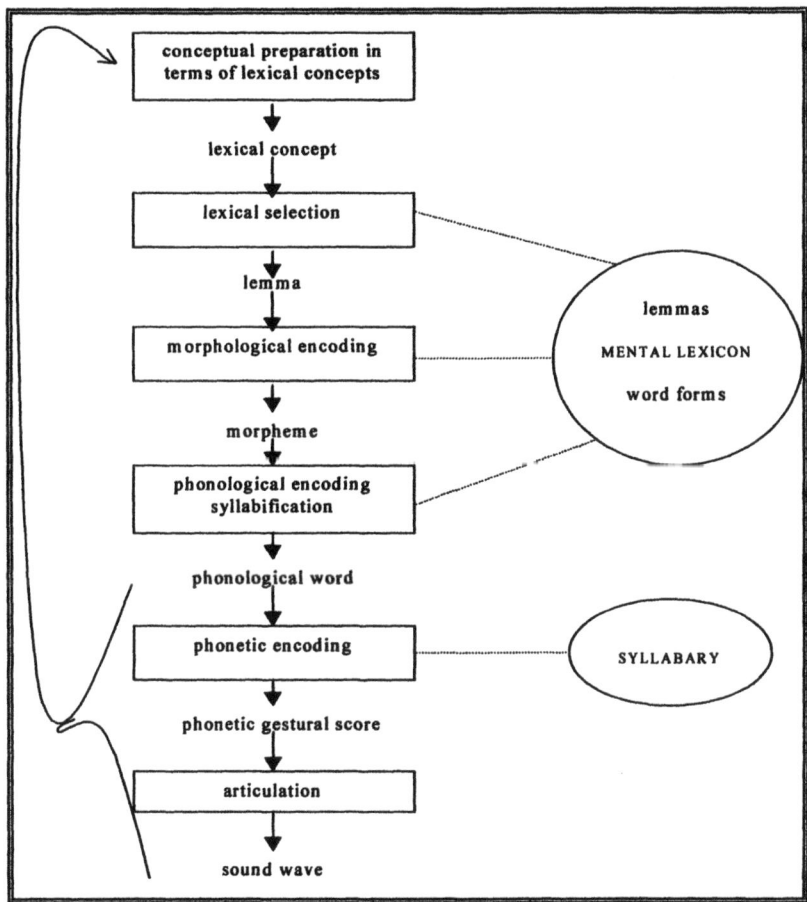

Abb. 17. *Theory of lexical access in speech production* von LEVELT, ROELOFS & MEYER (1999)

Besonders bedeutsam für die Erklärung von lexikalischen Auffälligkeiten ist dabei der Bereich der *lexical selection* und der *morphophonological encoding and syllabification*, die dem Bereich des *Formulators* entsprechen. Innerhalb der lexikalischen Auswahl wird sowohl im Lemma-Bereich als auch im Wortform-Bereich von lexikalischen Netzwerken ausgegangen; ist ein lexikalisches Konzept aktiviert, so versetzt es alle in ihm enthaltenen Lemmata in Aktivierung, wobei das am meisten aktivierte den Auswahlprozess gewinnt und anschließend auf die morphophonologischen Eigenschaften hinweist. Innerhalb des Lemmas werden bereits die so genannten diakritischen Parameter berücksichtigt, die für die weitere Enkodierung notwendig sind. In Levelt's Modell erfolgt auf dieser Ebene keine Auswahl von mehreren Kandidaten, da die Hinweise auf den lexikalischen Zeigern ziemlich genau zu den jeweiligen Wortformen führen (vgl. dazu ROELOFS 1992, Abb.17). Der Wortabruf erfolgt in zwei Schritten:

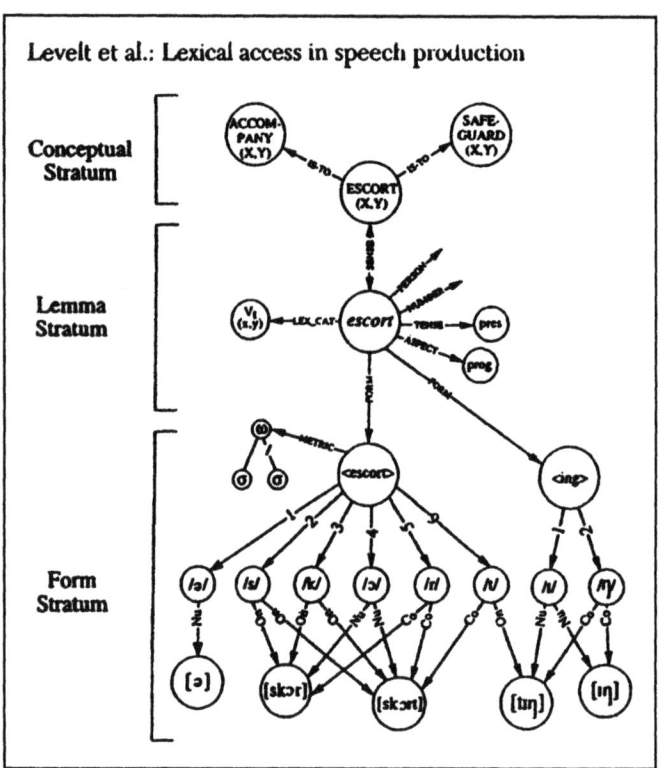

Abb. 18. Ausschnitt eines phonologischen Netzwerks (*feedforward activation spreading network*) mit drei Schichten: Die konzeptuelle Schicht repräsentiert die lexikalischen Konzepte, die Lemma-Schicht die Lemmata (in diesem Falle ausschließlich die syntaktischen Eigenschaften), die Wortform-Schicht repräsentiert die Morpheme und ihre phonemischen Segmente. Auf diesem Level liegen ebenfalls die silbischen Knoten (Beispiel *escort* aus LEVELT et al. 1999, 4).

LEVELT et al. (1999) nennen als Beispiel das Verb *escort*, welches phonologisch als *escort, escorts, escorted* oder *escorting* realisiert werden kann. Die Auswahl dieser Merkmale hängt von der konzeptuellen Repräsentation ab. Auf der morphophonologischen Ebene des Abrufprozesses besteht die Anforderung darin, den geeigneten artikulatorischen Bewegungsablauf vorzubereiten, um das ausgewählte Wort in den prosodischen Kontext einzureihen. Die erste Aufgabe ist dabei, die phonologische Gestalt aus dem mentalen Lexikon abzurufen[58]. Dabei werden drei Arten von Informationen benötigt: die morphologische Hülle, die metrischen Grenzen und die segmentelle Hülle. Für das Beispiel *escorting* ist die erste Stufe das Abrufen der beiden Morpheme <*escort*> und <*ing*>. Anschließend werden die metrischen, beispielsweise Silbenbetonung- und anzahl, und segmentellen Eigenschaften dieser Morpheme ausgegeben. Das segmentelle *spell out* für <*escort*> ist auf diesem Level phonemisch und nicht silbisch. Im Modell wird angenommen, dass keine silbischen Einheiten im mentalen Lexikon gespeichert werden, sondern nur Phoneme. Die Silbifikation ist ein späterer Prozess im *articulator* (siehe unten), der von der phonologischen Umgebung des Wortes abhängig ist und auch über Wortgrenzen hinaus übertragen werden kann. Beispielsweise würde im Satz *He'll escort us* die Silbengliederung *e-scor-tus* aussehen. Derartige Speichereinheiten werden von LEVELT et al. (1999) im *formulator* ausgeschlossen. Trotzdem ist der Silbifikationsprozess ein essentieller Teil der Theorie von Levelt, der als simultan zur Auswahl der Morphemsegmente bzw. Phoneme angenommen wird (siehe Beispiel). „*The spelled-out segments are successively insert into the current metrical template, forming phonological syllables "on the fly": e-scor-ting (or e-scor-tus)."* (LEVELT et al. 1999, 5). Dieser Prozess folgt universellen Regeln der Silbifikation ebenso wie sprachspezifischen Regeln, die sich aller Wahrscheinlichkeit nach an der Aussprache orientieren. Der Bereich der Silben wird als phonologisch-prosodisch bezeichnet.

Die phonologische Kodierung stellt den Output der phonologischen Enkodierungsphase und zugleich den Input zum dritten Verarbeitungsschritt dar. Der Output dient der Erstellung eines phonetischen Silbenprogramms.

Im dritten Verarbeitungsschritt, der **Bearbeitung der motorischen Muster**, erfolgt die Übersetzung des phonetischen Plans in neural-motorische Muster. Eine zeitliche Synchronisierung zwischen *formulator* und *articulator* wird nicht angenommen. Eher scheint die innere Sprache (Output des *formulators*) der Aussprache zeitlich voraus zu sein. Levelt postuliert in diesem Zusammenhang einen sprachlichen Kurzzeitspeicher, einen Puffer, der die kurzfristige Speicherung des phonetischen Plans ermöglicht. Aus diesem Speicher entnimmt der *articulator* Informationen und transformiert diese in motorische Impulse, die dann umgesetzt zur hörbaren äußeren Sprache führen. In dieser Phase der Sprachpro-

---

[58] Störmechanismen an dieser Stelle des Wortabrufprozesses sind als *tip-of-the-tongue*-Phänomen bekannt (VIGLIOCCO et al. 1997 zit. in LEVELT et al. 1999).

duktion scheint die Silbe eine herausragende Rolle zu spielen. Es wird angenommen, dass sich der *articulator* (im überarbeiteten Modell *phonetic encoding*) einer Sammlung möglicher Silben bedient, die zur Äußerung der Wörter abgerufen werden können. Dieses begründen LEVELT & WHEELDON (1994) mit dem Häufigkeitseffekt für Silben. Wörter, die mit einer häufig vorkommenden Silbe enden, werden schneller benannt als Wörter mit selteneren Endungen. Weiterhin erscheinen viele der koartikulatorischen Eigenschaften von Wörtern silbeninternal (vgl. LEVELT et al. 1999).

3.3.4. Zusammenfassung und Schlussfolgerungen

Wie bereits mehrfach erwähnt wurde, spielt das phonologische Segment für das Aufzeigen einer Verbindung und möglicher Störstellen zwischen den mentalen Speichereinheiten des Wortschatzes und der Entwicklung metaphonologischer Fähigkeiten die entscheidende Rolle. Daher beziehen sich die folgende Zusammenfassung und die aus den Darlegungen ableitbaren Schlussfolgerungen ausschließlich auf die Darstellung der mentalen Repräsentation und Verarbeitung der Wortform.

Levelt sieht den gesamten Sprachproduktionsprozess als ein zeitliches Nacheinander an: Die Sprecherabsicht führt zum propositionalen Format, das anschließend in lexikalische, dann phonologische und zuletzt artikulatorische Codes transformiert wird.

Als empirische Evidenz für die Richtigkeit seiner Annahmen, führt Levelt Untersuchungen zum *tip-of-the-tongue*-Phänomen an. Dabei wird ein Teil der lexikalischen Information, genauer die *phonologische Information*, blockiert, während das lexikalische Wissen der Lemmaebene (Semantik und Syntax) bereits aktiviert ist. Das Wort ist in seiner Bedeutung klar und bereits in die korrekte syntaktische Form eingebettet, kann aber als Wortform (phonologische Folge) nicht abgerufen werden. Levelt erkennt darin zwei unterschiedliche Prozesse: die Lemma-Aktivierung und den Wortformabruf.

LEVELT et al. (1999) sehen die Speicherung der phonologischen Determinanten *phonemisch*, so wie es auch in der *lexical restructuring theory* von Walley für die mittlere Kindheit und die Erwachsenenzeit angenommen wird. Levelts Annahmen geben wichtige Hinweise auf die für diese Arbeit relevanten phonologischen Speichereinheiten im Wortformlexikon. Seine Theorie stellt eine Ergänzung zur *lexical restructuring theory* von Walley dar. Während Walley zu erklären versucht, wie es zu lexikalischen Restrukturierungsprozessen im mentalen Wortformlexikon kommt und wie diese ablaufen könnten, verdeutlicht Levelt, wie die phonologischen Speichereinheiten mental repräsentiert seien und abgerufen werden könnten. Beide Theorien gehen für das mittlere Kindesalter vom phonemischen Speichersegment im mentalen Wortformlexikon aus. Dieses kann als eine Voraussetzung für die Ausbildung metaphonologischer Fähigkeiten auf phonemischer Basis angesehen werden.

Eingeschränkt ist die Übertragbarkeit dieses Modells auf Kinder, die nach der *lexical restructuring theory* von WALLEY (1993) noch nicht über phonemische Speichereinheiten verfügen dürften. Die silbische Segmentierung wird im inkrementellen Sprachproduktionsmodell in Frage gestellt, daher kann der Wortabruf in der früheren Kindheit anhand des Modells von Levelt nicht erklärt werden. Ob bereits Kinder im Vorschulalter phonemische Speichereinheiten haben, auf die beim Wortabruf zugegriffen wird, wird in der Theorie von Levelt nicht berücksichtigt und ist auch empirisch ungeklärt. Levelt stellt allerdings auch keine sprachentwicklungstheoretischen Fragen, sondern bezieht sich ausschließlich auf die Erwachsenenrekognition, so dass eine Interpretation auch nur für die Strukturierung des mentalen Lexikons im Erwachsenenalter erfolgen kann.
Wenn auch andere Autoren (vgl. DELL et al. 1999) gegen Einzelheiten des Modells Einwände erhoben haben, gilt es doch als das „derzeit am weitesten ausgearbeitete psycholinguistische Modell von Struktur und Prozess im mentalen Lexikon." (GLÜCK 2001b, 81).

3.4. URSACHENHYPOTHESEN ÜBER DAS WORTSCHATZDEFIZIT

Folgt man den Darlegungen der biolinguistisch orientierten Theorie von Locke, so kann die Wortschatzentwicklung als Grundlage innerhalb der sprachlichen Entwicklung verstanden werden. Daher sind, wie bereits unter *3.1. Begriff, Symptomatik und Ursachenhypothesen der spezifischen Sprachentwicklungsstörung* aufgezeigt, große Schwierigkeiten beim Erwerb neuer Wörter ein besonders markantes und frühes Symptom für eine SSES. Dieses Problem scheint die schwerste und am frühesten zu beobachtende sprachliche Beeinträchtigung der betroffenen Kinder darzustellen.
Sprachliche Fähigkeiten, wie Sprachproduktion, Sprachverständnis und sprachgetragene Funktionen, wie die Entwicklung metasprachlicher Fähigkeiten, auf die später der Schriftspracherwerb aufbauen kann, können nicht in effektivnormaler Art und Weise erlernt werden, wenn Grundlagen wie das Wissen über die Wortbedeutung und die Wortform nicht vorhanden sind (vgl. u. a. ROTHWEILER 2001a, 1999; GRIMM 1999; LOCKE 1997; GATHERCOLE 1993; GATHERCOLE & BADDELEY 1990a, b). Daher erscheint es plausibel zu vermuten, dass der geringe Wortschatzerwerb eine zentrale Rolle im Profil der sprachlichen Beeinträchtigungen spielt. Es stellt sich die Frage, welche kognitiven Mechanismen einen verzögerten Wortschatzerwerb verursachen könnten. Der folgende Abschnitt beschäftigt sich deshalb mit den in der Fachliteratur berichteten Annahmen über die Ursachen eines geringen Wortschatzes.

In Untersuchungen (vgl. u. a. GRIMM 2005; GRIMM et al. 2004; GRIMM 2003; RESCORLA et al. 1993) ließ sich fast ausnahmslos das geringe Dazulernen neuer Wörter in den ersten Lebensjahren nachweisen. Beim Erwerb eines neuen Wortes scheinen unterschiedliche Komponenten kognitiver Prozesse involviert zu sein, die Ursache des Wortschatzdefizits sein könnten: Die neu zu erlernende phonologische Wortform muss richtig segmentiert und verstanden werden, die Wortbedeutung mit dem Referenten übereinstimmen. Von einem erfolgreichen Erlernen eines neuen Wortes kann man erst reden, wenn die Vokabel in den Langzeitspeicher übernommen wurde. Die Wortbedeutung (z. B. Kontext, grammatische Klasse) muss vom Kind ebenso identifiziert und analysiert werden, um anschließend in Assoziation mit der phonologischen Repräsentation gespeichert zu werden.

Wie Levelts Annahmen nahe legen, werden mindestens zwei Typen unterschiedlicher Informationen bei jedem Wort gebraucht, um anschließend abstrahiert und erlernt werden zu können. Die Probleme des Worterwerbs lassen sich in rezeptive und produktive Schwächen aufschlüsseln. Hinsichtlich der rezeptiven Schwierigkeiten der Kinder werden im Verlauf des nächsten Abschnitts *fastmapping*-Studien an Kindern mit spezifischen Sprachentwicklungsstörungen beschrieben und interpretiert. Sprachproduktionsmodelle geben Hinweise auf Probleme im produktiven Bereich. In dieser Arbeit sollen anhand des Inkrementellen Sprachproduktionsmodells von LEVELT (u. a. 1989), hierarchischer Netzwerkmodelle und dem Arbeitsgedächtnis mögliche Anhaltspunkte für Schwierigkeiten innerhalb der Sprachproduktion aufzeigt werden.

3.4.1. Erkenntnisse aus Experimentalstudien

Die Probleme des Wortschatzerwerbs spezifisch sprachentwicklungsgestörter Kinder können, zieht man das Modell der internalen Struktur der Einträge im mentalen Lexikon nach LEVELT (1989) heran, zum einen im konzeptuellen, zum anderen im phonologischen oder in beiden Systemen lokalisiert sein. Durch die Konzipierung unterschiedlicher Untersuchungsmethoden erfolgte in der Forschung eine Auseinandersetzung mit diesem Problem. Es stellt sich dabei die Frage, anhand welcher Untersuchungsdesigns man am besten Einblick in das Problem des gestörten Wortschatzerwerbs bekommt. Einige Studien sollen nun vergleichend dargestellt werden.

Um die Worterwerbsdefizite von SSES-Kindern detaillierter zu analysieren, können ihre Wortlerntechniken unter Laborbedingungen erfasst werden. Der prinzipielle Vorteil dieser Techniken ist es, dass das Erlernen neuer Vokabeln im normalen Spracherwerb simuliert wird, also der tatsächlichen Lernsituation im alltäglichen Leben sehr nahe kommt. Sie sollen es dem Untersucher erlauben, die spezifischen Aspekte des Wortlernens zu erkennen, die bei den betroffenen Kindern beeinträchtigt sind. Dabei enthalten diese Testsituationen einen hohen Grad an Umweltkontrolle, z. B. das genaue Bestimmen der Anzahl der Präsentationen eines bestimmten Wortes, die ein Kind braucht, um es in den Wortschatz aufzunehmen.

Die Entwicklung eines Konzepts des Wortlernens unter Laborbedingungen basiert auf einer ersten Arbeit von CAREY (1978). Sie entwickelte einen Ablauf, in dem das Kind praktisch "nebenbei" durch einen eindeutigen situationalen und sprachlichen Kontext ein Wort erlernte: Dem Kind wurden drei unterschiedlich farbige 'Tabletts' gezeigt, eins rot, eins blau, eins *chromium*, dann wurde das Kind aufgefordert „*Bring me the chromium tray, not the blue one, the chromium one.*" Auf diesem Weg erhielt das Kind die notwendigen Informationen, die es ihm ermöglichten, diskriminativ die Bedeutung des neuen Wortes *chromium* zu erschließen. Die Eigenschaften des Wortes waren nicht ausdrücklich dem Kind übermittelt worden, aber es konnte unmittelbar vom sprachlichen und situationalen Kontext auf das Wort schließen. Carey fand heraus, dass bereits nach einer einzigen Präsentation des neuen Wortes die Kinder ein beträchtliches Verständnis für die Wortbedeutung entwickelten, sie erkannten das neue Wort auch noch einige Wochen später. Diese Leichtigkeit und anscheinende Mühelosigkeit des Wortlernens wird nach Carey *fast mapping* genannt.

Mit Hilfe dieses experimentellen Ansatzes lassen sich Erkenntnisse über Wortschatzdefizite bei sprachentwicklungsgestörten Kindern erheben. Erstens stellt das *fast mapping*-Paradigma eine brauchbare Experimentalsituation dar, mit der die Schwierigkeiten der betroffenen Kinder systematisch geprüft werden können. Zweitens wird in der Schnelligkeit und Leichtigkeit beim Erlernen neuer Wörter durch das *fast mapping* eine große Bedeutung gesehen. Aus diesen Erkenntnissen kann die Hypothese abgeleitet werden, dass der geringe Wortschatzerwerb der SSES-Kinder an einer unzureichenden Funktion des *fast mappings* liegen könnte. Drittens liegt die grundlegende Bedeutung des *fast mappings* in der Leichtigkeit, mit der einmal angenommene Konzepte ausdifferenziert, ergänzt oder auch verworfen werden können.

Kritisch ist an diesem Experiment zu betrachten, dass nur das Erlernen der rezeptiven Seite des Wortschatzerwerbs berücksichtigt wird, nicht aber das Erlernen der aktuellen phonologischen Wortform, obwohl – wie die vorangegangenen Darstellungen zeigen – diese einer großen Beachtung bedarf. Denn die entscheidende Frage ist, welche Aspekte des Worterwerbs – Wortbedeutung, Wortform oder beide – bei den sprachentwicklungsgestörten Kindern defizitär entwickelt sind.

Eine erste Untersuchung, die quantitative Daten über das Wortlernen bei sprachentwicklungsgestörten Kindern in einen experimentellen Kontext brachte, wurde von HAYNES (1982) geleitet. In dieser Studie wurde das inzidentelle Lernen von Kindern anhand einer kurzen Geschichte untersucht. Die Kinder hörten eine Geschichte von einem Bewohner eines fernen Planeten, der einige fremdartige Objekte mitgebracht hatte. Diese Objekte bekamen in der Muttersprache nicht enthaltene Bezeichnungen (Nonsenswörter). Anschließend wurden die Kinder hinsichtlich ihres Wissens über die neuen Wörter getestet. Aus vier vorgegebenen Wortformen sollten sie diejenige heraussuchen, die sie gerade gehört hatten. Haynes verglich die Wortlernleistung von 9-jährigen sprachentwicklungsgestörten Kindern mit derjenigen von sprachentwicklungsgleichen 7-jährigen Kontrollkindern. Die sprachentwicklungsgestörten Kinder erreichten nur einen Prozentsatz, der knapp über dem Zufallsniveau dieser Aufgabe lag, sie waren signifikant schlechter als die jüngeren Kontrollkinder. Darüber hinaus wählten die SSES-Kinder oft Items, die sich phonologisch stark vom Zielwort unterschieden. Die Kontrollkinder dagegen wählten bei falscher Beantwortung der Frage Items, die dem Zielwort phonologisch ähnlich waren (vgl. HAYNES 1982). Diese Ergebnisse lassen einige wichtige Schlüsse zu. Sie zeigen, dass spezifisch sprachentwicklungsgestörte Kinder *grundlegende Probleme beim Erlernen neuer Wörter* haben. Sie weisen auf einen deutlich *phonologischen Aspekt der Wortlernprobleme* hin, da sie sich weitaus weniger an die korrekte Wortform erinnern konnten als die sprachnormalen Kontrollkinder und ihre Fehler kaum Anhaltspunkte für ein persistierendes phonologisches Wissen gaben.

Kritisch sei bemerkt, dass in den Aufgaben der Untersuchung von Haynes die Kinder nicht die phonologische Form des Wortes produzieren mussten, so dass die schwache Speicherung der neuen phonologischen Formen auch an einer fehlenden spezifisch motorischen Komponente gelegen haben könnte. Nachfolgende Arbeiten mit Aufgaben zum *fast mapping* verstärken jedoch die Vermutung einer *phonologischen* Speicherschwäche.

DOLLAGHAN (1987)[59] verglich das inzidentelle Lernen 4-jähriger sprachentwicklungsgestörter und sprachnormaler Kinder. Dabei wurden ähnliche Versuchsaufgaben wie bei Carey verwendet. Den Kindern wurde eine Reihe von Objekten gezeigt, von denen ihnen alle unbekannt waren, u. a. einen ungewöhnlichen weißen Ring (*koob*). Diese Objekte sollten sie nach einer Anweisung verschieben (*Put the koob under the bucket*). Das Kind musste nun nachfragen, welches der Objekte ein *koob* ist (Verständnisaufgabe), den Namen des Objektes nennen (Sprachproduktion) und sich an den Ort erinnern (Lageaufgabe). Auch hier waren die Ergebnisse eindeutig: Es war kein Unterschied zwischen beiden Gruppen hinsichtlich der Verständnis- und der Ortsaufgabe festzustellen. Im konzeptuellen und nichtsprachlichen Lernen wichen die sprachentwicklungsgestörten Kinder nicht vom Durchschnitt ab. Der einzige Unterschied ergab sich bei der Produktionsaufgabe (korrekte Produktion des Wortes *koob*). Von jeweils 11 Kindern waren 7 Kinder der Kontrollgruppe, jedoch war nur 1 Kind der sprachentwicklungsgestörten Probanden dazu in der Lage. Dieses Ergebnis unterstützt die Ansicht, dass die Ursache des Wortschatzdefizits sprachentwicklungsgestörter Kinder eher im phonologischen Lernen liegt und weniger im konzeptuellen[60].

GATHERCOLE (1993) sieht damit das Vorliegen eines „*genuine learning deficit*" (ebd., 192) bestätigt. Die Autorin konnte zeigen, dass die lexikalischen und kon-

---

[59] Die Ergebnisse konnten noch in mehreren Untersuchungen repliziert werden: RICE et al. (1990) zeigten, dass sprachbeeinträchtigte Kinder im Wiederholen neuer Wörter, die in einem Zeichentrickfilm mit begleitender Erzählung präsentiert wurden, schlechter waren als eine Kontrollgruppe.

[60] ROTHWEILER (2001a) konnte bei SSES-Kindern auch Probleme im konzeptuellen Lernen nachweisen; es könnte folglich noch andere Ursachen für lexikalische Defizite als die im phonologischen Bereich geben.

zeptuellen Aspekte des Worterwerbs bei SSES-Kindern normal, oder zumindest geringer beeinträchtigt, sind, das Hauptproblem aber im Langzeitlernen neuer phonologischer Formen liegt. ROTHWEILER (1999) überprüfte den Worterwerb deutschsprachiger Kinder anhand eines Untersuchungsdesigns von RICE & WOODSMALL (1988). Dabei wurde die Worterwerbsfähigkeit durch zwei zeitlich versetzte Tests erfasst. Nachdem die Kinder einen Zeichentrickfilm gesehen hatten, in dem Nonsenswörter bestimmte Referenten (z. B. *eine Telefonschnurschlaufe – die Farge*) kennzeichneten, wurde einmal unmittelbar nach dem Film und noch einmal nach 10 bis 14 Tagen das Wortverständnis überprüft. Der erste Test überprüfte also die eigentliche *fast mapping*-Leistung, der zeitlich spätere Test die dauerhafte Speicherung im Lexikon. Entgegen den aufgestellten Hypothesen und den Untersuchungsergebnissen der Originalstudie von RICE & WOODSMALL (1988) zeigten die spezifisch sprachentwicklungsgestörten und sprachlich normal entwickelten Kinder keine bedeutsamen Unterschiede in ihrer *fast mapping*-Leistung. Erhebliche Unterschiede gab es jedoch im Nachtest: Die SSES-Kinder mit einem Wortschatzdefizit erkannten weniger der über *fast mapping* identifizierten Wörter wieder als die Kinder ohne Defizite im Wortschatz. Dies deutet auf eingeschränkte Speicherleistungen bei Kindern mit Wortschatzschwächen hin. Rothweiler verweist darauf, dass es eine entscheidende Rolle spielt, wie ein Kind ein neues Wort in das Lexikon aufnimmt. Nur die Kinder, die viele Wörter über *fast mapping* identifizieren und sie gut speichern, haben gute rezeptive Wortschatzleistungen.

Ob eine gelungene Abbildung zu einer dauerhaften Speicherung eines Lexems führt, wird offensichtlich von weiteren Komponenten beeinflusst. Rothweiler nimmt an, dass hier spezifische Faktoren wirken, die den Einbau des neuen Wortes in das lexikalische Netzwerk veranlassen. Dies könnte auch der Punkt sein, in welchem sich die SSES-Kinder von den sprachlich unauffälligen Kindern unterscheiden: „Die Ergebnisse legen nahe, daß Kinder mit einem Wortschatzdefizit weniger der über *fast mapping* aufgenommenen Wörter dauerhaft speichern als die übrigen Kinder, weil ihre über *fast mapping* aufgebauten lexikalischen Erstrepräsentationen ungenauer sind. Sie sind daher zwar ausreichend für die unmittelbare Wiedererkennung, ..., nicht aber für die Produktion und nicht für den langfristigen Einbau ins Lexikon." (ROTHWEILER 1999, 26).

Der Unterschied zwischen dem rezeptiven und dem produktiven Wortschatz bei Kindern mit spezifischen Sprachentwicklungsstörungen ist noch wenig im deutschsprachigen Raum untersucht und daher als Forschungsdesiderat zu betrachten. Nach ROTHWEILER (2001a) kennzeichnet eine Diskrepanz zwischen den rezeptiven und produktiven Wortschatzleistungen, die über den normalen Unterschied zwischen Verständnis- und Produktionsleistungen hinausgeht, eine Wortfindungsstörung im engen Sinne. Ursache dieser Diskrepanz könnten Repräsentationsdefizite sein, welche durch mangelhafte Isolierung relevanter lexikalischer Informationen, durch schlechtere Einbindung ins Lexikon oder durch zu geringe Vernetzungen zwischen den einzelnen Items entstehen. Dies zeigt sich anschließend in der Sprachproduktion als Wortfindungsstörung. Die besseren rezeptiven Leistungen erklären sich dahingehend, dass für das Wortverständnis im sprachlich-umweltlichen Kontext auch unvollständige Abbildungen ausreichen, während für einen erfolgreichen Abruf klare phonologische Repräsentationen vorhanden sein müssen. Untersuchungen zu dieser Frage stehen im deutschsprachigen Raum noch aus. In der eigenen Studie wird dieses Problem als Teilaspekt aufgegriffen. Dabei soll untersucht werden, inwieweit ein quantitativer Unterschied zwischen dem rezeptiven und dem produktiven Lexikon bei spezifisch sprachentwicklungsgestörten und sprachlich normal entwickelten Vorschulkindern besteht.

3.4.2. Ableitungen aus Modellen zur mentalen Wortrepräsentation

Anhand der einführenden Darstellungen zur mentalen Repräsentation der Wortbedeutung, die unter *3.3.2. Die mentale Repräsentation der Wortbedeutung* anhand von Hierarchischen Netzwerkmodellen (vgl. COLLINS & QUILLIAN 1969) erfolgten, konnte gezeigt werden, dass der Wortbedeutungserwerb sich in der Qualität der mentalen Repräsentation widerspiegelt. Lexikalische Erwerbsstörungen, v. a. Wortfindungsstörungen, können folglich ihre Ursache im Aufbau der Netzwerkstrukturen des mentalen Lexikons haben.
Angenommen wird, dass einerseits weniger Einträge im Lexikon vorhanden sind, so dass generell weniger Wörter zur Verfügung stehen. Bei Kindern mit spezifischer Sprachentwicklungsstörung sind die geringeren Einträge beispielsweise durch einen extrem verspäteten Sprechbeginn (*late talker*) und einen ausbleibenden Wortschatzspurt oder auch durch einen zu geringen sprachlichen Input verursacht. Andererseits sind die wenigen Einträge zusätzlich durch Netzwerkschwächen ungenügend differenziert und noch dazu schlechter untereinander verbunden. Bezogen auf das dargestellte Modell in *Abb. 14. Hypothetische Gedächtnisstruktur einer Hierarchie auf drei Ebenen nach COLLINS & QUILLIAN* (1969 zit. in GLÜCK 1998) gibt es also weniger Konzeptknoten, die zudem durch geringe "ist-ein"-Relationen ineffizient untereinander verbunden sind. Darüber hinaus sind wahrscheinlich weniger Eigenschaftsknoten, also "hat"-Relationen vorhanden. Dies führt dazu, dass der Auswahlprozess für ein Lemma oder für eine Wortform sehr lange dauert bzw. scheitert und das Kind nicht antwortet (vgl. GLÜCK 2000).
Anhand des *Inkrementellen Sprachproduktionsmodells* von LEVELT (1989; LEVELT et al. 1999) – eingeführt und ausführlich erläutert unter *3.3.3. Mentale Repräsentation der Wortform* – ist ersichtlich, dass Probleme im mentalen Lexikon dreierlei Ursachen haben können: Möglich sind Defizite auf der Lemmaebene, der Wortformebene oder auf beiden Ebenen. Haben Kinder Probleme auf der Lemmaebene, enthält sie beispielsweise zu wenige Eintragungen, so scheitert der Auswahlprozess bereits bei der Wortauswahl im Conzeptualizer. Im Formulator könnte beispielsweise die Interaktion zwischen der Wortbedeutungsverarbeitung innerhalb des grammatischen Enkodierungssystems und der Wortformverarbeitung innerhalb des phonologischen Enkodierungssystems, z.

B. aufgrund unzureichend aufgebauter Repräsentationen im Wortformlexikon, scheitern. Dabei kommt es während der phonologischen Enkodierung zum nicht erfolgreichen Zugriff auf die entsprechenden Wortsegmente und zum Misslingen der Erarbeitung eines phonetischen Plans. Da die gespeicherten phonologischen Informationen unvollständig sind, beispielsweise nur Anfangs- und Endlaut oder die betonten Silben enthalten, können die für die Produktion eines Wortes notwendigen Phoneme (vgl. Wortform-Schicht) nicht abgerufen werden. Doch auch hier kann die Ursache im Lemma-Bereich vermutet werden. So könnten die lexikalischen Zeiger zu schwache oder ungenaue Hinweise enthalten, die zum richtigen Speicherort in der phonologischen Repräsentation führen würden, an denen sich die Wortformen befinden.

Es liegt nahe, dass diese Probleme Auswirkungen im Bereich höher angesiedelter sprachlicher Prozesse, wie z. B. der metaphonologischen und schriftsprachlichen Fähigkeiten aufweisen müssten. Danach haben die Kinder Schwierigkeiten, phonologische Wortformen abzurufen und / oder rezeptiv zu entschlüsseln, so dass z. B. die Wortgliederung – Segmentierung eines Wortes in seine Phoneme oder das Erkennen vom Gleichklang am Ende zweier Wörter – erschwert bzw. unmöglich wird. Gelingt den Kindern eine Phonemgliederung nicht bzw. unvollständig, dann ist auch die für den Schriftspracherwerb notwendige Graphem-Phonem-Korrespondenz entsprechend beeinträchtigt. Da die Fähigkeit zur Phonem-Graphem-Korrespondenz jedoch sowohl für das phonematische Verschriften als auch zum Erlernen des Lesens notwendig ist (synthetisierendes Erlesen; alphabetische Strategie), wird der Schriftspracherwerb bereits an diesem Punkt vor erhebliche Schwierigkeiten gestellt (vgl. GLÜCK 2000, 1998).

3.4.3. Erklärungen auf der Ebene der phonologischen Informationsverarbeitung

Die beschriebenen Untersuchungen und die in Bezug auf lexikalische Störungen ausgewerteten Modelle verweisen auf einen problembehafteten Erwerb, wobei der Schwerpunkt auf der Wortform zu liegen scheint. Um die Verarbeitung der Wortform, also der phonologischen Sequenz von Wörtern, zu erklären, muss auf phonologische Informationsverarbeitungsmechanismen Bezug genommen werden. Ein wichtiger Faktor könnte dabei die eingeschränkte Funktionstüchtigkeit des phonologischen Arbeitsgedächtnisses sein. Um diesen aktuell stark diskutierten Problembereich konkreter darzulegen, soll die Funktion des Arbeitsgedächtnisses erläutert werden.

Für die Verarbeitung sprachlicher Informationen werden Speicherkapazitäten benötigt, die sowohl die rezeptive als auch die produktive Sprachverarbeitung betreffen. KLIX (1984) geht davon aus, dass die Operationen des Arbeitsgedächtnisses zum einen bei der Verarbeitung von Wahrnehmungsinhalten und zum anderen bei der Bearbeitung von abgerufenen Inhalten aus dem Langzeitgedächtnis wirksam werden. Die Funktion des Arbeitsgedächtnisses liegt somit in der Speicherung von Informationen (Erstinformationen, Zwischenergebnisse) und in der Verarbeitung von Informationen durch den Einsatz von Verarbeitungsalgorithmen. Kontrovers diskutiert wird die Frage, ob das Arbeitsgedächtnis dabei eine eigenständige Struktur hat oder verschiedene Aktivierungszustände des Langzeitgedächtnisses darstellt (HASSELHORN & SCHUMANN-HENGSTELER 1998).

Ein Modell, das innerhalb der Spracherwerbsforschung großen Einfluss hat, ist das von Alan D. Baddeley konzipierte *working memory*. Nach zahlreichen Überarbeitungen liegt nun folgendes Modell vor, das die vorhergehenden Entwürfe (u. a. GATHERCOLE & BADDELEY 1993 a,b, 1990a,b, 1989; BADDELEY & HITCH 1974) durch einen *episodic buffer* und eine Verbindung zum Langzeitgedächtnis ergänzt. Die Begriffe *fluid* und *crystallized sytems* werden nicht ausdrücklich definiert. Vermutlich sind mit *fluid systems* sich in Veränderung befindende Konstrukte, mit den *crytallized systems* eher feststehende Systeme, die v. a. im Langzeitgedächtnis angesiedelt sind, gemeint.

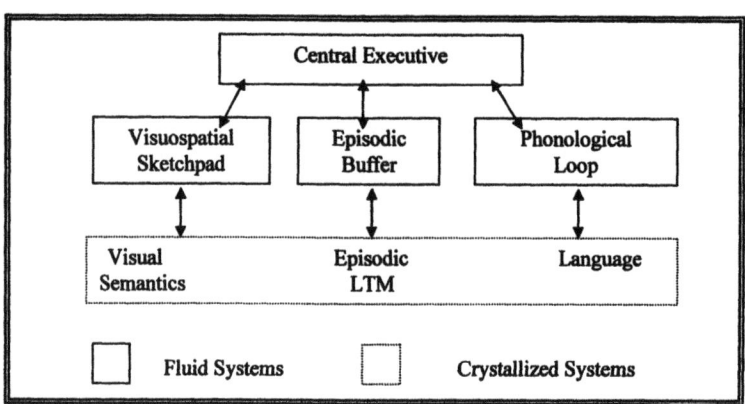

Abb. 19. Modell des *working memory* (BADDELEY 2003, 2002, 2000) – überarbeitet hinsichtlich aufgenommener Verbindungen zum Langzeitgedächtnis (LTM) und zum neuen *episodic buffer*

Die zentrale Exekutive[61] (*central executive*) bildet mit Kontroll- und Steuerprozessen einen Teil des Arbeitsgedächtnisses. Die Prozesse umfassen Speicherung und Verarbeitungsoperationen, z. B. die Regulierung des Informationsflusses innerhalb des Arbeitsgedächtnisses und die Überwachung des Informationsabrufs aus dem Langzeitspeicher. Die zentrale Exekutive koordiniert drei Subsys-

---

[61] Neuro-anatomische Grundlagen der zentralen Exekutive wurden von GOLDMAN-RAKIC (1998) in präfrontalen kortikalen Arealen nachgewiesen, die zusammen mit posterioren kortikalen Arealen ein interaktives Netzwerk bilden. Modalitätsspezifische Speicherleistungen werden in anderen kortikalen Gebieten vermutet (zit. in WITRUK 2001).

teme, die jeweils für die Verarbeitung und kurzfristige Speicherung von Informationen unterschiedlicher Sinneskanäle maßgeblich sind[62].
Die phonologische Schleife[63] (*phonological loop*) ist für die Verarbeitung und Speicherung von auditiv-verbalem Material zuständig und stellt somit die sprachspezifische Gedächtnisform bereit. Ihre Aufgabe ist es, phonologische Informationen für die Dauer der Verarbeitungsprozesse möglichst vollständig und reihenfolgerichtig verfügbar zu halten. Ihre Funktion besteht darin, die eingehende auditive Information, die vorerst aus Mustern phonetischer Merkmale besteht, in eine phonologische Kodierung zu übersetzen. Anschließend kommt es zum Sprachverständnis. Dieses phonologische Speichersystem gliedert sich nach älteren Auffassungen Baddeleys in zwei Subsysteme:
- in ein unmittelbares, automatisch zugängliches, phonologisches Inputgedächtnis (*phonological store*), das die Informationen für 1-2 Sekunden ohne Wiederauffrischung halten kann. Übersteigt die Anforderung an die Gedächtnisdauer die Leistung dieses Teilsystems, so können die Erinnerungsspuren aufgefrischt werden. Dies geschieht durch
- wiederholtes, subvokalisches Memorieren der Informationen (*rehearsal*-Prozesse). Je höher die Artikulationsgeschwindigkeit ist, desto mehr Items können in einer bestimmten Zeit wiederholt werden[64]. Die Geschwindigkeit der Verarbeitung sprachlicher Informationen sowie die Verarbeitung an sich und die Speicherung nimmt mit steigendem Alter zu, so dass davon ausgegangen werden kann, dass Gedächtnisschwächen bei Kindern mit einer SSES auf eine zu langsame Verarbeitung der Sprachinformationen hinweisen.

Der visuell-räumliche Skizzenblock (*visuospatial sketchpad*) ist analog zur phonologischen Schleife für die Verarbeitung und Speicherung von visuell-räumlichem Material verantwortlich und scheint ähnlich aufgebaut zu sein. Auch hier geht man davon aus, dass es eine räumlich-visuelle *rehearsal*-Komponente gibt, die die eingegangenen Informationen wieder auffrischt. Dieser Teil des Arbeitsgedächtnisses ist für die direkte Sprachverarbeitung weniger bedeutsam; sie wird jedoch im Zusammenhang mit dem Erlernen der Schriftsprache interessant, da davon auszugehen ist, dass das Erfassen räumlicher Beziehungen für das Satzverständnis eine wichtige Rolle spielt (STAHL, Manuskript *Arbeitsgedächtnis*).

---

[62] Die zentrale Exekutive scheint „die bisher am wenigsten theoretisch und empirisch fassbare Komponente des Arbeitsgedächtnismodells zu sein." (vgl. STAHL, Manuskript *Arbeitsgedächtnis*).
[63] Dieser Teil des Arbeitsgedächtnisses wird häufig sinngleich als *phonologisches Arbeitsgedächtnis* bezeichnet. Beide Begriffe werden in dieser Arbeit synonym verwendet.
[64] Die artikulatorische Wiederholung scheint außerdem eine bedeutende Rolle für den Zugang visuell präsentierten Materials zum phonologischen Speicher zu spielen, in dem sie für die Umkodierung des visuellen Inputs in den entsprechenden phonologischen Code verantwortlich ist (vgl. STAHL, Manuskript *Arbeitsgedächtnis*).

Die neueste Weiterentwicklung des Modells enthält eine dritte Komponente, den episodischen Puffer (*episodic buffer*), der Informationen in einem mehrdimensionalen Format speichern kann und den beiden anderen Hilfssystemen sozusagen als eine temporäre Schnittstelle zur Verfügung steht (BADDELEY 2000). In jüngeren Untersuchungen wurde sich mit einzelnen Komponenten des Arbeitsgedächtnisses befasst. Insbesondere das Subsystem *phonologische Schleife* bzw. das *phonologische Arbeitsgedächtnis* scheint beim kindlichen Spracherwerb eine wichtige Rolle zu spielen (GATHERCOLE & PICKERING 2000; HASSELHORN & WERNER 2000; HASSELHORN et al. 2000). Das phonologische Arbeitsgedächtnis hat die Aufgabe, Wortformen zu repräsentieren und so lange stabil aufzubewahren, bis die weitere Verarbeitung und damit die Identifikation des Wortes erfolgt sind. Nur so ist es möglich, die Fähigkeit der Wortsegmentierung zu erwerben. Arbeitet das Arbeitsgedächtnis unzureichend, können die Wortformen nicht oder nur unvollständig im Wortformlexikon gespeichert werden (also z. B. nur markante Merkmale wie Wortende oder Wortanfang, welche verschwommene Binnenstrukturen zur Folge haben). Diese unzureichende Repräsentation beeinträchtigt die Phonemsegmentation bzw. macht sie unmöglich. Eine Schwäche des phonologischen Arbeitsgedächtnisses ist dafür verantwortlich, dass klar differenzierte Wortformen nur schwer aufgebaut werden können. Hinweise darauf vermutet GLÜCK (2000) in den Schwierigkeiten spezifisch sprachentwicklungsgestörter Kinder beim Nachsprechen von Pseudowörtern.

Das eingeschränkte phonologische Arbeitsgedächtnis bei SSES-Kindern ist gut belegt. So stellten SCHÖLER et al. (2003) fest, dass „unabhängig von der Intelligenz eines sprachentwicklungsgestörten Kindes .. in nahezu allen Fällen Beeinträchtigungen der Leistungsfähigkeit des Arbeitsgedächtnisses, und zwar im auditiven Subsystem, der phonologischen Schleife festzustellen (sind)." (ebd., 22). Eine große Anzahl von Tests zum phonologischen Kurzzeitgedächtnis, ermittelt z. B. durch Wiederholen von Zahlenfolgen oder Wortwiederholungen, zeigen immer wieder die mangelhaften Leistungen von Kindern mit spezifischen Sprachentwicklungsstörungen (vgl. DOLLAGHAN & CAMPBELL 1998; GATHERCOLE & BADDELEY 1990a, b). BADDELEY et al. (1998) konnten in einer Untersuchung, die den Zusammenhang zwischen Wortschatzerwerb und phonologischem Arbeitsgedächtnis zum Gegenstand hatte, nachweisen, dass sich bei Kindern im Vorschulalter ein Teil der Wortschatzunterschiede durch Indikatoren der Gedächtnisspanne (*memory* bzw. *digit span*)[65] aufklären lässt.

---

[65] Die Gedächtnisspanne wird definiert als die maximale Anzahl von Items, die ein Mensch unmittelbar nach einer einmaligen akustischen Darbietung korrekt reproduzieren kann (STAHL, Manuskript *Arbeitsgedächtnis*). Indikatoren der Gedächtnisspanne wären das *Zahlen nachsprechen* oder das *Nonsenswörter nachsprechen*. Besonders beeindruckend sind die Defizite bei der Nonsenswortwiederholung. Diese Art von Test wird zur Bestimmung der phonologischen Arbeitsgedächtniskapazität herangezogen, weil die unbekannte Wortform den Beitrag des Langzeitgedächtnisses für die Gesamtgedächtnisspanne herabsetzt. Die Nonsenswörter enthalten dabei unterschiedliche Silbenanzahlen (ebd.).

Auch Ergebnisse von GATHERCOLE et al. (1999) unterstützten diese Befunde. Das Ergebnis ihrer Studie zeigte, dass Wortschatz und Leistungen, bei denen nur ein kurzfristiges Halten von Informationen und keine Artikulationsfähigkeiten erforderlich waren, ebenfalls in signifikantem Zusammenhang standen. Befunde einer Studie von GATHERCOLE & BADDELEY (1990b) an spezifisch sprachentwicklungsgestörten Kindern, sowie einer altersgleichen und einer sprachentwicklungsgleichen Gruppe, zeigten deutlich, dass die Leistungen im phonologischen Arbeitsgedächtnis der SSES-Kinder bei steigender Silbenzahl weit hinter denen der Vergleichsgruppen zurückblieben. Bei den 8-jährigen Probanden dieser Untersuchung blieb durchschnittlich die Wortwiederholungsfähigkeit um 4 Jahre hinter den Alterskameraden zurück, wogegen ihr sprachliches Defizit nur um 18 Monate zurücklag. Die Schwierigkeiten der Kinder bei der Kurzzeitgedächtnisaufgabe waren folglich weitaus größer als der Grad ihrer Sprachentwicklungsstörung (GATHERCOLE & BADDELEY 1990b). Mittlerweile konnten die Befunde von GATHERCOLE & BADDELEY (1990a, b) auch in deutschsprachigen Studien (u. a. SCHÖLER et al. 1998; SPOHN et al. 1998) bestätigt werden.

Aus den Ergebnissen dieser Untersuchungen lässt sich folgern, dass das Defizit innerhalb der phonologischen Schleife ein *mit verursachender Faktor* bei der Entwicklung spezifischer Sprachentwicklungsstörungen sein könnte. Es verweist weiterhin darauf, dass die Wortlernschwierigkeiten der Kinder primär *phonologisch* zu sein scheinen. Die betroffenen Kinder haben große Probleme in der Kurzzeitspeicherung[66] neuer phonologischer Formen, die zu Problemen in der Langzeitspeicherung und beim Abruf von Lauten führen könnten (siehe Ausführungen zu diesem Zusammenhang im Unterkapitel *4. Schriftspracherwerb bei sprachentwicklungsgestörten Kindern*). Das phonologische Arbeitsgedächtnis spielt folglich eine entscheidende Rolle beim Erwerb neuer Wörter.

Die Hypothese, dass auch die phonologische Schleife an der Verursachung von spezifischen Sprachentwicklungsstörungen beteiligt sein könnte, ist zumindest für einen Teil der betroffenen Kinder nachgewiesen (vgl. SCHÖLER et al. 1998). Fraglich ist jedoch, ob nicht weitere Teile des Arbeitsgedächtnisses an der Entwicklung von Sprachstörungen beteiligt sind. SCHÖLER et al. (2002) sind der Ansicht, dass sich das Defizit auch in einer anderen Komponente des Arbeitsgedächtnisses, nämlich der zentralen Exekutive, manifestiert[67].

Das Modell des Arbeitsgedächtnisses von Baddeley schreibt der zentralen Exekutive die Aufgabe der gezielten Verteilung von Aufmerksamkeit bzw. des schnellen Umschaltens auf einen zweiten Verarbeitungsprozess zu. Sie erscheint

---

[66] Dieses Ergebnis widerspricht der Untersuchung zum *fast mapping*, in denen auch die SSES-Kinder in der Lage waren, sich Nonsenswörter in das Kurzzeitgedächtnis einzuprägen, jedoch Schwierigkeiten mit dem Abruf aus dem Langzeitgedächtnis hatten (vgl. ROTHWEILER 1999).
[67] Auf Zusammenhänge zwischen Funktionen der zentralen Exekutive und Sprach- und Lesefähigkeiten weisen auch GATHERCOLE & PICKERING (2000) hin.

bei Kindern mit spezifischen Sprachentwicklungsstörungen im Zusammenhang mit Aufmerksamkeitsproblemen defizitär. JANCZYK et al. (2003) zeigten jedoch, dass eine Minderleistung der zentralen Exekutive nicht anzunehmen ist. Sprachentwicklungsgestörte und sprachunauffällige Kinder unterschieden sich nicht darin, ihre Aufmerksamkeit zwischen zwei Reizen zu verteilen. Die Ergebnisse von Janczyk et al. replizieren eher die Befunde zahlreicher Studien (SCHÖLER et al. 1998; SPOHN et al. 1998; GATHERCOLE & BADDELEY 1990a, b), in denen Minderleistungen der phonologischen Schleife bei spezifisch sprachentwicklungsgestörten Kindern festgestellt wurden. Die zentrale Exekutive und der visuell-räumliche Skizzenblock scheinen dagegen nicht beeinträchtigt zu sein (vgl. JANCZYK et al. 2003).

Nach GRIMM (1999, 1994a) zeigen die betroffenen Kinder außerdem eine *Rigidität der Informationsverarbeitung*. Kinder mit SSES können nur sehr geringe Veränderungen vornehmen, es mangelt ihnen an "repräsentionaler Flexibilität". Den Kindern gelingt es nur sehr eingeschränkt, über Gehörtes Hypothesen zu bilden und bereits Verwendetes zu ergänzen oder zu ändern.
Hinweise hierzu geben Beobachtungen von Spielsequenzen zwischen sprachentwicklungsgestörten und sprachlich normal entwickelten Kindern und ihren Müttern (GRIMM 1999, 1994b). Während die sprachlich normal entwickelten Kinder eher eine ganzheitliche Strategie der Sprachverarbeitung einsetzen, also das vollständige oder leicht modifizierte Wiederholen der richtig vorgegebenen mütterlichen Äußerung, setzen SSES-Kinder ausschließlich einzelheitliche Strategien ein. Sie wiederholen nur einzelne Wörter oder kurze Wortverbindungen einer vorgegebenen Äußerung. Sie imitieren und speichern keine längeren Spracheinheiten. Dabei stehen die Kinder mit einer spezifischen Sprachentwicklungsstörung zunehmend vor dem Problem, dass die Ableitung sprachlich formaler Regeln (Regelinduktion) nicht vollzogen werden kann. Es fehlt ihnen der für eine Regelinduktion notwendige Sprachkorpus, damit sie über Vergleichsprozesse Wortklassen, syntaktische Regelmäßigkeiten usw. bilden könnten[68] (GRIMM 1999).
GRIMM (1999) nimmt an, dass die in Studien (z. B. GATHERCOLE & BADDELEY 1995; MONTGOMERY 1995) nachgewiesene defizitäre Gedächtnisspanne eine Ursache für das eingeschränkte, ganzheitliche Sprachverarbeitungsverhalten sein könnte. Es ist zu vermuten, dass SSES-Kinder wegen ihres eingeschränkten phonologischen Arbeitsgedächtnisses nicht in der Lage sind, längere Äußerungen zu speichern und so als Grundlage für Regelinduktionsprozesse zu nutzen (vgl. GRIMM 1999).
Folgt man den Ergebnissen der zitierten Studien, kann angenommen werden, dass vor allem in der phonologischen Verarbeitungskomponente des Arbeitsgedächtnisses eine Ursache für einen verminderten Wortschatzerwerb liegt.

---

[68] Siehe Theorie von LOCKE (1994).

3.4.4. Diskussion der Hypothesen

In der Literatur gibt es hinsichtlich der Ursachenfrage des geringen Worterwerbs eine Vielzahl von Hypothesen, eindeutige Erklärungen sind jedoch (noch) nicht möglich. Wie bei jeder anderen Entwicklungsstörung liegt dem gestörten Erwerb semantisch-lexikalischen Wissens vermutlich ein individuelles Bedingungsgefüge zugrunde, das für jedes Individuum einzeln diagnostisch geklärt werden muss.

In Studien zum *fast mapping* konnte gezeigt werden, dass es Kindern mit spezifischen Sprachentwicklungsstörungen grundsätzlich möglich ist, diese Funktion für den Wortschatzaufbau zu nutzen. Trotzdem ließen sich Einschränkungen hinsichtlich der Speicherung v. a. der Wortform nachweisen. Dies betrifft zum einen die Produktion der Wörter unmittelbar nach dem erstmaligen Hören, zum anderen den Abruf nach einer längeren Zeitspanne (DOLLAGHAN 1987; HAYNES 1982). Auffällig bei Kindern mit spezifischen Sprachentwicklungsstörungen sind die größere Fehlerhäufigkeit und der verlangsamte Abruf. Das Problem der Kinder scheint also in der Speicherung oder im Abruf von Wörtern oder auch in beidem zu liegen. Beide Vorgänge bedingen einander, da die Abrufzeiten von der Vollständigkeit und der Integration der gespeicherten Wortformen im mentalen Lexikon abhängen.

Dies zeigt auch das gehäufte Auftreten phonologisch unsicherer Repräsentationen, z. B. beim Nachsprechen von Pseudowörtern (MONTGOMERY 1995), oder die Verwendung von bereits gelernten Wortformen, die bei der Produktion einen gestörten Zugang zur richtigen phonologischen Struktur eines Wortes widerspiegeln (EDWARDS & LAHEY 1999 zit. in GLÜCK 2001a). In zahlreichen weiteren Untersuchungen konnte gezeigt werden, dass Speicher- und Abrufschwächen phonologischer Sprachverarbeitungsmechanismen als Ursache für semantisch-lexikalische Schwächen in Betracht kommen (vgl. GLÜCK 2001a; ROTHWEILER 2001a; ADAMS & GATHERCOLE 1996; MONTGOMERY 1995; GATHERCOLE & BADDELEY 1989).

Jedoch müssen die Darstellungen auch kritisch hinterfragt werden. Die von Gathercole und ihrem Team untersuchte verbale Gedächtnisspanne kann nicht als isolierbare Größe betrachtet werden, sie ist vielmehr ein Komplex aus Prozessen und Speichereinheiten. Noch unzureichend geklärt bleibt die geringe Gedächtnisspanne der SSES-Kinder. Sie kann entweder in einem Defizit des phonologischen Kurzzeitspeichers[69], oder in einer Störung der artikulatorischen Wiederholung (*rehearsal*) liegen. Die geringen Nachsprechleistungen von Non-

---

[69] Gathercole & Baddeley differenzieren nicht zwischen Speicherung und Verarbeitung. Diese sind aber beide im *phonological store* vorhanden. Die *rehearsal*-Prozesse kommen erst später, vom 7. Lebensjahr an, zum Einsatz. Alle Untersuchungen, die an jüngeren Kindern erfolgen, beziehen sich demzufolge auf die Speicher-, nicht auf die Wiederholungsleistung der phonologischen Schleife. Dieses wird an der Theorie von Baddeley kritisch gesehen, da sie als grundlegendes Problem lediglich ein Kapazitätsdefizit der Speicherebene annehmen (STAHL, mdl. Mitteilung).

senswörtern bei SSES-Kindern können auch auf Automatisierungsdefiziten beruhen und gänzlich unabhängig von unzureichenden Gedächtnisleistungen sein. Die Automatisierung von bestimmten Verarbeitungsprozessen wäre dann so unzulänglich, dass die Bereitstellung von Verarbeitungsressourcen die Speicherkapazität begrenzt (vgl. GLÜCK 1998).

Es ist zu vermuten, dass sprachliche Kapazitäts- und Verarbeitungsprobleme eine zentrale Rolle beim Wortschatzerwerb spielen. Auf der Grundlage von Ergebnissen aus Experimentalstudien scheinen folglich Abweichungen in der phonologischen Sprachverarbeitung als *eine* Ursache für mangelhafte lexikalisch-phonologische Repräsentationen in Frage zu kommen.

Zusammenfassend lässt sich festhalten, dass in allen dargestellten Erklärungsversuchen die Ursache des gestörten Wortschatzerwerbs in der zentralen Informationsverarbeitung sprachlichen Wissens vermutet wird. Dabei ist eine Kombination einzelner Aspekte wahrscheinlicher als das Auftreten isolierter Formen (vgl. GLÜCK 2001a, b). Trotz erster Erkenntnisse muss festgestellt werden, dass die Ursachenfrage des eingeschränkten Wortschatzes noch erheblicher kognitionswissenschaftlicher Forschungen bedarf.

3.5. ZUSAMMENFASSUNG UND SCHLUSSFOLGERUNGEN

Eine spezifische Sprachentwicklungsstörung ist gekennzeichnet durch einen verspäteten Sprechbeginn und einen verzögerten, inkonsistenten und desynchronisierten Verlauf der Sprachentwicklung bei normaler nonverbaler Intelligenz (DANNENBAUER 1989). Dabei handelt es sich um Kinder, bei denen die Ursache für ihre Sprachauffälligkeit nicht im sensorischen Bereich liegt, die keine schwerwiegenden neurologischen Auffälligkeiten haben, in den nichtsprachlichen Fähigkeiten keine intellektuelle Beeinträchtigung aufweisen und keine auffälligen emotionalen Störungen oder Probleme in den zwischenmenschlichen Beziehungen erkennen lassen (vgl. GRIMM 1999; FROMM et al. 1998; HÄRING et al. 1997; DILLING et al. 1991).

Es wird von einem verzögert einsetzenden, qualitativ andersartig verlaufenden Spracherwerb ausgegangen. Dabei ist die Störung „multikausal bedingt und hat eine biologische Wurzel" (GRIMM 1999, 122). Eine Theorie zur Erklärung dieser Störung wird von LOCKE (u. a. 1995) formuliert, der defizitäre Informationsverarbeitungsmechanismen verantwortlich macht, die auf biologische Ursachen (genetische Prädisposition) zurückzuführen sind.

Nach Rothweiler sind lexikalische Entwicklungsstörungen gekennzeichnet durch Störungen im Lexikoninventar (geringer Wortschatzumfang und mangelnde Differenzierung der Komposition des Lexikons), Störungen im semantischen Lexikon (undifferenzierter Bedeutungsaufbau und mangelnde Bedeutungsbeziehungen), im Wortformlexikon (fehlerhafte und diffuse phonologische Repräsentation) und durch lexikalische Zugriffsstörungen (Wortfindungsstörungen, Wortabrufstörungen, Worterkennungsstörungen) (vgl. ROTHWEILER 2001b,

6). Sie können sowohl die Lemmaebene (Ebene der Wortbedeutung) als auch die Ebene der Wortformen betreffen.

Um ein grundlegendes Verständnis für die in dieser Arbeit verwendeten Modelle und Begrifflichkeiten zu schaffen, wurden zentrale Termini zur mentalen Repräsentation von Wörtern dargestellt und erläutert. Dies betrifft Modellvorstellungen zur Struktur des Wortwissens und damit der Klärung der zentralen Begriffe Lemma, Wortform und Lexem. Weiterhin erfolgten Erörterungen zur mentalen Repräsentation der Wortbedeutung und des Wortabrufs (Sprachproduktion) (vgl. LEVELT et al. 1999; GLÜCK 1998; LEVELT 1989), anhand derer Hinweise auf mögliche Beeinträchtigungen bei spezifischen Sprachentwicklungsstörungen abgeleitet werden konnten.

Auf der Basis zahlreicher Untersuchungen und einiger Modellvorstellungen wurden Speicher- und Abrufschwächen phonologischer Sprachverarbeitungsmechanismen als Ursache für semantisch-lexikalische Störungen diskutiert (vgl. GLÜCK 2001b; ADAMS & GATHERCOLE 1996; MONTGOMERY 1995; GATHERCOLE & BADDELEY 1989). Forschungsergebnisse zum Spracherwerb spezifisch sprachentwicklungsgestörter Kinder scheinen besonders auf eine gestörte *phonologische* Verarbeitungsfähigkeit als zentrale Ursache für einen geringen Wortschatzaufbau hinzuweisen (DOLLAGHAN 1987; HAYNES 1982). Beispielsweise zeigte sich, dass Kinder mit einem Wortschatzdefizit weniger der über den sprachspezifischen Erwerbsfähigkeitsmechanismus *fast mapping* aufgenommenen Wörter dauerhaft speichern können als sprachlich altersgerecht entwickelte Kinder. Die über *fast mapping* aufgebauten lexikalischen Erstrepräsentationen der SSES-Kinder erscheinen ungenauer. Daher ist zu vermuten, dass die Repräsentationen zwar ausreichend sind für das unmittelbare Wiedererkennen, aber nicht für die Produktion und nicht für den langfristigen Einbau ins Lexikon (ROTHWEILER 1999).

Angenommen wird weiterhin, dass die Funktion des phonologischen Arbeitsgedächtnisses in engem Zusammenhang mit den *fast mapping*-Leistungen steht. Das phonologische Arbeitsgedächtnis hat u. a. die Aufgabe, Wortformen so lange stabil aufzubewahren, bis eine Analyse und damit die Identifikation des Wortes erfolgt sind und neue Wortformen hinreichend deutlich gespeichert werden können. Ein unzureichend funktionierendes Arbeitsgedächtnis speichert die Wortformen nicht oder nur unvollständig und könnte somit dafür verantwortlich sein, dass klar differenzierte Wortformen nicht deutlich genug aufgebaut werden können. Dies würde einen erfolgreichen Abruf erschweren bzw. ihn unmöglich machen. Hier zeigen Kinder mit spezifischen Sprachentwicklungsstörungen erhebliche funktionale Einschränkungen (vgl. SCHÖLER et al. 2002; GATHERCOLE et al. 1999).

Daher kann angenommen werden, dass das Kernproblem eines Teils lexikalisch entwicklungsgestörter Kinder innerhalb der phonologischen Verarbeitungsmechanismen liegt und somit hauptsächlich den produktiven Wortschatz betrifft.

Dies ließ sich anhand von Spracherwerbs- und Produktionsmodellen erklären (vgl. LEVELT 1989), sollte jedoch durch empirische Studien nachgewiesen werden.
Dabei darf nicht davon ausgegangen werden, dass der rezeptive Wortschatz einer normalen Entwicklung unterliegt. Wie ROTHWEILER (1999) zeigen konnte, waren die *fast mapping*-Leistungen der von ihr untersuchten SSES-Kinder lediglich zum unmittelbaren Wiedererkennen von Wörtern ausreichend. Längere Speicherleistungen erfolgten signifikant schlechter als bei altersgleichen sprachlich normal entwickelten Kindern. Es kann daher angenommen werden, dass der rezeptive und der produktive Wortschatz spezifisch sprachentwicklungsgestörter Kinder unterdurchschnittlich entwickelt sind, wobei der produktive Wortschatz wahrscheinlich stärker beeinträchtigt ist. Dies sollte sich in der eigenen Untersuchung in einer nicht der Normalität entsprechenden Diskrepanz zwischen dem rezeptiven und produktiven Wortschatz zeigen lassen.

Fasst man die wichtigsten Annahmen zusammen, dann scheinen lexikalische Spracherwerbsstörungen und Schwierigkeiten im Bereich der metaphonologischen Fähigkeiten folgendermaßen in Beziehung zu stehen:
Sprachliche Kapazitäts- und Verarbeitungsprobleme spielen eine zentrale Rolle beim defizitären Wortschatzerwerb spezifisch sprachentwicklungsgestörter Kinder. Auffällig beim Worterwerb der Kinder mit SSES ist der extrem verspätete Beginn des Sprechens und der ausbleibende Wortschatzspurt. Dies führt im Laufe der ersten Lebensjahre zu einem so starken Wortschatzdefizit, dass er für die Kinder nicht mehr aufholbar ist (vgl. GRIMM 1999).
Sprachlich normal entwickelte Kinder erlernen durch den immensen Anstieg des Wortschatzes in den ersten Lebensjahren große Mengen von Wortbedeutungen und phonologischer Wortgestalten. Dabei wird das kindliche Gedächtnis vor die Aufgabe gestellt, eine effektive Speichermöglichkeit für die Vielzahl an phonologischen Folgen (Wortformen der erlernten Wörter) bereit zu stellen. In diesem Zusammenhang kommt es, so ist die Annahme, zu Restrukturierungen im mentalen Wortformlexikon (WALLEY 1993). Vermutet wird, dass die Wörter analog zum Wortschatzerwerb zunehmend stärker segmentiert gespeichert werden, wahrscheinlich zunächst auf Silben- später dann auf Phonemebene. Folgt man dieser Hypothese, so werden die Kinder auf der Basis der Ausdifferenzierung der Wortformebene befähigt, kognitiv Kontroll- und Vergleichsprozesse hinsichtlich ihres primärsprachlichen Wissens durchzuführen. Sie wären nun in der Lage, Wörter in Silben zu segmentieren oder Anlaute zu erkennen, folglich metaphonologische Fähigkeiten zu erwerben und zu entwickeln. Nach diesen Annahmen steht der Wortschatzumfang in einer engen Beziehung zur bzw. ist grundlegend für die Entwicklung der metaphonologischen Fähigkeiten.
Es liegt daher nahe zu vermuten, dass bei Kindern mit einer SSES gehäuft Probleme bei der Ausbildung metaphonologischer Fähigkeiten auftreten. Kinder mit einer spezifischen Sprachentwicklungsstörung haben nach diesen Annahmen wesentlich weniger Wörter zur Verfügung, die als Grundlage für Umstrukturie-

rungsprozesse im Wortformlexikon dienen könnten. Die Hypothese liegt nahe, dass sie ihre metaphonologischen Fähigkeiten später und qualitativ schlechter entwickeln. Dieser Zusammenhang ist im deutschsprachigen Raum noch nicht empirisch nachgewiesen und stellt einen Teilaspekt in der vorliegenden empirischen Untersuchung dar.

Im folgenden Unterkapitel wird der Zusammenhang zwischen spezifischer Sprachentwicklungsstörung und Schriftspracherwerb konkreter beleuchtet. Dabei soll auf Erkenntnisse, die sich auf der Basis erster publizierter Studien zum Zusammenhang von lexikalischen Entwicklungsstörungen und gestörtem Schriftspracherwerb ergeben haben, besonders eingegangen werden.

4. SCHRIFTSPRACHERWERB BEI SPEZIFISCH SPRACHENTWICKLUNGSGESTÖRTEN KINDERN

Das folgende Unterkapitel setzt sich mit aktuellen Ergebnissen der Forschungen über den Schriftspracherwerb bei Kindern mit spezifischen Sprachentwicklungsstörungen auseinander. Innerhalb dieses Forschungszweiges wird in vielen Studien über ungewöhnlich hohe Anteile von Lese- und Lernschwierigkeiten bei spezifisch sprachentwicklungsgestörten Kindern berichtet (CATTS 1993, 1991; ARAM & HALL 1989). Auch aus dem schulischen Kontext ist hinreichend bekannt, dass spezifisch sprachentwicklungsgestörte Kinder häufig einen problematischen Erwerb der Schriftsprache durchlaufen. Deren Ursachen werden zunehmend in unzureichenden sprachlichen und sprachverarbeitenden Voraussetzungen für den Schriftspracherwerb vermutet: „... *the primary language deficit experienced by preschool children with dyslexia is difficulty in phonological processing. Children with dyslexia generally have significant problems in phonological awareness. Many also have difficulties in other aspects of phonological processing, including phonological storage and retrieval, speech perception, and complex phonological production.*" (CATTS & KAMHI 1999a, 64).

CATTS & KAMHI (1999a, 64) nehmen ebenfalls in ihrer aktuellen Erklärung zur *dyslexia*-Definition einen Zusammenhang zwischen sprachlichen Auffälligkeiten und gestörtem Schriftspracherwerb an: „*According to our definition, dyslexia is much more than a reading disability; it is a disorder in the development of spoken and written language. This language impairment begins early in life and continues thoughout childhood into adolescence and adulthood. During the preschool years, the disorder manifests itself in problems with spoken language development.*" Dabei sind nach einer Untersuchung von KLICPERA et al. (1993) ca. 50 % der spezifisch sprachentwicklungsgestörten Kinder von einer Lese-Rechtschreib-problematik betroffen, sprachlich unauffällige Kinder haben dagegen nur zu 10 – 20 % Probleme beim Schriftspracherwerb (vgl. auch AMOROSA & NOTERDAEME 2002; BECKER 1985).

In älteren Untersuchungen verbanden die Forscher meist retrospektive Analysen von klinischen Aufzeichnungen und Übersichten der späteren schulischen Leistungen, um eine Verbindung zwischen Sprachstörung und Lesefähigkeit zu zeigen (u. a. ARAM & NATION 1980; HALL & TOMBLIN 1978). Jüngere Forschungen begannen mit sprachgestörten Kindern im Kindergarten- oder Vorschulalter und beobachteten ihren Lernfortschritt in den frühen Schuljahren (u. a. MENYUK et al. 1991; ARAM et al. 1984) und, seltener, in den späteren Schuljahren (vgl. ROMONATH & GREGG 2003; ROMONATH 2000; NAUCLÉR & MAGNUSSON 1998). Die Ergebnisse dieser Arbeiten zeigten übereinstimmend, dass Kinder mit sprachlichen Auffälligkeiten ein erhöhtes Risiko beim Erlernen des Lesens und Schreibens haben, dessen Auswirkungen bis zum Ende der Schullaufbahn (NEUMANN & UHLIG 2004; ROMONATH & GREGG 2003) nachzuweisen sind. Neben den lang anhaltenden Problemen ihrer sprachlichen Fähigkeiten (LEONARD 1997), deren Restauffälligkeiten in der gesprochenen Sprache noch im späteren Kindes- und Jugendalter bemerkt werden können, sind allgemeine Bildungsprobleme häufig (ROMONATH 2000).

Obgleich in zahlreichen Untersuchungen ein Zusammenhang zwischen Schriftspracherwerb und spezifischen Sprachentwicklungsstörungen aufgezeigt werden konnte, ist noch weitgehend ungeklärt, welche eingeschränkten Voraussetzungen der phonologischen Verarbeitung welches Defizit in der Schriftspracherwerbsleistung bedingt. Vermutet wird u. a., dass ein zu geringer Stand in der Entwicklung metaphonologischer Fähigkeiten zu Problemen im Schriftspracherwerb führt (NAUCLÉR & MAGNUSSON 1998). Welche metaphonologischen Voraussetzungen den Erwerb welcher Schriftspracherwerbsleistungen beeinflussen, ist jedoch wenig beleuchtet worden.

In diesem Unterkapitel sollen zunächst Untersuchungen zum Schriftspracherwerb spezifisch sprachentwicklungsgestörter Kinder aufgeführt und analysiert werden. Weiterhin werden kognitive, sprachliche und metaphonologische Fähigkeiten sowie phonologische Informationsverarbeitungsmechanismen diskutiert, die als Voraussetzung für den Schriftspracherwerb gelten. Abschließend werden zentrale Überlegungen zusammengefasst und Schlussfolgerungen für die Hypothesenbildung gezogen.

4.1. STUDIEN ZUM ZUSAMMENHANG ZWISCHEN SPEZIFISCHER SPRACHENTWICKLUNGSSTÖRUNG UND LESE-RECHTSCHREIBSTÖRUNG

Untersuchungen von TALLAL et al. (1989, 1988) lieferten Ende der 80-er Jahre Daten für die Annahme, dass *Defizite beim Verständnis gesprochener Sprache* Leseschwierigkeiten voraussagen[70]. Wie in den Ausführungen zum mentalen

---

[70] BISHOP & ADAMS (1990) fanden in der *"mean length of utterance"* (MLU) ebenfalls eine Vorhersagemöglichkeit für die Lesefähigkeit.

Lexikon aufgezeigt wurde, ist die gesprochene Sprache vermutlich segmental gespeichert (siehe Abschnitt *3.3.*). Kinder mit geringem Wortschatz und demzufolge schlechter strukturiertem Lexikon können spezifische Probleme beim Erwerb des Lesens und Schreibens entwickeln. Dabei spielen der Zugriff auf die Wortbedeutung (Lemma), vor allem für das Leseverständnis, und das exakte Erkennen phonologischer Einheiten (Wortform) eine Rolle. Letzteres erfolgt beispielsweise, um die für das synthetische Erlesen unbekannter Wörter notwendigen Graphem-Phonem-Korrespondenzen zu ermöglichen oder orthografische Regelhaftigkeiten (z. B. durch Silben- und Reimerkennung) abzuleiten. Kinder mit Problemen im Lexikon und / oder in der Syntax und mit Schwächen in der Phonologie haben daher mehr Probleme als Kinder mit lediglich isolierten phonetischen Störungen. Als zweiter wichtiger und besonders guter Prädiktor für die Lesefähigkeit haben sich die *metaphonologischen Fähigkeiten* erwiesen (vgl. BISHOP & ADAMS 1990), die im gleichnamigen Unterkapitel bereits ausführlich thematisiert wurden.

In jüngeren Studien wurden beide Erklärungsansätze verbunden. So zeigten die Ergebnisse einer Langzeitstudie von NAUCLÉR & MAGNUSSON (1998), dass es Korrelationen sowohl zwischen sprachlichen als auch zwischen metasprachlichen Fähigkeiten und dem späteren Schriftspracherwerb gibt. Gerade in den ersten beiden Schuljahren sind bei Kindern mit SSES bestimmte Aspekte des Lesens und Schreibens (Dekodierungsfähigkeit, lautes Lesen, Leseverständnisaufgaben) signifikant schlechter als bei altersgleichen sprachlich normal entwickelten Vergleichsgruppen (vgl. DE MONTFORT-SUPPLE 1998; KLICPERA & GASTEIGER-KLICPERA 1998). In den höheren Schuljahren kristallisiert sich dann als besondere Schwäche ein eingeschränktes Leseverständnis heraus, welches sich auch noch in den Jugendjahren nachweisen lässt. Die Autoren resümieren *„early linguistic and metalinguistic problems appear to persist and be manifested as reading and writing difficulties."* (NAUCLÉR & MAGNUSSON 1998, 272). Forschungen haben damit begonnen, weitere Faktoren, die den Erwerb der Schriftsprache maßgeblich beeinflussen, zu identifizieren. So soll die Art der Sprachstörung ebenfalls ein entscheidender Faktor für den Erwerb des Lesens und Schreibens sein. In Studien wurde gezeigt, dass Kinder mit lexikalisch-syntaktischen Schwächen ein weitaus höheres Risiko für Lese-Rechtschreibstörungen haben als Kinder mit Problemen, die sich lediglich auf die Artikulation beschränken (BISHOP & ADAMS 1990; TALLAL et al. 1989; SHRIBERG & KWIATKOWSKI 1988). Nach Aussage von NAUCLÉR & MAGNUSSON (1998) ist es zum gegenwärtigen Zeitpunkt jedoch noch nicht möglich, vorherzusagen, welche sprachentwicklungsgestörten Kinder das höchste Risiko haben, eine Lese-Rechtschreibstörung zu entwickeln (ebd.).
BISHOP & ADAMS (1990) teilten 4-jährige Vorschulkinder mit einer SSES hinsichtlich des späteren Leseerwerbs in zwei Gruppen ein. Sie stellten fest, dass die Kinder, welche im Alter von 5;6 Jahren normale sprachliche Werte erreichten, kein erhöhtes Risiko für Leseschwierigkeiten hatten. Nur die sprachgestör-

ten Kinder, deren Sprachprobleme persistierten, waren anfälliger für Leseprobleme. Dieses Ergebnis von Bishop und ihren Kollegen verweist auf die Gefahr einer späteren Leseschwäche für schwerer sprachentwicklungsgestörte Kinder. Auf welche Art und Weise man SSES definiert, kann ein weiterer Faktor sein, die Verbindung zwischen Sprachentwicklungs- und Lese-Rechtschreibstörung aufzuzeigen. So sonderten MAGNUSSON & NAUCLÉR (1990a) 4 Kinder aus einer Gruppe von 37 Kindern mit einer SSES aus, die im Vergleich zu einer sprachlich unauffälligen Vergleichsgruppe über gute und überdurchschnittliche Leistungen im Lesen und Schreiben am Ende der ersten Klasse verfügten. Diese Kinder zeigten bereits während der Vorschulzeit gute Leistungen in der phonologischen Bewusstheit, im Sprachverständnis und in der Sprachproduktion. Hinsichtlich ihrer Sprachauffälligkeiten hatten sie isolierte Symptome im Bereich der Phonologie, bzw. in frühen Kinderjahren Sprachentwicklungsverzögerungen auf anderen Sprachebenen, von denen es aber keine Symptome mehr in der späteren Vorschulzeit gab (vgl. ebd.).

GILLAM & JOHNSON (1985) fanden heraus, dass bei Kindern, deren Sprachprobleme bis in ein Alter von 4 oder 5 Jahren anhielten, Hinweise auf mögliche Leseprobleme sehr früh identifiziert werden konnten. Die Autoren zeigten, dass Kinder mit SSES im Alter von 5 Jahren ein unterdurchschnittliches Schriftbewusstsein hatten. Dies bezog sich bereits auf die logographemische Stufe: Aufgaben, die oft vorkommende Schriftzüge der Umwelt und Label wiedergeben, wurden schlechter gelöst (ebd.).

KLICPERA et al. (1993; KLICPERA & GASTEIGER-KLICPERA 1998) analysierten die Schriftsprachkompetenzen spezifisch sprachentwicklungsgestörter und leserechtschreibgestörter Grundschulkinder genauer. Sie stellten fest, dass die Schwierigkeiten der SSES-Kinder nicht alle Aspekte des Schriftspracherwerbs in gleicher Weise betrafen: Rechtschreiben und Schreiben waren weit stärker beeinträchtigt als das Lesen. Kinder mit beträchtlichem Rückstand in der *Leseentwicklung* zeigten spezielle Schwierigkeiten beim Lesen gänzlich unbekannter Wörter. Sie hatten somit Probleme beim phonologischen Rekodieren. Die SSES-Kinder schienen trotzdem ein Erlesen der Wörter durch phonologische Rekodierung zu versuchen. Ihr Leistungsprofil lag jedoch unter dem der schwachen Leser der Grundschule. Die Kinder mit SSES begingen besonders viele Fehler beim *Schreiben* von Wörtern mit komplexen Phonemfolgen. Dies verwies auf Schwierigkeiten bei der Phonemanalyse. Die Auswertung des Rechtschreibtests ergab, dass sich dennoch weniger Kinder von der Worthäufigkeit beeinflussen lassen, sondern sich auf ein eher segmentweises Rekodieren stützen. Die Autoren schlussfolgern, dass der Mangel an phonematischer Bewusstheit bei den SSES-Kindern ein Hemmnis für das Erlernen des Lesens und Schreibens darstellt (vgl. KLICPERA et al. 1993).

ARAND (1998) untersuchte den Zusammenhang zwischen kindlichen Sprachauffälligkeiten und Rechtschreibschwierigkeiten anhand der Hamburger Schreibprobe (HSP) von MAY (1994). Die Ergebnisse zeigten signifikant schlechtere Leistungen bei sprachentwicklungsauffälligen Kindern als bei Grundschulkindern. Der Prozentsatz rechtschreibschwacher Schüler lag mit 22 % deutlich höher als in der Grundschule. Von den sprachentwicklungsgestörten Schülern zeigte keiner eine überdurchschnittliche Rechtschreibleistung. Bemerkenswerterweise lagen jedoch einige Kinder mit Symptomen einer schweren SSES über dem Durchschnitt der SSES-Kinder. Die SSES-Kinder schnitten in Bezug auf die alphabetische, orthografische und morphematische Strategie schlechter ab als die Grundschüler. In der 1.-3. Jahrgangsstufe befanden sich an der Sprachheilschule mehr Schüler mit nicht lauttreuen Verschriftungen als an der Grundschule.

ARAND (1998) fasste zusammen, dass die Rechtschreibleistungen der sprachentwicklungsbeeinträchtigten Kinder durchschnittlich auf niedrigerem Niveau waren als die der Grundschüler. Daher lag es nahe, die Frage nach einem Zusammenhang von kindlichen Sprachauffälligkeiten und Rechtschreibstörungen positiv zu beantworten. Allerdings wurden auch sprachauffällige Schüler mit sehr guten und Grundschüler ohne Sprachauffälligkeit mit unterdurchschnittlichen Leistungen ermittelt. Der vermutete Zusammenhang scheint also noch von weiteren Faktoren abzuhängen.

Es kann festgehalten werden, dass kindliche Sprachauffälligkeiten nicht zwangsläufig zu Rechtschreibstörungen führen, dass jedoch ein erhöhtes Risiko besteht. Bei der Untersuchung von Arand muss beachtet werden, dass keine genaue Analyse der Sprachauffälligkeiten erfolgte, so dass aus ihrer Studie lediglich Tendenzen abgeleitet werden können.

In einer Längsschnittstudie von CATTS (1993) wurde sich ebenfalls mit der Beziehung zwischen spezifischen Sprachentwicklungsstörungen und Lesestörungen befasst. Auf diese Untersuchung soll im Folgenden ausführlicher eingegangen werden, da die Probanden insbesondere lexikalische Auffälligkeiten zeigten und der Stand ihrer metaphonologischen Fähigkeiten erhoben wurde und somit der zentrale Zusammenhang zwischen lexikalischen Entwicklungsauffälligkeiten und Lese-Rechtschreibstörungen besonders deutlich wird.

An der Untersuchung nahmen 56 Kinder mit Sprachentwicklungsstörungen und 30 sprachlich normal entwickelte Probanden teil. Die Kinder mit SSES hatten eine Vielzahl unterschiedlicher sprachlicher Auffälligkeiten.

Die Probanden wurden im Kindergartenalter hinsichtlich ihres Sprachentwicklungsstandes und ihrer phonologischen Bewusstheit untersucht. Im Verlauf der Längsschnittstudie erfolgte dann die Erhebung der Lesefähigkeit (Worterkennung, Leseverständnis) in der ersten und zweiten Klasse. Dabei wurde angenommen, dass die im Kindergartenalter festgestellten Sprachfähigkeiten den Grad der Leseentwicklung in den ersten beiden Schuljahren beeinflussten.

Die Auswertung der Ergebnisse zeigte, dass die Gruppe der SSES-Kinder in beiden Schuljahren eine geringere Leseentwicklung als die sprachlich normal entwickelte Vergleichsgruppe hatte. Eine Untergruppe der SSES-Kinder mit starken Auffälligkeiten in den Bereichen Syntax und Semantik war signifikant

schlechter als die sprachnormale Vergleichsgruppe, wohingegen Kinder mit reinen Artikulationsstörungen ähnlich gute Ergebnisse hatten wie die sprachlich normal entwickelten Kinder.
CATTS (1993) schlussfolgerte, dass die semantisch-syntaktischen Fähigkeiten zum wesentlichen Prädiktor der Lesefähigkeit werden, wenn die Leseentwicklung am Leseverständnis gemessen wird. Die semantisch-lexikalischen und syntaktischen Sprachfähigkeiten sind folglich grundlegende Fähigkeiten für das Verstehen von gedruckten Sätzen und Texten. In der Untersuchung von Catts wurde weiterhin festgestellt, dass die phonologische Bewusstheit und die Schnellbenennung bessere Maße für die Worterkennung in der ersten Klasse waren als standardisierte Tests zur Erhebung des Sprachentwicklungsstandes. Die Analyse der Schriftspracherwerbsleistungen ergab, dass die Beziehung zwischen Sprachmaßen und Leseentwicklung auch davon abhängig war, anhand welcher Kriterien das Lesen bewertet wurde. CATTS (1993) nahm an, dass die phonologische Bewusstheit eine weitaus größere Rolle in der Einschätzung der Lesefähigkeit spielt, wenn die Leseentwicklung durch die Worterkennung bestimmt wird, als wenn andere Lesefähigkeiten beurteilt werden.

Direkte Vergleiche zwischen Kindern mit SSES und Kindern mit Lese- Rechtscheibstörungen wurden von KAMHI & CATTS (1986; KAMHI et al. 1988) gemacht. Sie verglichen Kinder mit SSES, Kinder mit LRS und eine sprachlich und schriftsprachlich unauffällige Altersvergleichsgruppe miteinander. Die Gruppe der LRS-Kinder hatte dabei keine sprachlichen Auffälligkeiten. Die Aufgaben enthielten Nonsenswörter und Satzwiederholungsaufgaben, Aufgaben zur phonologischen Bewusstheit, eine grammatische Richtigstellungsaufgabe und eine Satzsegmentierungsaufgabe. Die Ergebnisse zeigten, dass die Altersvergleichsgruppe bessere Leistungen als die anderen beiden Gruppen erzielten. Die Gruppe der SSES-Kinder und die Kinder mit Lesedefiziten wiesen jedoch bei den meisten Aufgaben ähnliche Leistungen auf (vgl. KAMHI & CATTS 1986).

Die Ergebnisse der oben beschriebenen Untersuchungen indizieren, dass Kinder mit SSES im Gegensatz zu sprachlich normal entwickelten Kindern ein höheres Risiko für Lese-Rechtschreibstörungen haben, so dass ein Zusammenhang zwischen Sprachbeeinträchtigungen und Schriftspracherwerbsstörungen vermutet werden kann.
Viele der Probanden aus der SSES-Gruppe kamen mit geringeren metaphonologischen Fähigkeiten in die Schule und fielen bereits in ihren frühen Schuljahren hinter den Leseleistungen der sprachlich normal entwickelten Kinder zurück. Die Schwierigkeiten der Kinder mit SSES wurden v. a. in den Leistungen zur Worterkennung in der ersten und zweiten Klasse und im Leseverständnis in der zweiten Klasse und in den späteren Schuljahren beobachtet (NAUCLÉR & MAGNUSSON 1998; CATTS 1993; KLICPERA et al. 1993).
Jedoch zeigte sich auch, dass einige Kinder mit der Diagnose einer SSES keine Schwierigkeiten beim Erwerb der Schriftsprache hatten. Eine Überprüfung indi-

vidueller Probandendaten durch CATTS (1993) ergab, dass ungefähr 50 % aller SSES-Kinder im Bereich einer normalen Leseleistung lesen. In anderen Studien gab es ähnliche Prozentangaben von unauffälligen Lesern in einer Gruppe von SSES-Kindern (TALLAL et al. 1989).
Forscher versuchten diese Variabilität anhand der Sprachstörung zu erklären (vgl. CATTS 1993). Sie zeigten, dass Sprachauffälligkeiten im syntaktisch-lexikalischen Bereich in Beziehung zu den Leseproblemen stehen, während andere dies nicht in bedeutsamem Maße zu tun scheinen. So waren die Korrelationen zwischen der Artikulationsfähigkeit und dem Lesevermögen niedrig und nichtsignifikant (ebd.). Kinder mit isolierten Artikulationsproblemen scheinen überwiegend eine normale Leseentwicklung zu haben. Dieses Ergebnis stimmt mit denen anderer Untersuchungen überein (u. a. LEWIS & FREEBAIRN 1992).
Dagegen berichteten MAGNUSSON & NAUCLÉR (1990b, 1987), dass eine Subgruppe artikulationsauffälliger Kinder ein hohes Risiko für einen gestörten Schriftspracherwerb aufwies. Sie schlossen aus den Ergebnissen ihrer Untersuchung, dass Kinder mit speziellen Artikulationsschwächen (in der Assimilationen, Metathesis) ein größeres Risiko für Leseprobleme hatten als Kinder mit sequentiellen Fehlern (z. B. Substitutionen, Deletionen). Post hoc Analysen der beschriebenen sowie früheren Studien von CATTS (u. a. 1989) zeigten ebenfalls eine Beziehung zwischen Leseproblemen und spezifischen Typen phonologischer Fehler in vielsilbigen Wörtern und phonetisch komplexen Sätzen. Zukünftige Untersuchungen sollten die Beziehung zwischen spezifischen Artikulationsproblemen und Leseschwierigkeiten genauer beleuchten.

Die Ergebnisse der Untersuchungen führten trotz der offensichtlichen Zusammenhänge zwischen gestörter Sprache und Schriftsprache in der englischsprachigen Fachliteratur lange Zeit zu kontroversen Diskussionen, die sich insbesondere auf die Art der Beziehung zwischen SSES und LRS bezogen. Aus heutiger Sicht ergaben sich aus dieser Kontroverse drei unterschiedliche Hypothesen. Die Vertreter der *co-occurrence hypothesis* (BYRNE 1981 zit. in PLAZA et al. 2002) vermuteten keine direkte Verbindung zwischen sprachlichen und dyslexischen Auffälligkeiten.
Die Vertreter der *structural hypothesis* (SCARBOROUGH 1990 zit. in PLAZA et al. 2002) waren der Ansicht, dass es eine geschlossene Verbindung zwischen primärsprachlichen und schriftsprachlichen Auffälligkeiten gibt. Sie nahmen an, dass ein Defizit eines generellen Mechanismus' für beide Probleme verantwortlich ist (z. B. beim Erwerb und der Verwendung von sprachlichen Regeln, die sich auf die Synthese von Phonemen und der Funktion von Wörtern als abstrakte formale Elemente beziehen).
Die Vertreter der *processing limitation hypothesis* (SHANKWEILER & CRAIN 1986 zit. in PLAZA et al. 2002) erklärten alle mit Dyslexie verbundenen Auffälligkeiten durch uneffizient arbeitende phonologische Prozesse. „*Dyslexic children are assumed to master all the necessary linguistic structures, and their syn-*

tactic difficulties are claimed to be consequences of their working memory limitations." (PLAZA et al. 2002, 505).
Wie in den Ausführungen zum Arbeitsgedächtnis (*3.4.3. Erklärungen auf der Ebene der phonologischen Informationsverarbeitung*) deutlich wurde, wird zurzeit die dritte Hypothese durch empirische Daten am stärksten gestützt.

Zusammenfassend kann festgestellt werden, dass bestimmte Sprachentwicklungsauffälligkeiten, insbesondere im Bereich der lexikalischen und syntaktischen Fähigkeiten, metaphonologische Fähigkeiten und Schnellbenennung mit der späteren Leseentwicklung in Verbindung stehen (ARAND 1998, CATTS 1993; KLICPERA et al. 1993). Eine spezifische Beziehung dieser Maße zum Leseerwerb scheint jedoch abhängig davon zu sein, wie das Lesen erhoben wird. Wenn die Lesefähigkeit durch die Worterkennung bestimmt wird, haben die Maße der phonologischen Bewusstheit und der Schnellbenennung die höchste Vorhersagekraft.

Auf der Grundlage solcher Untersuchungen erscheint es angebracht, Defizite in der phonologischen Bewusstheit und in der Schnellbenennung als Ursache der Leseschwierigkeiten im frühen Leseerwerb anzunehmen. Es kann folglich davon ausgegangen werden, dass das Maß metaphonologischer Fähigkeiten ein Prädiktor für die Ausbildung der Lese-Rechtschreibfähigkeiten ist. Zusammen mit anderen Prädiktoren, wie der Schnellbenennung, scheinen metaphonologische Fähigkeiten unabhängig voneinander verantwortlich für eine sich überschneidende Varianz bei der Worterkennung zu sein (vgl. WAGNER et al. 1987).

Um die in den angeführten Studien aufgezeigten Bedingungen näher analysieren zu können, sollen im folgenden Abschnitt allgemeine und spezielle Voraussetzungen für den Erwerb der Schriftsprache geklärt werden.

4.2. UNZUREICHENDE VORAUSSETZUNGEN FÜR DEN ERWERB DES LESENS UND SCHREIBENS

Im folgenden Abschnitt sollen spezifische Voraussetzungen des Schriftspracherwerbs zusammenfassend analysiert werden, wobei besonders auf die kognitiven, die sprachlichen Fähigkeiten und auf die phonologischen Informationsverarbeitungsfähigkeiten Bezug genommen wird.

4.2.1. Kognitive Fähigkeiten

KLICPERA & GASTEIGER-KLICPERA (1993) machten in Untersuchungen deutlich, dass der Schulerfolg längerfristig von der Allgemeinbegabung abhängig ist. Ein enger Zusammenhang zwischen nichtsprachlichem und sprachlichem Erkenntnisgewinn wird im Bedeutungserwerb gesehen. Die Kognitionsentwicklung geht der sprachlichen Entwicklung dahin voraus, dass zunächst über ein Wort das

semantisch-kognitive Schema vorhanden sein muss, bevor es zum Erwerb der phonologischen Repräsentation kommt (vgl. SZAGUN 1993). Bei Kindern mit einer spezifischen Sprachentwicklungsstörung wird *per definitionem* ein nonverbal normaler IQ vorausgesetzt. Das heißt aber lediglich, dass *keine generelle* kognitive Beeinträchtigung vorliegt; *spezifische* kognitive Defizite werden nicht ausgeschlossen. Um diese These als Verursachungsgrund für eine SSES zu überprüfen, wurden vergleichende Untersuchungen durchgeführt (vgl. KUSHNIR & BLAKE 1996; DANNENBAUER & CHIPMANN 1988). In kategorialen Aufgaben, wie Klassifizierungsfähigkeit und Symbolverständnis, wurden jedoch keine signifikanten Unterschiede zwischen sprachentwicklungsgestörten Kindern und sprachlich normalen Kindern ermittelt (GRIMM 1999). Anders sieht es dagegen bei der Kontrolle sprachverarbeitender Informationen aus. Relevante Bereiche der Informationsverarbeitung, wie das phonologische Arbeitsgedächtnis und die Schnelligkeit von phonologischen Verarbeitungsprozessen, werden in der Literatur als verursachend für spezifische Sprachentwicklungs- und Lese-Rechtschreibstörungen angesehen (vgl. ebd.). SCHÖLER & SCHAKIB-EKBATAN (2001) wiesen ebenfalls darauf hin, dass die sprachliche Entwicklung mit anderen Entwicklungsbereichen, wie der Kognition, stark vernetzt ist. Bei Störungen der Sprachentwicklung ist niemals lediglich der Bereich der Sprache isoliert betroffen, sondern steht in aller Regel mit anderen Störungen, v. a. der Informationsverarbeitung und dem Erwerb und Aufbau von Wissen in Wechselwirkung. In Untersuchungen zeigten Kinder mit SSES häufig eine defizitäre Verarbeitungskapazität und -genauigkeit (SCHÖLER et al. 2003). In Studien mit spezifisch sprachentwicklungsgestörten Kindern, bei denen die Intelligenz*entwicklung* betrachtet wurde (SCHÖLER et al. 2003; STARK 1980 zit. in LEONARD 1997; HAFFNER 1995), wurde erkannt, dass das Lern- und Leistungsvermögen der SSES-Kinder erheblich beeinträchtigt ist. So beschrieb HAFFNER (1995) das Abrutschen des IQ's eines Jungen von 106 auf 86 innerhalb von 2 Jahren. PAUL & COHEN (1984) ermittelten bei fünf schwer sprachentwicklungsgestörten Kindern das Absinken des IQ's von durchschnittlich 99 auf 63. Auch in Querschnittsuntersuchungen wurde die abgleitende Intelligenzentwicklung nachgewiesen (vgl. STARK 1980 zit. in LEONARD 1997; vgl. DANNENBAUER 2001a). DANNENBAUER (2001a) ist der Ansicht, dass sich eine ursprünglich umschriebene SSES zu einer allgemeinen Lernbehinderung ausweiten kann. Er verweist auf realistische Schätzungen, die bei ca. 30 % der Kinder in den Eingangsklassen an Schulen für Lernbehinderte eine zu Grunde liegende spezifische Sprachentwicklungsstörung annehmen.
Folglich weisen SSES-Kinder in den kognitiven Informationsverarbeitungsmechanismen Auffälligkeiten auf, die sich sowohl auf den Gesamtfaktor Intelligenz als auch auf das generelle kognitive (schulische) Leistungsvermögen mindernd auswirken. Dieses Problem hat aller Wahrscheinlichkeit nach eine kumulative Wirkung. Ein Überdenken des Kriteriums *normale Intelligenz* innerhalb der Definition zur spezifischen Sprachentwicklungsstörung sollte daher Gegenstand künftiger Überlegungen in der Fachwissenschaft sein.

4.2.2. Sprachliche Fähigkeiten

Im Folgenden werden einzelne sprachliche Fähigkeitsfelder, die speziell in dem in dieser Arbeit besonders relevanten Bereich der semantisch-lexikalischen Ebene auftreten, hinsichtlich ihrer Beteiligung an lexikalisch-semantischen Störungen und gleichzeitig an Lese-Rechtschreibstörungen analysiert.

Literaturübersichten und Metaanalysen zum Zusammenhang zwischen sprachlichen und schriftsprachlichen Fähigkeiten (SCHNEIDER 1989; TRAMONTANA et al. 1988; HORN & PACKARD 1985) bestätigen, dass innerhalb der sprachlichen Fähigkeiten der produktive Wortschatz als ein guter Prädiktor für den Schriftspracherwerb fungiert. Weitgehend übereinstimmend findet sich in der Literatur der Hinweis auf den *verminderten Wortschatz* bei Kindern mit Lese-Rechtschreibstörungen und bei Kindern mit Sprachentwicklungsstörungen (vgl. GRIMM 1999b; 1995; KIESE-HIMMEL & KRUSE 1994).
Diese Symptomatik ist bei Kindern mit spezifischen Sprachentwicklungsstörungen nachzuvollziehen. SSES-Kinder beginnen häufig verspätet mit dem Worterwerb. Der Wortschatzausbau erfolgt nur verzögert und ist oft mit einem fehlenden Wortschatzspurt verbunden. Bis zum Schulbeginn lassen sich diese Rückstände nicht aufholen[71].
Auch Kinder mit Lese-Rechtschreibstörungen zeigen oft einen verminderten produktiven Wortschatz (KLICPERA et al. 1993). Dieser führt in der Folge zu einem eingeschränkten Leseverständnis und verweist auf eine der LRS zugrunde liegende primärsprachliche Problematik.
In englischsprachigen Studien wird ebenfalls über hochsignifikante Korrelationen zwischen den Maßen der semantisch-syntaktischen Sprachfähigkeiten und den späteren Lesefähigkeiten berichtet (BISHOP & ADAMS 1990; SHRIBERG & KWIATKOWSKI 1982). ROTH & SPEKMAN (1989) sehen die semantische Kompetenz als *„involved knowledge of: 1) individual word meanings, and 2) rules that govern the combination of word meanings for the formation of meaningful phrases and sentences."* Sie sind der Ansicht, dass die Semantik der Aspekt der sprachlichen Ebenen ist, der die bedeutendste Verbindung zu den Gedächtnisprozessen und der Konzeptbildung hat. Demzufolge erscheint es schlüssig anzunehmen, dass Defizite im Bereich der Semantik mit dem Leseerwerb in vielerlei Hinsicht in Verbindung stehen. Ein Leser sollte verstehen, was er liest. Daher kann die Bedeutungsaufnahme des geschriebenen Wortes niemals die des gehörten Wortes übertreffen. Wenn Kinder mit Schwächen beim Bedeutungserwerb von Wörtern oder in der Beziehung zwischen Wörtern das Lesen erlernen, sind auch höher angesiedelte Sprachprozesse involviert. Beim Leseverständnis sind dann ebenso große Schwierigkeiten zu erwarten.
PERFITTI (1985) macht darauf aufmerksam, dass das Dekodieren von einzelnen Wörtern relativ unabhängig vom Wortverständnis ist. Den eindrucksvollsten

---

[71] Vgl. Darlegungen im Unterkapitel *3. Spezifische Sprachentwicklungsstörungen.*

Hinweis geben dafür die so genannten Hyperlexiker, die in der Lage sind, fließend vorzulesen, ohne eigentlich zu verstehen, was sie gelesen haben (LONG & LONG 1994; SHARE & SILVA 1987). Diesen Zusammenhängen tragen CATTS & KAMHI (1999b) in ihrer neuen *Classification of Reading Disabilities* Rechnung. Sie führen eine Klassifikation von Subtypen hinsichtlich der Auffälligkeiten beim Lese-Rechtschreiberwerb ein, die zwischen schwachen Lesern mit Schwierigkeiten lediglich bei der Worterkennung und schwachen Lesern, die in der Worterkennung und dem Sprachverständnis Schwierigkeiten haben, unterscheiden. Die Einteilung der Subtypen sieht folgendermaßen aus[72]:

	Word Recognition	
	Poor	Good
Good Listening Comprehension	Dyslexia	Other
Poor	Language-Learning Disability	Hyperlexia

Abb. 20. Subtypen nach der Klassifikation von CATTS & KAMHI (1999b, 75)

Sie zeigt, dass Dyslexiker eine schlechte Worterkennung, aber ein gutes Sprachverständnis, Hyperlexiker dagegen Probleme beim Sprachverständnis und gute Fähigkeiten in der Worterkennung haben. Die in dieser Arbeit interessierende Gruppe der Kinder mit *language-learning-disability* hat in beiden Bereichen Schwierigkeiten. Kinder mit *„language-learning disability (LLD) have poor reading comprehension because of deficits in both word recognition and listening comprehension."* (CATTS & KAMHI 1999b, 75).

Ein weiteres Problem, das mit dem Wortschatz zusammenhängt, ist die *unzureichende Speicherung der Wortform*. Hinweise auf Zusammenhänge geben Untersuchungen mit sprachentwicklungsgestörten Kindern beim Nachsprechen von Pseudowörtern (MONTGOMERY 1995) und die hohe Zahl von Nonsenswörtern bei einer Analyse der Lesefehler von Kindern mit Lese-Rechtschreibstörungen, wie GLÜCK (2000) in mehreren Fallanalysen aufzeigen konnte.
Es kann vermutet werden, dass die Wortform undeutlich gespeichert wird. Während markante Merkmale, wie Wortanfang, -ende und Silbenstruktur aktiviert werden können, ist die Binnenstruktur des Wortes unscharf. Dies erschwert selbstverständlich eine Phonemsegmentation (ebd.) bzw. macht sie unmöglich. Vermutlich ist die Ursache für eine unscharfe Speicherung der Wortform eine

---

[72] Nach einer Untersuchung von HOOVER & GOUGH (1990), die diese Überlegungen darlegten, erklären beide Variablen zwischen 72 und 85 % der Varianz für das Leseverständnis.

Schwäche im phonologischen Arbeitsgedächtnis[73]. Es ist innerhalb der phonologischen Schleife nicht in der Lage, die neu zu erlernende Wortform so lange aufrecht zu erhalten, bis eine hinreichend deutliche Übernahme in den Wortformspeicher möglich ist.

Eine *Netzwerkschwäche* wird v. a. innerhalb der Vernetzung der Lemmaebene vermutet. In Theorien über den Aufbau des inneren Lexikons wird angenommen, dass Wortbedeutungen (Lemmaebene) und die Phonemfolge, aus der der Begriff aufgebaut ist (Wortformebene), getrennt gespeichert werden (vgl. LEVELT 1989). Das Benennen von Gegenständen ist demnach nicht nur vom Vorhandensein eines entsprechenden lexikalischen Eintrags für das Wieder erkennen eines Gegenstandes und dessen Abrufbarkeit abhängig, sondern auch davon, dass von diesem Eintrag aus die dazugehörige Phonemfolge sicher aktiviert werden kann. Typische Symptome innerhalb der semantisch-lexikalischen Störungen sind Wortfindungsstörungen[74]. Wie bereits beschrieben, entstehen sie, wenn der Zugriff auf den phonologischen Kode erschwert oder dieser nicht sicher ausgebildet ist. Defizite in der Wortfindung wurden als erstes von JOHNSON & MYKELBUST (1967) als *reauditorization* beschrieben und in den letzten Jahren durch Untersuchungen v. a. durch GERMAN (1994, 1992) konkretisiert. Dabei waren Kinder mit Lese-Rechtschreibstörungen und Kinder mit spezifischen Sprachentwicklungsstörungen stärker betroffen als sprachnormale Kinder. Analog zu den oben aufgeführten Erkenntnissen beschreibt DE MONTFORT SUPPLE (1998) zwei Aspekte der Wortfindung in der englischsprachigen Literatur: *word retrieval* und *rapid automised naming*. Beide Aspekte korrelieren signifikant mit der Lesefähigkeit und sind, vor der Schulzeit erhoben, ein Prädiktor für die spätere Lesefähigkeit.

Es gibt zwei unterschiedliche Beschreibungsansätze für Wortfindungsstörungen, zum einen den gestörten Abruf (*retrieval strength*) und zum anderen die gestörte Speicherung (*storage strength*). Die Speicherhypothese (vgl. GERMAN 1992) impliziert, dass v. a. ein eingeschränkter Wortschatz das Ergebnis von Wortfindungsproblemen ist, während die Abrufhypothese (vgl. NIPPOLD 1992) einen gestörten Zugriff auf die im Lexikon gespeicherten Items favorisiert. Im deutschen Sprachraum versucht GLÜCK (2000) eine Synthese aus beiden Ansätzen: Durch den eingeschränkten Wortschatz sind weniger Einträge auf der Lemmaebene vorhanden. Zudem sind die wenigeren Einträge aufgrund einer Schwäche im Arbeitsgedächtnis ungenügend differenziert und weniger effektiv untereinander verbunden. Dadurch kommt es zu einem verlängerten oder auch scheiternden Auswahlprozess. Die Schwierigkeiten in der phonologischen Kodierung werden als Ursache für die beobachteten Benennungsschwierigkeiten vermutet, die

---

[73] Siehe Ausführungen zum Arbeitsgedächtnis unter 3.4.3. *Erklärungen auf der Ebene der phonologischen Informationsverarbeitung.*
[74] Wortfindungsstörungen werden definiert als „*involving the ability to access an intended word from one's vocabulary lexicon.*" (DE MONTFORT SUPPLE 1998, 249).

gleichfalls Probleme beim Erlesen und Verstehen von Wörtern verursachen (vgl. ebd.).

4.2.3. Phonologische Informationsverarbeitungsstrategien

In der Fachliteratur gibt es viele Hinweise auf unzureichende Voraussetzungen für den Schriftspracherwerb, die auf eine phonologische Verarbeitungsschwäche als den zentralen Faktor hindeuten (vgl. GASTEIGER-KLICPERA & KLICPERA 2005; PLAZA et al. 2002; PLAZA 1997; CATTS 1993). Zu den phonologischen Informationsverarbeitungsstrategien gehören neben den metaphonologischen Fähigkeiten das phonologische Rekodieren und das Arbeitsgedächtnis. KLICPERA et al. (1993) sehen als spezifische Hürde bzw. als Ursache für die Entstehung von Lese-Rechtschreibstörungen das eingeschränkte Erfassen der Gliederung der Lautfolge in Phoneme, also die phonematische Bewusstheit, und das mangelhafte Erlernen der Phonem-Graphem-Zuordnung bzw. des phonologischen Rekodierens an. Unter den Erklärungsansätzen für LRS und SSES nimmt die Theorie der speziellen phonologischen Verarbeitungsschwäche eine zentrale Stellung ein. Defizite im phonologischen Arbeitsgedächtnis erklären ebenfalls die bereits beschriebenen Schwächen innerhalb der sprachlichen Fähigkeiten.
An dieser Stelle soll die Bedeutung von phonologischen Informationsverarbeitungsstrategien für den Sprach- und Schriftspracherwerb dargestellt werden. Daraus können sich Schwierigkeiten in der phonologischen Informationsverarbeitung bei Kindern mit spezifischen Sprachentwicklungs- und Lese-Rechtschreibstörungen ableiten lassen.

4.2.3.1. Eingeschränkte metaphonologische Fähigkeiten

Eine zentrale Bedeutung für die Hypothese einer phonologischen Verarbeitungsschwäche bei leseschwachen Kindern kommt den Beobachtungen über ihre *mangelnden metaphonologischen Fähigkeiten*[75] zu – v. a. die fehlende Einsicht in den Phonemaufbau von Wörtern –, was als wichtige Voraussetzung für den Schriftspracherwerb gilt (MAGNUSSON & NAUCLÉR 1990a, b). Kinder mit spezifischen Sprachentwicklungsstörungen besonders auf der semantisch-lexikalischen Ebene haben große Probleme mit dem Synthetisieren und Analysieren von phonologischen Wortformen.
Es lassen sich in der Entwicklung metaphonologischer Fähigkeiten[76] Defizite nachweisen: Die Kinder sind nicht altersentsprechend in der Lage, von der Bedeutung eines Wortes abzusehen und sich der Wortform zuzuwenden. Die metaphonologischen Fähigkeiten der Vorschulzeit, wie Reimrezeption und –pro-

---

[75] Die Bedeutung metaphonologischer Fähigkeiten für den Schriftspracherwerb wurde an anderer Stelle bereits ausführlich erläutert, siehe *2.3. Metaphonologische Fähigkeiten und Schriftspracherwerb.*
[76] Zum Erwerb normaler metaphonologischer Fähigkeiten siehe Ausführungen unter *2.1.3. Entwicklung metaphonologischer Fähigkeiten.*

duktion und Anlauterkennung, werden ohne Anleitung[77] selten selbständig als Sprachspiele ausprobiert (MAHLAU 1999). ADAMS (1990) hat herausgestellt, dass die Phonembewusstheit für ein effektives und effizientes Erlernen des Schriftspracherwerbs essentiell ist. In Trainingsstudien (KÜSPERT 1998) wird gezeigt, dass zwischen metaphonologischen Fähigkeiten und der Dekodierfähigkeit ein Zusammenhang besteht. Daher kommt es für Kinder mit gering ausgebildeten metaphonologischen Fähigkeiten beim Schuleintritt dann zu einem ganz besonderen Problem: durch die geringere Differenzierungsfähigkeit von Einzellauten erscheint die Zuordnung der Graphem-Phonem-Korrespondenzen für lange Zeit willkürlich und diffus. Da das Erkennen der Graphem-Phonem-Zuordnung jedoch die entscheidende Grundlage für das alphabetische Prinzip der Schriftspracherwerbsstufen darstellt, sind synthetisierendes Lesen und phonematisches Schreiben wesentlich beeinträchtigt (GASTEIGER-KLICPERA & KLICPERA 2005; KLICPERA et al. 1993).

In Studien wird der enge Zusammenhang zwischen metaphonologischen Fähigkeiten bei Kindern mit spezifischen Sprachentwicklungs- und Lese-Rechtschreibstörungen bestätigt.
So wurde in einer Untersuchung von PLAZA (1997) die phonologische Bewusstheit in einer Gruppe von 10 lese-rechtschreibgestörten französischsprachigen Kindern, sowie zwei Vergleichsgruppen (Leseanfängergruppe und Leseäquivalenzgruppe), untersucht. Von den dyslexischen Kindern wiesen 5 eine frühe Sprech- und Sprachstörung auf, die hinsichtlich ihrer Symptome (lexikalisches Defizit, morphosyntaktische Einschränkungen) auf eine spezifische Sprachentwicklungsstörung hindeutete. Die anderen 5 lese-rechtschreibgestörten Kinder hatten keine Sprachauffälligkeiten. Die Kinder wurden mit einer metaphonologischen Testreihe untersucht, die die Bewusstheit für phonologische Sequenzen, phonetische Identifikation und Phonemtrennung und -umstellung überprüften. Dabei wurden die Reim- und Silbenaufgaben nach GOMBERT (1990) als *epiphonologische* (vorphonologische) *Bewusstheit*, die Phonemaufgaben als eigentlich *metaphonologisch* bezeichnet.
Die Hauptergebnisse zeigten, dass beide Untergruppen der lese-rechtschreibgestörten Kinder geringere metaphonologische Leistungen aufwiesen (v. a. in der Phonemsegmentation) und die spezifisch sprachentwicklungsgestörten Kinder darüber hinaus noch einen Mangel an epiphonologischer Bewusstheit hatten, also Aufgaben zur Reim- und Silbensegmentation nicht altersentsprechend lösen konnten. Lese-rechtschreibgestörte Kinder ohne sprachliche Auffälligkeiten waren jedoch in der Lage, Reime und Silben zu segmentieren. Diese Erkenntnisse lassen die Folgerung zu, dass Kinder mit SSES schlechtere frühe metaphonologische Fähigkeiten und vergleichbar schlechte späte metaphonologische Fähig-

---

[77] Die Möglichkeit des Trainings metaphonologischer Fähigkeiten zeigen Trainingsstudien bzw. -programme (vgl. KÜSPERT & SCHNEIDER 1999).

keiten wie Kinder mit Lese-Rechtschreibstörungen ohne sprachliche Auffälligkeiten haben (PLAZA 1997).

In einer Untersuchung von KAMHI et al. (1985 zit. in STEGER 1993) wurde die Fähigkeit spezifisch sprachentwicklungsgestörter Kinder festgestellt, Sätze in Wörter, zweisilbige Wörter in Silben und einsilbige Wörter in Laute zu teilen. Es wurden ebenfalls zwei Kontrollgruppen getestet, von denen die eine im Sprachentwicklungsalter, die andere im Bereich der Kognition mit den sprachentwicklungsgestörten Kindern vergleichbar war. Warum die sprachentwicklungsgestörten Kinder anscheinend schlechtere kognitive Fähigkeiten aufwiesen als ihre gleichaltrige Vergleichsgruppe, wurde nicht näher erläutert. Die Ergebnisse zeigten, dass die spezifisch sprachentwicklungsgestörten Kinder signifikant schlechter im Teilen der Sätze und Wörter waren als die beiden Kontrollgruppen. Weniger als die Hälfte konnte einen Satz oder ein zweisilbiges Wort in kleinere Einheiten zerlegen. Das Segmentieren der einsilbigen Wörter in Laute erwies sich für die sprachentwicklungsgestörten Kinder als besonders schwierig. Dazu waren nur 15 % der SSES-Kinder in der Lage, im Gegensatz zu 80 % der vom mentalen Lebensalter und zu über 50 % der vom Sprachentwicklungsalter gleichen Kontrollgruppen (STEGER 1993). Auch in dieser Untersuchung zeigte sich, dass sprachentwicklungsgestörte Kinder deutlich schlechtere metaphonologische Fähigkeiten aufweisen als gleichaltrige und gleich intelligente Kinder.

In einer Längsschnittstudie von MAGNUSSON & NAUCLÉR (1990a, b) an 115 spezifisch sprachentwicklungsgestörten und sprachlich normal entwickelten schwedischen Kindern wurden schriftsprachlich relevante Fähigkeiten aus der Vorschul- und Grundschulzeit in Zusammenhang gebracht. Dabei handelte es sich u. a. um sprachliche Leistungen auf der phonologischen, morphologischen, syntaktischen, lexikalischen und pragmatischen Ebene und um phonologische und grammatische Bewusstheitsprozesse. Die sprachentwicklungsgestörten Kinder wurden in zwei Gruppen geteilt, die erste Gruppe (39 Kinder) hatte eine sprachtherapeutische Behandlung bevor sie in die Schule kam, die zweite Gruppe (37 Kinder) nicht. Dazu wurde noch eine Vergleichsgruppe von 39 sprachlich normal entwickelten Kindern untersucht. Die Daten für diese Untersuchung wurden zu drei verschiedenen Zeitpunkten (1 Jahr vor Schulbeginn, am Beginn und Ende der 1. Klasse) erhoben.

Die Ergebnisse zeigten, dass alle spezifisch sprachentwicklungsgestörten Kinder wesentlich schlechtere Resultate in den metaphonologischen Fähigkeiten erzielten als die sprachnormale Vergleichsgruppe. Dies bezog sich auf alle erhobenen Daten zum Reimen, zur Silben- und Phonemsegmentation und zur Phonemidentifikation. Beide Gruppen erhöhten ihre Fähigkeiten zwar zwischen den Messzeitpunkten stetig, doch erreichten die SSES-Kinder nicht den Entwicklungsgrad der sprachlich normal entwickelten Kinder. Der größte Unterschied war sogar zwischen dem zweiten und dritten Messzeitpunkt zu verzeichnen, also nachdem der Schriftspracherwerb eingesetzt hatte. Eine individuelle Analyse der Fähigkeiten der Kinder zeigte jedoch, dass es auch einzelne spezifisch sprachentwicklungsgestörte Kinder gab, die höhere metaphonologische Fähigkeiten als der Durchschnitt der sprachlich normal entwickelten Kinder hatten. Diese Kinder wiesen bereits im Vorschultest eine Bewusstheit für Phoneme auf und konnten Reime bilden. Sie hatten also im Vorschulalter gute metaphonologische Fähigkeiten. Die weiteren Untersuchungen zum Lese-Rechtschreiberwerb ergaben dann ebenfalls gute Lese-Rechtschreibleistungen. Analog dazu konnten bei einigen sprachlich normal entwickelten Kindern mit defizitären metaphonologischen Fähigkeiten beim Vorschultest nur schlechte Schriftspracherwerbsleistungen festgestellt werden. Die Autoren resümierten, dass die Lese- Rechtschreibleistung von Erstklässlern am Besten mit den metaphonologischen Fähigkeiten in Beziehung gebracht werden konnte (vgl. MAGNUSSON & NAUCLÉR 1990a, b).

In einer englischsprachigen Untersuchung kam CATTS (1993) zu demselben Ergebnis. Die in dieser Studie untersuchten 56 sprachentwicklungsgestörten und 30 sprachlich normal entwickelten Kinder wurden hinsichtlich ihrer sprachlichen und metaphonologischen Fähigkeiten vom Kindergartenalter bis zur zweiten Klasse überprüft. Auch hier zeigte sich wiederum, dass bei den SSES-Kinder die Bewältigung der Aufgaben zur phonologischen Bewusstheit sowohl erheblich schlechter erfolgte als auch ein entscheidendes Maß für den Erwerb der Lese-Rechtschreibfähigkeit war (vgl. auch BIRD et al. 1995).
Auf der Basis ihrer eigenen Studien sowie Ergebnissen anderer Untersuchungen kam Magnusson zu folgenden Ergebnissen (MAGNUSSON 1991 zit. in ROMONATH 1998a, 176):

- Kinder mit spezifischen Sprachentwicklungsstörungen schneiden in Untersuchungen als Gruppe schlechter ab als sprachlich normal entwickelte Vergleichsgruppen (vgl. auch PLAZA 1997). Selbst kognitive Fähigkeiten, die über denen der normal sprechenden Kinder liegen, können die metaphonologischen Defizite nicht kompensieren.
- Die Entwicklung metaphonologischer Fähigkeiten unterliegt auch bei sprachgestörten Kindern einem Entwicklungsprozess, da ältere Kinder einen höheren Grad metaphonologischer Fähigkeiten aufweisen als jüngere. Das Niveau von sprachlich normal entwickelten Kindern wird jedoch nicht erreicht.
- Bei sprachgestörten und normalsprachlichen Kindern sind Teilaspekte der phonologischen Bewusstheit graduell unterschiedlich entwickelt. Reimaufgaben können früher gelöst als Wörter in Silben und Phoneme segmentiert werden. Silbenstrukturen werden eher erkannt als Phoneme.
- Nicht alle sprachgestörten Kinder entwickeln sich in Bezug auf metaphonologisches Wissen ähnlich. Der größte Teil weist im Vergleich mit sprachlich unauffälligen Kindern erhebliche Entwicklungsrückstände auf, andere wiederum haben eine phonologische Bewusstheit, die der der Vergleichsgruppe

ähnelt. Einige sprachbeeinträchtigte Kinder besitzen sogar einen höheren Grad an Sprachbewusstheit als sprachlich normal entwickelte Kinder ihres Alters.

Zusammenfassend zeigen die angeführten Forschungsergebnisse deutlich, dass spezifisch sprachentwicklungsgestörte Kinder besonders schwere Einschränkungen hinsichtlich ihrer metaphonologischen Fähigkeiten haben können, die sich dann nachfolgend als Problem beim Schriftspracherwerb erweisen. Diese Einschränkung beim Erwerb metaphonologischer Fähigkeiten bei Kindern mit lexikalischen Defiziten (vgl. PLAZA 1997) weist wiederum auf den Zusammenhang zwischen Wortschatz und metaphonologischen Fähigkeiten hin. Bei Kindern mit Lese-Rechtschreibstörungen, aber normalen sprachlichen Fähigkeiten, sind die metaphonologischen Probleme weniger stark und möglicherweise von weiteren Störfaktoren, wie eingeschränkten Arbeitsgedächtnisleistungen, beeinflusst.

4.2.3.2. Eingeschränktes phonologisches Rekodieren

Phonologisches Rekodieren ist die Fähigkeit, schriftliche Symbole in lautliche Entsprechungen zu übertragen: „*... phonological recoding in lexical access, that is, getting from a written word to ist lexical referent by recoding the written symbols into a sound-based representational system.*" (WAGNER & TORGESEN 1987, 192). Durch die lautliche Entsprechung wird anschließend der Zugriff zum semantischen Lexikon möglich. Dort wird darüber entschieden, ob ein Wort eine Bedeutung hat, bzw. bekannt ist oder nicht, ein so genanntes Nonsenswort ist. Das semantische Lexikon, also das Erkennen der Bedeutung eines Wortes, kann über zwei Wege erreicht werden. Zum einen kann auf direktem Wege über die Erkennung eines ganzen Wortbildes auf das Lexikon zugegriffen werden. Dies ist bei geübten Lesern bei bekannten Wörtern der Fall. Zum anderen führt der indirekte Weg über das Synthetisieren der Grapheme in Phoneme zu einer Lautfolge, der anschließend die Wortbedeutung zugeordnet wird (vgl. ebd.).

Untersuchungen, die diese Fähigkeit prüfen, erfassen die Geschwindigkeit beim Benennen von Objekten, Farben oder Zahlen, weiterhin die Entscheidung, ob eine Buchstabenfolge ein bedeutungshaltiges Wort repräsentiert oder nicht. Phonologisches Rekodieren hat folglich eine große Bedeutung beim Erlesen von Wörtern, deren Wortformen nicht abgespeichert sind. Dies betrifft v. a. Leseanfänger, aber auch Gelegenheiten, in denen ein geübter Leser unbekanntes Wortmaterial, (Fremdwörter, Fremdsprachen) rekodieren muss. Die phonologische Rekodierungsfähigkeit kann über das Erlesen von Pseudowörtern erfasst werden, da hierbei nur ein phonologisches Rekodieren möglich ist.

Der Zusammenhang zwischen phonologischem Rekodieren und Lese-Rechtschreibstörungen war bereits Gegenstand einer Anzahl von einschlägigen

Studien. SWAN & GOSWAMI (1997) untersuchten lese-rechtschreibgestörte Kinder hinsichtlich des Benennens von Bildern und Wörtern. Zu Beginn wurde der aktive Wortschatz durch eine Bildbenennungsaufgabe erfasst. Danach wurde mit Hilfe einer 5-Felder-Aufgabe der rezeptive Wortschatz überprüft. Es zeigte sich, dass der aktive Wortschatz signifikant schlechter war als der einer Kontrollgruppe, der rezeptive Wortschatz war jedoch weitaus besser. In vielen Fällen gelang es ihnen, dass richtige Wort wieder zu erkennen. Es handelte sich nach Ansicht der Autoren also nicht um ein Problem des Wortschatzes, sondern um Wortfindungsstörungen, die auf phonologische Speicher- bzw. Abrufschwächen zurückgeführt werden könnten. Unterstützt wurde diese These dadurch, dass die leseschwachen Kinder besondere Probleme hatten, Bilder von phonologisch komplexen, langen und seltenen Begriffen zu benennen.

WOLF (1984) untersuchte bei 98 Kindern vom Kindergartenalter bis zum Ende der zweiten Klasse den Zusammenhang zwischen aktivem Wortschatz und der späteren Leseleistung. Im Kindergartenalter wurden Farben, Zahlen, Buchstaben und Objekte benannt. Später, im Schulalter, wurde neben der Worterkennungsleistung auch die Leseleistung erhoben. Die Ergebnisse zeigten, dass die spätere Leseleistung zuverlässig vorausgesagt werden konnte.

In einer Studie von SCARBOROUGH (1990) zeigten Kinder mit Leseschwierigkeiten bereits im Alter von drei Jahren, verstärkt mit fünf Jahren, schlechtere Leistungen im Benennen von Objekten als Kinder ohne Schwierigkeiten beim Schriftspracherwerb.

Eine deutsche Untersuchung zur Kodierung visueller Wortformen bei leserechtschreibgestörten Schülern von BITSCHNAU & GANAHL (1999) zeigte, dass Kinder mit Lese-Rechtschreibstörungen kurzzeitig präsentierte Wörter weniger schnell und weitaus unvollständiger erfassen als eine Altersvergleichsgruppe. Die Faktoren *Worterkennungsleistung* und *visuelle Wahrnehmungsgeschwindigkeit* korrelierten. Die visuelle Informationserfassung und die Wortwiedergabe hingen für einen Teil der LRS-Kinder mit den Leistungen in einer einfachen visuellen Reaktionsaufgabe zusammen. Für diejenigen Kinder, die Probleme im zeitlichen Ablauf der visuellen Informationsverarbeitung aufwiesen, wurde sogar eine signifikante Beeinträchtigung in der Kodierung visueller Wortformen festgestellt. Die Kinder mit Lese-Rechtschreibproblemen zeigten in allen Aufgaben hochsignifikant schlechtere Leistungen als die Vergleichsgruppe. Sie kodierten, reproduzierten und rekonstruierten die Zielwörter nicht oder nicht korrekt und antworteten wesentlich langsamer. Die Worterkennung verharrte dabei auf der Stufe der Buchstabenanalyse. Daraus folgt die Problematik einer zusätzlichen ineffizienten *visuellen* Informationsverarbeitung beim Lesen.

LAHEY & EDWARDS (1996) untersuchten Kinder mit SSES im Alter zwischen 4 und 9;5 Jahren. Auch hier zeigte sich, dass sie signifikant langsamer beim Benennen und beim Reagieren auf nichtsprachliche Stimuli waren als eine sprachnormale Altersvergleichsgruppe. Die Autoren kamen zu dem Schluss, dass die geringe Benennungsgeschwindigkeit auf verlangsamte nichtsprachliche Verarbeitungsprozesse zurückgeführt werden kann und nicht auf eine beeinträchtigte sprachliche und perzeptuelle Verarbeitung. SSES-Kinder mit lediglich expressiven Störungen der Sprache waren nicht signifikant langsamer in der Verarbeitung als eine gleichaltrige Vergleichsgruppe. Jedoch waren Kinder mit *expressiven und rezeptiven* Sprachproblemen signifikant langsamer beim Benennen der Bilder; dieses Ergebnis war jedoch altersabhängig (vgl. auch LEONARD 1997; MODY 1993; TALLAL 1980; TALLAL & PIERCY 1973).

Die Untersuchungen zeigen übereinstimmend, dass spezifisch sprachentwicklungsgestörte Kinder große Probleme beim phonologischen Rekodieren haben. Da das phonologische Rekodieren für den Wortschatzerwerb, speziell für den Wortabruf, sowie für den Schriftspracherwerb eine entscheidende Rolle zu spielen scheint, wirkt sich dieses phonologische Verarbeitungsdefizit erschwerend sowohl auf den Wortabruf als auch auf den Schriftspracherwerb aus. Der Zusammenhang zwischen spezifischer Sprachentwicklungsstörung und dem phonologischen Rekodieren aus dem semantischen Lexikon ist im deutschen Sprachraum bisher noch wenig beleuchtet worden. Weitere Forschungen, besonders im deutschsprachigen Raum, müssen künftig Transparenz in diesen Bereich bringen.

4.2.3.3. Eingeschränktes Arbeitsgedächtnis

Beim phonetischen Rekodieren werden im Arbeitsgedächtnis (*working memory*) sprachliche Inhalte lautsprachlich repräsentiert, um die Informationen möglichst lange aktiviert zu halten. Diese Leistung kann u. a. über die Gedächtnisspanne für verbales oder bildliches Material geprüft werden.
Die Bedeutung des Arbeitsgedächtnisses für den Schriftspracherwerb wird v. a. am Anfang des Schriftspracherwerbs deutlich, wenn die Leseanfänger sich jedes Wort Laut für Laut erlesen müssen. Die einzelnen Phoneme bzw. die erlesenen Wortteile müssen bis zur vollständigen Durchgliederung des Wortes im Arbeitsgedächtnis aktiviert bleiben, damit das Wort zum Ende vollständig zusammen gezogen werden kann.
Funktioniert das Arbeitsgedächtnis sehr effizient, stehen mehr kognitive Ressourcen zur Verfügung. Bei Leseanfängern werden jedoch die kognitiven Ressourcen beim Dekodieren der Wörter unter Umständen so stark beansprucht, dass darauf aufbauende Prozesse, z. B. das Verstehen des Sinnzusammenhangs eines Textes, nicht mehr gegeben sind.
Es finden sich in vielen Untersuchungen (GATHERCOLE & PICKERING 2000; GATHERCOLE & BADDELEY 1993a) deutliche Hinweise dafür, dass die phonetische Rekodierleistung im Arbeitsgedächtnis eine bedeutende Rolle für den Schriftspracherwerb spielt[78]. GATHERCOLE & BADDELEY (1993a) führten eine

---

[78] Im Verlaufe der Kindheit verändern sich die phonologischen Gedächtnisleistungen drastisch. Die Gedächtnisspanne für Wörter steigt zwischen dem 4. und 11. Lebensjahr um das Dreifache an. In dieses Lebensalter fällt der Schriftspracherwerb.

Längsschnittuntersuchung durch, um die Vorhersagekraft des Arbeitsgedächtnisses zu Beginn des ersten Schuljahres für die Leseleistung im fünften Schuljahr zu untersuchen. Im Alter von vier Jahren wurden die Kinder u. a. hinsichtlich ihres phonologischen Arbeitsgedächtnisses (Wiederholen von Pseudowörtern), des Wortschatzes und der Intelligenz untersucht. Im Alter von acht Jahren wurde ihre Lesefertigkeit erhoben. Die Ergebnisse zeigten, dass das Arbeitsgedächtnis tatsächlich einen signifikanten Zusammenhang zur späteren Leseleistung aufwies. Die Autoren fanden folglich eine hoch spezifische prädiktive Beziehung zwischen der Fähigkeit, zu Beginn des ersten Schuljahres Pseudowörter zu wiederholen und der Rekodierleistung vier Jahre später. Dies belegt die Bedeutung phonologischer Gedächtnisleistungen für die Entwicklung von Gedächtnisstrategien.

In einer jüngeren Untersuchung von PLAZA et al. (2002) wurde versucht, Sprachentwicklungsauffälligkeiten bei lese-rechtschreibgestörten Kindern mit einer Schwäche im Arbeitsgedächtnis in Zusammenhang zu bringen. Es zeigte sich, dass Kinder mit Schwächen in beiden Bereichen (SSES und LRS) in allen Aufgaben zur Erhebung der Leistungen im Arbeitsgedächtnis (*digit span, unfamiliar word repetition, sentences repetition*) und der Sprache (u. a. Wortabruf mit semantischen, phonologischen und grammatischen Kriterien) signifikante Defizite aufwiesen (ebd.).

Aber auch für den gesamten Schulerfolg spielt das Arbeitsgedächtnis eine entscheidende Rolle. In einer Studie von GATHERCOLE & PICKERING (2000) wurde der Zusammenhang zwischen der Funktion des Arbeitsgedächtnisses und einem nationalen Bewertungssystem bei 83 Kindern im Alter von sechs bis sieben Jahren untersucht. Die Fähigkeit des Arbeitsgedächtnisses wurde anhand einer Testbatterie (BADDELEY & HITCH 1974) erhoben. Danach erfolgte auf der Basis des Bewertungssystems und zusätzlicher Mathematik- und Englischtests die Einteilung der Kinder in eine normale und in eine Risikogruppe. Wie erwartet, zeigte die Risikogruppe erhebliche Schwächen in der Funktion des Arbeitsgedächtnisses (GATHERCOLE & PICKERING 2000).

Als zentraler Störungspunkt für die in den Untersuchungen zitierten Auffälligkeiten kann eine mangelnde Verarbeitungskapazität des phonologischen Arbeitsgedächtnisses angenommen werden. GATHERCOLE & BADDELEY (1995, 1993a) haben anhand des Nachsprechens von Nonsenswörtern bei SSES-Kindern genau diese Hypothese bestätigen können. In ihren Untersuchungen war die phonologische Arbeitsgedächtnisleistung spezifisch sprachentwicklungsgestörter Kinder signifikant schlechter, wenn die Testwörter mehr als zwei Silben hatten. Die Nachsprechleistung wies einen durchschnittlichen Entwicklungsrückstand von vier Jahren auf, wobei der Sprachentwicklungsrückstand nur 1½ Jahre betrug (GATHERCOLE & PICKERING 2000; GATHERCOLE & BADDELEY 1995, 1993a). Die Funktion des Arbeitsgedächtnisses war bei diesen Kindern folglich wesentlich eingeschränkter als ihre Sprachentwicklung.

Aus den Ergebnissen der zitierten Studien lässt sich schlussfolgern, dass Kinder mit einer spezifischen Sprachentwicklungsstörung große Probleme im phonologischen Arbeitsgedächtnis haben. Dabei handelt es sich vermutlich um die folgenreichste Störung auf der Ebene der phonologischen Informationsverarbeitung.

4.3. ZUSAMMENFASSUNG UND SCHLUSSFOLGERUNGEN

Die Erkenntnisse der referierten Studien zeigen, dass Kinder mit SSES ein höheres Risiko für Lese-Rechtschreibstörungen haben, das sich oft bereits in den ersten Schuljahren äußert[79]. Die Schwierigkeiten der Kinder mit SSES werden v. a. im Rechtschreiben, im Leseverständnis und in der Worterkennung beschrieben (vgl. NAUCLÉR & MAGNUSSON 1998; CATTS 1993; KLICPERA et al. 1993). „Als eine wesentliche Bedingung für das Gelingen des Erstleseprozesses müssen die Vorkenntnisse und Lernvoraussetzungen angesehen werden, die das Kind in den Unterricht mitbringt." (KLICPERA et al. 1993, 175). Die Voraussetzungen der Kinder sind bei Schuleintritt extrem heterogen und können bis zu 4 Entwicklungsjahre auseinander liegen. Daher sind anhand der Erhebung bestimmter Fähigkeiten zum Zeitpunkt der Einschulung die späteren Schulleistungen bereits zu einem bedeutenden Ausmaß vorherzusagen (ebd.). Neben der Intelligenz spielen der produktive Wortschatz (WOLF 1984 zit. in ebd.), bestimmte metalinguistische Fähigkeiten, dort v. a. metaphonologische Fähigkeiten (vgl. KÜSPERT 1998), und phonologische Informationsverarbeitungsmechanismen (vgl. GATHERCOLE & PICKERING 2000) eine Rolle.

In der Literatur findet sich der gemeinsame Hinweis auf einen verminderten Wortschatz bei Kindern mit Lese-Rechtschreibstörungen und bei Kindern mit spezifischen Sprachentwicklungsstörungen. Es lässt sich schlussfolgern, dass der verminderte Wortschatz eine Verursachungskomponente der Lese-Rechtschreibstörung darstellen könnte. Kinder mit spezifischen Sprachentwicklungsstörungen beginnen häufig verspätet mit dem Worterwerb, führen den Wortschatzausbau nur verzögert durch und verpassen den Wortschatzspurt. Bei Schulbeginn gibt es hinsichtlich des Wortschatzumfanges eine Diskrepanz zu den sprachlich normal entwickelten Alterskameraden, die sich nicht mehr aufholen lässt (vgl. GRIMM 1999, 1995a-c; DE MONTFORT SUPPLE 1998; KIESE-HIMMEL & KRUSE 1994).
Auch Kinder mit Lese-Rechtschreibstörungen zeigen oft einen verminderten aktiven Wortschatz (KLICPERA et al. 1993). Dies führt in der Folge zu einem ein-

---

[79] Untersuchungen zeigen, dass nicht alle Kinder mit Sprachstörungen einen problematischen Schriftspracherwerb erfahren müssen (CATTS 1993). Die Variabilität der Leistungen in der Gruppe der SSES-Kinder ist hoch. RICHMAN et al. (1982) fanden Kinder mit Sprachstörungen ohne begleitenden Risikofaktor für spätere Leseprobleme (vgl. NAUCLÉR & MAGNUSSON 1998; BISHOP & ADAMS 1990; TALLAL et al. 1989, 1988).

geschränkten Lesesinnverständnis und deutet auf eine der LRS zugrunde liegende primärsprachliche Problematik hin (CATTS & KAMHI 1999b).
Eine Ursache des verminderten aktiven Wortschatzes kann darin vermutet werden, dass die Wortform undeutlich gespeichert wird. Während zentrale Merkmale, wie Wortanfang, Wortende und Silbenstruktur noch aktiviert werden können, ist die Binnenstruktur des Wortes ungenau abgespeichert. Dies wiederum erschwert die für den Schriftspracherwerb notwendige Phonemsegmentation. Für eine unscharfe Speicherung der Wortform wird eine Schwäche im phonologischen Arbeitsgedächtnis, genauer in der phonologischen Schleife, angenommen (GATHERCOLE & BADDELEY 1995, 1993a), zusätzlich wird eine Netzwerkschwäche auf der Lemmaebene vermutet. Es wird davon ausgegangen, dass das Benennen von Gegenständen nicht nur vom Vorhandensein eines entsprechenden lexikalischen Eintrags für das Wiedererkennen eines Gegenstandes und dessen Abrufbarkeit abhängig ist, sondern auch davon, dass von diesem Eintrag aus die zugehörige Phonemfolge sicher aktiviert werden kann (GLÜCK 2000).
Zentral für den Zusammenhang zwischen LRS und SSES sind Studien und Beobachtungen zu mangelnden metaphonologischen Fähigkeiten. Sie dienen als wichtige Voraussetzung für den Schriftspracherwerb (vgl. u. a. MAGNUSSON & NAUCLÉR 1990a). Kinder mit spezifischen Sprachentwicklungsstörungen haben oft große Probleme mit der Ausbildung metaphonologischer Fähigkeiten.
Diese Defizite lassen sich bereits in frühen Stufen der Entwicklung metaphonologischer Fähigkeiten nachweisen: Dabei sind die betroffenen Kinder nicht altersentsprechend in der Lage, von der Bedeutung eines Wortes abzusehen und sich der Wortform zu zuwenden. Die frühen metaphonologischen Fähigkeiten vor Beginn des Lese-Rechtschreiberwerbs, wie Reimrezeption und -produktion, Silbensegmentation und Anlauterkennung werden ohne Anleitung selten als Sprachspiele ausprobiert, auch nach einer Einführung und Einübung nur geringfügig beherrscht und selten spontan gespielt (MAHLAU 1999).
Mit dem Beginn des Lese- und Schreiblehrganges wird die Phonembewusstheit essentiell für ein effektives Erlernen der Schriftsprache. In empirischen Untersuchungen (u. a. KLICPERA et al. 1993) und Trainingsstudien (u. a. KÜSPERT 1998) konnte deutlich gezeigt werden, dass zwischen metaphonologischen Fähigkeiten und dem Synthetisieren und Analysieren von phonologischen Wortformen ein Zusammenhang besteht. Daher kommt es für Kinder mit gering ausgebildeten metaphonologischen Fähigkeiten in der Vorschulzeit mit dem Beginn des Schriftspracherwerbs zu einem ganz besonderen Problem: durch die geringe Fähigkeit, einzelne Laute zu synthetisieren und zu analysieren, erscheint die Zuordnung der Graphem-Phonem-Korrespondenzen für lange Zeit willkürlich und diffus. Da das Erkennen der Graphem-Phonem-Zuordnung jedoch die entscheidende Grundlage für das Erlernen des alphabetischen Prinzips darstellt, ist bereits der Beginn des Schriftspracherwerbs stark erschwert.
Folglich unterliegen Kinder mit spezifischen Sprachentwicklungsstörungen einem erhöhten Risiko für einen erschwerten Schriftspracherwerb und bilden so-

wohl in der Worterkennung (Lesen) als auch in der Wortschreibung (Rechtschreiben) vergleichsweise geringere Fähigkeiten aus.

Eine Erklärung für die zugrunde liegende Problematik bei der Verbindung spezifischer Sprachentwicklungsstörung mit dem Symptom eines eingeschränkten Wortschatzes – eingeschränkte metaphonologische Fähigkeiten – Lese-Rechtschreibstörung gibt die *lexical restructuring theory* von WALLEY (1993), die unter *2.2. Metaphonologische Fähigkeiten und Wortschatzentwicklung* dargelegt wurde.

Obwohl in den letzten Jahrzehnten viel über den Schriftspracherwerb, seine Voraussetzungen und mögliche Störmechanismen geforscht wurde, stellt der Zusammenhang *spezifische Sprachentwicklungsstörung* und *gestörter Schriftspracherwerb* im deutschsprachigen Raum nach wie vor ein erhebliches Forschungsdesiderat dar. In der eigenen empirischen Studie soll ein Beitrag zur Aufklärung dieser Verbindung geleistet werden. Zuvor erfolgt eine Zusammenfassung aller für die empirische Arbeit notwendigen zentralen Inhalte der bisherigen theoretischen Darlegungen.

5. GESAMTZUSAMMENFASSUNG

An dieser Stelle sollen die wichtigsten Inhalte des zweiten Kapitels in Zusammenhang gebracht werden, um auf die Hypothesenbildung der empirischen Untersuchung hin zu führen. Dazu werden in zwei Teilen, zunächst für den normalen Spracherwerb (a), daraus ableitend für den gestörten lexikalischen Erwerb (b), die angenommenen Zusammenhänge dargestellt.

a) Erkenntnisse der Sprachentwicklungsforschung haben gezeigt, dass Kinder beim Erwerb der primärsprachlichen Fähigkeiten innerhalb sehr kurzer Zeit eine Vielzahl von Wörtern erlernen. Nach ANGLIN 1993 (zit. in BISHOP 1999) verwenden sie im Alter von 18 Monaten durchschnittlich 50 Wörter in Einwortsätzen, im Alter von 2;0 bis 2;6 Jahren bereits 150 Wörter in Zwei- und Dreiwortsätzen und mit 3 Jahren ungefähr 900 Wörter in korrekten Mehrwortsätzen. Mit 4 Jahren erfolgt eine Zunahme des Wortschatzes auf ca. 1000-1500 Wörtern und 2 Jahre später, also in Deutschland zum Zeitpunkt der Einschulung, ist der Wortschatz durch Wissenszuwachs und die Anwendung von Wortbildungsregeln auf 2500-3000 Wörter angestiegen (vgl. Ausführungen im Unterkapitel *3. Spezifische Sprachentwicklungsstörung*).

Der Erwerb der primärsprachlichen Fähigkeiten ist durch Gedächtnisprozesse organisiert, es kommt zu einer Erweiterung und Ausdifferenzierung aller sprachlichen Ebenen, wie der Semantik, der Phonologie, der Syntax usw.

Mit Bezugnahme auf die in dieser Arbeit dargelegte *lexical restructuring theory* (LRT) von WALLEY (1993; METSALA & WALLEY 1998) kann angenommen werden, dass Kinder bis zu ungefähr 18-20 Monaten die erlernten

Wörter holistisch erlernen und speichern (vgl. WALLEY 1993). Auf der Grundlage des raschen Anstiegs der erlernten Wortformen wird jedoch sehr schnell eine effizientere Speicherung notwendig, da die Speicherkapazität des mentalen Lexikons zu stark belastet wird. Ausgangspunkt der nun folgenden mentalen Restrukturierungen des Wortformlexikons ist der Wortschatzspurt, der normalerweise bis zum vollendeten 2. Lebensjahr einsetzt. Ab diesem Zeitpunkt verläuft der Restrukturierungsprozess im Wortformlexikon analog zum Anstieg des Wortschatzes. Es kommt im Laufe des Wortschatzzuwachses zur Segmentierung in immer kleinere phonologische Einheiten bis hin zum Phonem (vgl. METSALA & WALLEY 1998; WALLEY 1993).

Für die Begründung der Hypothesen ist es wichtig festzuhalten, dass in den ersten Lebensjahren besonders der Wortschatzerwerb einer rasanten Entwicklung unterliegt (KAUSCHKE 2000, 1999; KLANN-DELIUS 1999; MEIBAUER & ROTHWEILER 1999; CAREY 1978; TEMPLIN 1957) und die Ausdifferenzierung des Wortformlexikons stattfindet, welche durch phonologisch determinierte mentale Umstrukturierungsprozesse erfolgt (u. a. METSALA & WALLEY 1998; WALLEY 1993).

Beim Erwerb eines Wortes erlernen die Kinder zweierlei: die Wortbedeutung und die Wortgestalt. In der Theorie von LEVELT entspricht das Erlernen der Wortbedeutung einem Eintrag auf der Lemmaebene (semantische und syntaktische Ebene) und das Erlernen der Wortgestalt einem Eintrag auf der Wortformebene (phonologische und morphologische Ebene). Durch den immensen Anstieg des Wortschatzes in den ersten Lebensjahren, kommt es zur Aneignung einer großen Menge von Wortbedeutungen und phonologischer Wortgestalten. Von besonderer Bedeutung für die Fragestellung dieser Arbeit ist der Erwerb der Wortform.

Bestimmte Organisationsprozesse im mentalen Lexikon[80] sind notwendig, um eine Systematisierung bei der Vielzahl der lexikalischen Einträge zu erreichen. Mit – oder unmittelbar vor – den lexikalischen Umstrukturierungen richtet sich ein *recognition network* ein. Dadurch befinden sich beispielsweise Wörter, die Silben mit dem gleichen Anfangslaut haben, woanders im phonologischen Netzwerk als Silben mit einem anderen Anfangslaut (JUSCZUK 1992). Durch diese Organisation speichert das Kind die Items weitaus effektiver – mit weniger Kapazität –, wodurch sich auch die Akkuratheit und die Geschwindigkeit der Erinnerung steigern. Es werden sämtliche Informationen eines gegebenen Wortes spezifisch abgespeichert (vgl. ebd.; LEVELT et al. 1999). Mit der altersbedingten Zunahme der Lexikongröße vergrößert sich auch die Anzahl von sich ähnelnden Wortformen, es kommt zu *phonological*

---

[80] Siehe die im Unterkapitel *3. Spezifische Sprachentwicklungsstörung* dargestellten Netzwerkmodelle für die Ebene der Wortbedeutung (vgl. u. a. COLLINS & QUILLIAN 1969 zit. in GLÜCK 1998) und für die Ebene der Wortform (vgl. LEVELT et al. 1999).

neighbourhoods ("Nachbarschaften") der vorhandenen Wörter. Diese "Nachbarschaften" werden mit der Vokabelgröße dichter.

Nur auf der Grundlage einer Vielzahl von Wortformen, die aufgrund eines besseren Speicher- und Abrufeffekts mit der Zunahme des mentalen Wortformlexikons in immer kleinere, effizientere phonologische Einheiten gespeichert werden (Silben, Phoneme usw.), können sich metaphonologische Fähigkeiten entwickeln. Mit der Ausdifferenzierung der Lemma- und Wortformebene sowie einer ausreichenden Stufe der kognitiven Entwicklung (vgl. PIAGET 1969) werden die Kinder befähigt, kognitiv Kontroll- und Vergleichsprozesse hinsichtlich ihres primärsprachlichen Könnens durchzuführen.

Mit dem Erreichen einer bestimmten kognitiven Entwicklungsstufe wird den Kindern "bewusst", dass es Wörter mit unterschiedlicher Bedeutung gibt, die sich hinsichtlich ihrer Wortgestalt am Ende gleich anhören (Reimwörter: Wand – Hand) oder Wörter, die mit dem gleichen Laut beginnen (Alliteration: Ameise, Aber) oder Wörter, die den gleichen Rhythmus haben (gleiche Silbenanzahl und Betonung: Kinderwagen – Taschenlampe). Es wird davon ausgegangen, dass im Kleinkindalter (2 – 3 Jahre) die Fähigkeit zur Reim- und Silbensegmentation und im Vorschulalter (4 – 6 Jahre) die Fähigkeit zur Phonemsegmentation ausgebildet wird (JANSEN et al. 1999; GOMBERT 1992; MORAIS 1991).

Auf der Basis der Wortformen bauen sich das phonologische System und damit das phonologische Wissen auf. Dazu bedarf es einer großen Anzahl von Eintragungen im Wortformspeicher. Kommen zum abstrakten phonologischen Wissen kognitiv-sprachliche Vergleichs- und Kontrollprozesse hinzu, sind Kinder in der Lage, sich sprachlich über ihr phonologisches Wissen zu äußern (vgl. WALLER 1988). Dieses wird als Metawissen bzw. als metaphonologische Fähigkeit bezeichnet. Die Kinder werden mit fortschreitender primärsprachlicher und kognitiver Entwicklung zunehmend in die Lage versetzt, sprachliches Strategiewissen bewusst einzusetzen (GOMBERT 1992; WALLER 1988). Die metaphonologischen Fähigkeiten sind dabei von unterschiedlichen Faktoren abhängig: dem Alter der Kinder, von Übungs- und Häufigkeitseffekten, der sozialen Sprachumwelt und der Qualität des primärsprachlichen Systems (v.a. Wortschatzumfang). Das phonologische Wissen ist individuell. Kinder lernen die Wörter, mit denen sie in der Umwelt konfrontiert werden und die ihnen bedeutsam erscheinen (vgl. Unterkapitel *2. Metaphonologische Fähigkeiten*).

Zusammenfassend formuliert, bauen sich metaphonologische Fähigkeiten zusammen mit den primärsprachlichen und kognitiven Fähigkeiten auf. Die Expansion des kindlichen Lexikons ist auf Fortschritte in den phonologischen Fähigkeiten und auf sich entwickelnde kognitiv begründete Organisationsprinzipien des Gedächtnisses zurückzuführen. Dass die lexikalische und kognitive Entwicklung in einem engen Zusammenhang stehen, wird durch

das Eintreten des so genannten *vocabulary spurt* deutlich, der als Folge der Fähigkeit zur Kategorisierung von Objekten angesehen wird (KAUSCHKE 1999).
Zentral für die Hypothesenführung der vorliegenden Studie ist folgende Annahme: Je größer der Wortschatz ist, desto eher und qualitativ besser erfolgt die Ausbildung metaphonologischer Fähigkeiten.

In einer Vielzahl von Untersuchungen (vgl. LANDERL et al. 1996; KLICPERA et al. 1993; WEINERT & SCHNEIDER 1992, 1987; BRYANT et al. 1990; MAC LEAN et al. 1987; TREIMAN 1987; BRADLEY & BRYANT 1985) wurde deutlich, dass es eine enge Verbindung zwischen den metaphonologischen Fähigkeiten im Vorschulalter und dem späteren Erfolg beim Schriftspracherwerb gibt (PLAZA 1997).
Der Zusammenhang zwischen Primärsprache und Schriftsprache wird in der Literatur wie folgt gesehen: Beim Aneignen des Lesens und Schreibens wird über die lautliche Struktur der Sprache nachgedacht, die Visualisierung bestimmter Laute und Lautfrequenzen erlernt und das Analysieren der lautlichen Seite der Sprache geübt. Zur Beherrschung des alphabetischen Systems ist die Phonemsegmentierung eine notwendige Voraussetzung (vgl. BRYANT & BRADLEY 1980). In zahlreichen Studien wurde gezeigt, dass die frühzeitige Fähigkeit zur Phonemsegmentierung positive Auswirkungen auf den Schriftspracherwerb hat (WAGNER & TORGESEN 1987; OLOFSON & LUNDBERG 1983).
Festzuhalten ist also, dass metaphonologische Fähigkeiten wichtige Vorausläuferfähigkeiten für den Schriftspracherwerb sind. Demzufolge können geringe metaphonologische Fähigkeiten zu besonderen Schwierigkeiten beim Erwerb der Schriftsprache führen.

b) Danach lassen sich bei Kindern mit spezifischen Sprachentwicklungsstörungen, die ihren Schwerpunkt auf der lexikalischen Ebene haben, in folgender Weise Probleme bei der Ausbildung metaphonologischer Fähigkeiten und dem späteren Schriftspracherwerb annehmen:
Kinder mit einer spezifischen Sprachentwicklungsstörung beginnen ihre Sprachentwicklung oftmals als *late talkers*. Sie fangen erst mit ca. 18 Monaten zu sprechen an und erreichen die kritische 50-Wortgrenze jenseits des 2. Geburtstages. Weiterhin wird von einem geringen Wortschatzzuwachs (unter 100 Wörtern) und dem Festhalten an Einwortäußerungen noch im Alter von 3 Jahren berichtet. In Untersuchungen konnte gezeigt werden, dass es den Kindern nicht gelingt, den verspätet begonnenen Spracherwerb aufzuholen, sondern dass sie – im Gegenteil – die Sprache langsamer und vermutlich mit Plateaubildungen erwerben (vgl. GRIMM 1999). Eine Verursachungstheorie wird von LOCKE (1997, 1995) vorgestellt, die im zweiten Kapitel (vgl. Unterkapitel *3. Spezifische Sprachentwicklungsstörung*) ausführlich erläutert

worden ist und an dieser Stelle nur in den für die theoretischen Überlegungen dieser Arbeit relevanten Grundzügen wiederholt werden soll. Locke nimmt eine genetische Prädisposition an, die den Spracherwerbsprozess in multiplikativer Weise behindert. In einem Vier-Phasen-Modell des Spracherwerbs beschreibt er, dass ein besonders kritischer Zeitpunkt der Übergang von der zweiten zur dritten Phase ist, welcher mit einem Aktivitätswechsel der beiden Hemisphären einhergeht. In den ersten beiden Phasen dominiert die rechte Hemisphäre durch die Speicherung prosodischer Informationen und unanalysierter prosodischer Muster die Sprachentwicklung, in der dritten Phase – die Kinder sind dann ungefähr 20 Monate alt – tritt die linke Hemisphäre hinzu, deren Aktivität (Analyse des sprachlichen Materials zur Induktion von z.B. grammatischen Regeln) auf die bis zu diesem Zeitpunkt erlernten sprachlichen Einheiten aufbaut. Ein sprachlich normal entwickeltes Kind beherrscht mit ca. 20 Monaten mindestens 50 Wörter, die somit der linken Hemisphäre zur Analyse und Regelinduktion zur Verfügung stehen. Spezifisch sprachentwicklungsgestörte Kinder haben jedoch zu diesem Zeitpunkt weitaus weniger Sprachmaterial erlernt. Sie haben einen sehr kleinen rezeptiven Wortschatz, einen noch geringeren aktiven Wortschatz, zeigen kaum Imitationen prosodischer Muster und es erfolgt kein Wortschatzspurt. Somit steht für die Analyse und Regelinduktion in der linken Hemisphäre kein ausreichendes Sprachmaterial zur Verfügung. Da das Einsetzen der Aktivität der linken Hemisphäre jedoch in einem bestimmten Zeitfenster erfolgt, angenommen wird ein Alter bis ca. 28 Monaten, wird der optimale Zeitpunkt für Prozesse der Analyse und der Regelinduktion von den Kindern verpasst. Sie laufen Gefahr eine spezifische Sprachentwicklungsstörung zu entwickeln, da ihre „biolinguistische Uhr ... abgelaufen (ist), bevor die notwendigen neuronalen Systeme aktiviert werden konnten." (GRIMM 1999, 146). Da spezifisch sprachentwicklungsgestörte Kinder im Verhältnis zu ihren sprachlich normal entwickelten Alterskameraden auch in der Folgezeit wesentlich weniger Wörter erwerben, ist die Notwendigkeit, effektive Speichermechanismen einzusetzen (vgl. METSALA & WALLEY 1998), nicht oder nicht stark genug oder auch – analog zur Theorie von Locke – nicht innerhalb eines bestimmten Zeitfensters gegeben. Es erfolgen keine ausreichenden mentalen Umstrukturierungsprozesse, die im Wortformlexikon im Laufe der Kleinkinder- und Vorschulzeit zu immer kleineren phonologischen Segmenten führen würden, wie es bei altersgleichen, sprachnormalen Kindern der Fall wäre (vgl. METSALA & WALLEY 1998; WALLEY 1993) und in aktuellen Theorien zum Wortabruf (vgl. LEVELT et al. 1999) als phonematisches Speichersegment postuliert wird. Neben der Analyse ist zudem der effiziente Abruf der phonologischen Einheiten und somit die Entwicklung phonologischen Wissens beeinträchtigt. Kinder, die keine altersgemäßen Segmentierungen im Wortformlexikon aufweisen, können über die entsprechende Lautstruktur auch nicht reflektieren.

Bezogen auf die oben dargestellte Hypothese, dass die metaphonologischen Fähigkeiten sich aufbauend auf den Wortformumfang entwickeln, liegt nahe, dass Kinder mit einer SSES gehäuft Probleme bei der Ausbildung metaphonologischer Fähigkeiten haben. Da die metaphonologischen Fähigkeiten, speziell die Phonemsegmentation, eine wichtige Funktion beim Erwerb des Lesens und Schreibens einnehmen, lässt die Hypothese nun verstärkt Probleme beim Schriftspracherwerb bei Kindern mit besonders geringem Wortformlexikon (z.B. SSES-Kinder) vermuten.

In zahlreichen Untersuchungen zum Lese-Rechtschreiberwerb bei Kindern mit spezifischen Sprachentwicklungsstörungen (vgl. KLICPERA & GASTEIGER-KLICPERA 1998; KLICPERA et al. 1993; TREIMAN 1991; BECKER 1985) wurden diesbezüglich Hinweise gefunden. Die betroffenen Kinder begehen mehr Fehler beim Schreiben von Wörtern mit komplexen Phonemfolgen als gleichaltrige, sprachnormale Kinder (KLICPERA & GASTEIGER-KLICPERA 1998), schneiden in Bezug auf die alphabetische, orthografische und morphematische Strategie schlechter ab als klassenstufengleiche Grundschüler (ARAND 1998) und haben eine geringere Leseentwicklung (CATTS 1993). Dies wird mit Schwierigkeiten beim Erlernen der Graphem-Phonem-Korrespondenz (Phonemanalyse) in Zusammenhang gebracht (KLICPERA & GASTEIGER-KLICPERA 1998).
Der Mangel an metaphonologischen Fähigkeiten stellt somit bei den Kindern mit einer SSES ein besonderes Hemmnis für das Erlernen des Lesens und Schreibens dar.

Im folgenden Kapitel wird eine Studie vorgestellt, die der Frage nachgegangen ist, ob sich der hypothetisch angenommene Zusammenhang zwischen geringem Wortschatz, eingeschränkten metaphonologischen Fähigkeiten und Problemen beim Erwerb der Schriftsprache auch empirisch nachweisen lässt.

III. EMPIRISCHE UNTERSUCHUNG

1. ZENTRALE ANNAHMEN

Nach den in der *Gesamtzusammenfassung* dargestellten Überlegungen muss angenommen werden, dass Kinder mit spezifischen Sprachentwicklungsstörungen in folgender Weise beim Aufbau metaphonologischer Fähigkeiten und beim Erwerb der Schriftsprache eingeschränkt sind:

➤ Durch den verspäteten Sprechbeginn, den ausbleibenden Wortschatzspurt und den insgesamt geringeren Wortschatz gibt es in jedem Alter weniger lexikalische Einträge auf der Wortformebene. Segmentierungsprozesse, die sich unter dem Druck einer effizienten Speicherung eines anwachsenden Wortschatzes entwickeln, erfolgen nicht altersgerecht, sondern wesentlich verzögert. Die Wortformebene ist weniger ausdifferenziert als es bei der normalen Sprachentwicklung der Fall wäre (vgl. Erläuterungen unter 3. *Spezifische Sprachentwicklungsstörungen*).

➤ Die Wortformebene arbeitet aufgrund der geringeren Ausdifferenzierung weniger effektiv. Die nicht anzahlmäßig altersentsprechend vorhandenen Eintragungen sind darüber hinaus oft fehlerhaft oder diffus gespeichert. Es kommt zu Verzögerungen, Ungenauigkeiten oder zum völligen Versagen beim Wortabruf (vgl. Erläuterungen unter 3. *Spezifische Sprachentwicklungsstörungen*).

➤ Aufgrund der geringen Eintragungen im mentalen Lexikon haben Kinder mit einer SSES Beeinträchtigungen in beiden lexikalischen Modalitäten. Sie weisen sowohl einen geringeren rezeptiven Wortschatz, da sie weniger Wörter kennen und somit weniger Eintragungen im Lemma- und Wortformspeicher haben, als auch einen geringeren produktiven Wortschatz auf, da die wenigen lexikalischen Eintragungen darüber hinaus oft ungenau gespeichert sind. Aus der daraus folgenden geringeren Ausdifferenzierung auf der Wortformebene ist es den Kindern nicht möglich, altersentsprechend Kontroll- und Vergleichsprozesse zu entwickeln, die den Erwerb metaphonologischen Wissens vorantreiben.
Noch nicht hinreichend geklärt ist die Frage, welche Rolle der rezeptive Wortschatz bei der Entwicklung phonologischen Wissens spielt. Da angenommen wird, dass die Entwicklung metaphonologischer Fähigkeiten im Wesentlichen von der Ausdifferenzierung der Wortformebene – und nicht bzw. weniger von der Lemmaebene – abhängt, scheint ein stärkerer Zusammenhang mit dem produktiven Wortschatz zu bestehen, weil für diesen die exakte Speicherung und Abrufbarkeit der Wortform essentiell ist. Für den rezeptiven Wortschatz hingegen ist die Wortform nur für das auditive Erken-

nen notwendig. Die Wortform muss dafür nicht exakt gespeichert und abrufbar sein. Es ist ausreichend, wenn aufgrund der auditiven Erkennung der phonologischen Form (das Hören des Wortes) die Wortbedeutung zugeschrieben werden kann. Somit wird ein stärkerer Zusammenhang zwischen dem produktiven Wortschatz und der Ausbildung phonologischen Wissens angenommen. Da jedoch nicht eindeutig erklärt ist, ob und wie stark der rezeptive Wortschatz die Entwicklung metaphonologischer Fähigkeiten beeinflusst, soll dieser Zusammenhang Gegenstand der eigenen Untersuchung sein. Die Abhängigkeiten der metaphonologischen Fähigkeiten vom rezeptiven sowie vom produktiven Wortschatz werden folglich beide in der Untersuchung erhoben.

Festzuhalten ist, dass Kinder mit einer spezifischen Sprachentwicklungsstörung, welche mit besonderen Problemen im lexikalischen Bereich – speziell im Bereich des Wortformspeichers – einhergehen, große Schwierigkeiten bei der Ausbildung metaphonologischer Fähigkeiten haben (vgl. Erläuterungen unter *2. Metaphonologische Fähigkeiten*).

➤ Da metaphonologische Fähigkeiten als ein wichtiger Prädiktor für das erfolgreiche Erlernen des Lesens und Schreibens empirisch nachgewiesen sind, erschweren die nicht oder nicht altersentsprechend vorhandenen metaphonologischen Fähigkeiten den Erwerb der Schriftsprache bei Kindern mit spezifischen Sprachentwicklungsstörungen mit besonderer Ausprägung auf der Ebene des Wortschatzes (vgl. Erläuterungen unter *1. Normaler und gestörter Schriftspracherwerb, 2. Metaphonologische Fähigkeiten* und *4. Schriftspracherwerb bei spezifisch sprachentwicklungsgestörten Kindern*).

Es wird angenommen, dass spezifische Sprachentwicklungsstörungen, die sich besonders im Bereich des Wortschatzes manifestieren, zu einer geringeren Entwicklung metaphonologischer Fähigkeiten führen, was wiederum den Erwerb der Schriftsprache erschwert.

2. FRAGESTELLUNG UND HYPOTHESEN

Da bisher keine Studien mit der Frage nach einem Zusammenhang zwischen *eingeschränktem Wortschatz, geringen metaphonologische Fähigkeiten* und *erschwertem Schriftspracherwerb* durchgeführt worden sind, wurde eine vergleichende Untersuchung an spezifisch sprachentwicklungsgestörten und sprachlich normal entwickelten (Vor)Schulkindern aus Mecklenburg-Vorpommern durchgeführt. Sie sollte folgende Hypothesen empirisch prüfen:

Empirische Untersuchung 163

Hypothese 1a: Sprachentwicklungsgestörte Kinder haben einen geringeren rezeptiven Wortschatz als gleichaltrige sprachlich normal entwickelte Kinder.

Hypothese 1b: Sprachentwicklungsgestörte Kinder haben einen geringeren produktiven Wortschatz als gleichaltrige sprachlich normal entwickelte Kinder.

Hypothese 2a: Sprachentwicklungsgestörte Kinder haben (daher) geringere metaphonologische Fähigkeiten als gleichaltrige sprachlich normal entwickelte Kinder.

Hypothese 2b: Der Umfang des Wortschatzes hat einen Einfluss auf die Ausbildung metaphonologischer Fähigkeiten.

Hypothese 2c: Der produktive Wortschatz begünstigt die Ausbildung metaphonologischer Fähigkeiten in höherem Maße als der rezeptive Wortschatz.

Hypothese 3: Sprachentwicklungsgestörte Kinder haben am Ende der ersten Klasse geringere Fähigkeiten hinsichtlich der Worterkennung (Lesen) und Wortschreibung (Rechtschreibung) als gleichaltrige sprachlich normal entwickelte Kinder. (Sie haben häufiger einen gestörten Schriftspracherwerb).

Hypothese 4: Metaphonologische Fähigkeiten sind prädiktiv für die Varianz der Schriftspracherwerbsleistungen. Ihr Ausprägungsgrad ist verantwortlich für unterschiedliche Leistungen.

Aus den oben ausgeführten Hypothesen könnte sich folgendes Beziehungsmodell ableiten lassen (vgl. Abb. 01.).

3. METHODE

3.1. PROBANDENGRUPPEN

Beschreibung der Probandengruppen
Die *Gesamtzahl* der untersuchten Kinder umfasste 98 Probanden (42 Mädchen, 56 Jungen). Die Untersuchungsgruppe (UG) bestand aus 42 spezifisch sprachentwicklungsgestörten Kindern, die sich im Untersuchungszeitraum am Sprachheilpädagogischen Förderzentrum Rostock befanden, sowie Kindern der Sprachheilklassen 1 in Stralsund und Waren (Müritz). Die Gruppe der sprachlich normal entwickelten Kinder (Altersvergleichsgruppe; AVG) umfasste 56 Kindern,

die insgesamt 10 Kindergärten im Bereich Rostock und Waren (Müritz) besuchten.

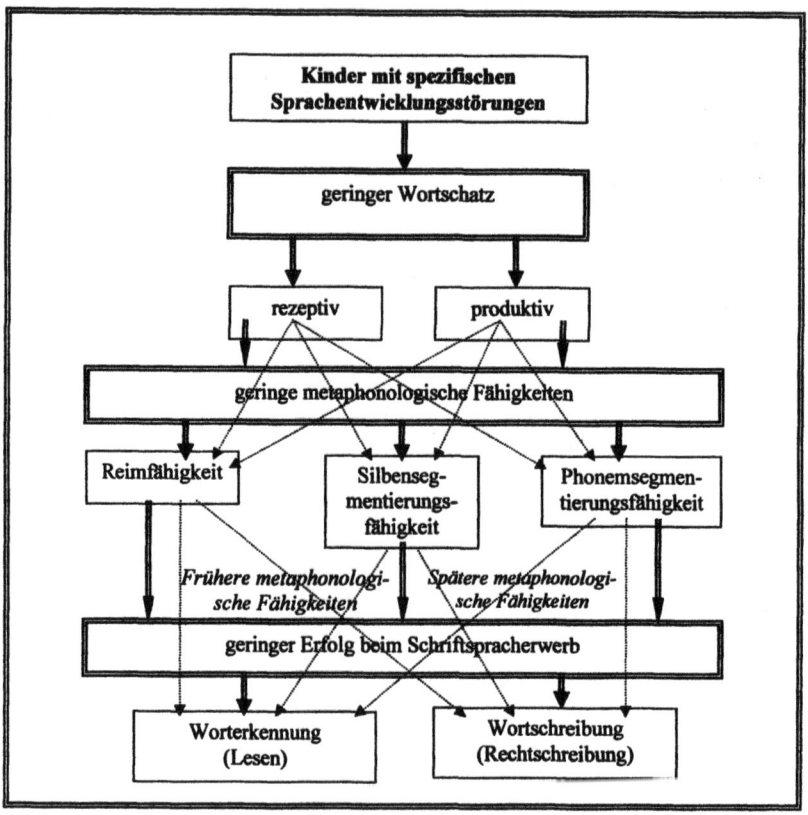

Abb. 01. Beziehungsmodell

Für die Untersuchungsgruppe wurden Kinder bestimmt, die aufgrund ihrer stark auffälligen sprachlichen Einschränkungen zum Diagnostikverfahren für die Feststellung des Förderortes "Sprachheilschule" angemeldet wurden und nach einer umfangreichen Diagnostik die Empfehlung für die Beschulung im Sprachheilpädagogischen Förderzentrum erhielten. Weiterhin wurden Kinder in die Untersuchungsgruppe aufgenommen, die bereits die Vorklasse des Sprachheilpädagogischen Förderzentrums bzw. die 1. Stufe der Sprachheilklasse (Sprachheilklassen in Stralsund und Waren [Müritz]) absolvierten. Die letztgenannten Kinder konnten aus organisatorischen Gründen erst am Anfang ihres 1. Schuljahres – innerhalb der ersten beiden Wochen – untersucht werden, daher befanden sie sich bereits in der 1. Klasse, hatten aber mit dem Erwerb der Schriftsprache noch nicht begonnen.

Die *Geschlechterverteilung* spiegelt die Verteilung der Populationen innerhalb der Gruppen folgendermaßen wider: In der Gruppe der spezifisch sprachentwicklungsgestörten Kinder (UG) befanden sich zu zwei Dritteln Jungen (28) und zu einem Drittel Mädchen (14). Mit dem von LEONARD (1997) angegebenen Geschlechterverhältnis von 2,8: 1 (Jungen: Mädchen) in der Population der SSES-Kinder stimmt die rekrutierte Stichprobe nicht völlig überein. Sie beinhaltete etwas mehr Mädchen als es normalerweise der Fall ist (2:1). Die Gruppe der sprachnormal entwickelten Kinder bestand aus je der Hälfte Mädchen (28) und Jungen (28) und war damit ausgewogen.

Tabelle 0.
Übersicht über die Geschlechterverteilung der Probandengruppen

GRUPPE		ERSTE DATENERHEBUNG		ZWEITE DATENERHEBUNG	
		HÄUFIGKEIT	PROZENT	HÄUFIGKEIT	PROZENT
Untersu-	m	28	66,7	15	57,7
chungs-	w	14	33,3	11	42,3
gruppe	ges.	42	100,0	26	100,0
Alters-	m	28	50,0	15	51,7
vergleichs-	w	28	50,0	14	48,3
gruppe	ges.	56	100,0	29	100,0

Das durchschnittliche *Alter* der Kinder der UG lag zum Erstuntersuchungszeitpunkt bei 6;6 Jahren, bei einer Altersspanne von 5;6 bis 7;7 Jahren. Die Kinder der AVG waren durchschnittlich 6;5 Jahre alt; ihre Altersspanne lag zwischen 5;11 und 7;5 Jahren. Die Werte sind nicht signifikant unterschiedlich, so dass hinsichtlich des Alters eine sehr gute Vergleichbarkeit der Gruppen besteht. Die Mädchen waren in beiden Gruppen etwas jünger als die Jungen: In der UG lag das Durchschnittsalter der Mädchen bei 6;6, der Jungen bei 6;7, in der AVG lag das Alter der Mädchen durchschnittlich bei 6;4 und das Alter der Jungen bei 6;6 Jahren.

Zum Zeitpunkt der *zweiten Datenerhebung*, die ein Jahr später stattfand, waren deutliche Verluste der Probanden zu verzeichnen. So gab es durch Umzug, Zurückstellung der Kinder von der Schule bzw. Einschulung in Vorklassen, ungenaue Angaben der Eltern hinsichtlich der gewählten Grundschule und durch ein fehlendes Einverständnis zur Datenerhebung der Schulen in der Untersuchungsgruppe 16 Kinder und in der Altersvergleichsgruppe 27 Kinder, die an der Erstuntersuchung, nicht aber an der Zweituntersuchung teilnahmen. Mit lediglich 55

Kindern, 26 Kinder der UG und 29 Kinder der AVG, konnte die Zweituntersuchung durchgeführt werden.
Alle Kinder der Untersuchungsgruppe befanden sich zum zweiten Untersuchungszeitpunkt aufgrund ihrer sprachlichen Einschränkungen in Sprachheilklassen. Die der AVG zugeordneten Kinder besuchten bis auf ein Kind Regelgrundschulen. Ein Kind der Altersvergleichsgruppe besuchte auf Elternwunsch die Sprachheilklasse. Jedoch zeigten sich bei diesem Kind weder in den Sprachentwicklungstests noch in der Spontansprache Hinweise auf eine spezifische Sprachentwicklungsstörung.

Bestimmung der Probandengruppen
Bei der Auswahl der Probanden für die UG wurden die Kriterien des Internationalen Klassifikationssystems für Psychische Störungen (DILLING et al. 1991 [ICD-10]) berücksichtigt, nach denen eine SSES dann vorliegt, wenn die Sprachentwicklung durch einen verzögerten, inkonsistenten und desynchronisierten Verlauf bei normaler nonverbaler Intelligenz gekennzeichnet ist, die Ursachen der Störung nicht im sensorischen und neurologischen Bereich liegen und sich keine auffälligen emotionalen Störungen erkennen lassen (vgl. ebd.).
Die Bestimmung der Untersuchungsgruppe erfolgte auf der Basis sprachheilpädagogischer Gutachten, welche während einer Intensivdiagnostik von März bis Juni 2002 durch Sonderpädagogen erstellt worden sind und einen umfassenden Sprachentwicklungsstatus sowie die allgemein-kognitive Leistungsfähigkeit der UG-Kinder einschloss. Diese Gutachten enthielten neben dem aktuellen Sprachentwicklungsstand (linguistische Ebenen: phonetisch-phonologische Ebene, morphologisch-syntaktische Ebene, pragmatisch-kommunikative Ebene und semantisch-lexikalische Ebene) auch anamnestische Hinweise (z. B. Alter des Sprechbeginns des Kindes, Sprachauffälligkeiten in der Familie, bisherige Sprachförderung), Informationen über sprachtragende Bereiche (Kognition, Motorik, Interaktionalität, Sensorik) sowie zum Redefluss und zur Stimme. Außerdem wurden Hinweise zur Kontaktfähigkeit, Konzentration, Aufmerksamkeit, Gedächtnis, Problemlöseverhalten und emotional-affektive Reaktionen, welche bei Kindern mit SSES häufig eingeschränkt sind, darin festgehalten. Anhand der Gutachten konnte festgestellt werden, dass die Kinder der Untersuchungsgruppe mehrheitlich einen verspäteten Sprechbeginn (nach dem 18. Lebensmonat) aufwiesen. Weiterhin wurden bei den Kindern der UG unterschiedliche Schweregrade der Dyslalie (genaue Angaben individuell für jedes Kind), dysgrammatische Auffälligkeiten (falsche Wortstellung im Satz, Schwierigkeiten bei der Benennung von Singular und Plural, falsche Beugung von Verben und Adjektivsteigerungen, große Probleme beim Nachsprechen von Sätzen), Schwierigkeiten auf der semantisch-lexikalischen Ebene (kein altersgerechter aktiver und passiver Wortschatz, Wortfindungsschwierigkeiten, geringes Aufgabenverständnis) und Einschränkungen auf der pragmatisch-kommunikativen Ebene aufgeführt. Diese Bereiche wurden durchgängig als *mittelgradig bis schwer beeinträchtigt* beurteilt.

Da sich die Diagnosestellung in den Gutachten überwiegend auf informelle Verfahren bezog und Lehrerurteile einen sehr subjektiven Anteil enthalten können, wurden alle Kinder der Studie zusätzlich mit einem umfangreichen Diagnostikmanual untersucht, welches standardisierte Tests enthielt. Neben der objektiven Feststellung des Sprachentwicklungsstandes – erhoben durch den *Heidelberger Sprachentwicklungstest* (H-S-E-T; GRIMM & SCHÖLER 1978), den *Percentage of Consonants Correct* (PCC; SHRIBERG & KWIATKOWSKY 1982) und der Zahlennachsprechaufgabe aus dem *Hamburg-Wechsler-Intelligenztest für Kinder-Revision* (HAWIK-R; TEWES 1983) – gehörte die Feststellung der kognitiven Voraussetzungen (*Grundintelligenztest-CFT 1*; WEIß & OSTERLAND 1977) dazu. Die Auswahl der für die Probandenbestimmung eingesetzten Tests erfolgte auf der Grundlage ihrer psychometrischen Eigenschaften, ihrer zeitlich-effektiven Einsetzbarkeit und der motivationalen Eignung für die Altersgruppe der zu untersuchenden Kinder.

Um die einzelnen Sprachentwicklungsbereiche jedes an dieser Studie teilnehmenden Kindes adäquat und objektiv abzuklären, wurde der H-S-E-T (GRIMM & SCHÖLER 1978) durchgeführt. Vorher wurde der H-S-E-T nach reiflicher Überlegung aus den gängigen Sprachentwicklungstests zur Abgrenzung sprachlich auffälliger und sprachunauffälliger Kinder für die vorliegende Untersuchung ausgewählt. Nach FILIPP & DOENGES (1983, 285) stellt der H-S-E-T unter den Entwicklungstests im sprachlichen Bereich „das am sorgfältigsten konstruierte und theoretisch bestbegründete Instrument" dar. Der H-S-E-T wird in Praxis und Forschung am häufigsten eingesetzt. So verwendeten ihn beispielsweise WEINERT (1996) und KLICPERA et al. (1993) in ihren Untersuchungen.
Bei der Bestimmung der Probandengruppen wurde den Ergebnissen der grammatischen Sprachentwicklungsbereiche – Subtests: VS, IS, SB[81] – eine besondere Bedeutung zugemessen, da diese in der Literatur bei Kindern mit einer SSES als vornehmlich betroffen gelten (vgl. u. a. DANNENBAUER 2001a, b, 1989; SCHÖLER et al. 1998).
Da der Versuch der Entwicklung eines verbesserten Testverfahrens (z. B. Inventar diagnostischer Informationen bei Sprachentwicklungsauffälligkeiten von SCHÖLER 1999) zum Untersuchungszeitpunkt noch nicht zum erwünschten Erfolg führte, es jedoch keinen Zweifel daran geben kann, dass der H-S-E-T *nicht* in jeder Hinsicht den aktuellen Kenntnisstand der Sprachentwicklungsforschung widerspiegelt – es fehlen Subtests zur Kontrolle der phonetisch-phonologischen Ebene sowie zum phonologischen Arbeitsgedächtnis –, wurden in der vorliegenden Untersuchung diese fehlenden Sprachentwicklungsbereiche durch ergänzende Verfahren erhoben.

So wurde zur Erfassung der phonologischen Ebene der *Percentage of Consonants Correct* (PCC; SHRIBERG & KWIATKOWSKY 1982) eingesetzt. Dies ist ein

---

[81] VS – Verstehen von Sätzen, IS – Imitieren von Sätzen, SB – Sätze bilden.

im deutschsprachigen Raum selten anzutreffender, verhältnismäßig schnell durchzuführender Test, der die phonologische Analyse einer Spontansprachprobe beinhaltet. Im Rahmen der psychometrisch abgesicherten Sprachtests gibt es für klinische Zwecke kaum Subtests zur Überprüfung der phonologischen Ebene. Die Überprüfung der Lautebene wird üblicherweise mittels Lautprüfverfahren durchgeführt. Lautprüfverfahren basieren auf der Äußerung von Einzelwörtern, die in keinem semantischen und syntaktischen Zusammenhang zueinander stehen. Sie werden entweder durch das Benennen von Bildern oder durch das Nachsprechen erhoben. Diese Verfahren werden jedoch in der angloamerikanischer Literatur stark kritisiert, da Besonderheiten in der Spontansprache, also in der verbundenen gesprochenen Rede, bei einer solchen Lautanalyse nicht berücksichtigt werden (vgl. MORRISON & SHRIBERG 1992; für das Deutsche auch ROMONATH 1993, 1991).

In Untersuchungen (vgl. MORRISON & SHRIBERG 1992) konnte gezeigt werden, dass in der freien Sprachprobe[82] mehr Fehler auftreten als in der Einzelwortbenennung. So gibt es bestimmte Fehlertypen, die häufiger in freien Sprachproben gefunden wurden: Konsonantentilgung, Tilgung unbetonter Silben, Konsonantengruppenvereinfachung usw. (vgl. EISENWORT et al. 1997). Da es im deutschsprachigen Raum keine phonologischen Lautprüfverfahren, die durch Spontansprachstichproben erhoben werden, gibt, beschäftigt(e) sich eine deutsche Arbeitsgruppe (um EISENWORT) mit der Übertragung des PCC in das Deutsche. Dieser Test liegt nun der vorliegenden Untersuchung zu Grunde. Bei der *Percentage of Consonants Correct* handelt es sich lediglich um eine quantitative Analyse. Zur Analyse der freien Sprachprobe werden mindestens 100 Wörter benötigt, die in etwa 4 bis 10 Minuten gewonnen werden können. Die kindlichen Äußerungen werden anschließend verschriftet und mit Hilfe des *Internationalen Phonetischen Alphabets* transkribiert. Eine Sprachprobe dieses Umfangs beinhaltet ca. 200 Konsonanten. Als klinischer Fehler werden alle phonetisch-phonologischen Abweichungen, die nicht durch Dialekt oder soziokulturelle Varianten erklärt werden können, herangezogen. Die Formel zur Berechnung des PCC-Prozentsatzes teilt die Anzahl der richtigen Konsonanten durch die Anzahl aller Konsonanten der Zielform. Zur Interpretation des PCC werden durch EISENWORT et al. folgende Prozentsätze angegeben: Eine leichtgradige Störung liegt bei einem Prozentsatz von 85-100 % vor, eine leicht- bis mittelgradige Störung bei einem Prozentsatz von 65-85 %, eine mittel- bis hochgradige Störung bei einem Prozentsatz von 50-65 % und ein PCC unter 50 % kennzeichnet eine hochgradige Störung (vgl. EISENWORT et al. 1997).

In der eigenen Untersuchung wurde abweichend von den vorgegebenen Prozentsätzen von einer leichtgradigen Störung unter < 98 % ausgegangen, da es sich bei dem Erreichen von 100 % um normal sprechende bzw. bei 98-99 % um

---

[82] In einer freien Sprachprobe (Spontansprachanalyse) wird die Lautbildung innerhalb der verbundenen Rede erhoben. So können auch Besonderheiten in der Spontansprache, wie die Tilgung unbetonter Konsonanten oder das Weglassen von Endlauten, erkannt werden, die sich in Einzelwortbenennungen nicht zeigen.

spontansprachig nicht auffällige Kinder handelt. Der von EISENWORT et al. (1997) angegebene Prozentsatz von einer leichtgradigen Störung bei dem Erreichen von 100 % ist nicht nachzuvollziehen und bedarf der Erklärung durch die Autoren.
Eine Ermittlung phonetischer Auffälligkeiten der UG erfolgte bereits vorher durch informelle Verfahren, welche die Schulen selber entwickelten. Bei den Kindern der AVG wurde keine phonetische Diagnostik durchgeführt, da kein Kind innerhalb der Untersuchungssituationen in der Spontansprache eine phonetische Auffälligkeit zeigte.

Eine große Anzahl von Untersuchungen (vgl. u. a. GATHERCOLE & BADDELEY 1990b) belegen, dass Kinder mit einer SSES Restriktionen im Bereich des auditiven Kurzzeitgedächtnisses haben. Daher muss nach dem aktuellen Kenntnisstand die Untersuchung der Leistungsfähigkeit des phonologischen Arbeitsgedächtnisses zu einer Erhebung des Sprachentwicklungsstandes hinzugezogen werden. In der vorliegenden Untersuchung wird zur Erhebung des phonologischen Arbeitsgedächtnisses das *Zahlennachsprechen* aus dem HAWIK-R (TEWES 1983) eingesetzt (vgl. dazu GRIMM 1999). Der Untertest "Zahlennachsprechen" aus dem HAWIK-R (TEWES 1983) diente bereits anderen Untersuchungen als Maß für die auditiv-serielle Kurzzeitgedächtnisspanne (vgl. SCHAKIB-EKBATAN & SCHÖLER 1995). Mit dieser Aufgabe wird ein relativ sprachunabhängiger Indikator für die auditiv-serielle Verarbeitungskapazität erfasst[83].

Bei der Bestimmung der Probandengruppen wurde vorausgesetzt, dass die Testverfahren ein eindeutiges Bild ihres Sprachentwicklungsstandes ergaben. Als "eindeutig" wurde der Sprachentwicklungsstand angesehen, wenn alle zentralen Werte (*Verstehen grammatischer Strukturformen* (1.VS), *Imitation grammatischer Strukturformen* (3.IS), *Satzbildung* (11.SB), PCC, phonologischen Arbeitsgedächtnis) für die AVG im Normalbereich und für die Kinder der UG im unterdurchschnittlichen Bereich lagen.
Einige Kinder wiesen heterogene sprachliche Leistungen auf. So hatte beispielsweise eine Anzahl der Kinder der UG einen H-S-E-T-Gesamtmittelwert, der im unteren Normalbereich lag. Dies verweist jedoch nicht zwangsläufig auf ein Fehlurteil der Sprachheilpädagogen, die im Gutachten eine SSES diagnostiziert hatten. In der Literatur wird vielfach von sehr unterschiedlichen Leistungen innerhalb der sprachlichen Ebenen berichtet. So weist GRIMM (1999) darauf hin, dass das Sprachverständnis oft besser ausgeprägt ist als die Sprachproduktion und die formalen Aspekte der Grammatik gestörter sind als die Semantik und die Pragmatik (vgl. GRIMM 1999; SCHÖLER et al. 1998; WEINERT 1996; GRIMM & WEINERT 1994). Dies ist jedoch nicht so zu verstehen, dass die spezifisch sprachgestörten Kinder in den weniger betroffenen Bereichen normale Leistun-

---

[83] Um eine *ausführliche* Diagnostik des Arbeitsgedächtnisses durchzuführen, müssten weitere Verfahren, wie die *nonword repetition* eingesetzt werden.

gen zeigen. Es handelt sich dabei um eine Relativität von mehr oder weniger. Alle Sprachentwicklungsbereiche des H-S-E-T, wie Textgedächtnis, Metasprachliche Beurteilung und Korrektur, Wortbedeutung, Interaktive Bedeutung, Morphologische Struktur und Satzstruktur ergaben den H-S-E-T-Gesamtmittelwert. Es ist also davon auszugehen, dass trotz der ungleichmäßigen sprachlichen Leistungen die Kinder richtig diagnostiziert wurden und eine SSES aufwiesen, da sie in den stärker betroffenen sprachlich-formalen Bereichen unterdurchschnittliche und in den anderen Bereichen eher unauffällige Leistungen zeigten.

Die Kinder der UG hatten überwiegend unterdurchschnittliche Leistungen in den H-S-E-T-Subtests *Verstehen grammatischer Strukturformen* (1.VS), *Imitation grammatischer Strukturformen* (3.IS), *Satzbildung* (11.SB), im PCC und im phonologischen Arbeitsgedächtnis. Als unterdurchschnittlich wurden in den drei genannten Subtests jeweils die Werte angenommen, die einem T-Wert von ≤ 40 für das jeweilige chronologische Alter entsprachen. Im PCC wurde als "unterdurchschnittlich" das Erreichen von weniger als 95 % und im Zahlennachsprechen das Erreichen von weniger als 5 Punkten angesehen. Dabei mussten die Kinder, die dann der Untersuchungsgruppe zugeordnet wurden, in mindestens 3 der 5 Bereiche eindeutig unterdurchschnittliche Werte sowie im sonderpädagogischen Gutachten weitere typische Merkmale einer SSES (z. B. verspäteter Sprechbeginn, fehlender Wortschatzspurt) aufweisen und die Empfehlung zur Beschulung in der Sprachheilschule bzw. in Sprachheilklassen haben.

Die Kinder der Altersvergleichsgruppe wurden ebenfalls mit dem oben beschriebenen Diagnostikmanual untersucht, um auszuschließen, dass sich Kinder mit einer bisher unentdeckten Sprachentwicklungsstörung unter ihnen befanden. In die Gruppe der sprachlich normal entwickelten Kinder wurden nur Mädchen und Jungen aufgenommen, die in höchstens einem Bereich der Grammatik-Subtests unterdurchschnittliche Werte aufwiesen, im PCC gleichzeitig nicht unter 95 % lagen sowie hinsichtlich ihres Kurzzeitgedächtnis keine unterdurchschnittlichen Werte zeigten. Weiterhin durften sich in den pädagogischen Gutachten, welche auch für die AVG-Kinder angefertigt wurden, keine Hinweise auf eindeutige sprachliche Auffälligkeiten finden und die Kinder mussten die Empfehlung für die Beschulung in einer Regelgrundschule haben. Die Gutachten der AVG-Kinder enthielten überwiegend Angaben zu einem normalen bis sehr guten Sprachentwicklungsstand.

Bei der endgültigen Gruppenbildung wurde es als gesichert angesehen, dass jedes Kind der UG eine SSES aufwies und kein Kind der AVG eine spezifische Sprachentwicklungsstörung hatte. In beiden Gruppen befanden sich nur monolingual aufwachsende, nicht literalisierte[84] deutschsprachige Kinder aus ähnlichen sozioökonomischen Verhältnissen.

---

[84] Aussage der Kindergärtnerinnen.

Um dem Kriterium der "normalen nonverbalen Intelligenz" bei beiden Probandengruppen zu genügen, also um Kinder auszuschließen, die aufgrund einer kognitiven Behinderung sprachliche Auffälligkeiten zeigen, wurde bei allen Kindern ein Intelligenztest (CFT 1; WEIß & OSTERLAND 1977) durchgeführt. Der CFT 1 ist ein *nonverbaler* Intelligenztest, so dass davon ausgegangen werden kann, dass die Kinder der UG hinsichtlich ihrer vorhandenen sprachlichen Leistungsdefizite nicht nachteilig beurteilt wurden.

Nach WEIß & OSTERLAND (1977) kennzeichnet ein Intelligenzquotient von 85 bis 90 im CFT 1 noch eine durchschnittliche Intelligenz. Unter Berücksichtigung des Standardmessfehlers von ca. 9 Punkten in der IQ-Skala kann erst bei einem unteren Grenzwert von IQ < 81 mit ausreichender Sicherheit von einer intellektuellen Beeinträchtigung ausgegangen werden (vgl. dazu auch HARTMANN 2002). Der untere Grenzwert für die normale nonverbale Intelligenz im CFT 1 wird unter zusätzlicher Berücksichtigung der Kriterien des Internationalen Klassifikationssystems für Psychische Störungen (DILLING et al. 1991, 1993 [ICD-10, F70 - F73, F89]) für diese Arbeit mit $\geq$ 81 festgelegt.

Die Ergebnisse des CFT 1 (WEIß & OSTERLAND 1977) zeigen sich in beiden Gruppen zum ersten Testzeitpunkt folgendermaßen:

Tabelle 1.1a.
Deskriptive Statistik: Intelligenz

	GRUPPE	N	MITTEL-WERT	STANDARD-ABWEICHUNG	STANDARD-FEHLER DES MITTELWER-TES
Intelligenz	Untersuchungs-gruppe	42	93,839	9,7241	1,5775
	Altersvergleichs-gruppe	56	108,161	10,2208	1,3658

In der Untersuchungsgruppe ist eine Intelligenzspanne von 81-114 IQ-Punkten (M = 93,839), in der Altersvergleichsgruppe eine Intelligenzspanne von 86-134 IQ-Punkten (M = 108,161) zu verzeichnen. Die Mittelwerte der Gruppen zeigen, das Interpretationsschema des CFT 1[85] zu Grunde gelegt, dass die SSES-Kinder eine knapp durchschnittliche Intelligenz besitzen, die Kinder der AVG dagegen im oberen Bereich der durchschnittlichen Intelligenz liegen. Der Mittelwert zum Vergleich der Intelligenzwerte zwischen den beiden Gruppen zeigt eine deutlich geringere Leistung der Kinder der UG.

---

[85] Der CFT 1 gibt folgende Einteilung an: < 66 extrem geringe Intelligenz, 67-79 sehr niedrige Intelligenz, 80-90 niedrige Intelligenz, 91-109 durchschnittliche Intelligenz, 110-120 hohe Intelligenz, 121-134 sehr hohe Intelligenz, > 135 extrem hohe Intelligenz.

Tabelle 1.2a.
t-Test bei unabhängigen Stichproben: Intelligenz

EFFEKTSTÄRKE UND T-TEST FÜR DIE MITTELWERTGLEICHHEIT			
Intelligenz	Effektstärke (d)	p-Wert	Mittlere Differenz
	1.435	,000**	-14,321

* α < 0,05 signifikant
** α < 0,01 hoch signifikant

Die statistische Analyse erfolgte mittels t-Test. Zur Interpretation werden die Parameter *Effektstärke (d), Signifikanz* und *mittlere Differenz* aufgeführt. Es lassen sich mit d = 1.435 große Effektstärken feststellen. Beide Gruppen unterscheiden sich nach dem t-Test signifikant (α = 0,000).

Da zum zweiten Testzeitpunkt große Probandenverluste zu verzeichnen waren, wurde eine Neuberechnung der Intelligenzwerte von den am zweiten Testzeitpunkt teilnehmenden Probanden als sinnvoll erachtet. Es zeigt sich jedoch ein ähnliches Ergebnis:

Tabelle 1.1b.
Deskriptive Statistik: Intelligenz

	GRUPPE	N	MITTELWERT	STANDARDABWEICHUNG	STANDARDFEHLER DES MITTELWERTES
Intelligenz	Untersuchungsgruppe	26	93,157	10,1265	2,1115
	Altersvergleichsgruppe	29	108,966	10,3802	1,9276

Tabelle 1.2b.
t-Test bei unabhängigen Stichproben: Intelligenz

EFFEKTSTÄRKE UND T-TEST FÜR DIE MITTELWERTGLEICHHEIT			
Intelligenz	Effektstärke (d)	p-Wert	Mittlere Differenz
	-1.542	,000**	-15,8090

* α < 0,05 signifikant
** α < 0,01 hoch signifikant

Kinder mit einer spezifischen Sprachentwicklungsstörung haben in einem nonverbalen Intelligenztest eine hoch signifikant geringere Intelligenz als sprachlich normal entwickelte Kinder, obwohl sie keine Lernbehinderung haben, also dem Definitionsmerkmal der „durchschnittlichen nonverbalen Intelligenz" (DILLING et al. 1991) einer spezifischen Sprachentwicklungsstörung entsprechen.
Dieses Ergebnis lässt sich in der Literatur durchaus wieder finden (vgl. z. B. GASTEIGER-KLICPERA & KLICPERA 2005), bedarf jedoch der Erklärung: In einer großen Anzahl von Untersuchungen wird über das "Phänomen des abrutschenden IQ" berichtet (DANNENBAUER 2001a), der nach dem Informationsverarbeitungsansatz, wie er u. a. von Schöler (vgl. SCHÖLER et al. 2003; SCHÖLER & SCHAKIB-EKBATAN 2001) für die Intelligenz vertreten wird, erklärt werden kann. Im Rahmen eines Informationsverarbeitungsansatzes werden strukturelle und prozessuale Merkmale, also Funktionstüchtigkeit, Kapazität und Geschwindigkeit, als bestimmende Merkmale von Intelligenz angenommen. Immer wieder zeigt sich nun bei SSES-Kindern in der auditiven Informationsverarbeitung eine defizitäre Verarbeitungskapazität und -genauigkeit (SCHÖLER et al. 2003). Kinder mit Einschränkungen in diesem Bereich müssen zwangsläufig auch in nonverbalen Intelligenztests niedrigere Leistungen als altersgleiche sprachentwicklungsnormale Kinder haben, da sie beispielsweise mehr Zeit für das Verstehen der Aufgabenstellungen benötigen oder die Aufgabenstellung innerhalb der Bearbeitung der Aufgabe nicht mehr korrekt erinnert, also vergessen, wird. Dieser Erklärungsansatz wird auch dem in der eigenen Untersuchung aufgetretenen Phänomen zu Grunde gelegt.

3.2. TESTINSTRUMENTARIUM UND DURCHFÜHRUNG

3.2.1. Messung des produktiven Wortschatzes

Zur Untersuchung des *produktiven Wortschatzes* eignet sich in Anlehnung an das von SCHÖLER (1999) herausgegebene Diagnostikinventar *'Inventar diagnostischer Informationen bei Sprachentwicklungsauffälligkeiten'* (IDIS) der *Aktive Wortschatztest für 3 bis 6-jährige Kinder* (AWST 3-6; KIESE & KOZIELSKI 1996). Der Test ist 1996 in einer überarbeiteten und ergänzten Auflage erschienen. Das Verfahren ist für Kinder ansprechend gestaltet und gewährleistet eine adäquate Erfassung des Wortschatzes. Das Kind soll insgesamt 82 Bildkarten benennen, erfragt werden 64 Substantive, 17 Verben und 1 Adjektiv.
Kritisch muss beim AWST 3-6 die Verteilung der Wortarten gesehen werden. Sie spiegelt nicht den Anteil der verschiedenen Wortarten im Wortschatz wider, der für 4 bis 7-jährige Kinder mit etwa 60 % Substantive, 30 % Verben und 10 % Adjektive (vgl. GÜNTHER 1988) angegeben wird. Da es jedoch wesentlich einfacher ist, Objektnamen bildlich darzustellen als abstrakte Begriffe und zudem der Wortschatz der Kinder im Vorschulalter überwiegend aus konkreten Substantiven besteht, erscheint der Testaufbau für die vorliegende Untersuchung ausreichend. Die Durchführung des AWST 3-6 erfolgt nach Vorgabe des Test-

materials. Jedes Kind wurde in einer Einzelsitzung ohne Unterbrechung getestet. Die Berechnung der Unterschiedswerte zwischen den Gruppen erfolgte nicht anhand der angegebenen Normierung, sondern auf der Grundlage der erreichten Rohwerte der an dieser Studie teilnehmenden Probanden.

3.2.2. Messung des rezeptiven Wortschatzes

Für die Untersuchung des *rezeptiven Wortschatzes* liegen wenig geeignete Untersuchungsmaterialien vor (vgl. GLÜCK 1998). Glück weist darauf hin, dass es logischerweise sinnvoller und valider wäre, ein Untersuchungsmaterial zu entwickeln, welches die gleichen Items wie der produktive Wortschatztest enthält, um in beiden Modalitäten (rezeptiv und produktiv) die gleichen Items zu überprüfen. Daher wurde für die vorliegende Untersuchung eine Parallelversion des AWST 3-6 entwickelt, der Rezeptive Wortschatztest (RWST; GERICKE & MAHLAU 2001)[86].

In dieser Parallelversion wird in einer Vierfelder-Auswahlaufgabe mit semantischen und phonologischen Ablenkern sowie einem Item, welches keine semantische oder phonologische Ähnlichkeit mit dem Zielwort hat, das rezeptive Verständnis von bei der Produktion falschen oder gar nicht genannten Wörtern festgestellt. Die Anzahl der Items beläuft sich – wie beim AWST 3-6 – auf 82. Die Verteilung der Wortarten entspricht ebenso der Verteilung im AWST 3-6. Die Größe der Itemseiten beläuft sich auf Din A4.

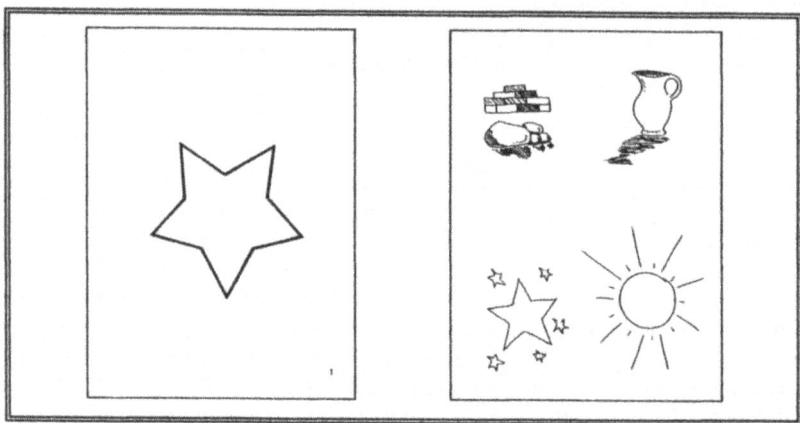

Abb. 02. Beispiel "Stern" aus dem AWST 3-6 und dem RWST

So wird zur Erfassung des produktiven Wortschatzes zunächst der AWST 3-6, wie er in der vorliegenden Form existiert, durchgeführt. Anschließend werden

---

[86] Siehe Anhang.

die Wörter im RWST vorgelegt, die falsch oder nicht benannt wurden. Das Verfahren wird ohne Beispiele begonnen, da die Aufgabenstellung den Kindern im Vorschulalter vertraut sein müsste. Da dem Kind nur die Items vorgelegt werden, die im AWST 3-6 falsch oder nicht benannt wurden, ergänzen sich beide Verfahren sehr gut, ohne die Konzentration und Motivation der Kinder übermäßig zu strapazieren.

Es wird davon ausgegangen, dass die im aktiven Wortschatz vorhandenen Wörter im rezeptiven Wortschatz ebenfalls enthalten sind: Kann ein Kind ein Wort aktiv richtig benennen, kann es dies auch rezeptiv erkennen. Die Wörter werden dem Kind ohne Artikel vorgesprochen – „Zeige mir - Stern" –, um keine Erkenntnismöglichkeit für das Zielitem hinsichtlich des Artikels zu bewirken.

Eine verbale Äußerung des Kindes ist nicht notwendig, es reicht, wenn es auf das entsprechende Bild der Vierfelder-Auswahlaufgabe zeigt. Die Reaktionen des Kindes werden ohne Korrektur angenommen und in einem Protokollbogen festgehalten.

Bei der Auswertung werden zunächst alle Antworten aus den Bereichen: a) Korrektes Zielitem (Kind wählte die richtige Antwort), b) semantischer Fehler (Kind wählte das Bild mit einer semantischen Ähnlichkeit zum Zielwort), c) phonologischer Fehler (Kind wählte das Bild mit einer phonologischen Ähnlichkeit zum Zielwort) und d) Item ohne Bezug zum Zielwort (Kind wählte das Bild ohne semantischen oder phonologischen Bezug zum Zielwort) in der jeweiligen Kategorie zusammengezählt. Anschließend erfolgt eine Analyse auf zwei Ebenen (quantitativ und qualitativ):

Zunächst findet eine quantitative Auswertung statt, indem die richtig gegebenen Antworten aus dem AWST 3-6 und dem RWST zusammengezählt werden. Diese Addition ergibt den vorhandenen rezeptiven Wortschatz des Kindes. Anschließend werden zusätzlich die Fehlerantworten qualitativ analysiert, wobei die Häufigkeit der in den einzelnen Kategorien gegebenen Antworten Hinweise auf eine eventuell vorhandene Störstelle im mentalen Lexikon zulässt. Beispielsweise lässt die gehäufte Wahl des phonologischen Ablenkers eine eingeschränkte Speicherfähigkeit der Wortform im Wortformlexikon vermuten. Die erhöhte Auswahl der Items ohne Bezug zum Zielwort kann darauf hinweisen, dass das Kind eine große Anzahl von Wörtern weder im Lemma- noch im Wortformlexikon gespeichert hat und möglicherweise in beiden Bereichen des mentalen Lexikons Störungen aufweist. Die Antworten im RWST können so einen Einblick in das individuelle Speicher- und Abrufsystem des Kindes geben. Der Test wurde für die vorliegende Untersuchung entwickelt und ist nicht standardisiert. Die Berechnung der Unterschiedswerte zwischen den Gruppen erfolgte wie beim AWST 3-6 auf der Grundlage der erreichten Rohwerte der beiden Probandengruppen. Als Vergleichsdaten dienen die Ergebnisse der sprachlich normal entwickelten Kinder.

3.2.3. Messung der metaphonologischen Fähigkeiten[87]

Normierte und im Handel erhältliche Untersuchungsmaterialien zur Feststellung metaphonologischer Fähigkeiten im Vorschulalter waren zu Beginn der Untersuchung (Ende 2001) im *deutschsprachigen* Raum noch sehr begrenzt bzw. für das Vorschulalter nicht vorhanden. Für die Erfassung metaphonologischer Fähigkeiten im Vorschulalter lagen Teilaufgaben des *Bielefelder Screenings* (BISC, JANSEN et al. 1999) sowie Vortest-Materialien des Würzburger Forschungsprojekts (KÜSPERT 1998) vor. Die metaphonologischen Fähigkeiten sprachentwicklungsauffälliger Vorschulkinder wurden im deutschsprachigen Raum durch einen Untersuchungsbogen zur Bemessung metaphonologischer Fähigkeiten von A. KREUZ (2000) erfasst, dieses jedoch nur mit sehr geringer Probandenzahl.

Zur Beantwortung der Fragestellungen der eigenen Untersuchung wurde ein Instrumentarium benötigt, das insbesondere die frühen metaphonologischen Fähigkeiten erhebt, innerhalb der einzelnen metaphonologischen Teilbereiche stärker differenziert und rezeptive sowie produktive Fähigkeiten erfasst. Dieser Anspruch konnte mit den sich zur damaligen Zeit auf dem Markt befindlichen Untersuchungsinstrumentarien nicht erfüllt werden. Beispielsweise gibt es im Bielefelder Screening nur je eine Aufgabe zur Erhebung der Reimfähigkeit und zur Silbensegmentierung und nur zwei zur Kontrolle später metaphonologischer Fähigkeiten. Zudem sind die Aufgaben im BISC überwiegend rezeptiv angelegt. Dies ist für ein Screening durchaus annehmbar, zur differenzierten Darstellung metaphonologischer Fähigkeiten bei sprachentwicklungsgestörten Kindern erschien es jedoch nicht ausreichend. Ein weiterer Punkt, warum ein eigenes Untersuchungsmaterial entwickelt wurde, ist, dass in den Aufgaben zur phonologischen Bewusstheit des Bielefelder Screenings ein Anspruchsniveau angesetzt wird, das dem Durchschnitt sprachlich normal entwickelter Kinder entspricht, also nach unten hin zu wenig differenziert. Es wurde vermutet, dass die nicht altersentsprechend entwickelten metaphonologischen Fähigkeiten der sprachentwicklungsgestörten Kinder mit dem BISC nicht ausreichend erhoben werden können und das zu hohe Anspruchsniveau möglicherweise demotivierend auf die SSES-Kinder wirkt.

Daher wurde ein eigener Untersuchungsbogen entwickelt, der innerhalb der einzelnen Aufgaben zu den metaphonologischen Fähigkeiten die frühen Leistungen anhand von vier Teilaufgaben (je zwei zur Reimfähigkeit bzw. zur Silbensegmentation) stärker differenziert erhebt sowie bei den späteren metaphonologischen Fähigkeiten produktive (anhand von zwei Teilaufgaben) und rezeptive Leistungen (anhand einer Teilaufgabe) erfasst.

---

[87] Die Messung der metaphonologischen Fähigkeiten erfolgte anhand des *Untersuchungsbogens zur Feststellung metaphonologischer Fähigkeiten im Vorschulalter* (MAHLAU 2001).

Der Untersuchungsbogen orientiert sich an in der Literatur bereits vorhandenen bzw. beschriebenen Aufgaben (vgl. KÜSPERT & SCHNEIDER 1999; KÜSPERT 1998; SKOWRONEK & JANSEN 1992; LEWKOWITZ 1980 in MANNHAUPT & JANSEN 1989), die zur Messung metaphonologischer Fähigkeiten eingesetzt wurden. Unter Berücksichtigung der Sprachstörung und des Alters der Kinder finden ausschließlich lautsprachliche Aufgaben Verwendung. Der Untersuchungsbogen besteht aus 5 Aufgabentypen, die metaphonologische Fähigkeiten ermitteln sollen. Schwerpunktmäßig werden frühe metaphonologische Fähigkeiten und sehr einfache spätere Aufgaben der metaphonologischen Fähigkeiten (Alliterationsaufgaben) berücksichtigt und differenziert, so dass die Vorschulkinder mit einem verhältnismäßig geringen Anspruchsniveau konfrontiert werden und die Möglichkeit eines vollständigen Versagens bei der Untersuchung gering gehalten wird. Um auch sehr gute metaphonologische Fähigkeiten innerhalb des Vorschulalters zu erfassen, wurde als letzte Aufgabe die Phonemanalyse lautgetreuer Worte erhoben. Für die erste Aufgabe wird Bildmaterial verwendet, welches der Motivation der Kinder und der Entlastung des Gedächtnisses dient.

Beschreibung der Testaufgaben[88]

Kurzübersicht

Bereich	Aufgabe	Item-Anzahl	Ausgewertete Variable
Frühe metaphonologische Fähigkeiten	**Reimaufgaben** 1. Erkennen von Reimpaaren 1.1. mit visueller Unterstützung 1.2. ohne visuelle Unterstützung	5 5	Richtige Entscheidung Richtige Entscheidung
	Silbensegmentation 2. Silben segmentieren	12	Richtige Anzahl
Späte metaphonologische Fähigkeiten	3. Silbische Wortsegmentierung	5	Richtige Antwort
	Phonemanalyse 4. Laut zu Wort Zuordnung 4.1. Alliteration (rezeptiv) 4.2. Alliteration (produktiv)	10 10	Richtige Entscheidung Richtige Antwort
	5. Phonematische Wortsegmentierung	5	Richtige Antwort

Abb. 03. Übersicht über die Aufgaben des Untersuchungsbogens zur Feststellung metaphonologischer Fähigkeiten im Vorschulalter (MAHLAU 2001)

---

[88] Siehe Anhang.

3.2.3.1. Reimfähigkeit

Aufgaben zum Reimen nehmen bei der Untersuchung der metaphonologischen Fähigkeiten bei Kindern eine besondere Stellung ein. Sprachlich normal entwickelten Kindern ist es möglich, ab ungefähr dem 3. Lebensjahr Reime zu erkennen und zu bilden (vgl. DOWKER 1989). Die Reimfähigkeit ist also eine sehr früh beginnende metaphonologische Leistung. Es ist folglich davon auszugehen, dass – wie oben erwähnt – die Vorschulkinder über die entsprechenden Fähigkeiten zur Bewältigung der Aufgaben verfügen.

Um die Kinder mit dem Begriff des Reimens vertraut zu machen und sicherzustellen, dass sie die Aufgabenstellung verstehen, werden Reimwörter vor der ersten Aufgabe anhand von Beispielen erläutert. Die vorhandene Kenntnis des Begriffes "Reim" gibt oft einen Hinweis auf die Förderung der metasprachlichen Fähigkeiten im Umfeld des Kindes.

Die Reimfähigkeit der Kinder wird mit Hilfe von zwei Teilaufgaben ermittelt, die sich in ihrem Schwierigkeitsgrad steigern und bzgl. ihrer Aufgabenstellung logisch aufeinander aufbauen.

Die Aufgabe 1 ist rezeptiv angelegt. Die Kinder müssen lediglich entscheiden, welche Wörter die richtigen sind.

3.2.3.1.1. Erkennen von Reimpaaren mit visueller Unterstützung

Im ersten Teil dieser Aufgabe werden den Kindern fünfmal vier Bilder von Gegenständen vorgelegt, aus deren Bezeichnungen sich jeweils ein Reimpaar bilden lässt. Die Kinder sagen laut die Namen der Abbildungen und zeigen jeweils auf die Bilder (z. B. Kasse-Feder-Tasse-Tür). Die visuelle und auditive Unterstützung soll ihnen das Finden des Reimpaares erleichtern. Diese Aufgabenstellung findet sich u. a. bei MAGNUSSON (1983 zit. in HOWELL 1989) und im deutschsprachigen Raum bei BARTH (1997). Die Gegenstände stammen aus dem Alltag der Kinder. Die Bezeichnungen werden ggf. vom Untersucher korrigiert (z. B. bei der Bezeichnung "Baum" statt "Tanne"), so dass die Kinder nicht aus Gründen einer falschen Wortform versagen können.

Das Einführen in die Aufgabenstellung erfolgt mittels zweier Beispielaufgaben.

3.2.3.1.2. Erkennen von Reimpaaren ohne visuelle Unterstützung

Im zweiten Teil der Aufgabe werden den Kindern drei Wörter vorgesprochen, von denen sie die zwei heraus hören sollen, welche sich reimen. Dabei variiert die Reihenfolge der vorgesprochenen Wörter (z. B. Reimwort – kein Reimwort – Reimwort; Reimwort – Reimwort – kein Reimwort). Die Wörter sollen nicht nachgesprochen werden. Der Schwierigkeitsgrad wird durch die, im Gegensatz zur ersten Aufgabe, fehlende visuelle Unterstützung gesteigert. Durch das Merken der vorgesprochenen Wörter muss das phonologische Arbeitsgedächtnis stärker genutzt werden. Eine weitere Anhebung des Schwierigkeitsgrades wird durch die verwendeten Wörter erreicht. Die Kinder finden zum einen Wörter vor, die aus einem semantischen Feld stammen (z. B. rufen – bellen – Wellen) zum anderen Nonsenswörter (z. B. Lampe – Himmel – Nampe). Von Beidem dürfen sie sich nicht irritieren lassen. Das Einführen in die Aufgabenstellung erfolgt ebenfalls anhand von zwei Beispielaufgaben.

3.2.3.2. Silbensegmentation

3.2.3.2.1. Silben segmentieren

Das Segmentieren von Silben stellt für Kinder eine der leichteren metaphonologischen Fähigkeiten dar. Die Silbe ist innerhalb eines Wortes die einfachste zu erfassende Einheit, da sie bereits für sehr junge Kinder wahrnehmbar den Sprechfluss strukturiert. Dies gilt es, in der Aufgabe zu erkennen. Den Kindern ist es freigestellt, ob sie klopfen bzw. klatschen, die Anzahl sagen oder klopfen und die Anzahl sagen. Sie sollen auf jeden Fall das Wort mitsprechen, um Fehler, die auf mangelhafte Zählprozesse zurückzuführen sind, zu vermeiden. Die rhythmische Segmentierungsfähigkeit von Silben verlangt frühe metaphonologischen Fähigkeiten und ist somit wesentlich einfacher als z. B. die Phonemsegmentierung (vgl. MANNHAUPT & JANSEN 1989)[89]. Diese Art der Aufgabe findet sich auch bei der Bielefelder Forschungsgruppe (vgl. SKOWRONEK & MARX 1989) und bei KREUZ (2000). Vom Kind wird hierbei eine Produktionsleistung erwartet. Es werden ihm 12 Wörter vorgesprochen, die es silbisch segmentieren soll (z. B. Scho – ko – la – den – mann).

Die Items sind ungeordnete 2-, 3-, 4- und 5-silbige Wörter, um zum einen Basiskenntnisse, zum anderen auch höhere Fähigkeiten erfassen zu können. Erschwert wird die richtige Segmentierung durch zusammengesetzte Wörter, so dass auch eine Unterteilung auf der Wortebene möglich wäre.

Die Einführung der Aufgaben geschieht wiederum anhand zweier Beispiele.

3.2.3.2.2. Silbische Wortsegmentierung

In der Literatur gibt es nur wenige Aufgaben für die Durchführung einer silbischen Wortsegmentierung. Eine vergleichbare Form der Aufgabenstellung ist bei LEWKOWITZ (1980) zu finden, wobei er jedoch das Weglassen von Phonemen (*deletion of phoneme*) bevorzugt. Mit dieser Aufgabe wird der Übergang von der Ebene früher metaphonologischer Fähigkeiten zur Ebene später metaphonologischer Fähigkeiten beschrieben (vgl. LEWKOWITZ 1980 zit. in KREUZ 2000).

---

[89] Eine andere Position vertritt GOMBERT (1990), der das Silbenklatschen entsprechend seiner Einteilung der metaphonologischen Fähigkeiten nicht mehr als epiphonologische Fähigkeit bezeichnet, sondern bereits als Aufgabe mit metaphonologischem Charakter (vgl. Erläuterungen zum Vier-Phasen-Modell von Gombert im Unterkapitel 2. *Metaphonologische Fähigkeiten* des *2. Kapitels*).

Das Kind soll innerhalb eines vorgesprochenen Wortes eine Silbe weglassen, so dass ein neues, dem Kind bekanntes, Wort entsteht (z. B. Was wird aus Schule ohne /le/? – Schuh). Dieser Faktor spielt nach COSTERMANS & GIURGEA (1988 zit. in KREUZ 2000) bei Kindern im Vorschulalter eine wichtige Rolle, da sie sich beim Segmentieren von Wörtern v. a. an deren Bedeutungsgehalt orientieren.

Die Aufgabe überprüft das Bemerken – die "Bewusstheit" – für die lautliche Ähnlichkeit von sich in ihrer Bedeutung stark unterscheidenden Wörtern. Es ist davon auszugehen, dass Kinder, um sich dieser Eigenschaft bewusst werden zu können, über die entsprechenden kognitiven Voraussetzungen verfügen. Sie müssen dafür in der Lage sein, vom Bedeutungsgehalt der Wörter abzusehen. Damit besitzen sie bereits anspruchsvolle metaphonologische Fähigkeiten, wobei in diesem Aufgabentyp noch nicht die phonematische Analyse, sondern die wesentlich einfachere silbische Analyse gefordert wird. Die Aufgabe ist, wie oben erwähnt, folglich als eine Art "Übergangsaufgabe" von den frühen metaphonologischen Fähigkeiten zu den späteren metaphonologischen Fähigkeiten zu betrachten.

Es wird davon ausgegangen, dass diese Form der Aufgabe leicht über dem durchschnittlichen Können der Kinder dieser Altersgruppe liegt. Die Items – 5 an der Zahl – sind jedoch sehr einfach gewählt, so dass ein grundsätzliches Lösungsvermögen erwartet wird.

Die Einführung in die Aufgabe erfolgt mit Hilfe von zwei Beispielen.

3.2.3.3. Phonemanalyse

Die Aufgaben zur Phonemanalyse stellen im Untersuchungsmaterial die Aufgaben zur Bestimmung späterer metaphonologischer Fähigkeiten dar. Sie sind in Untersuchungen bereits vielfältig eingesetzt worden (vgl. KREUZ 2000; MANNHAUPT & JANSEN 1989).

3.2.3.3.1. Laut zu Wort Zuordnung

Die einfachste Aufgabenform der späteren metaphonologischen Fähigkeiten stellt die Erkennung und Benennung von Anlauten dar. Dabei scheint die Erkennung von Vokalen den Kindern leichter zu fallen als die von Konsonanten (vgl. MANNHAUPT & JANSEN 1989).
Da nachgewiesen ist, dass dieser Aufgabentyp deutschsprachigen Kindern wesentlich schwerer fällt als englischsprachigen Kindern gleichen Alters (ebd.) wird im vorliegenden Untersuchungsmaterial der einfachste Aufgabentyp – das Erkennen von Anlauten – eingesetzt.

3.2.3.3.1.1. Alliteration rezeptiv

Die Kinder sollen einen vorgegebenen Laut mit dem Anlaut eines Wortes (Nomen) vergleichen. Sie müssen entscheiden, ob ein genanntes Wort den erfragten Anlaut enthält oder nicht (z. B. „Beginnt Igel mit /i/?"). Von den Probanden wird eine rezeptive Leistung gefordert. Diese Aufgabe besteht aus 10 Items. Innerhalb der Aufgabe wird der Schwierigkeitsgrad leicht erhöht. Um den Einstieg möglichst einfach zu gestalten, werden zuerst Vokale erfragt und bei den schwierigeren Items mit konsonantischem Anlaut deutliche Gegensätze bei nicht übereinstimmender Anlautvorgabe gewählt.

3.2.3.3.1.2. Alliteration produktiv

Hier sollen die Probanden den Anlaut eines vorgegebenen Wortes selber nennen (z. B. „Was hörst du am Anfang von *Uwe*?"). Es wird somit eine Produktionsleistung auf Phonemebene verlangt, die sich im Schwierigkeitsgrad von der Silbenebene deutlich unterscheidet. Die Aufgabe besteht wiederum aus 10 Items. Weil im Alter der getesteten Kinder (5-6 Jahre) eine dynamische Entwicklungsphase innerhalb der geforderten metaphonologischen Fähigkeiten angenommen wird, erfolgt eine differenzierte Bewertung (Nichtkönnen: 0 Punkte; beginnendes, aber noch nicht vollständiges Können [z. B. erster und zweiter Laut zusammenziehen]: 1 Punkt; richtige Antwort: 2 Punkte).

Die Einführung in die jeweiligen Teilaufgaben erfolgt wiederum durch je zwei Beispielaufgaben.

3.2.3.3.2. Phonematische Wortsegmentierung

Die phonematische Segmentierung ist in den meisten der Untersuchungen zu den metaphonologischen Fähigkeiten zu finden (z. B. Bielefelder Screeningverfahren). Sie gilt als die „Kernaufgabe zur phonologischen Bewusstheit" (LEWKOWITZ 1980 zit. in MANNHAUPT & JANSEN 1989, 51). Darüber hinaus wird ihr eine große Bedeutung beim Erwerb des Lesens und Schreibens zuerkannt. MANNHAUPT & JANSEN (1989) referierten Untersuchungen, die zeigen, dass dieser Aufgabentyp eher im mittleren Schwierigkeitsgrad der Aufgaben zu den späteren metaphonologischen Fähigkeiten liegt.
Für den vorliegenden Test stellt diese Aufgabe den höchsten Schwierigkeitsgrad dar. In Untersuchungen an deutschsprachigen Kindern wurde gezeigt (ebd.), dass die wenigsten Kinder im Vorschulalter in der Lage sind, diesen Aufgabentyp zu lösen. Umso größere Schwierigkeiten werden bei Kindern mit spezifischen Sprachentwicklungsstörungen erwartet. Diese Aufgabe wurde mit in den Untersuchungsbogen aufgenommen, um auch möglicherweise vorhandene Spit-

zenleistungen zu erfassen[90]. Die Kinder sollen dabei die Laute der vorgegebenen Wörter in phonologisch richtiger Reihenfolge nennen. Die Aufgabe besteht aus 5 Items, die in ihrer phonologischen Struktur sehr einfach gehalten sind und 2, 3 oder 4 Laute enthalten (z. B. „Welche Laute hörst du in *Hut*?"). Auch hier erfolgt eine differenzierte Bewertung analog der Aufgabe *Alliteration produktiv*. Die Einführung in diese Aufgabe geschieht wiederum durch zwei Beispielaufgaben.

Die Durchführung des Untersuchungsbogens zur Feststellung metaphonologischer Fähigkeiten im Vorschulalter erfolgt in einer Sitzung, da die Aufgaben zum Teil aufeinander aufbauen und sich zunehmend im Schwierigkeitsgrad steigern. Vortestanalysen ergaben, dass die zur Durchführung benötigte Zeit zwischen 20 und 35 Minuten liegt. Die Antworten der Kinder werden während der Untersuchung in einen Protokollbogen eingetragen.
Die Auswertung erfolgt quantitativ nach der erreichten Punktzahl. Eine qualitative Auswertung kann individuell für jedes Kind zusätzlich vorgenommen werden. Für die Fragestellung dieser Untersuchung werden lediglich die in den einzelnen metaphonologischen Variablen erreichten Punkte ermittelt. Diese Punkte ergeben die Rohwerte für die statistische Analyse. Der Untersuchungsbogen ist nicht standardisiert; es erfolgt eine Unterschiedsberechnung auf der Basis der zwischen den beiden Probandengruppen ermittelten Rohwerte.

3.2.4. Messung der Lese-Rechtschreibfähigkeit

Die Erhebung der Lese-Rechtschreibfähigkeit erfolgte durch den *Salzburger Lese- und Rechtschreibtest* (SLRT; LANDERL, WIMMER & MOSER 1997). Der SLRT ist ein Verfahren zur Differentialdiagnose von Störungen des Lesens und Schreibens für die 1.-4. Klasse. Sein Ziel ist die differenzierte Diagnose von Schwächen beim Erlernen des Lesens und Rechtschreibens in den Grundschuljahren. Dabei erfolgt eine separate Erfassung von Teilfertigkeiten des Schriftspracherwerbs. Für jüngere Kinder steht die Erfassung vom lautierenden – synthetischen – Lesen im Vordergrund, für ältere Kinder die automatisierte direkte Worterkennung. Nach Aussage der Autoren kann der Salzburger Lese- und Rechtschreibtest neben der psychologischen bzw. pädagogisch-diagnostischen Prüfung von Lese- und Rechtschreibstörungen als Forschungsinstrument eingesetzt werden.
Der Lesetest besteht für die ersten Klassen aus dem "Subtest zur automatischen, direkten Worterkennung" (Lesen häufiger Wörter), dem "Lesen von Pseudowörtern" und dem "Textlesen".

---

[90] Eine Untersuchung von MAGNUSSON (1991) zeigte, dass Kinder mit einer SSES hinsichtlich ihrer metaphonologischen Fähigkeiten über dem durchschnittlichen Können ihrer Altersgruppe liegen können.

Der "Subtest zur automatischen, direkten Worterkennung" (Häufige Wörter) besteht aus einer Wortliste mit relativ kurzen Wörtern (z. B. *Buch, Tier, Katze*). Es sollen Defizite der direkten Worterkennung erfasst werden, in dem die Lesegenauigkeit und -geschwindigkeit beim lauten Lesen von kurzen häufig vorkommenden Wörtern erhoben wird. Auffällig hohe Lesezeiten sind ein Hinweis darauf, dass der Prozess des direkten Lesens beeinträchtigt ist. Beim Subtest "Wortunähnliche Pseudowörter" müssen die Kinder die Wörter zusammenlautieren, da sie sie nicht durch eine bereits gespeicherte Wortform abrufen können. Es werden wiederum Lesegenauigkeit und Lesezeit bewertet. Schwächen geben hier einen Aufschluss über eine beeinträchtigte Strategie des synthetischen Lesens. Das "Textlesen" wird ebenso durch Lesegenauigkeit und Lesezeit erfasst und bewertet. Das Leseverständnis wird nicht überprüft. Die Lesetests wurden in Einzelsitzungen durchgeführt.

Der Rechtschreibtest kann als Einzel- oder auch als Klassentest eingesetzt werden. Das Tempo sollte an die langsamen Schüler angepasst werden, da es hier nicht um Schnelligkeit geht, sondern darum, die Wörter richtig zu schreiben. Die Kinder bekommen einen Bogen mit Sätzen, wobei in jedem Satz noch ein Wort fehlt. Der Testleiter bzw. die Testleiterin lesen zuerst das einzelne Wort, dann den ganzen Satz und zum Schluss noch einmal das einzelne Wort vor.

Bei diesem Testverfahren wird zwischen drei Fehlerkategorien unterschieden: in nicht lauttreue Fehler, in orthografische Fehler und in Verstöße gegen die Groß- und Kleinschreibung. Der letzte Fehlertyp ist unabhängig von den beiden anderen möglich.

Die Erfassung von Defiziten beim nicht lautgetreuen oder beim orthografischen Fehlschreiben wird laut Testanweisung mittels einer differenzierten Fehleranalyse geleistet. Die Auswertung erfolgt danach, ob die Schreibung eines Wortes der Lautabfolge des gesprochenen Wortes entspricht (orthografischer Fehler) oder nicht (nicht lautgetreuer Fehler). Dies ermöglicht insbesondere eine Beurteilung des lautorientierten Schreibens. Verfügt ein Kind nicht über Gedächtniseinträge für die diktierten Wörter, so wird es Schreibungen produzieren, die den entsprechenden Fehlerkategorien zugeordnet werden können.

Der Auswertungsmodus des SLRT wurde jedoch nicht übernommen, da er für die Fragestellung der vorliegenden Untersuchung nicht aussagerelevant ist, sondern in geeigneter Weise modifiziert. Dabei wurde die Rechtschreibfähigkeit anhand einer Auszählung der richtig geschriebenen Wörter ermittelt. Die Erhebung der Lesefähigkeit erfolgte durch die Auszählung der richtig gelesenen Wörter der einzelnen Subtests "Subtest zur automatischen, direkten Worterkennung" – kurz "Häufige Wörter" –, dem "Lesen von Pseudowörtern", dem "Textlesen" sowie der Messung der jeweiligen Lesezeit. Die Analyse der Lesezeiten steht im Zusammenhang mit der Gruppierungsfähigkeit des Lexikons (Segmentierungsfähigkeit) und wurde zur besseren Darstellung der Lesefähigkeit mit kontrolliert. Die zu verschriftenden Wörter sind dem Grundwortschatz der Kinder einer ersten Klasse angemessen.

Der SLRT wird als Material benutzt, da er kindgerecht aufgebaut ist, erfolgreich eingesetzt wird und den aktuellen Stand in der Forschung zum Schriftspracherwerb widerspiegelt. Der Test wurde in der Regel in Einzelsitzungen durchgeführt. Die statistische Analyse erfolgte wiederum auf der Basis der von den beiden Probandengruppen ermittelten Rohwerte.

3.2.5. Auswertungsverfahren und statistische Prüfgrößen

a) Hypothese 1
Zur Überprüfung der Hypothesen, ob und wie weit sich Kinder mit einer spezifischen Sprachentwicklungsstörung von gleichaltrigen nicht sprachauffälligen Kindern in den semantisch-lexikalischen Fähigkeiten – rezeptiver (Hypothese 1a) und produktiver Wortschatz (Hypothese 1b) – unterscheiden, wurden t-Tests für unabhängige Stichproben berechnet. Darüber hinaus wurde die Differenz zwischen dem rezeptiven und dem produktiven Wortschatz bestimmt und ebenfalls mittels t-Tests für unabhängige Stichproben analysiert. *T-Tests* sind Verfahren zur Überprüfung des Unterschieds zweier Stichprobenmittelwerte. *T-Tests für unabhängige Stichproben* vergleichen die Stichprobenmittelwerte aus zwei verschiedenen Populationen, wie sie in der eigenen Untersuchung vorliegen (Untersuchungsgruppe: Kinder mit SSES; Altersvergleichsgruppe: Kinder mit sprachlich normalen Fähigkeiten). Der *Mittelwert* gilt als der bekannteste Kennwert in der Statistik und kennzeichnet die Summe aller Messwerte dividiert durch die Anzahl der eingehenden Werte. Das Signifikanzniveau (Alpha-Fehler-Niveau) wurde mit α (Alpha) = 0,05 festgelegt. Das *Signifikanzniveau* ist eine per Konvention festgelegte Höchstgrenze der Alpha-Fehler-Wahrscheinlichkeit ($\alpha < 0,05$ = signifikant; $\alpha < 0,01$ = hoch signifikant). Das 5 %-Niveau ist in der Forschung üblich (vgl. BORTZ & DÖRING 1995). Als unabhängige Variable wird in der vorliegenden Untersuchung die Sprachleistung angesehen, also das Vorliegen entweder einer spezifischen Sprachentwicklungsstörung oder normaler sprachlicher Fähigkeiten innerhalb einer bestimmten Altersgruppe. Eine *Variable* ist die numerische Repräsentation einer Merkmalsausprägung, wobei die *diskrete Variable* in jedem beliebig begrenzten Intervall endlich viele Merkmalsausprägungen annehmen kann (vgl. WIRTZ & NACHTIGALL 1998).
Die *Standardabweichung* (Streuung) ist ein gebräuchliches quantitatives Maß für die Variabilität (Dispersion) einer Variablen.
Über die Stichprobengröße lässt sich die 'Power' eines statistischen Tests steuern (DIEHL 1995). BORTZ (1993) empfiehlt eine *optimale Stichprobengröße* – für zwei Stichprobenmittelwerte aus unabhängigen Stichproben – von 310 Probanden für einen schwachen Effekt, von 50 Probanden für einen mittleren Effekt und von 20 Probanden für einen starken Effekt. Diese Angaben gelten für α = 0,05 und einer Teststärke von 0,80. Durch die vorliegende Stichprobe von N = 98 Probanden kann ein optimaler Stichprobenumfang zur statistischen Absicherung kleiner Effekte nicht erreicht werden. Eine Testplanung im Sinne einer optimalen Bestimmung der Teststärke (β) und des β-Fehlers ist bei Vorliegen klei-

ner Effekte demnach nicht möglich. Eine Teststärke von 0,80 (das Niveau von .80 ist konventionell festgelegt) kann folglich nur bei mittleren und starken Effekten erreicht werden.
Mittels des Levene-Tests der Varianzgleichheit wird die Homogenität der Varianzen berechnet.
Die *Effektstärke* ist das wichtigste Maß zur Bestimmung der praktischen Bedeutsamkeit eines experimentellen Effektes. Die Effektstärke d normiert die Unterschiede zwischen den experimentellen Gruppen auf die Streuung der Testwerte und wird im einfachsten Fall für unabhängige Stichproben (etwa t-Test) durch die Mittelwertunterschiede dividiert durch die Standardabweichung gekennzeichnet. Die nach BORTZ & DÖRING (1995) aufgestellte Klassifikation der Effektstärke (-größe: d) kennzeichnet einen kleinen Effekt mit 0,20, einen mittleren Effekt mit 0,50 und einen starken Effekt mit 0,80.
Zur Interpretation werden neben der *Effektstärke*, die *mittlere Differenz* und der *Signifikanzwert* dargestellt.

b) Hypothese 2
Zur Überprüfung der Hypothese hinsichtlich vorhandener Unterschiede in den einzelnen Teilbereichen metaphonologischer Fähigkeiten zwischen den beiden Untersuchungsgruppen (2a) wurden ebenfalls t-Tests eingesetzt. Die Darstellung der statistischen und empirischen Größen entspricht den Ausführungen unter a).

Um Zusammenhänge zwischen Wortschatz und metaphonologischen Fähigkeiten aufzuzeigen, wurden *Korrelationsanalysen* durchgeführt (Hypothesen 2b/c). Die Enge eines linearen Zusammenhanges wird mit einem Korrelationskoeffizienten quantifiziert, dessen statistische Bedeutsamkeit ein Signifikanztest überprüft (BORTZ 1993). Besteht ein linearer oder annähernd linearer positiver Zusammenhang, dann würde gelten: Je höher die Leistungen im produktiven oder rezeptiven Wortschatz sind, desto besser sind auch die metaphonologischen Fähigkeiten im Vorschulalter.
Die in der vorliegenden Arbeit erstellte *Produkt-Moment-Korrelation r* nach *Pearson* weicht von der Stärke des linearen Zusammenhanges ab, nicht – wie die Kovarianz – von weiteren Faktoren, wie die Wahl der Maßeinheiten.
Allgemein kann man annehmen, dass nach erfolgter Signifikanzprüfung ab einer *Stichprobengröße* von 20 eine Korrelation von r = 0,3 bedeutsam und nicht mehr zufällig ist (r = 0,5 gute Korrelation; r = 0,7 hohe Korrelation). Es ist davon auszugehen, dass der Zusammenhang zwischen den beiden Merkmalen auch in anderen Stichproben wiederzufinden ist (vgl. WIRTZ & NACHTIGALL 1998).
BORTZ & DÖRING (1995) interpretieren den Korrelationskoeffizienten (r) als Maß der Effektstärke folgendermaßen: kleiner Effekt: r = 0,10; mittlerer Effekt r = 0,30 und großer Effekt r = 0,50.
Mit Hilfe von *Regressionsanalysen* sollen die Auswirkungen des rezeptiven und produktiven Wortschatzes auf die metaphonologischen Fähigkeiten berechnet werden. *Unabhängige Variablen* sind Variablen, die während einer Untersu-

chung systematisch variiert bzw. kontrolliert werden und deren Effekte auf ein anderes Merkmal, die *abhängige Variable*, erhoben werden soll. Als abhängige Variable werden i. d. R. Reaktionsmaße betrachtet, die in der hier dargestellten Untersuchung das Fähigkeitsniveau metaphonologischer Leistungen widerspiegeln (vgl. DIEHL 1995). Dazu wurden der rezeptive und der produktive Wortschatz (unabhängige Variablen) auf den Gesamtwert metaphonologischer Fähigkeiten sowie auf die metaphonologischen Variablen Reimfähigkeit gesamt, Silbensegmentation gesamt, Phonemanalyse gesamt, Reimfähigkeit, Silbenklopfen, silbische Wortsegmentierung, Alliteration produktiv, Alliteration rezeptiv und phonematische Wortsegmentierung (abhängige Variablen) bezogen[91].

Bei einer *einfachen linearen Regressionsanalyse* stellt sich die Frage, wie aus den postulierten Prädiktoren (produktiver und rezeptiver Wortschatz) das Kriterium (metaphonologische Fähigkeiten) möglichst präzise mittels eines linearen Vorhersagemodells geschätzt werden kann.

Dabei ist eine lineare[92] Regressionsanalyse nur dann sinnvoll, wenn der Prädiktor und das Kriterium korreliert sind. Mit Hilfe von Regressionsanalysen wird der Zusammenhang zwischen einer oder einer und mehreren zu erklärenden Variablen untersucht. Die Gleichung wird in folgender Form beschrieben: Yt = Konstante + Beta Xt + Störvariable. Yt bezeichnet die zu erklärende Variable und Xt die zu klärende Variable. Die als 'Störvariable' bezeichnete Variable wird hinzugefügt, da nicht davon ausgegangen werden kann, dass es einen exakten Zusammenhang zwischen den beiden Variablen X und Y gibt. In der Regel wird dieser Zusammenhang von vielfältigen Faktoren überlagert und ist damit nur im Durchschnitt gültig. Bei der Regressionsanalyse[93] geht es um die Klärung der Frage, ob von der Variablen X tatsächlich ein Einfluss auf die Variable Y ausgeht, wie groß dieser Einfluss ist und in welche Richtung er geht (vgl. DIEHL 1995).

In der empirischen Untersuchung soll festgestellt werden, ob der produktive bzw. rezeptive Wortschatz auf die Ausbildung bestimmter metaphonologischer Fähigkeiten einen Einfluss hat.

Für die statistische Testung der Modelle wird die Signifikanz des *F-Tests* der durch die jeweilige Variable aufgeklärte Varianzanteil (partielle multiple Korrelation: ΔR^2) betrachtet. Zur Interpretation des Modells bzw. seiner Anpassungsgüte dient das Maß der *aufgeklärten Varianz* (R^2). COHEN (1988) bezeichnet ein R^2 von 0.0196 als geringen Effekt, ein $R^2 = 0.15$ als mittleren Effekt und ein $R^2 = 0.26$ als großen Effekt. Die Interpretation der einzelnen Prädiktorvariablen erfolgt über die *β-Gewichte*. Die standardisierten β-Gewichte sind ein Maß für die

---

[91] Das Gleiche erfolgt für die Hypothese 4, in der Regressionsanalysen die Bedeutung der metaphonologischen Fähigkeiten für die schriftsprachlichen Leistungen erklären sollen.
[92] Dies gilt nur für die *lineare* Regression. Es gibt auch *nichtlineare* Regressionsmodelle, für die diese Aussage nicht zutrifft.
[93] B ist der Regressionskoeffizient.

relative Vorhersageleistung einer Variablen. Sie berücksichtigen den Zusammenhang der Prädiktorvariable mit allen anderen Prädiktorvariablen und den Zusammenhang aller anderen Prädiktorvariablen mit der Kriteriumsvariablen.

c) Hypothese 3
Zur Überprüfung der Hypothese hinsichtlich vorliegender Unterschiede über den Erfolg beim Erlernen der Schriftsprache wurden ebenfalls, wie unter a), t-Tests für die Mittelwertgleichheit durchgeführt, die Homogenität der Varianzen wurde mittels des Levene-Tests bestimmt. Hier folgt die statistische und empirische Beschreibung der obigen Ausführung.

d) Hypothese 4
Um nachzuweisen, dass zwischen metaphonologischen Fähigkeiten und den späteren Leistungen beim Erwerb der Schriftsprache Zusammenhänge bestehen, werden neben Korrelationsanalysen ebenfalls schrittweise Regressionsanalysen (Vorhersageanalysen) eingesetzt (Beschreibung der statistischen und empirischen Größen von Korrelations- und Regressionsanalysen siehe Abschnitt b Hypothese 2).

Als mögliche Störvariablen wurden im Vorfeld der Untersuchung die Leselehrmethoden diskutiert. Da es sich erwies, dass sowohl die Sprachheilklassen als auch die Grundschulklassen überwiegend mit den so genannten methodenkombinierten Leselehrmethoden beschult wurden, und sich alle inhaltlich am Curriculum für Grundschulklassen orientieren, wurde dies nicht weiter berücksichtigt. Der Experimentator kann als Störvariable ausgeschlossen werden, da an der Untersuchung ca. 60 Personen beteiligt waren. Da die Untersucher dabei keine Vorstellung in Bezug auf die vom Kind zu erwartenden Leistungen hatten, zeigten sie keine Erwartungshaltungen, welche die Ergebnisse der kindlichen Leistungen beeinträchtigen können. Als Störvariable ist die Intelligenz im Vorfeld statistisch abgeklärt worden, da die Frage, ob es eine Abhängigkeit der erhobenen schriftsprachlichen Leistungen von der Intelligenz gibt, nicht ohne Analyse ausgeschlossen werden konnte. In der Analyse erwies es sich jedoch, dass es keine Abhängigkeit der Lese- und Rechtschreibleistung von der Intelligenz gab[94].
Zur besseren Verständlichkeit sind die in den Tabellen enthaltenen Abkürzungen im Anhang erklärt.

3.2.6. Versuchsplan und Versuchsdurchführung

Zur Überprüfung der Hypothesen wurden zwei Gruppen herangezogen. Dabei handelt es sich, wie beschrieben, um eine Untersuchungsgruppe (UG) mit spezifisch sprachentwicklungsgestörten Kindern und um eine Altersvergleichsgruppe

---

[94] Siehe Anhang.

(AVG) mit sprachlich normal entwickelten Kindern. Die Untersuchung wurde als Längsschnittstudie konzipiert und hat Daten zu zwei verschiedenen Kontrollzeitpunkten erhoben. Der erste Erhebungszeitpunkt T0 befand sich im zweiten Halbjahr des Vorschuljahres aller Kinder bzw., aus organisatorischen Gründen, bei einigen Kindern der Untersuchungsgruppe am Anfang des ersten Schuljahres. Die Sitzungen, in denen die unter 'Probandenbeschreibung' und 'Testinstrumentarium' erläuterten Untersuchungsmaterialien durchgeführt wurden, erfolgten ausschließlich in Einzelsitzungen und nahmen pro Kind insgesamt ca. 6 Stunden in Anspruch. Diese wurde in Abhängigkeit von der Konzentration und Motivation des Kindes sowie von äußeren Rahmenbedingungen (vorhandene Räumlichkeiten; Aktivitäten im Kindergarten, die Zeitbeschränkungen unterlagen) in mehreren Sitzungen durchgeführt.

Im Jahr der Erstuntersuchung erfolgte die Einschulung und ab diesem Zeitpunkt das Erlernen der Schriftsprache. Da es in der Untersuchung im Wesentlichen auf den Zusammenhang *Wortschatz – metaphonologische Fähigkeiten – Schriftspracherwerb* ankam, fand zu einem zweiten Untersuchungszeitpunkt T1 am Ende des ersten Schuljahres bzw. bei einigen Kindern der Untersuchungsgruppe am Anfang des zweiten Schuljahres, die Erhebung der Lese-Rechtschreibfähigkeit statt. Auch dieser Untersuchungsabschnitt wurde in mehreren Einzelsitzungen durchgeführt. Er nahm pro Kind ca. 2 Stunden in Anspruch.

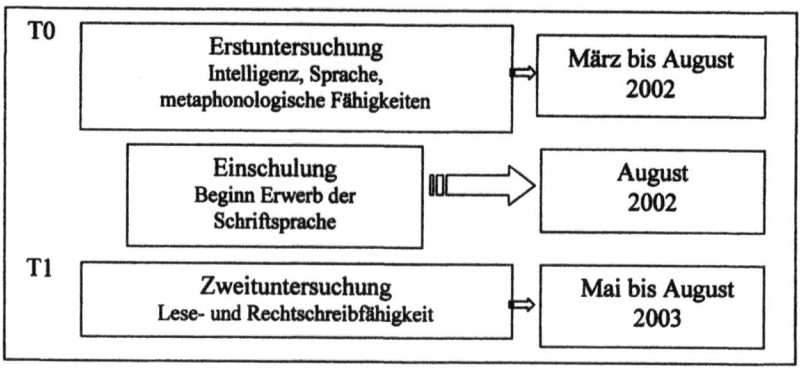

Abb. 04. Zeitplan der Studie

Die Wahl der ausgesuchten Untersuchungsstandorte ergab sich aus der räumlichen Nähe zur Universität Rostock und den nicht in großer Anzahl vorhandenen Sprachheilklassen des Flächenlandes Mecklenburg-Vorpommern. Die Testpersonen bzw. deren Eltern sowie die LeiterInnen der Kindergärten und Schulen wurden durch Informationsbriefe und persönliche Treffen von einer Teilnahme an der Untersuchung "überzeugt". Jede teilnehmende Institution und die Erziehungsberechtigten jedes teilnehmenden Kindes haben eine Einverständniserklärung unterschrieben. Das Ministerium für Bildung, Wissenschaft und Kultur des Landes Mecklenburg-Vorpommern erteilte eine schriftliche Genehmigung. Die Untersuchungen wurden von speziell geschulten Studenten, Referendaren und Lehrern sowie von der Verfasserin selbst durchgeführt.

4. ERGEBNISSE

4.1. HYPOTHESENÜBERPRÜFUNG

4.1.1. Rezeptiver Wortschatz

Mit der Durchführung des *Rezeptiven Wortschatztests* (RWST; GERICKE & MAHLAU 2001) sollte kontrolliert werden, ob signifikante Unterschiede im rezeptiven Wortschatz zwischen sprachentwicklungsgestörten Kindern und altersgleichen sprachlich normalen Kindern bestanden. Es zeigte sich folgendes Bild:

Tabelle 2.1.
Deskriptive Statistik: rezeptiver Wortschatz

	GRUPPE	N	MITTEL-WERT	STANDARD-ABWEICHUNG	STANDARD-FEHLER DES MITTELWERTES
Rezeptiver Wortschatz	Untersuchungs-gruppe	42	75,62	6,140	,947
	Altersver-gleichsgruppe	56	80,07	2,287	,306

Der Mittelwert verwies auf eine deutlich geringere Leistung der Kinder der UG. Die statistische Analyse erfolgte mittels t-Test. Zur Interpretation werden die Parameter *Effektstärke (d), Signifikanz* und *mittlere Differenz* aufgeführt.

Tabelle 2.2.
t-Test bei unabhängigen Stichproben: rezeptiver Wortschatz

EFFEKTSTÄRKE UND T-TEST FÜR DIE MITTELWERTGLEICHHEIT			
Rezeptiver Wortschatz	Effektstärke (d)	p-Wert	Mittlere Differenz
	0.96	,000**	-4,45

* α < 0,05 signifikant
** α < 0,01 hoch signifikant

Beide Gruppen unterschieden sich nach dem t-Test signifikant ($\alpha = 0,000$). Der rezeptive Wortschatz war bei den Kindern mit spezifischer Sprachentwicklungsstörung hochsignifikant geringer ($\alpha = 0,000$) als bei den sprachlich normal entwickelten Kindern. Die Effektstärke betrug dabei $d = 0.96$.

Im Testaufbau des RWST wurden neben dem Zielwort phonologische und semantische Ablenker sowie ein optischer Stimulus, der keine semantische oder phonologische Ähnlichkeit mit dem Zielwort hat, eingesetzt. Die qualitative Auswertung der Fehler ergibt einen Einblick in die Struktur des Lexikons und damit einen möglichen Interpretationsansatz für die Diskussion.

Die Gesamtzahl der gemachten Fehlerart pro Gruppe wurde unterschieden in phonologische Fehler, semantische Fehler, in Fehler, die weder phonologische noch semantische Ursachen hatten, und in Situationen, in denen Kinder keine Antwort gaben. Dies stellt sich folgendermaßen dar:

Tabelle 2.3.
Deskriptive Statistik: Fehleranalyse des rezeptiven Wortschatzes

	GRUPPE	N	MITTEL-WERT	STANDARD-ABWEICHUNG	STANDARD-FEHLER DES MITTELWERTES
Phonologische Fehler	Untersuchungsgruppe	42	2,00	2,368	,365
	Altersvergleichsgruppe	56	,32	,789	,105
Semantische Fehler	Untersuchungsgruppe	42	2,76	2,325	,359
	Altersvergleichsgruppe	56	1,20	1,882	,252
Stimulus ohne Bezug zum Zielwort	Untersuchungsgruppe	42	1,12	1,903	,294
	Altersvergleichsgruppe	56	,18	,508	,068
Kind gibt keine Antwort	Untersuchungsgruppe	42	,57	2,177	,336
	Altersvergleichsgruppe	56	,23	,934	,125

Die Mittelwerte in der Gruppenstatistik weisen deutlich aus, dass die sprachlich normal entwickelten Kinder in allen Kategorien erheblich weniger Fehler machten, als die Kinder der Untersuchungsgruppe.

Tabelle 2.4.
t-Test bei unabhängigen Stichproben: Fehleranalyse des rezeptiven Wortschatzes

EFFEKTSTÄRKE UND T-TEST FÜR DIE MITTELWERTGLEICHHEIT			
	Effektstärke (d)	p-Wert	Mittlere Differenz
Phonologische Fehler	0.95	,000**	1,68
Semantische Fehler	0.73	,000**	1,57
Stimulus ohne Bezug zum Zielwort	0.67	,003**	,94
Kind gibt keine Antwort	0.20	,348	,34

* $\alpha < 0,05$ signifikant
** $\alpha < 0,01$ hoch signifikant

Die Analyse der Fehlerarten zeigte, dass die Probanden der Untersuchungsgruppe hochsignifikant mehr phonologische Fehler ($\alpha = 0,000$) und semantische Fehler ($\alpha = 0,000$) produzierten als die Kinder der Altersvergleichsgruppe. Ebenfalls machten sie hochsignifikant mehr Fehler ($\alpha = 0,003$) beim Stimulus ohne Bezug zum Zielwort. Sie konnten einem sprachlich vorgegebenen Stimulus, welcher dem Wortschatz dieser Altersgruppe entspricht, keinerlei phonologische oder semantische Merkmale zuschreiben. Er war in ihrem mentalen Lexikon weder im Bereich der Wortformen noch im Lemma rezeptiv abrufbar gespeichert. Sie kannten das Wort einfach nicht. Die Situationen, in denen Kinder keine Antwort gaben, unterschieden sich nicht signifikant innerhalb der beiden Gruppen ($\alpha = 0,348$). Die Effektstärke betrug für die phonologischen Fehler d = 0.95, für die semantischen Fehlern d = 0.73 und für den Stimulus ohne Bezug zum Zielwort d = 0.67.
Die Grafik in Abb. 05. veranschaulicht die Fehleranzahl und ermöglicht neben der deskriptiven Statistik direkte Vergleiche zwischen den Fehlerarten.
Insgesamt wurde deutlich, dass die Kinder mit spezifischer Sprachentwicklungsstörung erheblich mehr Fehler in allen Fehlerkategorien produzierten. Es konnte weiterhin nachgewiesen werden, dass beide Gruppen erheblich mehr Fehler im semantischen Bereich hatten, als in den anderen Fehlerbereichen.
Hinsichtlich der Verteilung der Fehlerarten zwischen den Gruppen kamen in beiden Gruppen am häufigsten semantische Fehler und am zweithäufigsten phonologische Fehler vor. In den beiden letzten Fehlerkategorien wechselte die Verteilung zwischen den Gruppen.

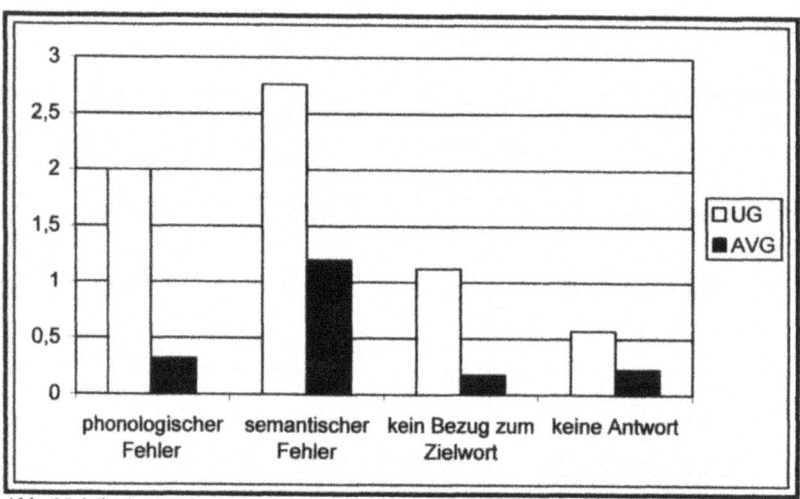

Abb. 05. Mittelwerte der Fehler im rezeptiven Wortschatztest im Gruppenvergleich

Während in der UG der Stimulus ohne Bezug zum Zielwort am dritthäufigsten genannt wurde, entschieden sich die AVG-Kinder eher dafür, keine Antwort zu geben. Demzufolge kam die Keine-Antwort-Situation innerhalb der Fehlerhäufigkeit in der UG am seltensten vor. In der AVG wurde dagegen der Stimulus ohne Bezug zum Zielwort als letzte Antwortalternative gewählt[95].
Die quantitative Analyse wies darauf hin, dass die Probanden der UG um mehr als das Sechsfache der Altersvergleichsgruppe phonologische Fehler (UG: M = 2,00; AVG: M = 0,32) produzierten. Die Untersuchungsgruppe (M = 2,76) machten mehr als doppelt so viele semantische Fehler als die Kinder der Altersvergleichsgruppe (M = 1,20). Die Kinder mit einer spezifischen Sprachentwicklungsstörung entschieden sich ca. sechs Mal häufiger für den Stimulus ohne phonologischen oder semantischen Bezug zum Zielwort (UG: M = 1,12; AVG: M = 0,18). Sie konnten einem Wort folglich keinerlei phonologische oder semantische Merkmale zuschreiben.

4.1.2. Produktiver Wortschatz

Zur Bestimmung des produktiven Wortschatzes wurde der *Aktive Wortschatztest für 3 bis 6-jährige Kinder* (AWST 3-6; KIESE & KOZIELSKI 1996) eingesetzt. Mit dem Einsatz dieses Tests sollte untersucht werden, ob signifikante Unter-

---

[95] Verteilung der Fehlerarten zwischen den Gruppen:
    UG: 1. semantischer Fehler; 2. phonologischer Fehler; 3. Stimulus ohne Bezug zum Zielwort;
          4. keine Antwort
    AVG: 1. semantischer Fehler; 2. phonologischer Fehler; 3. keine Antwort; 4. Stimulus ohne Bezug zum Zielwort

schiede im produktiven Wortschatz zwischen den sprachentwicklungsgestörten und den sprachlich normal entwickelten Kindern gleichen Alters nachzuweisen sind. Es zeigte sich folgendes Bild:

Tabelle 2.5.
Deskriptive Statistik: produktiver Wortschatz

	GRUPPE	N	MITTEL-WERT	STANDARD-ABWEICHUNG	STANDARD-FEHLER DES MITTELWERTES
Produktiver Wortschatz	Untersuchungs-gruppe	42	52,69	12,230	1,887
	Altersvergleichs-gruppe	56	68,75	7,171	,958

Der Mittelwertunterschied ergab eine deutlich geringere Leistung der sprachentwicklungsgestörten Kinder.

Tabelle 2.6.
t-Test bei unabhängigen Stichproben: produktiver Wortschatz

EFFEKTSTÄRKE UND T-TEST FÜR DIE MITTELWERTGLEICHHEIT			
Produktiver Wortschatz	Effektstärke (d)	p-Wert	Mittlere Differenz
	1.60	,000**	-16,06

* α < 0,05 signifikant
** α < 0,01 hoch signifikant

Die statistische Analyse mittels t-Test zeigt, dass die beiden Gruppen sich signifikant unterschieden (α = 0,000).
Die Effektstärke betrug d = 1.60. Der produktive Wortschatz war bei den Kindern mit spezifischer Sprachentwicklungsstörung hochsignifikant geringer als bei sprachlich normal entwickelten Kindern.

4.1.3. Unterschied zwischen rezeptivem und produktivem Wortschatz

Zur Bestimmung des Unterschieds zwischen rezeptivem und produktivem Wortschatz wurde eine Differenzvariable berechnet. Diese Differenzvariable sollte zeigen, ob sich signifikante Unterschiede zwischen der Differenz des rezeptiven und produktiven Wortschatzes der spezifisch sprachentwicklungsgestörten Kinder und der sprachlich normal entwickelten Kinder nachweisen ließen.

Tabelle 2.7.
Deskriptive Statistik: Differenz rezeptiver- produktiver Wortschatz

	GRUPPE	N	MITTEL-WERT	STANDARD-ABWEICHUNG	STANDARD-FEHLER DES MITTELWERTES
Differenz rezeptiver-produktiver Wortschatz	Untersuchungs-gruppe	42	22,93	7,983	1,232
	Altersvergleichs-gruppe	56	11,32	6,407	,852

Ein Unterschied zwischen rezeptivem und produktivem Wortschatz ist, wie unter *3. Spezifische Sprachentwicklungsstörung* dargestellt, normal. In der Untersuchung sollte ein empirischer Nachweis dafür geführt werden, dass es bei den spezifisch sprachentwicklungsgestörten Kindern eine *besonders große* Diskrepanz zwischen dem rezeptiven und produktiven Lexikon gibt, die aus dem schwächeren Wortformspeicher[96] der SSES-Kinder resultieren könnte. Es musste sich dafür ein Unterschied im Unterschied nachweisen lassen. Die aus beiden errechnete Differenz des Mittelwertes (M) zeigte, dass die AVG eine weitaus geringere Diskrepanz (M = 11,32) zwischen dem rezeptiven und dem produktiven Wortschatz aufwies als die UG (M = 22,92) und bestätigt somit die vorher erläuterten Annahmen.

Tabelle 2.8.
t-Test bei unabhängigen Stichproben: Differenz rezeptiver-produktiver Wortschatz

EFFEKTSTÄRKE UND T-TEST FÜR DIE MITTELWERTGLEICHHEIT			
Differenz rezeptiver-produktiver Wortschatz	Effektstärke (d)	p-Wert	Mittlere Differenz
	1.60	,000**	11,6071

* α < 0,05 signifikant
** α < 0,01 hoch signifikant

Die beiden Gruppen unterschieden sich signifikant (α = 0,000). Die Effektstärke betrug dabei d = 1.60. Der Unterschied zwischen produktivem und rezeptivem Wortschatz bei Kindern mit SSES ist folglich hoch signifikant größer, als bei sprachlich normal entwickelten Kindern. Folgende Grafik vermag dieses Ergebnis kurz zu illustrieren:

---

[96] Im theoretischen Teil dieser Arbeit wurde ausführlich dargestellt, dass Kinder mit einer SSES oft einen geringeren Wortschatz haben, der zusätzlich fehlerhaft oder diffus gespeichert sein kann. Die Wortformebene arbeitet aufgrund der geringeren Ausdifferenzierung weniger effektiv. Es kommt zu Verzögerungen, Ungenauigkeiten oder zum völligen Versagen beim Wortabruf. Dies sind Hinweise auf einen schwächeren Wortformspeicher der SSES-Kinder.

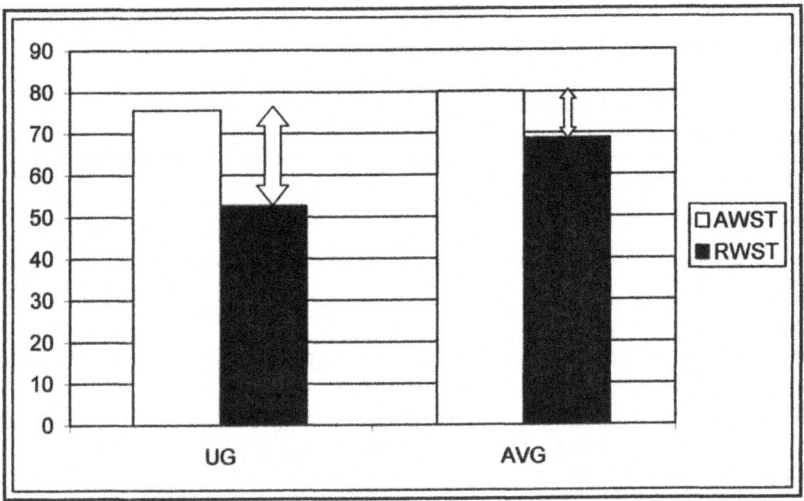

Abb. 06. Mittelwerte der Differenz zwischen rezeptivem und produktivem Wortschatz im Gruppenvergleich

4.1.4. Metaphonologische Fähigkeiten

Zur Bestimmung der metaphonologischen Fähigkeiten im Vorschulalter wurde ein für diese Untersuchung entwickelter Test eingesetzt: der *Untersuchungsbogen zur Feststellung metaphonologischer Fähigkeiten im Vorschulalter* (MAH-LAU 2001). Mit dem Einsatz dieses Untersuchungsmaterials wurde in einem ersten Schritt überprüft, ob signifikante Unterschiede in den metaphonologischen Fähigkeiten zwischen der Untersuchungs- und der Altersvergleichsgruppe bestanden. Die statistische Analyse zeigte für den Gesamtwert der metaphonologischen Fähigkeiten folgendes Bild:

Tabelle 2.9.
Deskriptive Statistik: Gesamtwert metaphonologischer Fähigkeiten

	GRUPPE	N	MITTEL-WERT	STANDARD-ABWEI-CHUNG	STANDARD-FEHLER DES MITTELWERTES
Gesamtwert metaphonologische Fähigkeiten	Untersuchungs-gruppe	42	33,81	11,787	1,819
	Altersvergleichs-gruppe	56	46,37	10,710	1,431

Tabelle 2.10.
t-Test bei unabhängigen Stichproben: Gesamtwert metaphonologische Fähigkeiten

EFFEKTSTÄRKE UND T-TEST FÜR DIE MITTELWERTGLEICHHEIT			
Gesamtwert metaphonologische Fähigkeiten	Effektstärke (d)	p-Wert	Mittlere Differenz
	1.11	,000**	-12,5655

* α < 0,05 signifikant
** α < 0,01 hoch signifikant

Der Mittelwertunterschied des metaphonologischen Gesamtwertes erwies sich als hochsignifikant (α = 0,000). Die Effektstärke betrug d = 1.11. Die Kinder mit einer spezifischen Sprachentwicklungsstörung hatten insgesamt hochsignifikant geringere metaphonologische Fähigkeiten im Vorschulalter als die gleichaltrigen sprachlich normal entwickelten Kinder.

Im Weiteren wurden die Variablen des Tests zu den metaphonologischen Fähigkeiten analysiert. Dabei erfolgte die Auswertung so, dass zunächst eine Zusammenfassung der drei Leistungsbereiche *Reimfähigkeit gesamt* (beinhaltet alle Aufgaben zum Erkennen der Reimwörter), *Silbensegmentation gesamt* (beinhaltet die Aufgaben der Subtests Silben segmentieren und silbische Wortsegmentierung) und *Phonemanalyse gesamt* (beinhaltet die Aufgaben der Subtests zur produktiven und rezeptiven Alliteration und zur phonematischen Phonemanalyse) stattfand.
Dieses hatte sich als zweckmäßig erwiesen, da sich die Leistungen der Kinder in einem Leistungsbereich oft ähneln und es eine übersichtlichere Darstellung erlaubt. Anschließend wurden die *einzelnen* metaphonologischen Variablen hinzugefügt, um auch differenzierte Aussagen innerhalb der Kategorien metaphonologischer Leistungen machen zu können, in denen sich Unterschiede in den Leistungsbereichen zeigten.

Tabelle 2.11.
Deskriptive Statistik: Variablen metaphonologischer Fähigkeiten

	GRUPPE	N	MITTEL-WERT	STANDARD-ABWEICHUNG	STANDARD-FEHLER DES MITTELWERTES
Reimaufgaben Gesamt	Untersuchungs-gruppe	42	6,60	3,077	,475
	Altersvergleichs-gruppe	56	9,41	1,023	,137

Silbenseg-mentation Gesamt	Untersuchungs-gruppe	42	9,40	4,109	,634
	Altersvergleichs-gruppe	56	13,02	3,119	,417
Phonemanaly-se Gesamt	Untersuchungs-gruppe	42	17,45	8,422	1,300
	Altersvergleichs-gruppe	56	24,07	8,216	1,098
Erkennen von Reimpaaren	Untersuchungs-gruppe	42	6,60	3,077	,475
	Altersvergleichs-gruppe	56	9,41	1,023	,137
Silbenklopfen	Untersuchungs-gruppe	42	8,07	3,360	,518
	Altersvergleichs-gruppe	56	10,11	2,395	,320
Silbische Wortsegmentierung	Untersuchungs-gruppe	42	1,33	1,282	,198
	Altersvergleichs-gruppe	56	2,91	1,587	,212
Alliteration (produktiv)	Untersuchungs-gruppe	42	9,21	5,850	,903
	Altersvergleichs-gruppe	56	12,34	5,213	,697
Alliteration (rezeptiv)	Untersuchungs-gruppe	42	5,81	2,266	,350
	Altersvergleichs-gruppe	56	7,77	1,746	,233
Phonematische Wortseg-mentierung	Untersuchungs-gruppe	42	2,43	2,328	,359
	Altersvergleichs-gruppe	55	3,96	2,795	,377

Tabelle 2.12.
t-Test bei unabhängigen Stichproben: Einzelne Variablen metaphonologischer Fähigkeiten

EFFEKTSTÄRKE UND T-TEST FÜR DIE MITTELWERTGLEICHHEIT			
	Effektstärke (d)	p-Wert	Mittlere Differenz
Reimaufgaben Gesamt	1.23	,000**	-2,82

Silbensegmentation Gesamt	0.95	,000**	-3,61
Phonemanalyse Gesamt	0.78	,000**	-6,62
Erkennen von Reimpaaren	1.23	,000**	-2,82
Silbenklopfen	0.70	,001**	-2,04
Silbische Wortsegmentierung	1.09	,000**	-1,58
Alliteration (produktiv)	0.56	,006**	-3,13
Alliteration (rezeptiv)	0.85	,000**	-1,96
Phonematische Wortsegmentierung	0.59	,005**	-1,53

* α < 0,05 signifikant
** α < 0,01 hoch signifikant

In den Tabellen stellen die ersten drei Zeilen die Gesamtwerte der Subtests *Reimaufgaben, Silbensegmentierung* und *Phonemanalyse* dar. Die vierte Zeile spiegelt die Zusammenfassung der zwei Reimaufgaben (Erkennen von Reimpaaren) wider, die fünfte (Silbenklopfen) und sechste Zeile (silbische Wortsegmentierung) die Fähigkeit zur Silbensegmentierung und die siebte (Alliteration produktiv), achte (Alliteration rezeptiv) und neunte (phonematische Wortsegmentierung) Zeile die Fähigkeit zur Phonemanalyse.

Bereits das erste Überblicken der Mittelwerte deutete auf einen prägnanten Unterschied zwischen den beiden Gruppen zugunsten der Altersvergleichsgruppe hin. Die Gesamtwerte der drei metaphonologischen Subtests – die ersten drei Zeilen – zeigen einen hochsignifikanten Unterschied der Mittelwertgleichheit (für alle gilt α = 0,000). Die Effektstärke der Zusammenfassungen betrug für die *Reimaufgaben gesamt* d = 1.23, die *Silbensegmentation gesamt* d = 0.95 und die *Phonemanalyse gesamt* d = 0.78.

Die differenziertere Betrachtung der statistischen Analyse verdeutlicht, dass sich die Gruppen hinsichtlich ihrer Reim- und Silbensegmentierungsfähigkeit hochsignifikant unterschieden (für alle diesbezüglichen Variablen ergaben die Werte α = 0,000, außer für das *Silbenklopfen*, da galt α = 0,001). Die *Phonemanalyse* erwies sich ebenfalls als hochsignifikant, jedoch etwas geringer ausgeprägt als die Silbensegmentierung (zumindest bei der *Alliteration produktiv* [α = 0,006] und der *phonematischen Wortsegmentierung* [α = 0,005]). Starke Effekte ergaben sich für das *Erkennen von Reimpaaren* (d = 1.17) und die *silbische Wortsegmentierung* (d = 1.09), gefolgt von der *Alliteration rezeptiv* (d = 0.85) und dem *Silbenklopfen* (d = 0.70). Mittlere Effekte wiesen die *phonematische Wortsegmentierung* (d = 0.59) und die *Alliteration produktiv* (d = 0.56) auf.

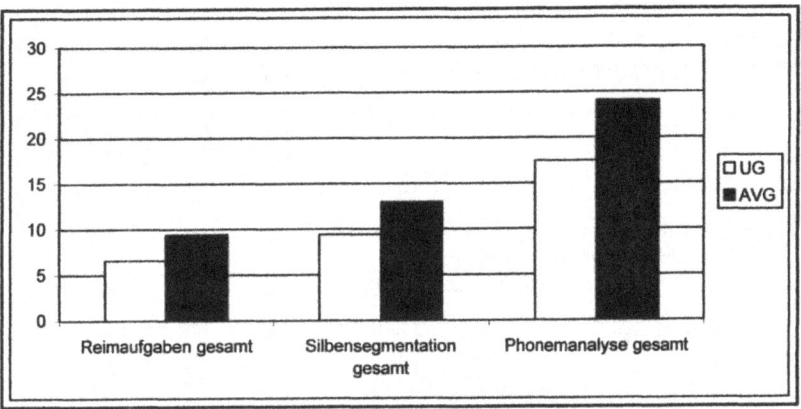

Abb. 07. Mittelwerte der Reim- und Silbensegmentierungsfähigkeit sowie der Phonemanalyse im Gruppenvergleich

Die Kinder der Untersuchungsgruppe hatten demzufolge hoch signifikant geringere Fähigkeiten hinsichtlich ihrer Reimfähigkeit, ihrer Fähigkeit zur Silbensegmentation und ihrer Fähigkeit zur Phonemanalyse. Die Verteilung der erhobenen metaphonologischen Fähigkeiten zeigte, dass die Struktur der Leistungen in beiden Gruppen ein vergleichbares Bild ergab.

4.1.5. Zusammenhang und Prädiktoren zwischen Wortschatzumfang und metaphonologischen Fähigkeiten

Im weiteren Kontext wurde untersucht, ob und welcher Zusammenhang zwischen rezeptivem und produktivem Wortschatz und der Ausbildung vorschulischer metaphonologischer Fähigkeiten bei der Untersuchungsgruppe und der Altersvergleichsgruppe bestand. Grundlage für die Erhebung der dafür notwendigen Variablen waren der *Rezeptive Wortschatztest* und der *Aktive Wortschatztest für 3 bis 6-jährige Kinder* (RWST [GERICKE & MAHLAU 2001] und AWST [3-6; KIESE & KOZIELSKI 1996]) sowie der *Untersuchungsbogen zur Feststellung metaphonologischer Fähigkeiten im Vorschulalter* (MAHLAU 2001). Bevor Auswirkungen von den Variablen *produktiver Wortschatz* und *rezeptiver Wortschatz* auf die Ausbildung der Reim- und Silbensegmentierungsfähigkeit und der Phonemanalyse durch Regressionsanalysen berechnet wurden, sollten die Zusammenhänge zwischen den Variablen durch Korrelationsanalysen aufgezeigt werden, weil sich Regressionsanalysen erübrigen, sollten keine Zusammenhänge zwischen zwei Variablen nachweisbar sein. Um den Zusammenhang zwischen produktivem und rezeptivem Wortschatzumfang und den Variablen der metaphonologischen Fähigkeiten darzustellen, wurden Korrelationsberechnungen für jede Gruppe durchgeführt. Es zeigte sich folgendes Bild:

Tabelle 2.13.
Korrelationen der Variablen produktiver Wortschatz und rezeptiver Wortschatz mit den Variablen der metaphonologischen Fähigkeiten für die Untersuchungsgruppe

		PRODUKTIVER WORTSCHATZ	REZEPTIVER WORTSCHATZ
	N	42	42
Gesamtwert metaphonologische Fähigkeiten	Korrelation nach Pearson (r)	,273	,256
	Signifikanz (2-seitig)	,081	,102
Reimaufgaben Gesamt	Korrelation nach Pearson (r)	,364	,294
	Signifikanz (2-seitig)	,019*	,100
Silbensegmentation Gesamt	Korrelation nach Pearson (r)	,332	,232
	Signifikanz (2-seitig)	,031*	,140
Phonemanalyse Gesamt	Korrelation nach Pearson (r)	,103	,162
	Signifikanz (2-seitig)	,516	,306
Erkennen von Reimpaaren	Korrelation nach Pearson (r)	,364	,294
	Signifikanz (2-seitig)	,019*	,059
Silbische Wortsegmentierung	Korrelation nach Pearson (r)	,309	,280
	Signifikanz (2-seitig)	,047*	,073
Silbenklopfen	Korrelation nach Pearson (r)	,316	,250
	Signifikanz (2-seitig)	,041*	,111
Alliteration (produktiv)	Korrelation nach Pearson (r)	,078	,070
	Signifikanz (2-seitig)	,625	,659
Alliteration (rezeptiv)	Korrelation nach Pearson (r)	,136	,242

	Signifikanz (2-seitig)	,390	,123
Phonematische Wortsegmentierung	Korrelation nach Pearson (r)	,075	,194
	Signifikanz (2-seitig)	,637	,218

* α < 0,05 signifikant
** α < 0,01 hoch signifikant

In der Untersuchungsgruppe zeigte sich, dass kein signifikanter Zusammenhang zwischen dem *produktiven* Wortschatz (AWST) und den metaphonologischen Fähigkeiten im Gesamtwert bestand (α = 0,081). Zusammenhänge auf dem 0,05-Signifikanzniveau gab es für den produktiven Wortschatz jedoch in den *Reimaufgaben gesamt* (α = 0,019) und in der *Silbensegmentation gesamt* (α = 0,031). Innerhalb der Aufgaben zur Silbensegmentation waren die *silbische Wortsegmentierung* (α = 0,047) und das *Silbenklopfen* (α = 0,041) auf dem 0,05 %-Niveau signifikant. Keinen signifikanten Zusammenhang gab es bei allen Untertests der Phonemanalyse.

Es resultieren für keinen Zusammenhang starke Effekte[97]. Der größte Effekt wurde zwischen der *Reimfähigkeit* und dem produktiven Wortschatz mit r = 0,364 sichtbar, gefolgt vom *Silbenklopfen* (r = 0,316) und der *silbischen Wortsegmentierung* (r = 0,309). Dabei handelte es sich ausschließlich um mittlere Effekte.

Die Korrelationsberechnungen zeigten weiterhin, dass zwischen dem *rezeptiven* Wortschatz und allen Teilbereichen metaphonologischer Fähigkeiten keine signifikanten Zusammenhänge nachweisbar waren.

Zusammenfassend kann formuliert werden, dass für die Kinder mit einer spezifischen Sprachentwicklungsstörung der produktive Wortschatz in einem signifikanten Zusammenhang mit dem Erkennen von Reimen und der Ausbildung der Silbensegmentierungsfähigkeit im Vorschulalter stand, nicht jedoch mit der Phonemanalyse. Der rezeptive Wortschatz stand mit keiner der erhobenen metaphonologischen Variablen in statistisch bedeutsamer Beziehung.

Im Folgenden wird der Zusammenhang zwischen produktivem und rezeptivem Wortschatz und den Variablen der metaphonologischen Fähigkeiten für die Altersvergleichsgruppe dargestellt.

---

[97] Effektgröße ist hier der Korrelationskoeffizient (r) mit folgender Klassifikation: kleiner Effekt 0,10; mittlerer Effekt 0,30; großer Effekt 0,50 (vgl. BORTZ & DÖRING 1995, 568).

Tabelle 2.14.
Korrelationen der Variablen produktiver Wortschatz und rezeptiver Wortschatz mit den Variablen der metaphonologischen Fähigkeiten für die Altersvergleichsgruppe

		PRODUKTIVER WORTSCHATZ	REZEPTIVER WORTSCHATZ
	N	56	56
Gesamtwert metaphonologische Fähigkeiten	Korrelation nach Pearson (r)	,359	,150
	Signifikanz (2-seitig)	,007**	,271
Reimaufgaben Gesamt	Korrelation nach Pearson (r)	,272	,096
	Signifikanz (2-seitig)	,043*	,481
Silbensegmentation Gesamt	Korrelation nach Pearson (r)	,183	,227
	Signifikanz (2-seitig)	,177	,092
Phonemanalyse Gesamt	Korrelation nach Pearson (r)	,361	,096
	Signifikanz (2-seitig)	,006**	,481
Erkennen von Reimpaaren	Korrelation nach Pearson (r)	,272	,096
	Signifikanz (2-seitig)	,043*	,481
Silbische Wortsegmentierung	Korrelation nach Pearson (r)	,202	,147
	Signifikanz (2-seitig)	,135	,280
Silbenklopfen	Korrelation nach Pearson (r)	,125	,228
	Signifikanz (2-seitig)	,357	,096
Alliteration (produktiv)	Korrelation nach Pearson (r)	,281	,086
	Signifikanz (2-seitig)	,036*	,527
Alliteration (rezeptiv)	Korrelation nach Pearson (r)	,252	,183
	Signifikanz (2-seitig)	,061	,178

Phonematische Wort-segmentierung	Korrelation nach Pearson (r)	,391	,029
	Signifikanz (2-seitig)	,003**	,833

* α < 0,05 signifikant
** α < 0,01 hoch signifikant

In der Altersvergleichsgruppe wurde der Zusammenhang zwischen *produktivem* Wortschatz und metaphonologischen Fähigkeiten im Gesamtwert hoch signifikant (α = 0,007). Das Effektstärkemaß zeigte mit r = ,359 einen mittleren Effekt. Die Zusammenhänge stellten sich innerhalb der Subtests zu den metaphonologischen Fähigkeiten in der AVG differenzierter dar:
Die Reimaufgaben erwiesen sich auf dem 0,05-Niveau und die Gesamt-Phonemanalyse auf dem 0,01-Niveau signifikant (*Reimaufgaben* α = 0,043; *Phonemanalyse gesamt* α = 0,006). Für Beides resultierte eine mittlere Effektstärke von r = 0,272 für die *Reimaufgaben gesamt* und von r = 0,361 für die *Phonemanalyse gesamt*. Die Silbensegmentierung wurde nicht signifikant, auch innerhalb dieser Untertestaufgabe zeigten weder das *Silbenklopfen* (α = 0,375) noch die *silbische Wortsegmentierung* (α = 0,135) signifikante Zusammenhänge mit dem produktiven Wortschatz. Innerhalb der Aufgabe zur Phonemanalyse ergab sich zwischen der *phonematischen Wortsegmentierung* und dem produktiven Wortschatz ein hoch signifikanter Zusammenhang und eine mittlere Effektstärke (α = 0,003; r = 0,391). Bei den beiden *Alliterationsaufgaben* zeigte die statistische Analyse für die produktive Aufgabe einen signifikanten Zusammenhang (α = 0,036) mit dem produktiven Wortschatz; die rezeptive Alliterationsaufgabe korrelierte nicht signifikant mit dem produktiven Wortschatz (α = 0,061). Das Maß für die Effektstärke wies für beide Aufgaben auf einen schwachen bis mittleren Effekt hin (*Alliteration produktiv* r = 0,281; *Alliteration rezeptiv* r = 0,252).
Ein statistisch signifikanter Zusammenhang zwischen dem *rezeptiven* Wortschatz und den einzelnen Variablen der metaphonologischen Fähigkeiten konnte nicht nachgewiesen werden.

Die statistische Analyse ergab, dass bei Kindern mit einer normalen Sprachentwicklung der *produktive* Wortschatz in einem hoch signifikanten Zusammenhang mit der *Phonemanalyse* stand. Innerhalb der Variable *Silbensegmentierung* zeigte sich, dass die Fähigkeit zur Silbensegmentierung nicht mit dem produktiven Wortschatz bei sprachlich altersgerecht entwickelten Kindern korrelierte. Die Korrelationsberechnung offenbarte weiterhin, dass die *Reimfähigkeit* in einem statistisch bedeutsamen Zusammenhang mit dem produktiven Wortschatz stand.
Die statistische Analyse verweist darauf, dass – wie bei den Kindern der Untersuchungsgruppe – zwischen dem rezeptiven Wortschatz und allen Teilbereichen

metaphonologischer Fähigkeiten keine signifikanten Zusammenhänge nachweisbar waren.

Es kann festgestellt werden, dass sich innerhalb der Gruppen bei einer abgestuften Analyse metaphonologischer Fähigkeiten ein differenziertes Bild hinsichtlich des Zusammenhanges zwischen produktivem Wortschatz und der Ausbildung bestimmter metaphonologischer Fähigkeiten ergab. Während der Zusammenhang *produktiver Wortschatz* und *Phonemanalyse* für die AVG eine große Bedeutung hatte, fand sich kein eindeutiger Zusammenhang bei der UG. Umgekehrt korrelierte der Zusammenhang *produktiver Wortschatz* und *Reim- bzw. Silbensegmentierungsfähigkeit* für die Probanden der Untersuchungsgruppe insgesamt höher als bei den Probanden der Altersvergleichsgruppe.

Folglich ließen sich zwischen dem produktiven Wortschatz und den metaphonologischen Fähigkeiten spezifische Zusammenhänge nachweisen, die sich jedoch zwischen den beiden Untersuchungsgruppen unterschieden.

Da sich keine Zusammenhänge zwischen dem rezeptiven Wortschatz und den einzelnen Variablen der metaphonologischen Fähigkeiten zeigten, wurde die weitere Untersuchung des Wortschatzes hinsichtlich seiner Bedeutung für die Entwicklung metaphonologischer Fähigkeiten auf den *produktiven* Wortschatz beschränkt.

Um der Frage nachzugehen, ob ein und welcher Zusammenhang zwischen dem produktiven Wortschatz und den einzelnen Variablen der metaphonologischen Fähigkeiten bestand, wurden Regressionsanalysen pro Gruppe berechnet. Dazu wurde mit Hilfe der *einfachen linearen Regression* überprüft, ob der produktive Wortschatz als Prädiktor für bestimmte Variablen der metaphonologischen Fähigkeiten nachweisbar ist. Die Prädiktoren stellten sich wie folgt dar:

Tabelle 2.15.
Produktiver Wortschatz (unabhängige Variable) als Prädiktor für die Variablen der metaphonologischen Fähigkeiten (abhängige Variablen): Untersuchungsgruppe

ABHÄNGIGE VARIABLE	β	$R^2 / \Delta R^2$	F	P-WERT
Gesamtwert metaphonologische Fähigkeiten	,273	,074	3,212	,081
Reimaufgaben Gesamt	,360	,129	5,941	,019*
Silbensegmentation Gesamt	,332	,111	4,970	,031*
Phonemanalyse Gesamt	,103	,011	,428	,516

Erkennen von Reimpaaren	,364	,133	6,113	,018*
Silbische Wortsegmentierung	,309	,095	4,211	,047*
Silbenklopfen	,316	,100	4,448	,041*
Alliteration (produktiv)	,078	,006	,243	,625
Alliteration (rezeptiv)	,136	,018	,754	,390
Phonematische Wortsegmentierung	,075	,006	,226	,637

* α < 0,05 signifikant
** α < 0,01 hoch signifikant

Zur Interpretation des Modells diente das Maß der aufgeklärten Varianz R^2 (geringer Effekt: $R^2 = 0.0196$; mittlerer Effekt: $R^2 = 0.15$; großer Effekt: $R^2 = 0.26$) sowie die Vorhersagekraft β.
Die Fragestellung erlaubte nicht die Feststellung eines Prädiktorensets, sondern zeigte nur die Varianz und die Vorhersagekraft des produktiven Wortschatzes für die einzelnen metaphonologischen Variablen auf.
Die Durchsicht der Maße für die Varianzaufklärung zeigte für die Kinder mit spezifischen Sprachentwicklungsstörungen lediglich schwache bzw. mittlere Effekte. In der Untersuchungsgruppe klärte der produktive Wortschatz den metaphonologischen Gesamtwert ebenfalls nur gering mit 7,4 % der Varianz auf. Der Vorhersagewert betrug β = ,273. Detaillierte Informationen gaben die Werte der einzelnen Variablen. So wurden die *Reimaufgaben gesamt* durch den produktiven Wortschatz mit 13 % der Varianz und β = ,360 sowie die *Silbensegmentation gesamt* mit 11 % der Varianz und β = ,332 mittelstark aufgeklärt. Die Analyse der beiden Aufgaben der Silbensegmentation zeigte folgendes Bild: *Silbenklopfen* $R^2 = ,100$ und β = ,316; *silbische Wortsegmentierung* $R^2 = ,095$ und β = ,309.
Für die Untersuchungsgruppe erwies sich, dass der produktive Wortschatz für den Erwerb der Phonemanalyse kaum von Bedeutsamkeit war ($R^2 = ,011$ und β = ,103). Die Vorhersagewerte für die beiden Alliterationsaufgaben beliefen sich für die *Alliteration produktiv* lediglich auf $R^2 = ,006$ und β = ,078, für die *Alliteration rezeptiv* auf $R^2 = ,136$ und β = ,018. Der produktive Wortschatz spielte für die *phonematische Wortsegmentierung* die geringste Rolle ($R^2 = ,006$ und β = ,075).

Tabelle 2.16.
Produktiver Wortschatz (unabhängige Variable) als Prädiktor für die metaphonologischen Fähigkeiten (abhängige Variablen): Altersvergleichsgruppe

ABHÄNGIGE VARIABLE	β	$R^2 / \Delta R^2$	F	P-WERT
Gesamtwert metaphonologische Fähigkeiten	,359	,129	8,010	,007**
Reimaufgaben Gesamt	,272	,074	4,315	,043*
Silbensegmentation Gesamt	,183	,033	1,868	,177
Phonemanalyse Gesamt	,361	,130	8,071	,006**
Erkennen von Reimpaaren	,272	,074	4,315	,043*
Silbische Wortsegmentierung	,202	,041	2,308	,135
Silbenklopfen	,125	,016	,864	,357
Alliteration (produktiv)	,281	,079	4,647	,036*
Alliteration (rezeptiv)	,252	,063	3,653	,061
Phonematische Wortsegmentierung	,391	,153	9,567	,003**

* α < 0,05 signifikant
** α < 0,01 hoch signifikant

Auch für die AVG stellte die Varianzaufklärung lediglich schwache bzw. mittlere Effekte dar: Der produktive Wortschatz konnte mit 13 % der Varianz und β = ,359 den *metaphonologischen Gesamtwert* mittelstark aufklären. Die detaillierten Informationen der einzelnen Variablen zeigten, dass der produktive Wortschatz der AVG-Kinder mit R^2 = ,074 und β = ,272 für die *Reimaufgaben gesamt* und mit R^2 = ,033 und β = ,183 für die *Silbensegmentation gesamt* wenig Vorhersagekraft besaß.
Die Analyse der beiden Aufgaben der Silbensegmentation ergab folgendes Bild: Der produktive Wortschatz konnte das *Silbenklopfen* mit 1,6 % der Varianz und

β = ,125 sowie die *silbische Wortsegmentierung* mit 4,1 % der Varianz und β = ,202 sehr schwach aufklären.
Das Bild kehrte sich für die *Phonemanalyse gesamt* um. Hier wurde deutlich, dass der produktive Wortschatz für die Altersvergleichsgruppe, hinsichtlich der Fähigkeit Laute zu analysieren, wesentlich an Bedeutung gewann (R^2 = ,130 und β = ,361). Für die beiden Alliterationsaufgaben konnte der produktive Wortschatz mittlere Vorhersagewerte nachweisen (*Alliteration produktiv* R^2 = ,079 und β = ,281; *Alliteration rezeptiv* R^2 = ,063 und β = ,252). Die höchste Aufklärung erzielte der produktive Wortschatz für die *phonematische Wortsegmentierung* mit einer Varianz von 15,3 % und β = ,391.

Es kann zusammengefasst werden, dass der produktive Wortschatz die geringste prädiktive Aussagekraft für die Phonemanalyseaufgaben in der Untersuchungsgruppe hatte. Hier schien der produktive Wortschatz für die Aufgaben zur Reimfähigkeit und zur Silbensegmentation eine bedeutende Rolle zu spielen.

Für die Altersvergleichsgruppe galt, dass der produktive Wortschatz in erster Linie für die phonematische Analyse einen Prädiktor darstellte. Für die Reimaufgaben und die Silbensegmentierungsfähigkeit spielte der produktive Wortschatz eine deutlich geringere Rolle, wobei die Reimaufgaben trotzdem signifikant in Beziehung zum produktiven Wortschatz standen.

4.1.6. Lese- und Rechtschreibfähigkeit

Zur Bestimmung der Lese-Rechtschreibfähigkeit wurde ein Jahr nach der Hauptuntersuchung der *Salzburger Lese- und Rechtschreibtest* (SLRT; LANDERL et al. 1997) eingesetzt. Mit ihm sollte überprüft werden, ob signifikante Unterschiede in der Lese-Rechtschreibfähigkeit zwischen der Untersuchungsgruppe und der Altersvergleichsgruppe bestanden. Die Berechnung erfolgte auf der Grundlage der von den Kindern erzielten Rohwerte.
Zu diesem Testzeitpunkt waren große Probandenverluste zu verzeichnen, so dass in der Untersuchungsgruppe lediglich 26 Kinder (in einzelnen Subtests z. T. weniger) und in der Altersvergleichsgruppe nur noch 29 Kinder an diesem Teil der Untersuchung teilnahmen (siehe genauere Beschreibung unter *3.1. Probandengruppen*).

Die Durchsicht der Mittelwerte zeigte ein sehr differenziertes Bild zwischen den Fähigkeiten des Lesens und des Schreibens:

Tabelle 2.17.
Deskriptive Statistik: Schriftspracherwerb

	GRUPPE	N	MITTEL-WERT	STANDARD-ABWEICHUNG	STANDARD-FEHLER DES MITTELWERTES
Rechtschreibung	Untersuchungsgruppe	26	3,46	3,922	,769
	Altersvergleichsgruppe	29	10,76	6,328	1,175
Häufige Wörter	Untersuchungsgruppe	26	22,50	5,860	1,149
	Altersvergleichsgruppe	29	27,14	3,898	,724
Textlesen kurz	Untersuchungsgruppe	26	23,81	4,875	,956
	Altersvergleichsgruppe	29	28,55	2,654	,493
Wortunähnliche Pseudowörter	Untersuchungsgruppe	26	17,00	6,299	1,235
	Altersvergleichsgruppe	23	20,70	3,390	,707
Häufige Wörter Zeit	Untersuchungsgruppe	25	149,24	121,291	24,258
	Altersvergleichsgruppe	29	80,76	47,278	8,779
Textlesen kurz Zeit	Untersuchungsgruppe	25	114,72	83,337	16,667
	Altersvergleichsgruppe	29	61,38	38,491	7,148
Wortunähnliche Pseudowörter Zeit	Untersuchungsgruppe	25	135,64	64,965	12,993
	Altersvergleichsgruppe	23	101,91	42,705	8,905

Tabelle 2.18.
t-Test bei unabhängigen Stichproben: Schriftspracherwerb

EFFEKTSTÄRKE UND T-TEST FÜR DIE MITTELWERTGLEICHHEIT			
	Effektstärke (d)	p-Wert	Mittlere Differenz
Rechtschreibung	1.38	,000**	-7,30
Häufige Wörter	0.93	,001**	-4,64
Textlesen kurz	1.20	,000**	-4,74

Wortunähnliche Pseudowörter	0.73	,013*	-3,70
Häufige Wörter Zeit	0.74	,013*	68,48
Textlesen kurz Zeit	0.82	,003**	53,34
Wortunähnliche Pseudowörter Zeit	0.61	,041*	33,73

* α < 0,05 signifikant
** α < 0,01 hoch signifikant

Die Ergebnisse des t-Tests und der Effektstärke belegten, dass in allen erhobenen Variablen zur Lese- und Rechtschreibfähigkeit signifikante Unterschiede zwischen den Gruppen bestanden.

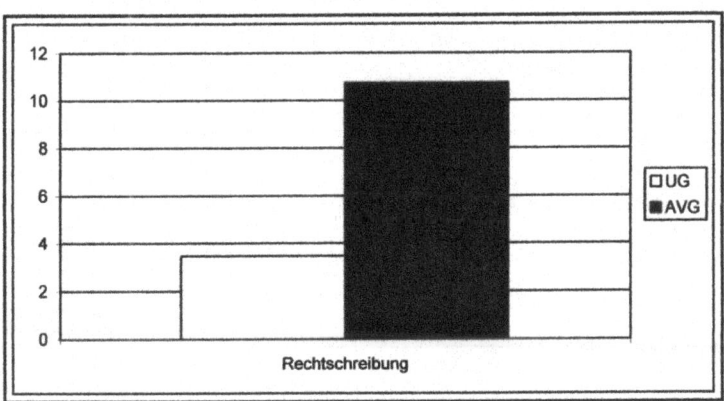

Abb. 08. Mittelwerte des Rechtschreibtests im Gruppenvergleich

Der Subtest zur Erhebung der Rechtschreibfähigkeit war hochsignifikant (α = 0,000). Die Effektstärke betrug d = 1.38.

Eine genauere Aufgliederung der Rechtschreibfehler in der eigenen Untersuchung gibt Auskunft über spezifische Schwierigkeiten der SSES-Kinder.

Obwohl diese Analyse nicht zentraler Gegenstand der Fragestellung der vorliegenden Untersuchung ist, soll sie an dieser Stelle kurz erwähnt werden, da sich auch bei den Fehlerarten deutliche, signifikante Unterschiede zwischen den beiden Gruppen gezeigt haben.

Tabelle 2.19.
Analyse der Rechtschreibfehler

	GRUPPE	N	MITTEL-WERT	STANDARD-ABWEICHUNG	STANDARD-FEHLER DES MITTELWERTES
SRT O-Fehler	Untersuchungsgruppe	26	9,96	4,992	,979
	Altersvergleichsgruppe	29	9,03	4,390	,802
SRT N-Fehler	Untersuchungsgruppe	26	9,12	7,323	1,436
	Altersvergleichsgruppe	29	3,07	4,274	,780
SRT G-Fehler	Untersuchungsgruppe	26	2,50	2,581	,506
	Altersvergleichsgruppe	29	2,07	1,911	,349
SRT richtig geschriebene Wörter	Untersuchungsgruppe	26	3,46	3,922	,769
	Altersvergleichsgruppe	29	10,76	6,328	1,175

Tabelle 2.20.
t-Test bei unabhängigen Stichproben: Rechtschreibfehler

EFFEKTSTÄRKE UND T-TEST FÜR DIE MITTELWERTGLEICHHEIT			
	Effektstärke (d)	p-Wert	Mittlere Differenz
O-Fehler	0.198	,462	0,93
N-Fehler	1.00	,000**	6,05
G-Fehler	0.189	,475	0,43
richtig geschriebene Wörter	-1.83	,000**	-7,30

* α < 0,05 signifikant
** α < 0,01 hoch signifikant

Analog zum Auswertungsmodus des Salzburger Lese- und Rechtschreibtests (LANDERL et al. 1997) wurde erhoben, ob der Fehler in der Schreibung des Wortes der richtigen Lautabfolge entspricht (O-Fehler), die Schreibweise des Wortes nicht der Lautfolge entspricht (N-Fehler) oder die Groß- und Kleinschreibung nicht beachtet wurde (G-Fehler). Es zeigt sich, dass SSES-Kinder hochsignifikant mehr nichtlautgetreue Fehler als die sprachlich normal entwickelten Kinder machen (α = 0,000; d = 1.00). Bei den orthografischen Fehlern (α = 0,462; d =

0.198) und den Fehlern in der Groß- und Kleinschreibung (α = 0,475; d = 0.189) war kein signifikanter Unterschied zwischen den Gruppen festzustellen.

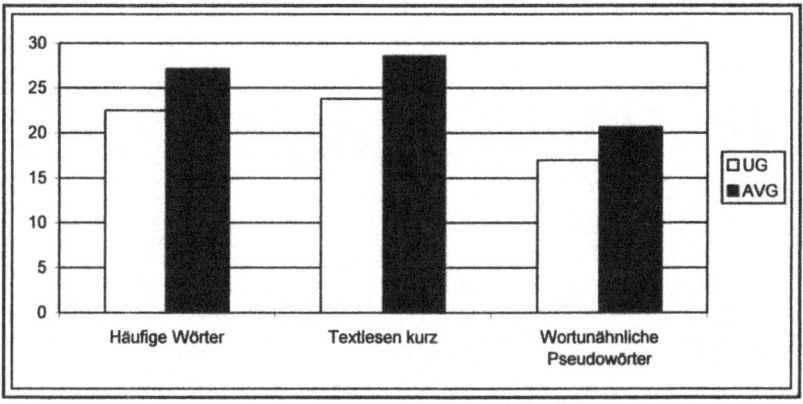

Abb. 09. Mittelwerte der Lesetests im Gruppenvergleich

Der t-Test war für die Lesetests signifikant bzw. hochsignifikant (Subtest zur automatischen, direkten Worterkennung/*Häufige Wörter* α = 0,001; *Pseudowörter* α = 0,013; *Textlesen* α = 0,000). Das Maß zur Effektstärke betrug für den Subtest zur automatischen, direkten Worterkennung/*Häufige Wörter* d = 0.93, für die *Pseudowörter* d = 0.73 und für das *Textlesen* d = 1.20. Für alle Lesetests ließen sich somit starke bis mittelstarke Effekte erkennen.

Hinsichtlich der für das Erlesen der Wörter und des Textes benötigten Zeiten ergab sich ein 0,01-Signifikanzniveau für das *Textlesen* (α = 0,003) und ein 0,05-Signifikanzniveau für das Lesen *Häufiger Wörter* (α = 0,013) sowie für das *Pseudowortlesen* (α = 0,041).

Für die *Zeit des 'Textlesens'* galt ein starker Effekt von d = 0.82. Ein mittlerer bis starker Effekt lag für die *Zeit des Lesens der 'Häufigen Wörter'* (d = 0.74) und ein mittlerer Effekt für die benötigte *Zeit für das Lesen der 'Pseudowörtern'* (d = 0.61) vor. Folglich verwiesen die statistischen Analysen darauf, dass die Kinder der Untersuchungsgruppe hochsignifikant mehr Fehler beim Lesen mit unterschiedlichen Leseanforderungen (Erlesen häufig geübter und vorkommender Wörter, Erlesen wortunähnlicher Pseudowörter und Erlesen eines kurzen Textes) machten als altersgleiche sprachlich normal entwickelte Kinder.
Weiterhin benötigten sie hochsignifikant mehr Zeit für das Erlesen kurzer Texte und signifikant mehr Zeit für das Lesen häufiger Wörter und wort-unähnlicher Pseudowörter.

212 Empirische Untersuchung

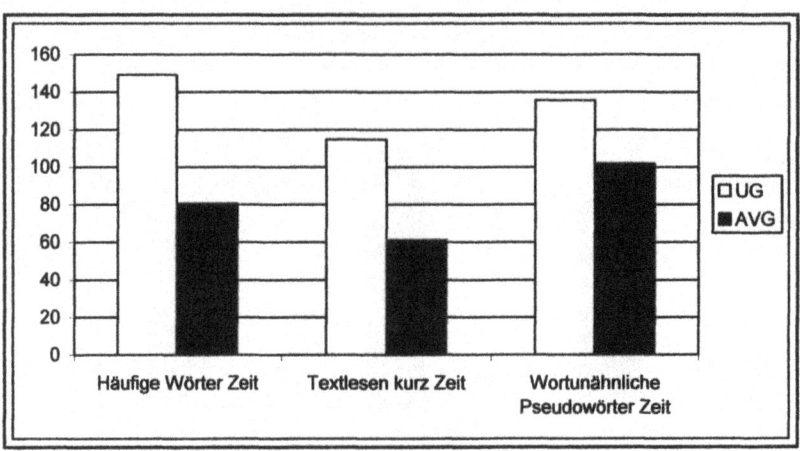

Abb. 10. Mittelwerte der Lesezeiten im Gruppenvergleich

4.1.7. Zusammenhänge zwischen metaphonologischen Fähigkeiten und dem Schriftspracherwerb sowie metaphonologische Prädiktoren für den Schriftspracherwerb

Im weiteren Kontext wurde untersucht, ob und welcher Zusammenhang zwischen den einzelnen Variablen der metaphonologischen Fähigkeiten und der Lese-Rechtschreibfähigkeit bei der Untersuchungsgruppe und der Altersvergleichsgruppe bestand.

Da für die Beantwortung dieser Hypothese zwei unterschiedliche Untersuchungszeitpunkte notwendig wurden, sind nach einer *drop-out*-Analyse[98] Pre-post-Berechnungen für abhängige Stichproben erfolgt.
Bevor Regressionsanalysen durchgeführt wurden, sollten zunächst Korrelationsberechnungen vorhandene Zusammenhänge aufzeigen. Um Korrelationen zwischen den einzelnen Variablen der metaphonologischen Fähigkeiten (insgesamt 6) und den einzelnen Variablen des Schriftspracherwerbs (insgesamt 7) zu zeigen, wurde jede Variable des einen Konstrukts mit jeder Variable des anderen verglichen.

Es ergab sich folgendes Bild:

---

[98] Siehe genauere Beschreibung unter *3.1. Probandengruppen*.

Empirische Untersuchung 213

Tabelle 2.21.
Korrelationen zwischen den Variablen der metaphonologischen Fähigkeiten und den Variablen des Schriftspracherwerbs für die Untersuchungsgruppe

		Richtig geschriebene Wörter	Häufige Wörter	Textlesen kurz	Wortunähnliche Pseudowörter	Häufige Wörter Zeit	Textlesen kurz Zeit	Wortunähnliche Pseudowörter Zeit
	N	26	26	26	26	25	25	25
Reimfähigkeit	Korrelation nach Pearson	-,174	-,046	,177	,081	,061	,083	,097
	Signifikanz (2-seitig)	,396	,825	,387	,694	,771	,694	,646
Silbenklopfen	Korrelation nach Pearson	,275	,313	,462	,265	-,106	-,174	-,253
	Signifikanz (2-seitig)	,174	,120	,018*	,191	,615	,404	,222
Silbische Wortsegmentierung	Korrelation nach Pearson	-,050	,177	,266	,214	-,079	-,155	-,265
	Signifikanz (2-seitig)	,808	,388	,189	,294	,707	,460	,201
Alliteration (produktiv)	Korrelation nach Pearson	,170	,383	,313	-,023	,024	-,129	-,233
	Signifikanz (2-seitig)	,407	,053	,119	,910	,908	,537	,262
Alliteration (rezeptiv)	Korrelation nach Pearson	,008	,023	,153	-,161	-,027	-,040	-,031
	Signifikanz (2-seitig)	,970	,912	,454	,431	,899	,848	,883
Phonematische Wortsegmentierung	Korrelation nach Pearson	,011	,430	,371	,211	-,173	-,188	-,261
	Signifikanz (2-seitig)	,958	,029*	,062	,301	,409	,369	,207

* α < 0,05 signifikant
** α < 0,01 hoch signifikant

Zusammenhänge zwischen den vorschulisch erhobenen metaphonologischen Fähigkeiten und der Anzahl richtig geschriebener Wörter (Rechtschreibung) wurden in der Untersuchungsgruppe nicht sichtbar. Für das Lesen häufiger Wörter ergab sich ein signifikanter Zusammenhang mit der *phonematischen Wortsegmentierung* ($\alpha = 0{,}029$). Die Effektstärke betrug r = 0,430. Für die *Alliteration produktiv* wurde das 5 %-Signifikanzniveau knapp verfehlt ($\alpha = 0{,}053$). Ein signifikanter Zusammenhang resultierte für das Lesen eines kurzen Textes nur aus dem *Silbenklopfen* ($\alpha = 0{,}018$). Die Effektstärke betrug hier r = 0,462 und wies auf einen starken Effekt hin.

Die richtige Wortanzahl beim Erlesen wortunähnlicher Pseudowörter korrelierte ebenso wenig mit den metaphonologischen Variablen wie die Lesezeiten.

Für die Untersuchungsgruppe zeigte sich insgesamt für keine Variable der vorschulisch erhobenen metaphonologischen Fähigkeiten eine *besondere* Bedeutung hinsichtlich der Leistungen beim Schriftspracherwerb am Ende der ersten Klasse.

Für die Altersvergleichsgruppe ergab sich folgendes Bild:

Tabelle 2.22.
Korrelationen zwischen den Variablen der metaphonologischen Fähigkeiten und den Variablen des Schriftspracherwerbs für die Altersvergleichsgruppe

		Richtig geschriebene Wörter	Häufige Wörter	Textlesen kurz	Wortunähnliche Pseudowörter	Häufige Wörter Zeit	Textlesen kurz Zeit	Wortunähnliche Pseudowörter Zeit
	N	29	29	29	23	29	29	23
Reimfähigkeit	Korrelation nach Pearson	,114	-,094	-,176	-,222	,025	,112	,076
	Signifikanz (2-seitig)	,555	,627	,360	,309	,899	,565	,731
Silbenklopfen	Korrelation nach Pearson	,472	,518	,268	,290	-,207	-,304	-,261
	Signifikanz (2-seitig)	,010**	,004**	,160	,180	,282	,109	,229
Silbische Wortsegmentierung	Korrelation nach Pearson	,380	,232	,069	,264	-,328	-,277	-,271
	Signifikanz (2-seitig)	,042*	,226	,721	,223	,082	,146	,212

Alliteration (produktiv)	Korrelation nach Pearson	,380	,369	,393	,270	-,276	-,340	-,411
	Signifikanz (2-seitig)	,042*	,049*	,035*	,212	,147	,071	,051
Alliteration (rezeptiv)	Korrelation nach Pearson	,484	,316	,160	,053	-,474	-,490	-,557
	Signifikanz (2-seitig)	,008**	,095	,408	,812	,009**	,007**	,006**
Phonem. Wortsegmentierung	Korrelation nach Pearson	,581	,158	,032	-,133	-,212	-,238	-,213
	Signifikanz (2-seitig)	,001**	,422	,871	,555	,280	,223	,340

* α < 0,05 signifikant
** α < 0,01 hoch signifikant

Hinsichtlich der Korrelationen zwischen der Rechtschreibung und den metaphonologischen Fähigkeiten zeigten sich folgende Ergebnisse: Das *Silbenklopfen* (α = 0,01), die *Alliteration rezeptiv* (α = 0,008) und die *phonematische Wortsegmentierung* (α = 0,001) standen hoch signifikant mit der Rechtschreibung in Verbindung. Für diese Zusammenhänge zeigten sich mittlere bis große Effekte (*Silbenklopfen* – Rechtschreibung r = 0,472; *Alliteration rezeptiv* – Rechtschreibung r = 0,484; *phonematische Wortsegmentierung* – Rechtschreibung r = 0,581). Die Zusammenhänge zwischen der Rechtschreibung und der *silbischen Wortsegmentierung* sowie der *Alliteration produktiv* waren auf dem 5 %-Niveau signifikant (für beide galt α = 0,042 sowie r = 0,380). Einzig der Zusammenhang zwischen den richtig geschriebenen Wörtern und der *Reimfähigkeit* verfehlte mit α = 0,555 die Signifikanzgrenze.

Die Ergebnisse machten deutlich, dass für die Altersvergleichsgruppe ein Zusammenhang zwischen den metaphonologischen Fähigkeiten im Vorschulalter und den späteren Leistungen beim Erwerb der Rechtschreibung nachweisbar war. Der größte Zusammenhang bestand zwischen der Rechtschreibung und der phonematischen Wortsegmentierung, gefolgt von der Alliteration rezeptiv und dem Silbenklopfen sowie von der Alliteration produktiv und der silbischen Wortsegmentierung.

Im Folgenden wird der Zusammenhang zwischen den richtig gelesenen Wörtern der einzelnen Lesesubtests und den metaphonologischen Fähigkeiten dargestellt. Die *Reimaufgabe* zeigte, wie auch schon bei der Rechtschreibung, keinen signifikanten Zusammenhang mit den einzelnen Lesesubtests und der Lesezeit. Das *Silbenklopfen* korrelierte dagegen hochsignifikant mit den richtig gelesenen häu-

figen Wörtern ($\alpha = 0{,}004$) – die Effektstärke erreichte mit r = 0,514 einen starken Effekt –, jedoch nicht mit den Aufgaben zum Textlesen ($\alpha = 0{,}160$) und zum Pseudowortlesen ($\alpha = 0{,}180$). Auch Zusammenhänge zwischen dem *Silbenklopfen* und der Lesezeit ließen sich nicht nachweisen.
Die metaphonologische Variable *silbische Wortsegmentierung* korrelierte weder mit den Subtests zum Lesen noch mit den Lesezeiten. Die *Alliteration produktiv* stand dagegen mit dem Lesen häufiger Wörter ($\alpha = 0{,}049$) und dem Textlesen ($\alpha = 0{,}035$) signifikant in Zusammenhang. Die Effektstärken waren mittelstark (*Alliteration produktiv* – häufige Wörter r = 0,369; *Alliteration produktiv* – Textlesen r = 0,393). Mit den Lesezeiten stand die *Alliteration produktiv* nicht signifikant in Verbindung.
Die *Alliteration rezeptiv* korrelierte mit keinem der Lesetests, befand sich jedoch hochsignifikant im Zusammenhang mit allen Lesezeiten (*Alliteration rezeptiv* – häufige Wörter Zeit $\alpha = 0{,}009$; *Alliteration rezeptiv* – Textlesen kurz Zeit $\alpha = 0{,}007$; *Alliteration rezeptiv* – wortunähnliche Pseudowörter Zeit $\alpha = 0{,}009$). Die Effektstärke betrug für die *Alliteration rezeptiv* – häufige Wörter Zeit r = 0,474, für die *Alliteration rezeptiv* – Textlesen kurz Zeit r = 0,490 und für die *Alliteration rezeptiv* – wortunähnliche Pseudowörter Zeit r = 0,557.
Die *phonematische Wortsegmentierung* korrelierte nicht signifikant mit den Lesesubtests und nicht mit den Lesezeiten.

Im weiteren Vorgehen wurde mit Hilfe multipler linearer Regressionsanalysen untersucht, welcher Zusammenhang zwischen den Variablen der metaphonologischen Fähigkeiten und den Variablen des Schriftspracherwerbs bestand. Es sollte die Frage geklärt werden, welche Prädiktoren bzw. welches Prädiktorenset der metaphonologischen Fähigkeiten die Varianz bestimmter Schriftspracherwerbsleistungen aufklärt.
Dazu wurde die Auswahl einer Untermenge von metaphonologischen Variablen zur Vorhersage von Lese- und Rechtschreibfähigkeiten getroffen, d.h. Prädiktoren für die Rechtschreibung, für das Lesen häufiger Wörter, kurzer Texte, wortunähnlicher Pseudowörter sowie die entsprechenden Lesezeiten in der Untersuchungsgruppe und in der Altersvergleichsgruppe bestimmt. Im Vorfeld wurde abgeklärt, inwieweit die Intelligenz prädiktiven Einfluss auf die Ausbildung der Lese-Rechtschreibfähigkeit hatte. Dieses erwies sich als notwendig, da sich die Gruppen bezüglich der Intelligenz hochsignifikant unterschieden. Es zeigte sich jedoch, dass in keinem Modell der Faktor Intelligenz signifikant wurde. Die Intelligenz stellt keinen Prädiktor, weder für die Altersvergleichsgruppe noch für die Untersuchungsgruppe, für die Lese-Rechtschreibleistung am Ende der ersten Klasse dar. Daher wird dieser Faktor in den weiteren Darstellungen nicht berücksichtigt[99].

---

[99] Siehe Anhang.

Tabelle 2.23.
Prädiktoren für die Rechtschreibung: Untersuchungsgruppe

MO-DELL	PRÄDIKTOREN	β	R^2	ΔR^2	F	P-WERT
1.	(Konstante)					,366
	Reimfähigkeit	-,339				,152
	Silbenklopfen	,661				,025
	Silbische Wortsegmentierung	-,388				,139
	Alliteration produktiv	,260				,387
	Alliteration rezeptiv	-,166				,502
	Phonematische Wortsegmentierung	-,234	,301	,301	1,361	,394
2.	(Konstante)					,489
	Reimfähigkeit	-,374				,103
	Silbenklopfen	,620				,028
	Silbische Wortsegmentierung	-,325				,174
	Alliteration produktiv	,203				,472
	Phonematische Wortsegmentierung	-,271	,283	-,017	1,582	,309
3.	(Konstante)					,322
	Reimfähigkeit	-,408				,067
	Silbenklopfen	,657				,017
	Silbische Wortsegmentierung	-,286				,211
	Phonematische Wortsegmentierung	-,160	,264	-,019	1,805	,451
4.	(Konstante)					,383
	Reimfähigkeit	-,376				,080
	Silbenklopfen	,592				,021
	Silbische Wortsegmentierung	-,305	,243	-,021	2,360	,178
5.	(Konstante)					,354
	Reimfähigkeit	-,350				,106
	Silbenklopfen	,422	,177	-,067	2,471	,055
6.	(Konstante)					,745
	Silbenklopfen	,275	,076	-,101	1,965	,174
7.	(Konstante)		,000	-,076		,000

* α < 0,05 signifikant
** α < 0,01 hoch signifikant

Das Modell wurde für die Untersuchungsgruppe verworfen. Das Silbenklopfen erwies sich als die beste Variable, doch auch diese wurde im Modell 6 nicht signifikant (α = 0,174) und im Modell 7 verworfen.

Tabelle 2.24.
Prädiktoren für die Rechtschreibung: Altersvergleichsgruppe

MODELL	PRÄDIKTOREN	β	R^2	ΔR^2	F	P-WERT
1.	(Konstante)					,629
	Reimfähigkeit	,007				,971
	Silbenklopfen	,253				,240
	Silbische Wortsegmentierung	,093				,665
	Alliteration produktiv	-,048				,850
	Alliteration rezeptiv	,177				,512
	Phonematische Wortsegmentierung	,354	,428	,428	2,616	,116
2.	(Konstante)					,344
	Silbenklopfen	,251				,218
	Silbische Wortsegmentierung	,095				,636
	Alliteration produktiv	,049				,845
	Alliteration rezeptiv	,177				,502
	Phonematische Wortsegmentierung	,355	,428	,000	3,288	,097
3.	(Konstante)					,326
	Silbenklopfen	,237				,203
	Silbische Wortsegmentierung	,095				,627
	Alliteration rezeptiv	,148				,486
	Phonematische Wortsegmentierung	,356	,427	-,001	4,280	,089
4.	(Konstante)					,303
	Silbenklopfen	,230				,206
	Alliteration rezeptiv	,189				,325
	Phonematische Wortsegmentierung	,379	,421	-,006	5,809	,059
5.	(Konstante)					,533
	Silbenklopfen	,270				,130
	Phonematische Wortsegmentierung	,463	,396	-,024	8,206	,013*
6.	(Konstante)					,003
	Phonematische Wortsegmentierung	,581	,337	-0,59	13,225	,001**

* α < 0,05 signifikant
** α < 0,01 hoch signifikant

Für die Altersvergleichsgruppe ergab sich ein Prädiktor: die *phonematische Wortsegmentierung*. Diese wurde bereits im fünften Modell signifikant, im sechsten Modell dann hochsignifikant (α = ,001).
Die *phonematische Wortsegmentierung* konnte 33,7 % der Varianz für die spätere Rechtschreibleistung bei sprachlich normal entwickelten Kindern aufklären.
Der Vorhersagewert betrug β = ,581.

Tabelle 2.25.
Prädiktoren für das richtige Lesen häufiger Wörter: Untersuchungsgruppe

MO-DELL	PRÄDIKTOREN	β	R^2	ΔR^2	F	P-WERT
1.	(Konstante)					,000
	Reimfähigkeit	-,059				,797
	Silbenklopfen	,330				,241
	Silbische Wortsegmentierung	-,186				,468
	Alliteration produktiv	,221				,461
	Alliteration rezeptiv	-,326				,195
	Phonematische Wortsegmentierung	,350	,301	,301	1,361	,207
2.	(Konstante)					,000
	Silbenklopfen	,302				,232
	Silbische Wortsegmentierung	-,190				,445
	Alliteration produktiv	,241				,393
	Alliteration rezeptiv	-,340				,157
	Phonematische Wortsegmentierung	,355	,298	-,003	1,699	,189
3.	(Konstante)					,000
	Silbenklopfen	,207				,336
	Alliteration produktiv	,176				,507
	Alliteration rezeptiv	-,276				,211
	Phonematische Wortsegmentierung	,351	,277	-,021	2,010	,189
4.	(Konstante)					,000
	Silbenklopfen	,235				,261
	Alliteration rezeptiv	-,255				,235
	Phonematische Wortsegmentierung	,450	,261	-,016	2,592	,044*
5.	(Konstante)					,000
	Alliteration rezeptiv	-,197				,344
	Phonematische Wortsegmentierung	,514	,216	-,045	3,175	,019*
6.	(Konstante)					,000
	Phonematische Wortsegmentierung	,430	,185	-,032	5,430	,029*

* α < 0,05 signifikant
** α < 0,01 hoch signifikant

Als Prädiktor ergab sich hier die *phonematische Wortsegmentierung*. Diese wurde im sechsten Modell mit α = ,029 signifikant. Sie konnte 18,5 % der Varianz aufklären. Der Vorhersagewert betrug dabei β = ,430.

Tabelle 2.26.
Prädiktoren für das richtige Lesen häufiger Wörter: Altersvergleichsgruppe

MO-DELL	PRÄDIKTOREN	β	R^2	ΔR^2	F	P-WERT
1.	(Konstante)					,205
	Reimfähigkeit	-,060				,764
	Silbenklopfen	,504				,032*
	Silbische Wortsegmentierung	,149				,504
	Alliteration produktiv	,049				,852
	Alliteration rezeptiv	,127				,656
	Phonematische Wortsegmentierung	-,188	,339	,339	1,797	,416
2.	(Konstante)					,199
	Reimfähigkeit	-,064				,745
	Silbenklopfen	,517				,019*
	Silbische Wortsegmentierung	,150				,492
	Alliteration rezeptiv	,156				,499
	Phonematische Wortsegmentierung	-,189	,338	-,001	2,247	,403
3.	(Konstante)					,028
	Silbenklopfen	,534				,011*
	Silbische Wortsegmentierung	,131				,524
	Alliteration rezeptiv	,160				,480
	Phonematische Wortsegmentierung	-,206	,335	-,003	2,894	,340
4.	(Konstante)					,028
	Silbenklopfen	,523				,011*
	Alliteration rezeptiv	,218				,290
	Phonematische Wortsegmentierung	-,179	,323	-,012	3,812	,391
5.	(Konstante)					,007
	Silbenklopfen	,476				,015*
	Alliteration rezeptiv	,144	,301	-,022	5,388	,436
6.	(Konstante)					,001
	Silbenklopfen	,533	,284	-,018	10,297	,004**

* α < 0,05 signifikant
** α < 0,01 hoch signifikant

Für die Altersvergleichsgruppe ergab sich für das richtige Lesen häufiger Wörter ein Prädiktor: das *Silbenklopfen*. Dieses wurde bereits im ersten Modell signifikant, im sechsten Modell dann hochsignifikant (α = ,004). Das *Silbenklopfen* konnte dabei 28,4 % der Varianz aufklären. Der Vorhersagewert betrug β = ,533.

Tabelle 2.27.
Prädiktoren für das richtige Lesen eines kurzen Textes: Untersuchungsgruppe

MODELL	PRÄDIKTOREN	β	R^2	ΔR^2	F	P-WERT
1.	(Konstante)					,000
	Reimfähigkeit	,062				,793
	Silbenklopfen	,390				,177
	Silbische Wortsegmentierung	-,051				,845
	Alliteration produktiv	,062				,837
	Alliteration rezeptiv	-,137				,586
	Phonematische Wortsegmentierung	,257	,271	,271	1,177	,360
2.	(Konstante)					,000
	Reimfähigkeit	,058				,798
	Silbenklopfen	,366				,151
	Alliteration produktiv	,044				,875
	Alliteration rezeptiv	-,119				,602
	Phonematische Wortsegmentierung	,255	,269	-,002	1,475	,351
3.	(Konstante)					,000
	Reimfähigkeit	,049				,820
	Silbenklopfen	,377				,115
	Alliteration rezeptiv	-,112				,608
	Phonematische Wortsegmentierung	,278	,269	-,001	1,972	,224
4.	(Konstante)					,000
	Silbenklopfen	,400				,062
	Alliteration rezeptiv	-,104				,622
	Phonematische Wortsegmentierung	,265	,267	-,002	2,666	,220
5.	(Konstante)					,000
	Silbenklopfen	,376				,065
	Phonematische Wortsegmentierung	,229	,258	-,008	4,006	,249
6.	(Konstante)					,000
	Silbenklopfen	,462	,231	-,045	6,507	,018*

* α < 0,05 signifikant
** α < 0,01 hoch signifikant

In der Untersuchungsgruppe ergab sich das *Silbenklopfen* als Prädiktor. Es wurde erst im sechsten Modell mit α = ,018 signifikant. Das *Silbenklopfen* konnte 23,1 % der Varianz des späteren Erlesens eines kurzen Textes mit einem Vorhersagewert von β = ,462 aufklären.

Tabelle 2.28.
Prädiktoren für das richtige Erlesen eines kurzen Textes: Altersvergleichsgruppe

MO-DELL	PRÄDIKTOREN	β	R^2	ΔR^2	F	P-WERT
1.	(Konstante)					,002
	Reimfähigkeit	-,119				,584
	Silbenklopfen	,112				,642
	Silbische Wortsegmentierung	,062				,795
	Alliteration produktiv	,517				,082
	Alliteration rezeptiv	-,205				,505
	Phonematische Wortsegmentierung	-,109	,232	,232	1,055	,660
2.	(Konstante)					,001
	Reimfähigkeit	-,103				,612
	Silbenklopfen	,111				,638
	Alliteration produktiv	,519				,074
	Alliteration rezeptiv	-,180				,528
	Phonematische Wortsegmentierung	-,101	,229	-,003	1,307	,674
3.	(Konstante)					,000
	Reimfähigkeit	-,127				,509
	Silbenklopfen	,078				,719
	Alliteration produktiv	,521				,068
	Alliteration rezeptiv	-,218	,223	-,006	1,647	,414
4.	(Konstante)					,000
	Reimfähigkeit	-,138				,461
	Alliteration produktiv	,552				,039*
	Alliteration rezeptiv	-,207	,218	-,004	2,233	,425
5.	(Konstante)					,000
	Alliteration produktiv	,581				,027*
	Alliteration rezeptiv	-,246	,200	-,018	3,124	,332
6.	(Konstante)					,000
	Alliteration produktiv	,411	,169	-,031	5,271	,030*

* α < 0,05 signifikant
** α < 0,01 hoch signifikant

Für die Altersvergleichsgruppe ergab sich zum ersten Mal als Prädiktor die *Alliteration produktiv*. Diese wurde erst im sechsten Modell mit α = ,030 signifikant. Die *Alliteration produktiv* konnte 17 % der Varianz der Leistung beim Lesen eines kurzen Textes am Ende der ersten Klasse aufklären. Dabei ergab sich ein Vorhersagewert von β = ,411.

Tabelle 2.29.
Prädiktoren für das richtige Erlesen von Pseudowörtern: Untersuchungsgruppe

MO-DELL	PRÄDIKTOREN	β	R^2	ΔR^2	F	P-WERT
1.	(Konstante)					,001
	Reimfähigkeit	-,015				,949
	Silbenklopfen	,338				,245
	Silbische Wortsegmentierung	,053				,841
	Alliteration produktiv	-,349				,264
	Alliteration rezeptiv	-,323				,214
	Phonematische Wortsegmentierung	,441	,252	,252	1,069	,129
2.	(Konstante)					,001
	Silbenklopfen	,330				,206
	Silbische Wortsegmentierung	,052				,840
	Alliteration produktiv	-,343				,242
	Alliteration rezeptiv	-,326				,187
	Phonematische Wortsegmentierung	,442	,252	,000	1,349	,117
3.	(Konstante)					,000
	Silbenklopfen	,356				,111
	Alliteration produktiv	-,326				,233
	Alliteration rezeptiv	-,344				,129
	Phonematische Wortsegmentierung	,443	,251	-,002	1,756	,107
4.	(Konstante)					,001
	Silbenklopfen	,304				,166
	Alliteration rezeptiv	-,382				,093
	Phonematische Wortsegmentierung	,260	,197	-,054	1,798	,249
5.	(Konstante)					,001
	Silbenklopfen	,371				,086
	Alliteration rezeptiv	-,295	,146	-,051	1,960	,167
6.	(Konstante)					,001
	Silbenklopfen	,265	,070	-,076	1,807	,191
7.	(Konstante)		,000	-,070		,000

* α < 0,05 signifikant
** α < 0,01 hoch signifikant

Innerhalb der Untersuchungsgruppe ergab sich für das richtige Erlesen von Pseudowörtern keine Variable der metaphonologischen Fähigkeiten als Prädiktor.

Tabelle 2.30.
Prädiktoren für das richtige Erlesen von Pseudowörtern: Altersvergleichsgruppe

MODELL	PRÄDIKTOREN	β	R^2	ΔR^2	F	P-WERT
1.	(Konstante)					,336
	Reimfähigkeit	-,034				,891
	Silbenklopfen	,435				,121
	Silbische Wortsegmentierung	,365				,132
	Alliteration produktiv	,227				,440
	Alliteration rezeptiv	-,025				,935
	Phonematische Wortsegmentierung	-,577	,370	,370	1,471	,099
2.	(Konstante)					,292
	Reimfähigkeit	-,031				,897
	Silbenklopfen	,436				,108
	Silbische Wortsegmentierung	,361				,116
	Alliteration produktiv	,217				,404
	Phonematische Wortsegmentierung	-,588	,370	,000	1,880	,060
3.	(Konstante)					,012
	Silbenklopfen	,445				,081
	Silbische Wortsegmentierung	,358				,106
	Alliteration produktiv	,227				,350
	Phonematische Wortsegmentierung	-,607	,369	-,001	2,489	,025*
4.	(Konstante)					,013
	Silbenklopfen	,528				,030*
	Silbische Wortsegmentierung	,377				,087
	Phonematische Wortsegmentierung	-,548	,335	-,034	3,023	,034*

* α < 0,05 signifikant
** α < 0,01 hoch signifikant

Für die Altersvergleichsgruppe ergaben sich mit dem *Silbenklopfen* und der *phonematischen Wortsegmentierung* zwei Prädiktoren. Im dritten Modell wurde die *phonematische Wortsegmentierung* signifikant, im vierten Modell beide Variablen (*phonematische Wortsegmentierung*: α = ,034; *Silbenklopfen*: α = ,030). Die *phonematische Wortsegmentierung*, das *Silbenklopfen* und die *silbische Wortsegmentierung* konnten 33,5 % der Varianz aufklären. Der Vorhersagewert betrug für das *Silbenklopfen* β = ,528, für die *silbische Wortsegmentierung* β = ,377 und für die *phonematische Wortsegmentierung* β = ,548.
In den Regressionsberechnungen zur Lesezeit wurde die Gesamtlesezeit berücksichtigt, da sich in den Zusammenhangsanalysen nur eine metaphonologische Variable als in Beziehung stehend mit der Lesezeit erwies.

Tabelle 2.31.
Prädiktoren für die Lesezeit: Untersuchungsgruppe

MO-DELL	PRÄDIKTOREN	β	R^2	ΔR^2	F	P-WERT
1.	(Konstante)					,098
	Reimfähigkeit	,183				,494
	Silbenklopfen	-,164				,613
	Silbische Wortsegmentierung	-,049				,871
	Alliteration produktiv	,224				,507
	Alliteration rezeptiv	-,021				,941
	Phonematische Wortsegmentierung	-,254	,082	,082	,266	,419
2.	(Konstante)					,069
	Reimfähigkeit	,178				,478
	Silbenklopfen	-,169				,581
	Silbische Wortsegmentierung	-,043				,880
	Alliteration produktiv	,218				,492
	Phonematische Wortsegmentierung	-,257	,081	,000	,336	,397
3.	(Konstante)					,061
	Reimfähigkeit	,183				,451
	Silbenklopfen	-,185				,511
	Alliteration produktiv	,205				,491
	Phonematische Wortsegmentierung	-,261	,080	-,001	,436	,376
4.	(Konstante)					,072
	Reimfähigkeit	,121				,582
	Alliteration produktiv	,144				,606
	Phonematische Wortsegmentierung	-,301	,060	-,021	,444	,292
5.	(Konstante)					.024
	Reimfähigkeit	,112				,602
	Phonematische Wortsegmentierung	-,208	,047	-,012	,546	,336
6.	(Konstante)					,000
	Phonematische Wortsegmentierung	-1,88	,035	-,012	,840	,369
7.	(Konstante)		,000	-,035		,000

* α < 0,05 signifikant
** α < 0,01 hoch signifikant

Auch für die Vorhersage der Lesezeit ergab sich kein Prädiktor innerhalb der metaphonologischen Fähigkeiten für die Untersuchungsgruppe.

Tabelle 2.32.
Prädiktoren für die Lesezeit: Altersvergleichsgruppe

MODELL	PRÄDIKTOREN	β	R^2	ΔR^2	F	P-WERT
1.	(Konstante)					,399
	Reimfähigkeit	,156				,459
	Silbenklopfen	-,065				,780
	Silbische Wortsegmentierung	-,159				,496
	Alliteration produktiv	,056				,840
	Alliteration rezeptiv	-,467				,126
	Phonematische Wortsegmentierung	,042	,279		1,354	,863
2.	(Konstante)					,390
	Reimfähigkeit	,165				,412
	Silbenklopfen	-,052				,809
	Silbische Wortsegmentierung	-,154				,496
	Alliteration produktiv	,055				,839
	Alliteration rezeptiv	-,454		-,001	1,693	,115
3.	(Konstante)					,390
	Reimfähigkeit	,161				,411
	Silbenklopfen	-,038				,849
	Silbische Wortsegmentierung	-,153				,490
	Alliteration rezeptiv	-,421		-,001	2,198	,070
4.	(Konstante)					,374
	Reimfähigkeit	,168				,371
	Silbische Wortsegmentierung	-,155				,476
	Alliteration rezeptiv	-,436	,275	-,001	3,040	,042*
5.	(Konstante)					,220
	Reimfähigkeit	,127				,473
	Alliteration rezeptiv	-,511	,260	-,016	4,381	,007**
6.	(Konstante)					
	Alliteration rezeptiv	-,494	,244	-,016	8,382	,008**

* α < 0,05 signifikant
** α < 0,01 hoch signifikant

Für die Altersvergleichsgruppe ergab sich ein Prädiktor: die *Alliteration rezeptiv*. Diese wurde bereits im vierten Modell signifikant, im fünften (α = ,007) und sechsten Modell dann hochsignifikant (α = ,008). Die *Alliteration rezeptiv* konnte 24,4 % der Varianz der später benötigten Lesezeit aufklären. Der Vorhersagewert betrug β = -,494.

Da für die Hypothese 4 eine größere Anzahl von Berechnungen erfolgen musste, folgt nun zur besseren Übersichtlichkeit eine zusammenfassende Darstellung der Ergebnisse:
Es zeigten sich in der Untersuchungs- und in der Altersvergleichsgruppe folgende Prädiktoren innerhalb der Variablen der metaphonologischen Fähigkeiten:

Tabelle 2.33.
Zusammenfassende Darstellung der metaphonologischen Prädiktoren für die einzelnen Variablen des Schriftspracherwerbs

Lese-Rechtschreibleistung	Untersuchungsgruppe	Altersvergleichsgruppe
Rechtschreibung	*Keine Prädiktoren*	Phonematische Wortsegmentierung (Varianzaufklärung: 33,7 %)
Lesen häufiger Wörter	Phonematische Wortsegmentierung (Varianzaufklärung: 18,5 %)	Silbenklopfen (Varianzaufklärung: 28,4 %)
Lesen kurzer Texte	Silbenklopfen (Varianzaufklärung: 23,1 %)	Alliteration produktiv (Varianzaufklärung: 17 %)
Lesen wortunähnlicher Pseudowörter	*Keine Prädiktoren*	Phonematische Wortsegmentierung Silbenklopfen (Varianzaufklärung: 33,5 %)
Lesezeit	*Keine Prädiktoren*	Alliteration rezeptiv (Varianzaufklärung: 24,4 %)

Die Übersicht macht deutlich, dass sich für jede Variable der Lese-Rechtschreibleistung nur sehr wenige metaphonologische Prädiktoren aufdecken ließen. So konnte sich innerhalb der Untersuchungsgruppe für die Rechtschreibung, die Lesezeit und das Lesen wortunähnlicher Pseudowörter kein Prädiktor in den erhobenen metaphonologischen Variablen nachweisen lassen. Es ließen sich für die gesamte Lese-Rechtschreibfähigkeit spezifisch sprachentwicklungsgestörter Kinder nur zwei Prädiktoren darstellen: für das Lesen häufiger Wörter die *phonematische Wortsegmentierung*, für das Lesen kurzer Texte das *Silbenklopfen*.
Für die Altersvergleichsgruppe stellten die Prädiktoren sich etwas anders dar. Hier konnte für jede Variable der Lese-Rechtschreibfähigkeit mindestens ein metaphonologischer Prädiktor herausgefiltert werden. Der Überblick der metaphonologischen Variablen zeigt, dass alle Aufgaben zur *Phonemanalyse* (*phonematische Wortsegmentierung, Alliteration produktiv, Alliteration rezeptiv*) als Prädiktoren vertreten sind, wenn sie auch für unterschiedliche Leistungen im Schriftspracherwerb verantwortlich sind. Die *Reimfähigkeit* sowie die *silbische*

Wortsegmentierung waren für keine Leistung innerhalb des Schriftspracherwerbs am Ende der ersten Klasse prädiktiv. Einzig von Bedeutung innerhalb des Erkennens größerer phonologischer Einheiten ist das *Silbenklopfen*.

Da es sich in der Untersuchungsgruppe lediglich um zwei Variablen handelt, die einen Teilbereich der Lese-Rechtschreibfähigkeit aufklären, lässt der Vergleich der metaphonologischen Prädiktoren keinen bedeutsamen, in beiden Gruppen häufiger vorkommenden, Prädiktor erkennen.

4.2. ERGEBNISZUSAMMENFASSUNG: GRUPPENVERGLEICHE, ZUSAMMENHÄNGE UND PRÄDIKTOREN

Kinder mit einer spezifischen Sprachentwicklungsstörung

➢ haben einen hoch signifikant geringeren rezeptiven Wortschatz als sprachlich normal entwickelte altersgleiche Kinder, dabei machen sie hoch signifikant mehr phonologisch und semantisch bedingte Fehler bei der bildlichen Zuschreibung eines gehörten Wortes.

➢ haben einen hoch signifikant geringeren produktiven Wortschatz als sprachlich normal entwickelte altersgleiche Kinder.

➢ weisen einen hoch signifikant größeren Unterschied zwischen dem produktiven und dem rezeptiven Wortschatz auf als sprachlich normal entwickelte altersgleiche Kinder.

➢ weisen hoch signifikant geringere Leistungen in den metaphonologischen Fähigkeiten auf als sprachlich normal entwickelte altersgleiche Kinder. Dies betrifft alle erhobenen metaphonologischen Variablen: Reimfähigkeit, Silbenklopfen, silbische Wortsegmentierung, Alliteration produktiv und rezeptiv sowie die phonematische Wortsegmentierung.

➢ unterscheiden sich hinsichtlich des Zusammenhangs zwischen dem produktiven Wortschatz und der Ausbildung metaphonologischer Fähigkeiten von den sprachlich normal entwickelten altersgleichen Kindern.

➢ zeigen analog zu den sprachlich normal entwickelten, altersgleichen Kindern keinen Zusammenhang zwischen dem rezeptiven Wortschatz und der Ausbildung metaphonologischer Fähigkeiten.

➢ unterscheiden sich hinsichtlich der Vorhersagekraft ihres produktiven Wortschatzes für den Gesamtwert metaphonologischer Fähigkeiten, sowie für die einzelnen Variablen der metaphonologischen Fähigkeiten von den sprachlich normal entwickelten altersgleichen Kindern.

➢ zeigen hoch signifikant bzw. signifikant geringere Fähigkeiten beim Erwerb des Lesens und Schreibens am Ende der ersten Klasse als sprachnormale Kinder. Dieses betrifft alle erhobenen Variablen des Schriftspracherwerbs: richtig geschriebene Wörter, das Lesen häufig vorkommender Wörter, kurzer Texte und das Lesen wortunähnlicher Pseudowörter sowie die Lesezeiten für das Lesen der häufigen Wörter, des kurzen Textes und der wort-unähnlichen Pseudowörter.

➢ weisen im Vergleich zu den sprachlich normal entwickelten Kindern differente Ergebnisse hinsichtlich des Zusammenhanges zwischen metaphonologischen Fähigkeiten im Vorschulalter und schriftsprachlichen Fähigkeiten am Ende der ersten Klasse auf, in dem Sinne, dass,

o sich zwischen den metaphonologischen Fähigkeiten und der Rechtschreibung bei den spezifisch sprachentwicklungsgestörten Kindern keine Zusammenhänge nachweisen lassen, wohingegen bei den sprachlich normal entwickelten altersgleichen Kindern spezifische Zusammenhänge erkennbar sind,

o sich die Bedeutsamkeit der Zusammenhänge zwischen den metaphonologischen Variablen und den erhobenen Lesefähigkeiten in den Gruppen deutlich unterscheidet und

o sich zwischen den metaphonologischen Fähigkeiten und den Lesezeiten bei den Kindern mit SSES keine Zusammenhänge nachweisen lassen.

Wohingegen in der Gruppe der sprachnormal entwickelten Kinder spezifische Zusammenhänge zwischen der Alliteration produktiv und allen Lesezeiten erkennbar sind.

➢ unterscheiden sich von den sprachlich normal entwickelten altersgleichen Kindern hin sichtlich der Vorhersagekraft der metaphonologischen Fähigkeiten für die Leistungen des späteren Schriftspracherwerbs, in dem Sinne, dass

o sich für die Rechtschreibung, die Lesezeit und das Lesen wortunähnlicher Pseudowörter keine metaphonologischen Prädiktoren finden lassen und

o sich keine metaphonologische Variable, bzw. Variablengruppe, als prädiktiv bedeutsamer als eine andere für die Schriftspracherwerbsleistung am Ende der ersten Klasse nachweisen lässt.

Im Gegensatz zur Untersuchungsgruppe gibt es in der Altersvergleichsgruppe Hinweise darauf, dass die Fähigkeit in kleinere phonologische Einheiten segmentieren zu können, bedeutsamer ist als Reime und Silben zu bilden.

5. DISKUSSION

In Untersuchungen konnte gezeigt werden, dass Kinder mit spezifischen Sprachentwicklungsstörungen Einschränkungen auf den Gebieten des Wortschatzes, der metaphonologischen Fähigkeiten und des Schriftspracherwerbs haben (vgl. Ausführungen im *Kapitel 2*). Nicht erhoben wurde bisher, ob ein und welcher Zusammenhang zwischen diesen Leistungsbereichen bei Kindern mit SSES besteht. Ausgehend von diesem Forschungsdefizit ergab sich die Fragestellung der vorliegenden Studie, die den spezifischen Zusammenhang zwischen eingeschränktem Wortschatz, geringen metaphonologischen Fähigkeiten und gestörtem Schriftspracherwerb zum Gegenstand hatte. Die Ergebnisse dieser Untersuchung sollen nun in den fachlichen Gesamtzusammenhang eingeordnet werden und somit die aktuelle Forschungslage ergänzen.

5.1. LEISTUNGEN IM PRODUKTIVEN UND REZEPTIVEN WORTSCHATZ

Im Hinblick auf die Leistungen im produktiven und rezeptiven Wortschatz machen die Ergebnisse deutlich, dass spezifisch sprachentwicklungsgestörte Kinder im Vorschulalter sowohl einen hoch signifikant geringeren rezeptiven Wortschatz als auch einen hoch signifikant geringeren produktiven Wortschatz als gleichaltrige sprachlich normal entwickelte Kinder besitzen. Die Ergebnisse lassen weiterhin erkennen, dass bei den spezifisch sprachentwicklungsgestörten Kindern ein hoch signifikant größerer Unterschied zwischen dem rezeptiven und dem produktiven Wortschatz als bei den gleichaltrigen sprachlich normal entwickelten Kindern zu finden ist.

Die Untersuchungsgruppe beinhaltet Kinder, die nicht vorrangig durch ihre eingeschränkten lexikalischen Fähigkeiten, sondern v. a. im grammatischen Bereich auffällig sind (siehe *3.1. Probandengruppen*). Die Ergebnisse hinsichtlich des Wortschatzes machen jedoch sehr deutlich, dass das Gruppenmittel[100] auf der lexikalischen Ebene ebenfalls größere Einschränkungen aufweist. Dieses bestätigt die Auffassung der in der ICD-10 formulierten diagnostischen Leitlinien, die ein eingeschränktes Vokabular, den häufigen Gebrauch einiger weniger Wörter, Schwierigkeiten in der Auswahl zutreffender Wörter und Synonyma für eine expressive Störung angeben (vgl. DILLING et al. 1993).

Bezug nehmend auf die Definition der lexikalischen Störungen von ROTHWEILER (2001b, siehe *3.2. Lexikalische und phonologische Störungen*) kann der dargestellte Befund dahingehend bewertet werden, dass es sich zunächst erst einmal um das Vorliegen eines Wortschatzdefizits im engen Sinne, also um ein *quantitatives* Defizit, handelt. Nach ROTHWEILER haben die betroffenen Kinder einen eingeschränkten rezeptiven und produktiven Wortschatz, sie verstehen und produzieren weniger Wörter als gleichaltrige sprachnormale Kinder.

---

[100] Die Durchsicht der Einzeldaten zeigt, dass einzelne Kinder der UG Ausnahmen bilden, indem sie einen altersgerechten Wortschatz aufweisen.

Da das Ergebnis jedoch auch zeigt, dass es außerdem einen hoch signifikant größeren Unterschied zwischen dem rezeptiven und dem produktiven Wortschatz in der Untersuchungsgruppe als in der Altersvergleichsgruppe gibt, handelt es sich darüber hinaus um Wortfindungsstörungen (vgl. ROTHWEILER 2001b). Dabei versteht das Kind wesentlich mehr Wörter als es produktiv abrufen kann. Die vorliegende Diskrepanz, welche auch im normalen Spracherwerb nachweisbar ist (siehe Unterschied zwischen dem rezeptiven und dem produktiven Wortschatz in der Gruppe der sprachlich normal entwickelten Kinder unter *4.1.3. Unterschied zwischen produktivem und rezeptivem Wortschatz*), ist bei spezifisch sprachentwicklungsgestörten Kindern wesentlich größer als bei sprachnormalen altersgleichen Kindern. Wortfindungsstörungen lassen sich durch einen defizitären Aufbau des mentalen Lexikons erklären. Aus gestörten lexikalischen Erwerbsprozessen folgen defizitäre Repräsentationen unterschiedlicher Ausprägung. Als eine Ursache für das Vorliegen eines Wortschatzdefizits im produktiven Lexikon und für die Diskrepanz zwischen dem produktiven und dem rezeptiven Wortschatz kann das schlechtere Einbinden neu zu erlernender Wörter in das Wortformlexikon vermutet werden. Dagegen ereignet sich der Aufbau der Wortbedeutung im Lemma erfolgreicher. Dies bedeutet jedoch nicht, dass beim Aufbau der Wortbedeutung von einer Normalität ausgegangen werden kann. Auch das Lemmalexikon enthält hoch signifikant weniger Einträge wie die Ergebnisse dieser Untersuchung es zeigen. Das Lexikon der Wortbedeutungen ist lediglich geringer beeinträchtigt als das der Wortformen.
Es lässt sich folgern, dass im Wortformlexikon weniger phonologische Informationen zu den einzelnen Einträgen und schlechte oder falsche Verbindungen zwischen den Einträgen vorhanden sind.
Die besonders starken Defizite im Bereich der Wortproduktion, auf die verschiedene Autoren hinweisen (vgl. GRIMM 1988; DOLLAGHAN 1987; HAYNES 1982), bestätigen sich in der eigenen Untersuchung. Der in der Fachliteratur (vgl. GRIMM 1999) als weniger gestört eingeschätzte rezeptive Wortschatz zeigt sich in der eigenen Untersuchung tatsächlich geringer beeinträchtigt, trotzdem jedoch wesentlich eingeschränkter als der rezeptive Wortschatz sprachlich normal entwickelter Kinder. Er ist zwar weniger beeinträchtigt als der produktive Wortschatz, aber immer noch hoch signifikant schlechter als das Sprachverständnis sprachlich normal entwickelter Kinder.
Die oft nicht als stark auffällig eingeschätzten rezeptiven Leistungen können dadurch erklärt werden, dass für das Wortverständnis im sprachlich-umweltlichen Kontext auch unvollständige Abbildungen ausreichen. Der sprachlich-umweltliche Zusammenhang – u. a. Gesten, Blickverhalten des Kommunikationspartners, situationaler Kontext – war jedoch im Design der eigenen Untersuchung nicht gegeben. Hier sollte das Kind aus einer Vier-Felder-Aufgabe den erfragten Gegenstand auswählen und durfte sich dabei nicht durch den semantischen und den phonologischen Ablenker sowie durch den Stimulus, der keine semantische oder phonologische Ähnlichkeit mit dem Zielwort hatte, verwirren lassen. Die Ergebnisse der Untersuchung zeigen deutlich, dass die spezifisch sprachent-

wicklungsgestörten Kinder sehr viel mehr ungenau oder fehlerhaft abgespeicherte Einträge im Lemma aufweisen (vgl. *4.1.1. Rezeptiver Wortschatz*), als die sprachlich normal entwickelten Kinder. Sie machten hochsignifikant mehr phonologische (um mehr als das Sechsfache) und semantische (um mehr als das Doppelte) Fehler als die sprachnormalen Kinder und wählten (ebenfalls um das Sechsfache) häufiger den Stimulus, der weder phonologische noch semantische Ähnlichkeit mit dem Zielwort hatte[101]. Sie können folglich hoch signifikant häufiger einen sprachlich vorgegebenen Stimulus, der dem Wortschatz dieser Altersgruppe entspricht, nicht wieder erkennen. Dies könnte sowohl an der Wortform als auch an der semantischen Repräsentation liegen. Die Auswertung der gemachten Fehler lässt vorsichtige Vermutungen über Störstellen innerhalb der repräsentionalen Strukturen und der phonologischen Abrufprozesse[102] zu:
Wie die um das Sechsfache größere Anzahl der phonologischen Fehler zeigt, scheint das zentrale Problem spezifisch sprachentwicklungsgestörter Kinder hinsichtlich ihrer lexikalischen Fähigkeiten im Bereich der Wortform zu liegen, so wie es u. a. auch die Untersuchungen von HAYNES (1982) aufzeigen. Erkennbar könnte dies zum einen an der extrem hohen Fehlerzahl bei der Wahl des phonologischen Ablenkers im rezeptiven Wortschatztest und zum anderen am hoch signifikant geringeren produktiven Wortschatz sein. Zentrale Störstellen müssten sich folglich in den *phonologischen* Verarbeitungsprozessen[103] finden lassen. Hier sollte jedoch zwischen dem rezeptiven und dem produktiven Wortschatz unterschieden werden. Die hohe phonologische Fehlerzahl beim rezeptiven Wortschatztest scheint bereits auf eine Störung beim phonologischen Erkennen eines Wortes hinzuweisen. Ein betroffenes Kind hört[104] und / oder entschlüsselt die Laute des Wortes nicht richtig, es schreibt der Lautfolge eine falsche semantische Bedeutung zu, wobei die falsch entschlüsselte Wortform sehr häufig Ähnlichkeit mit dem Zielwort hat.

Dieser Befund geht nicht mit den Ergebnissen einer Untersuchung von HAYNES (1982) einher, bei der die SSES-Kinder oft Items wählten, die sich phonologisch stark vom Zielwort unterschieden. Indessen handelt es sich im Gegensatz zur Untersuchung von Haynes bei der eigenen Studie um Wörter, die den Kindern in der Alltagssprache bereits häufig begegnet sein müssten, so dass eine bessere Einbindung in das phonologische Netzwerk (vgl. die *theory of lexical access in speech production* von LEVELT et al. 1999) stattgefunden haben dürfte, als es bei den Nonsenswörtern der Haynes-Untersuchung der Fall war. Um dieses Ergebnis noch einmal fähigkeitsbezogen zu formulieren: SSES-Kinder sind in der Lage, Wörter, die mehrheitlich aus der Alltagssprache stammen, aber nicht in ih-

---

[101] Vernachlässigt werden die, durch zufällig richtiges Raten entstandenen, richtig gegebenen Antworten.
[102] Probleme im mentalen Lexikon können dreierlei Ursachen haben: Defizite auf der Lemmaebene, der Wortformebene oder auf beiden Ebenen (LEVELT 1989).
[103] Vgl. auch die aktuelle Untersuchung von GASTEIGER-KLICERA & KLICPERA (2005).
[104] Kein Kind der beiden Gruppen hatte ein peripheres Hörproblem, hier sind Störstellen auf der zentralen auditiven Verarbeitungsebene gemeint.

rem produktiven Lexikon enthalten sind, zumindest einer ähnlichen, wenn auch nicht der richtigen, Wortform zuzuschreiben.

Die phonologische Wortform scheint weniger differenziert im mentalen Lexikon repräsentiert zu sein und mit keinen oder falschen semantischen Repräsentationen (Lemmata) in Beziehung zu stehen. Daraus ergibt sich eine weitere mögliche Ursachenerklärung, nämlich, dass in der Verbindung zum Lemma oder im Lemma selbst Störstellen vorhanden sind. Dieses würde dann auf Probleme in der semantischen Repräsentation hinweisen.

Der hoch signifikant geringere produktive Wortschatz lässt darauf schließen, dass es den SSES-Kindern dementsprechend seltener gelingt, die richtige Wortform aus dem Wortformspeicher abzurufen bzw. kein Abruf erfolgen kann, weil die Wortform nicht gespeichert ist.

Dem Kind ist das Wort nicht bekannt. Die sich bei den spezifisch sprachentwicklungsgestörten Kindern ergebende besondere Diskrepanz zwischen dem produktiven und dem rezeptiven Wortschatz resultiert vermutlich aus dem qualitativ schwächeren und quantitativ kleineren Wortformspeicher (vgl. *4.1.3. Unterschied zwischen produktivem und rezeptivem Wortschatz* in diesem Kapitel). Die Ursachen für das doppelt so häufige Wählen des semantischen Ablenkers könnten an fehlenden oder zu schwach ausgebildeten Repräsentationen oder auch an einer zu geringen Einbindung der Wörter in das mentale Lexikon für Wortbedeutungen liegen (vgl. *3.3.2. Mentale Repräsentation der Wortbedeutung* im *Kapitel 2*). Diese Probleme sind Anzeichen für einen sehr langen, unkorrekten oder auch scheiternden Auswahlprozess im Lemmalexikon.

Die mehr als sechsfach so häufige Wahl des Items, welches weder semantische noch phonologische Eigenschaften mit dem Zielwort aufweist, lässt eindeutig den Schluss zu, dass die SSES-Kinder die Wörter nicht, weder im Wortformspeicher noch im Lemma, gespeichert haben. Sie kennen eine erhebliche Anzahl von den in der Umweltsprache gängigen Wörtern nicht[105].

Die Ergebnisse weisen insgesamt auf einen deutlich phonologischen Aspekt des Wortspeicher- und Wortabrufproblems hin (vgl. DOLLAGHAN 1987), der möglicherweise in einer eingeschränkten Kapazität des phonologischen Arbeitsgedächtnisses liegt. Sowohl für die rezeptive als auch für die produktive Sprachverarbeitung werden Speicherkapazitäten benötigt, die zum einen bei der Verarbeitung von Wahrnehmungsinhalten und zum anderen bei der Bearbeitung von abgerufenen Inhalten aus dem Langzeitgedächtnis wirksam werden (KLIX 1984). Für Störungen in beiden Bereichen der phonologischen Informationsverarbeitung gibt es in der vorliegenden Untersuchung Evidenzen.

---

[105] Eine weitere Möglichkeit der Interpretation wäre unkonkretes Bildmaterial im RWST, allerdings hatten die sprachlich normal entwickelten Kinder keine Probleme mit der Bilderkennung, wie die Ergebnisse des rezeptiven Wortschatztests zeigten: Die Hälfte aller AVG-Probanden erkannte sämtliche Items. So kann dieser Interpretationsansatz ausgeschlossen werden.

Die Beeinträchtigung der Funktion des Arbeitsgedächtnisses könnte somit in der Speicherung und Verarbeitung von sprachspezifischen Informationen liegen, wofür nach dem Modell von BADDELEY (u. a. 2003) die phonologische Schleife zuständig ist. Die Aufgabe der phonologischen Schleife besteht darin, phonologische Informationen für die Dauer der Verarbeitungsprozesse möglichst vollständig und reihenfolgerichtig verfügbar zu halten. Gelingt es dem Arbeitsgedächtnis nicht die Wortformen so lange stabil aufzubewahren bis eine Analyse und damit die Identifikation des Wortes stattgefunden hat, sind Fehler im Prozess der semantischen Zuschreibung die Folge. Defizite innerhalb der phonologischen Schleife könnten somit Verständnisprobleme im rezeptiven Wortschatz bedingen sowie durch den defizitären Einsatz von Verarbeitungsalgorithmen ein Abrufproblem auslösen, welches sich in einem eingeschränkten produktiven Wortschatz zeigen würde. Ein eingeschränktes Arbeitsgedächtnis kann weiterhin als Ursachenfaktor auch für den Aufbau des Wortformlexikons in Frage kommen. Die zeitlich nicht hinreichende (also zu kurze) und quantitativ schlechte Aufrechterhaltung eines neu zu lernenden Wortes (also die unvollständige Speicherung der Wortform, das "Verlieren" von Phonemen, die Erhaltung lediglich von Akzenten und Anlauten) führt zwangsläufig zu keiner oder einer unvollständigen Speicherung der Wortform im mentalen Lexikon. Die ungenauen Wortformen bedingen dann einen eingeschränkten oder fehlenden Abruf.
Das eingeschränkte phonologische Arbeitsgedächtnis von SSES-Kindern war Gegenstand vieler einschlägiger Untersuchungen, die immer wieder die niedrigere Leistung von Kindern mit spezifischen Sprachentwicklungsstörungen nachwiesen[106] (vgl. GATHERCOLE & PICKERING 2000; HASSELHORN & WERNER 2000; GATHERCOLE et al. 1999; BADDELEY et al. 1998; GATHERCOLE & BADDELEY 1990a,b) und auch in einer Anzahl deutschsprachiger Studien gezeigt werden konnten (SCHÖLER et al. 1998; SPOHN et al. 1998). Defizite der phonologischen Schleife werden als mitverursachender Faktor bei spezifischen Sprachentwicklungsstörungen gesehen und sind möglicherweise bereits für die frühen Anzeichen einer eingeschränkten Wortschatzentwicklung verantwortlich.
Dabei stützen die Befunde die in der *5. Gesamtzusammenfassung (im 2. Kapitel)* formulierten Überlegungen zur Entwicklung des Wortschatzes: Frühe Symptome einer SSES sind der verspätete Sprechbeginn, der geringe Wortschatzzuwachs (das Ausbleiben das Wortschatzspurts) und ungewöhnlich lange Plateaubildungen (vgl. GRIMM 1999). Der Erwerb von neuen Wörtern führt bei sich sprachnormal entwickelnden Kindern zu einem sich zunehmend quantitativ aufbauenden und sich qualitativ ausdifferenzierenden mentalen Lexikon. Der Anstieg des Wortschatzumfanges schafft die Notwendigkeit effektivere Speichermechanismen einzusetzen. Diese bedingen dann kognitive Umstrukturierungs-

---

[106] GATHERCOLE & BADDELEY (1990b) konnten nachweisen, dass bei 8-jährigen Kindern mit SSES die durchschnittliche Wortwiederholungsfähigkeit um 4 Jahre hinter ihren Alterskameraden zurückblieb, wogegen ihr sprachliches Defizit nur um 18 Monate zurücklag. Die Schwierigkeiten der Kinder bei der Kurzzeitgedächtnisaufgabe waren folglich weitaus größer als ihre Sprachentwicklungsstörung.

prozesse innerhalb des Wortformlexikons, die die Speicherung immer kleinerer phonologischer Segmente initiieren (vgl. METSALA & WALLEY 1998; WALLEY 1993) und die Abrufbarkeit des Wortschatzes beeinflussen. Kinder mit SSES haben jedoch durch den verspäteten Sprechbeginn, den ausbleibenden Wortschatzspurt und den insgesamt geringeren Wortschatz weniger Einträge im mentalen Lexikon. Es ist daher anzunehmen, dass die Notwendigkeit effektive Speichermechanismen einzusetzen nicht bzw. wesentlich später gegeben ist als bei sprachnormalen Kindern (vgl. METSALA & WALLEY 1998). Umstrukturierungsprozesse im mentalen Lexikon erfolgen dadurch ebenfalls verzögert oder bleiben aus. Die Folge dieser geringeren Ausdifferenzierung im mentalen Lexikon sind Verzögerungen, Ungenauigkeiten oder ein völliges Versagen beim Wortabruf.

Eine genauere Analyse der Ursachen über den hoch signifikant geringeren produktiven und rezeptiven Wortschatz sowie eine Erklärung über das Wie und Warum von Wortschatzdefiziten ist anhand des Untersuchungsdesigns der vorliegenden Untersuchung nicht möglich; dies ist auch nicht Gegenstand der Fragestellung. Es kann aber festgehalten werden, dass sich in der vorliegenden Untersuchung Evidenzen für Störungen auf der Ebene der Wortformen sowie auch auf der Lemmaebene zeigen, wobei die Ergebnisse deutlich auf einen phonologischen Schwerpunkt hinweisen.

5.2. LEISTUNGEN IN DEN METAPHONOLOGISCHEN FÄHIGKEITEN

5.2.1. Unterschiede in den metaphonologischen Fähigkeiten

Hinsichtlich der vorschulisch vorhandenen metaphonologischen Fähigkeiten lassen die Untersuchungsergebnisse erwartungsgemäß eine große Überlegenheit der sprachlich normal entwickelten Kinder gegenüber den SSES-Kindern erkennen. Die spezifisch sprachentwicklungsgestörten Kinder erzielten in keiner einzigen metaphonologischen Variable altersentsprechende Leistungen. In jedem der erhobenen metaphonologischen Subtests war ein hoch signifikanter Unterschied zu Gunsten der sprachnormalen Kinder nachweisbar.
In diesem Abschnitt sollen nun diese empirischen Evidenzen vergleichend eingeordnet und diskutiert werden. Um Aussagen zu den einzelnen Fähigkeitsabstufungen zu machen, wird bei der weiteren Interpretation auf die *Zusammenfassungen* in Reimfähigkeit, Silbensegmentierungsfähigkeit und Phonemanalyse eingegangen. Dabei ist nur eine eingeschränkte Vergleichbarkeit gegeben, weil die Untersuchungsdesigns der zur Einordnung herangezogenen Studien bezüglich der Aufgabenanforderungen und des Probandenalters zum Teil erheblich voneinander abweichen. In der Diskussion wird an den entsprechenden Stellen darauf hingewiesen.
Nur wenige Untersuchungen mit größeren Probandenzahlen hatten den Zusammenhang zwischen metaphonologischen Fähigkeiten und spezifischen Sprach-

entwicklungsstörungen zum Gegenstand (GASTEIGER-KLICPERA & KLICPERA 2005; PLAZA 1997; KLICPERA et al. 1993; MAGNUSSON & NAUCLÉR 1990a,b). In den wenigen deutschsprachigen Studien handelte es sich v. a. um ältere Kinder, bei denen der Zusammenhang zum Schriftspracherwerb aufgezeigt werden sollte. Probanden im Vorschulalter, wie in der vorliegenden Arbeit, waren wesentlich seltener Gegenstand von Untersuchungen.

Im Folgenden werden zunächst Studien aus anderen Sprachräumen zum Vergleich und zur Interpretation der eigenen Ergebnisse herangezogen. Anschließend sollen Studien, die die frühen metaphonologischen Fähigkeiten (Reimfähigkeit, Silbensegmentierungsfähigkeit) behandeln, dargelegt werden. Abschließend werden die Ergebnisse der späteren metaphonologischen Fähigkeiten (Phonemanalyse) diskutiert.

Die Ergebnisse der vorliegenden Untersuchung lassen sich, trotz der eingeschränkten Vergleichbarkeit mit den Befunden anderssprachiger Studien, in diese gut einordnen. In den Untersuchungen von PLAZA (1997) an französischsprachigen, MAGNUSSON & NAUCLÉR (1990a,b) an schwedisch sprechenden und u. a. von CATTS (1993)[107] an englischsprachigen Kindern zeigten sich in der Entwicklung metaphonologischer Fähigkeiten spezifisch sprachentwicklungsgestörter Kinder Defizite. In einer Längsschnittstudie von MAGNUSSON & NAUCLÉR (1990a) an 115 spezifisch sprachentwicklungsgestörten und sprachlich normal entwickelten Kindern wurden schriftsprachlich relevante Fähigkeiten (u. a. phonologische Bewusstheit) in der Vorschulzeit erhoben. In Übereinstimmung mit den eigenen Untersuchungsergebnissen ließen die Resultate erkennen, dass die Gruppe der spezifisch sprachentwicklungsgestörten Kinder wesentlich weniger Können in den metaphonologischen Fähigkeiten aufwies als die sprachnormale Vergleichsgruppe. Dies bezog sich auf alle erhobenen Daten zum Reimen, zur Silben- und Phonemsegmentation und zur Phonemidentifikation.

In einer englischsprachigen Längsschnittstudie von CATTS (1993) an 56 sprachentwicklungsgestörten und 30 sprachlich normal entwickelten Kindern, welche vom Kindergartenalter bis zur zweiten Klasse beobachtet wurden, konnte ebenfalls gezeigt werden, dass die Aufgaben zur phonologischen Bewusstheit von den SSES-Kindern erheblich schlechter bewältigt wurden als von altersgleichen sprachlich normal entwickelten Kindern (vgl. auch BIRD et al. 1995).

In einer Untersuchung von MAGNUSSON & NAUCLÉR (1990a) wurden individuelle Analysen der Fähigkeiten einzelner Kinder durchgeführt, die zeigten, dass es auch spezifisch sprachentwicklungsgestörte Kinder gibt, die höhere metaphonologische Fähigkeiten als der sprachnormale Altersdurchschnitt haben. Dies erfolgte in der vorliegenden Studie jedoch nicht. Bis auf einzelne Ausnahmen waren die untersuchten SSES-Kinder der Studie von MAGNUSSON & NAUCLÉR (1990a) analog zu den Ergebnissen dieser Untersuchung nicht altersentspre-

---

[107] Die erwähnten Untersuchungen sind im *Unterkapitel 4. Schriftspracherwerb bei spezifisch sprachentwicklungsgestörten Kindern* im *2. Kapitel* genauer beschrieben.

chend in der Lage von der Bedeutung eines Wortes abzusehen und sich der Wortform zu zuwenden. Die Ergebnisse der eigenen Untersuchung zeigen in Übereinstimmung mit anderen Studien bei Kindern mit spezifischen Sprachentwicklungsstörungen eingeschränkte metaphonologische Fähigkeiten, die sowohl die Reim- und Silbenrezeption und -produktion sowie die Anlauterkennung betreffen als auch das Phonembewusstsein.

SCHMID-BARKOW (1999a) führte Beobachtungen zur Schrifterfahrung und zur Sprachbewusstheit in Einzelfallstudien[108] an vier spezifisch sprachentwicklungsgestörten Kindern kurz nach der Einschulung, aber vor dem Schriftspracherwerb, durch. Das Alter der Kinder entspricht dem der Probanden der vorliegenden Untersuchung und ermöglicht so einen direkten Vergleich der Ergebnisse. Schmid-Barkow kommt zum Ergebnis, dass „die eher schwachen Leistungen der untersuchten Kinder im Bereich der phonologischen Bewusstheit im weiteren Sinne wie beim Abzählvers und bei der Silbensegmentierung ...[auffallen], wogegen die Aufgabe zur phonologischen Bewusstheit im engeren Sinne (Anlaute diskriminieren) erwartungsgemäß (nicht) bewältigt wird." (ebd., 315). Diese Ergebnisse decken sich im Wesentlichen mit den Erkenntnissen in der eigenen Untersuchung. Auch hier zeigen die sprachentwicklungsgestörten Vorschulkinder, dass ihnen Aufgaben wie das Urteilen über Reime und das Segmentieren von Silben bedeutend schwerer fallen als sprachlich normal entwickelten Kindern. Schmid-Barkow ist der Ansicht, dass die sprachanalytischen Leistungen im Bereich der phonologischen Bewusstheit im weiteren Sinne (also die früheren metaphonologischen Fähigkeiten) auf charakteristische Schwierigkeiten von spezifisch sprachentwicklungsgestörten Kindern hindeuten. Überraschenderweise ist sie weiterhin der Meinung, dass die „Ergebnisse gegen das Vorhandensein allgemeiner metalinguistischer Schwächen" sprachen und es nicht gerechtfertigt sei, „bei sprachentwicklungsgestörten Kindern pauschal von einem Mangel an "phonologischer Bewusstheit" auszugehen." (ebd., 315).
Im Gegensatz dazu zeigen die Ergebnisse der vorliegenden Untersuchung sehr deutlich, dass Kinder mit einer SSES im Durchschnitt über wesentlich geringere metaphonologische Fähigkeiten, welche sowohl das Erkennen und / oder Produzieren von Reimen als auch Silben und Phonemen betreffen, verfügen als altersgleiche sprachlich normal entwickelte Kinder und widersprechen somit der zitierten Ansicht von Schmid-Barkow. Es mag Einzelfälle spezifisch sprachentwicklungsgestörter Kinder geben, die durch eine gute Förderung und eine ausreichende intellektuelle Voraussetzung gute metaphonologische Fähigkeiten im Vorschulalter aufweisen, aber für die größte Anzahl der SSES-Kinder gilt, dass

---

[108] Der direkte Vergleich von Erkenntnissen aus Einzelfallstudien und den Mittelwerten einer Untersuchung mit größeren Probandenzahlen muss unter Vorbehalt der sich aus den Untersuchungsdesigns ergebenden Unterschiede gesehen werden.

ihre metaphonologischen Fähigkeiten im Altersvergleich deutlich schlechter sind.
Die Ergebnisse von KREUZ (2000) können z. T. analog zu den eigenen Befunden bewertet werden. Sie untersuchte in Einzelfallstudien drei sprachentwicklungsgestörte Kinder im Vorschulalter (6;4, 6;1, 5;8 Jahre) mit einem Störungsschwerpunkt auf der phonologischen Ebene, hinsichtlich ihrer metaphonologischen Fähigkeiten, speziell dem Erkennen von Reimpaaren, dem Segmentieren von Silben, dem Analysieren von Anlauten, dem Zusammenfügen von Silben und Phonemen und dem Isolieren von Wortsegmenten. Es fehlte jedoch eine sprachlich normal entwickelte Altersvergleichsgruppe. In der vorliegenden Untersuchung ließ sich zeigen, dass sprachlich normal entwickelte Kinder vor der Einschulung über sichere Reim- und Silbensegmentationsfähigkeiten verfügen. Auch Anlauterkennungen sind in aller Regel möglich, aber wesentlich weniger entwickelt. Wahrscheinlich gehört das Erkennen von Anlauten (noch) nicht zur Vorschulförderung der Kindergärten. Schwer fällt den sprachnormalen Kindern eine vollständige Segmentierung von einfachen Wörtern in Phoneme. Ähnliche Ergebnisse wurden in den Vortestdaten zum Würzburger Trainingsprogramm (vgl. KÜSPERT 1998) sichtbar. Auch hier konnten die sprachlich normal entwickelten Kinder die früheren metaphonologischen Fähigkeiten vergleichsweise besser bewältigen als die späteren metaphonologischen Fähigkeiten der Phonemsegmentation. Allerdings fiel es ihnen bedeutend schwerer als den Kindern in der eigenen Untersuchung. Der Grund hierfür liegt aller Wahrscheinlichkeit nach an dem höheren Schwierigkeitsgrad innerhalb der Reimaufgaben, in denen die Kinder der Würzburger Studie zwei sich reimende Wörter von vier vorgegebenen heraushören mussten. Dies stellt wesentlich höhere Anforderungen an die kognitiven Vergleichprozesse, v. a. an das phonologische Arbeitsgedächtnis, als die Aufgabenstellungen der eigenen Untersuchung und gibt einen Hinweis darauf, dass die Bewältigung der einzelnen Aufgaben abhängig ist vom jeweiligen Untersuchungsdesign. Beispielsweise stellen die Aufgaben im Bielefelder Screening (BISC; JANSEN et al. 1999) im Gegensatz zur Vortestanalyse des Würzburger Trainingsprogramms geringere Anforderungen an die Reimfähigkeit. Im BISC müssen die Kinder lediglich entscheiden, ob sich zwei vorgesprochene Wörter reimen oder nicht.
Weiterhin zeigten zwei der drei sprachgestörten Kinder aus der Untersuchung von KREUZ (2000) erhebliche Probleme bei der Reimaufgabe. In der eigenen Untersuchung spiegelte sich Ähnliches wider. Hier hatten die spezifisch sprachentwicklungsgestörten Kinder erhebliche Probleme mit der Erkennung von Reimpaaren. Die Silbensegmentierungsaufgabe bereitete den sprachentwicklungsgestörten Kindern ebenfalls große Schwierigkeiten. Im Gegensatz dazu gelang es den altersgleichen sprachlich normalen Kindern in der Regel ohne Probleme, mehrsilbige Wörter in Silben zu segmentieren. In der Studie von Kreuz zeigten die vorwiegend phonologisch gestörten Kinder innerhalb dieser Aufgaben zwar geringe Leistungen, anscheinend fiel ihnen diese Aufgabe aber leichter als die Reimerkennung. In der eigenen Untersuchung ergaben sich gleiche Ten-

denzen. Auch hier gelang es den spezifisch sprachentwicklungsgestörten Kindern etwas besser die Silben zu segmentieren als Reime zu erkennen.

Die Aufgaben zur Phonemanalyse, und damit zu den späteren metaphonologischen Fähigkeiten, wurden erwartungsgemäß von den Kindern der Untersuchungsgruppe wesentlich schlechter bewältigt als von den Kindern der Altersvergleichsgruppe. Im Gegensatz zu den Ergebnissen der eigenen Untersuchung konnten zwei der Untersuchungskinder von KREUZ (2000) das Analysieren von Anlauten recht gut bewältigen. Möglicherweise hatten diese Untersuchungskinder auf der Grundlage einer längeren phonologischen Therapie bereits "bewusste" Einblicke in das Phonemsystem gewinnen können. In der vorliegenden Untersuchung zeigen die SSES-Kinder jedoch erhebliche Schwierigkeiten beim Erkennen und Benennen von Anlauten. Während der Untersuchung konnte beobachtet werden, dass das Benennen der Anlaute, also der produktive Abruf des Phonems, den Kindern insgesamt leichter fiel als das lediglich rezeptive Hören und Vergleichen vorgegebener Laute mit den Wörtern. Dieses zeigte sich auch bei einem der Kinder aus der Untersuchung von Kreuz. Eine Analyse des Schwierigkeitsgrades beim Erkennen und Benennen der einzelnen Phoneme, also z. B. die Frage, ob Vokale leichter erkennbar sind als Konsonanten, wurde in der eigenen Untersuchung jedoch nicht durchgeführt.

KLICPERA et al. (1993) haben im Zuge ihrer Untersuchungen zum gestörten Schriftspracherwerb bei SSES-Kindern ermittelt, dass sprachentwicklungsgestörte Viertklässler bedeutend größere Probleme bei der Ausgliederung von Einzelkonsonanten in Pseudowörtern und Konsonantenverbindungen haben als sprachlich normal entwickelte Kinder. Dies deutet darauf hin, dass die geringere Entwicklung metaphonologischer Fähigkeiten im Vorschulalter, wie sie sich in der eigenen Untersuchung nachweisen ließ, von den SSES-Kindern während des Schriftspracherwerbs nicht aufgeholt wird und dass diese Probleme bis in das höhere Grundschulalter, vermutlich auch darüber hinaus, persistieren.

Eine aktuelle Studie von GASTEIGER-KLICPERA & KLICPERA (2005) hatte neben der Erhebung der Lese-Rechtschreibfähigkeiten auch die Überprüfung der phonologischen Bewusstheit sowie Sprachanalysetests bei sprachentwicklungsgestörten und sprachlich normal entwickelten 2.-4.-Klässlern zum Gegenstand. Die Aufgaben zur phonologischen Bewusstheit umfassten dabei vorwiegend die späteren metaphonologischen Fähigkeiten (Synthese und Analyse von Phonemen), aber auch das Erkennen von Reimwörtern. Auch hier weisen die Ergebnisse wiederum in deutlicher Übereinstimmung mit den Befunden der vorliegenden Untersuchung darauf hin, dass in allen Bereichen hoch signifikante Unterschiede zu Gunsten der sprachlich normal entwickelten Gruppe zu verzeichnen sind. Die zitierte Untersuchung zeigte weiterhin, dass die spezifisch sprachentwicklungsgestörten Kinder in der 4. Klasse noch immer hoch signifikant schlechtere Leistungen in den Aufgaben zur Sprachanalyse erzielten als sprachlich normal entwickelte Zweitklässler. Sie erwiesen sich jedoch nicht in den Aufgaben zur phonologischen Bewusstheit unterlegen. Bis auf den Subtest *Phoneme verbinden* zeigten die SSES-Kinder der 4. Klasse vergleichbare metaphonologische Fähigkeiten wie die sprachnormalen Kinder der 2. Klasse. Die Autoren erklären dieses Ergebnis damit, dass die SSES-Kinder in ihren phonologischen Fähigkeiten deutlich mehr Probleme haben als die jüngeren Kontrollkinder. Während bei den normal lesenden Kindern gleich nach Schulbeginn ein Einfluss des Schriftspracherwerbs auf die zentrale phonologische Repräsentation beobachtet wurde, gelingt dies den sprachentwicklungsgestörten Kindern nicht in normalem Maße. Somit haben die spezifisch sprachentwicklungsgestörten Kinder in der vierten Klasse erst metaphonologische Fähigkeiten, die denen zwei Jahre jüngerer sprachnormal entwickelter Kinder entsprechen. Diese Fähigkeit kann folglich auch für das Erlernen der Schriftsprache von den SSES-Kindern weniger genutzt werden.

In der vorliegenden Untersuchung wurde deutlich, dass auch die sprachlich normal entwickelten Kinder zum größten Teil nicht in der Lage sind, ohne vorherige Übung Wörter in ihre Phoneme zu segmentieren. Die dabei gezeigten Fähigkeiten sind lediglich als erste Anfänge eines Könnens zu bezeichnen, so wie es auch eine Untersuchung von MANNHAUPT & JANSEN (1989) ergab.
Es stellt sich somit die Frage, warum deutsche Kinder anscheinend weniger metaphonologische Fähigkeiten als beispielsweise englischsprachige Kinder besitzen. Eine intellektuelle Minderbegabung deutschsprachiger Kinder kann als möglicher Erklärungsansatz nach einer Erhebung der Intelligenzwerte durch normierte Tests wohl ausgeschlossen werden. Nach WEIß & OSTERLAND (1977) kennzeichnet im CFT 1 ein Intelligenzquotient zwischen 91 und 109 eine durchschnittliche Intelligenz. Der durchschnittliche Intelligenzquotient der untersuchten Kinder in der vorliegenden und auch anderen deutschsprachigen Untersuchungen weisen Werte im Normalbereich auf: Er beträgt in dieser Studie bei den sprachnormalen Kindern 108,9, bei den SSES-Kindern 93,8, in der Untersuchung von HARTMANN (2002) beträgt er bei SSES-Kindern zwischen 92,9 und 97,7 (jeweils gemessen mit dem CFT 1). In der Studie von GASTEIGER-KLICPERA & KLICPERA (2005) sind ebenfalls normale Werte zwischen 98 und 107,9 (gemessen mit dem Progressiven Matritzentest von Raven) zu verzeichnen. Es handelt sich folglich bei den untersuchten Kindern um normal intelligente Kinder.
Die Ursachen sind deshalb zum einen in der nicht vergleichbaren vorschulischen Förderung metaphonologischer Fähigkeiten – deutschsprachige Kinder erhalten geringere und weniger gut strukturierte metaphonologische Trainingsangebote (vgl. KÜSPERT & SCHNEIDER 1999) – und zum anderen im unterschiedlichen phonologischen Aufbau der Sprachen zu vermuten. Die englische Sprache enthält mehr sich phonologisch ähnelnde Wörter (z. B. Reimwörter, Minimalpaare), die den aktiven Wortschatz der Kinder kennzeichnen. Durch die sich daraus ergebende erzwungene Aufmerksamkeit des Kindes auf sich phonologisch ähnelnde Wortformen zum Zwecke einer gelingenden Kommunikation erfolgt die Bewusstmachung phonemischer Kontraste und somit eine früher als im deutsch-

sprachigen Raum einsetzende "natürliche" Förderung metaphonologischer Fähigkeiten auf der Phonemebene (vgl. auch FOX 2004).

Zusammenfassend lässt sich anhand der eigenen Untersuchungsergebnisse und der zitierten Forschungsergebnisse an Kindern unterschiedlicher Muttersprachen deutlich nachweisen, dass die geringen metaphonologischen Fähigkeiten spezifisch sprachentwicklungsgestörter Kinder sprachübergreifend und damit ein Kernproblem dieser Kinder sind (vgl. u. a. NAUCLÉR & MAGNUSSON 1998; BIRD et al. 1995; CATTS 1993; MAGNUSSON & NAUCLÉR 1990a).

5.2.2. Zusammenhang und Prädiktoren zwischen metaphonologischen Fähigkeiten und Wortschatz

Die Ergebnisse der vorliegenden Untersuchung zeigen, dass der Umfang des Wortschatzes Einfluss auf die Ausbildung metaphonologischer Fähigkeiten hat; dies gilt jedoch nur für den produktiven Wortschatz. Für den rezeptiven Wortschatz ergeben sich weder für die Altersvergleichsgruppe noch für die Untersuchungsgruppe Zusammenhänge mit der Ausbildung metaphonologischer Fähigkeiten. Dieses Ergebnis entspricht der im Theorieteil begründeten Hypothese, dass der produktive Wortschatz die Ausbildung metaphonologischer Fähigkeiten eher begünstigt als der rezeptive. Die Deutlichkeit der Ergebnisse der statistischen Analyse erscheint jedoch bemerkenswert.
Ein Vergleich der beiden Gruppen ermöglicht eine genauere Betrachtung der Zusammenhänge: Die Korrelationsberechnungen lassen erkennen, dass bei den SSES-Kinder der produktive Wortschatz in einem signifikanten Zusammenhang mit der Ausbildung der Reim- und Silbensegmentierungsfähigkeit, bei den sprachnormalen Kindern dagegen in einem hoch signifikanten Zusammenhang mit der Phonemanalyse steht. Die Korrelation zwischen *produktivem Wortschatz und Reim- bzw. Silbensegmentierungsfähigkeit* hat sich dabei für die Probanden der Untersuchungsgruppe größer dargestellt, als bei den Kindern der Altersvergleichsgruppe. Folglich lassen sich spezifische Zusammenhänge zwischen dem produktiven Wortschatz und den metaphonologischen Fähigkeiten nachweisen, die sich zwischen den Gruppen unterscheiden.

Der Vergleich und die Einordnung dieses Ergebnisses in die aktuelle Fachliteratur sind äußerst schwierig, da zurzeit keine deutschsprachigen Untersuchungen bekannt sind, die diesen Zusammenhang aufgreifen. Auch in der englischsprachigen Fachliteratur sieht es nicht wesentlich besser aus. DE CARA & GOSWAMI (2003) weisen darauf hin, dass zwar „*the development of phonological awareness is widely recognized to be important for reading development across orthographies*", aber „*surprisingly little work has been done on the origins of phonological awareness and on the language acquisition factors that may help to determine the development of phonological awareness.*" (ebd., 696). Es gibt nur wenige Studien, die die Entwicklung metaphonologischer Fähigkeiten in direktem Zusammenhang mit der Erweiterung des Wortformlexikons aufzeigen, und noch weniger, die sich mit dem Zusammenhang zwischen gestörten Wortformerwerb und eingeschränkten metaphonologischen Fähigkeiten beschäftigen. Im englischsprachigen Raum werden zurzeit erste Untersuchungen zur *phonological neighbourhood density* (phonologische Nachbarschaftsdichte) veröffentlicht. Darin wird versucht, die in der *lexical restructuring theory* (LRT) (u. a. WALLEY & METSALA 2001 zit. in DE CARA & GOSWAMI 2003) dargelegte Verbindung zwischen der Ausdifferenzierung des Wortformlexikons und den sich zunehmend segmentierenden mentalen Restrukturierungsprozessen nachzuweisen, um so dem "Ursprung" metaphonologischer Fähigkeiten nachzugehen. DE CARA & GOSWAMI (2003) verstehen unter *Dichte der phonologischen Nachbarschaft* eine enge Relation von Wörtern, welche sich von einem Zielwort in einem Phonem an beliebiger Wortposition durch Addition, Substitution oder Abspaltung unterscheiden. Die Annahme dabei ist, dass sich die Wörter im Wortformlexikon anhand ihrer phonologischen Eigenschaften organisieren, z. B. die Wörter *haust, Maus, aus* und *Haut* in phonologischer Nachbarschaft mit dem Wort *Haus* stehen.

In Studien wird nun versucht, den Zusammenhang zwischen phonologischer Nachbarschaftsdichte und der Entwicklung metaphonologischer Fähigkeiten aufzuzeigen. METSALA (1999) wies in einer Untersuchung an 3-4 Jahre alten Kindern nach, dass Kinder bessere Leistungen in einer Phonemaustauschaufgabe haben, wenn das Zielwort in einem dichteren phonologischen Netzwerk gespeichert ist. Älteren Kindern gelingt es besser, Wörter aus dichteren Nachbarschaften zu erkennen, als Wörter aus einem weniger dichten Netzwerk, wenn nur wenig Informationen über das Zielwort gegeben wurden (METSALA 1997a, b). DOLLAGHAN (1994) erklärt die differenten Ergebnisse anderer Studien damit, dass Kindergartenkindern bei Phonemvertauschungsaufgaben keine richtige Lösung gelingen kann, weil ihr mentales Lexikon noch nicht phonemische Segmente speichert, sondern in diesem Alter auf der Basis größerer phonologischer Segmente strukturiert ist. Auch DE CARA & GOSWAMI (2003) konnten nachweisen, dass es 5 Jahre alten sprachlich normal entwickelten Kindern mit einem großen Lexikon besser gelingt, Reimwörter aus einem dichten phonologischen Netz zu bilden, als aus weniger stark verwobenen Netzwerken des Wortformlexikons. Dies bedeutet, dass Reimwörter aus dichteren Netzwerken mit einer größeren Spezifität, also stärker segmentiert, gespeichert sind als die in lockeren Nachbarschaften.

Die Ergebnisse der angeführten Studien sind Evidenzen dafür, dass zum einen Wörter in dichteren Nachbarschaften früher und stärker segmentiert werden als Wörter mit weniger phonologischen Nachbarschaften und zum anderen, dass der Wortschatzumfang (je mehr Wörter im Lexikon abgespeichert sind, desto wahrscheinlicher ist auch die Ähnlichkeit mit anderen Wortformen) bei der Entwicklung metaphonologischer Fähigkeiten eine entscheidende Rolle spielt. Untersuchungen zur *phonological neighbourhood density* bei spezifisch sprachentwicklungsgestörten Kindern sind nicht bekannt, so dass ableitend aus den Darlegun-

gen über den Zusammenhang sprachlich normal entwickelter Kinder nun die Problematik bei Kindern mit geringerem Lexikonumfang lediglich theoretisch erklärbar ist, wie sie an anderen Stellen dieser Arbeit bereits ausführlich verdeutlicht wurde[109].
Englischsprachige Studien mit einem vergleichbaren Untersuchungsaufbau wie in der eigenen Untersuchung, jedoch an sprachnormalen Kindern, führten zu Ergebnissen, die die Annahmen der *lexical restructuring theory* (LRT) untermauern und mit den eigenen Resultaten im Wesentlichen kompatibel sind. So untersuchten WEBSTER & PLANTE (1995) 45 sprachnormale Kinder längsschnittlich über eine Zeitspanne von 2 bis 3 Jahren. Innerhalb der Studie wurden die Kinder mit Materialien zur phonologischen Analyse und mehreren metaphonologischen Tests zur Reim- und Alliterationserkennung untersucht. Die Hauptergebnisse zeigten u. a., dass die Kinder mit einer unterdurchschnittlich entwickelten phonologischen Produktion auch im Lösen der metaphonologischen Aufgaben weniger erfolgreich waren und die Aufgaben zur phonologischen Produktion die Entwicklung der metaphonologischen Fähigkeiten signifikant vorhersagten. Die Autoren fassten zusammen, dass „*the development of primary phonology ... a causal factor in the development of phonological awareness*" ist (ebd., 54).
BIRD et al. (1995) konnten an englischsprachigen Kindern ebenfalls nachweisen, dass Kinder mit expressiven phonologischen Auffälligkeiten eingeschränkte Wortschatzleistungen besitzen und sich diese Defizite negativ auf den Schriftspracherwerb auswirken.
METSALA & STANOVICH (1995) untersuchten den Zusammenhang zwischen Wortschatzentwicklung, lexikalischer Repräsentation (Wort-Nonsenswort) und phonemischer Bewusstheit an 6 Vorschulkindern. Sie konnten darstellen, dass die Kinder ein besseres Phonembewusstsein für Wörter als für Nonsenswörter hatten. Die Autoren erklären dieses Ergebnis dahingehend, dass Nonsenswörter schlechter phonemisch gegliedert werden, weil sie nicht im Wortformlexikon bereits segmentiert gespeichert vorliegen und auch keine dichten Nachbarschaften zu anderen Wörtern vorliegen können. Dieser Befund unterstützt die Annahme der LRT, dass sich beginnende phonemische Bewusstheit vor dem Schriftspracherwerb entwickelt und verweist auf die spezifische Beziehung zwischen Wortschatzentwicklung und metaphonologischen Fähigkeiten.
Die im Theorieteil dieser Arbeit aufgeführte Skizzierung einer Verschränkung zwischen der Entwicklung des Wortschatzes und den metaphonologischen Fähigkeiten findet in dieser empirischen Untersuchung ihre Bestätigung: Kinder mit einem guten produktiven Wortschatz zeigen differenzierter entwickelte metaphonologische Fähigkeiten (z. B. die Phonemanalyse) als Kinder mit einem

---

[109] Eine geringere Lexikondichte führt zu nicht altersentsprechenden, da weniger segmentierten, Einträgen im Wortformlexikon. Weil die Segmentierungen im Wortformlexikon jedoch die Grundlage für den kognitiv begründeten Abruf dieser phonologischen Einheiten sind, auf denen die metaphonologischen Fähigkeiten aufbauen, haben Kinder mit geringer phonologischer Lexikondichte keine altersnormalen metaphonologischen Fähigkeiten (vgl. die Erläuterungen unter *5. Gesamtzusammenfassung* im *2. Kapitel*).

geringen Wortschatz. Der Erwerb zunehmend gegliederter metaphonologischer Fähigkeiten erfolgt im Laufe der Kindheit immer analog zum Wortschatzerwerb. Durch Umstrukturierungsprozesse im Lexikon resultiert eine Erweiterung und Segmentierung des Wortformlexikons in phonologische Einheiten, die im Laufe der Wortschatzentwicklung in immer kleinere Segmente gespeichert und abgerufen werden können. Der dabei angenommene Entwicklungstrend vom Ganzheitlichen zum Einzelheitlichen zeigt sich in den frühen metaphonologischen Fähigkeiten in Form des Bildens und Erkennens von Reimen und Silben, später in der Phonemanalyse und -synthese.

Dieses Entwicklungskonzept gibt eine schlüssige Erklärung für die geringere Entwicklung metaphonologischer Fähigkeiten bei Kindern mit eingeschränktem Wortschatzerwerb. Der geringere produktive Wortschatz bei Kindern mit einer spezifischen Sprachentwicklungsstörung verweist auf ein weniger strukturiertes, in größere phonologische Einheiten segmentiertes Wortformlexikon. Das hat Konsequenzen für den Entwicklungsstand der metaphonologischen Fähigkeiten, so wie es in den Untersuchungsergebnissen dieser Studie deutlich wurde. Der produktive Wortschatz der SSES-Kinder steht in einem erheblichen Zusammenhang mit der Ausbildung der Reim- und Silbensegmentierungsfähigkeit, wogegen sprachnormale Kinder v. a. Korrelationen zwischen Wortschatz und Phonemanalyse aufweisen. Kinder mit einer SSES haben folglich einen wesentlich geringeren Entwicklungsstand metaphonologischer Fähigkeiten.

Zusammenfassend lassen sich die Ergebnisse dieser Studie in die im *2. Kapitel* referierten Untersuchungen einordnen. Sie unterstützen und verdeutlichen im Wesentlichen die *lexical restructuring theory* von WALLEY. Im Vorschulalter scheint der produktive Wortschatz einen erheblichen Einfluss auf die Ausbildung differenzierter Segmentierungsfähigkeiten (phonematische Segmentierung) zu haben. Die Regressionsanalysen bestätigen, dass für sprachnormale Kinder der produktive Wortschatz in erster Linie für die phonematischen Fähigkeiten einen Prädiktor darstellt. Das heißt nicht, dass der produktive Wortschatz zu keinem Zeitpunkt in der normalen Entwicklung einen starken Einfluss auf die Reim- oder Silbensegmentierungsfähigkeit gehabt hätte, so wie es sich hinsichtlich der Ergebnisse auf den ersten Blick vermuten lassen würde. Möglicherweise spielt der produktive Wortschatz – und so wird es in der LRT gesehen – in einer früheren Phase der metaphonologischen Entwicklung für die Silbensegmentation eine größere Rolle. Analog zum Anstieg des Wortschatzumfangs und der damit verbundenen Restrukturierungen des mentalen Lexikons verändert sich auch die Bedeutung des produktiven Wortschatzes für die Entwicklung spezifischer metaphonologischer Fähigkeiten. Die Bedeutung des Wortschatzes für die Reim- bzw. Silbensegmentation liegt bei sprachnormalen Kindern vermutlich bereits *im Kleinkindalter*. Für die Reimaufgaben und die Silbensegmentierungsfähigkeit hat der produktive Wortschatz für sprachlich normal entwickelte Kinder später, z. B. *im Vorschulalter*, eine deutlich geringere Bedeutung als für die Phonemanalyse. Anders stellt es sich bei Kindern mit spezifischen Sprachentwicklungsstörungen dar. Hier hat der produktive Wortschatz die geringste prädiktive Aussagekraft für die Phonemanalyseaufgaben und eher für die Aufgaben zur Reimfähigkeit und zur Silbensegmentation eine Bedeutung. Möglicherweise liegt dieses am noch wesentlich geringeren Wortschatz der spezifisch sprachentwicklungsgestörten Kinder. Restrukturierungsprozesse, die zu einem Zeitpunkt einsetzen, der vom Lexikonumfang bestimmt wird, sind noch auf einer niedrigeren Stufe bzw. durch das Verpassen sensibler Phasen (vgl. GRIMM 1999) nicht erfolgt. Daraus lässt sich schlussfolgern, dass bei Kindern mit einem geringeren Lexikonumfang im Vorschulalter (z. B. spezifisch sprachentwicklungsgestörte Kinder) der produktive Wortschatz erst frühere metaphonologische Fähigkeiten initiiert hat als es vom Alter her normal wäre.

Die Ergebnisse der eigenen Untersuchung verweisen auf einen spezifischen Zusammenhang zwischen produktivem Wortschatz und dem Erwerb metaphonologischer Fähigkeiten. Damit kann die in dieser Arbeit zu Grunde gelegte Annahme einer Verschränkung zwischen Wortschatzentwicklung und der Entwicklung metaphonologischer Fähigkeiten bestätigt werden.

5.3. LESE- UND RECHTSCHREIBLEISTUNGEN

Im Blick auf den Lese-Rechtschreiberwerb zeigen die Ergebnisse der Studie, dass spezifisch sprachentwicklungsgestörte Kinder am Ende der ersten Klasse geringere Fähigkeiten hinsichtlich der Worterkennung (Lesen) und Wortschreibung (Schreiben) als gleichaltrige sprachlich normal entwickelte Kinder haben. Sie stehen folglich in Übereinstimmung mit anderen Studien (vgl. u. a. GASTEIGER-KLICPERA & KLICPERA 2005; CATTS & KAMHI 1999a; KLICPERA & GASTEIGER-KLICPERA 1998; NAUCLÉR & MAGNUSSON 1998; PLAZA 1997; BIRD et al. 1995; CATTS 1993; KLICPERA et al. 1993; BECKER 1985). Dies bestätigt sich für alle erhobenen Variablen des Schriftspracherwerbs, welche die Rechtschreibung, das Lesen häufig vorkommender Wörter, das Lesen kurzer Texte und das Lesen wortunähnlicher Pseudowörter sowie die Lesezeiten für das Lesen der häufigen Wörter, des kurzen Textes und der wortunähnlichen Pseudowörter beinhalten. Im Folgenden werden die Schriftspracherwerbsleistungen einzeln diskutiert.

5.3.1. Rechtschreibung

Innerhalb der Lese-Rechtschreibleistungen haben die spezifisch sprachentwicklungsgestörten Kinder die größten Schwierigkeiten in der Rechtschreibung. Dieses Ergebnis lässt sich in der Fachliteratur vielfach wiederfinden: Die von KLICPERA et al. (1993; KLICPERA & GASTEIGER-KLICPERA 1998) analysierten Schriftsprachkompetenzen sprachentwicklungsgestörter Grundschulkinder zeigen analog zum eigenen Befund, dass die Schwierigkeiten der SSES-Kinder nicht alle Aspekte des Schriftspracherwerbs in gleicher Weise betreffen, sondern dass das Rechtschreiben stärker betroffen ist als das Lesen. Der qualitative Unterschied beider Leistungen erscheint in der Untersuchung von KLICPERA et al. (1993) jedoch deutlicher, was an der größeren Probandenzahl liegen könnte. In einer Untersuchung der Arbeitsgruppe um Klicpera (GASTEIGER-KLICPERA & KLICPERA 2005) wurden ebensolche Tendenzen sichtbar. Fast 4/5 der SSES-Kinder haben sich als zu den schlechtesten 15 % eines normierten Lese-Rechtschreib-Tests zählend erwiesen. Auch ARAND (1998) zeigte in ihrer Untersuchung, dass SSES-Kinder signifikant schlechtere Leistungen in der Rechtschreibung gegenüber einer sprachlich normal entwickelten Vergleichsgruppe erbrachten.

Eine genauere Aufgliederung der Rechtschreibfehler in der eigenen Untersuchung gibt Auskunft über spezifische Schwierigkeiten der SSES-Kinder. So wurde analog zum Auswertungsmodus des Salzburger Lese- und Rechtschreibtests (LANDERL et al. 1997) erhoben, ob der Fehler in der Schreibung des Wortes der richtigen Lautabfolge entspricht (O-Fehler), die Schreibweise des Wortes nicht der Lautfolge entspricht (N-Fehler) oder die Groß- und Kleinschreibung nicht beachtet wurde (G-Fehler). Es zeigt sich, dass SSES-Kinder hochsignifikant mehr nichtlautgetreue Fehler als die sprachlich normal entwickelten Kinder machen. Bei den orthografischen Fehlern und den Fehlern in der Groß- und Kleinschreibung war kein signifikanter Unterschied zwischen den Gruppen festzustellen. Somit taucht die Frage auf, warum die Fehlerverteilung verhältnismäßig ungleich ist. Dies könnte auswertungsbedingt daran liegen, dass der N-Fehler bei den SSES-Kindern sehr viel häufiger auftritt, da jedes falsch geschriebene Wort in dieser Untersuchung nur einer Fehlerkategorie zugeordnet wurde (wenn das Wort falsch geschrieben und auch nicht lautgetreu verschriftet und zusätzlich die Groß- und Kleinschreibung nicht beachtet worden ist, wurde dies nur als N-Fehler gezählt, nicht noch zusätzlich als G-Fehler).

Bei der Bewertung der Fehlerkategorien – und damit dieses Ergebnisses – wird deutlich, dass der N-Fehler für die Rechtschreibleistung sehr viel schwerer wiegt, da er zeigt, dass das Kind über keinen oder einen nur sehr mangelhaften Eintrag eines dem Leistungsstand einer ersten Klasse angemessenen Wortes in das orthografische Lexikon verfügt und auch nicht in der Lage ist, es lautgetreu zu verschriften. Die SSES-Kinder machen folglich am Ende der ersten Klasse hoch signifikant häufiger Fehler, die zeigen, dass sie nicht in der Lage sind, ein Wort rechtschreiblich richtig oder zumindest lautgetreu richtig zu schreiben. Dies zeigen auch die insgesamt hoch signifikant geringeren richtigen Schreibweisen der Wörter. Es lässt sich vermuten, dass eine große Anzahl spezifisch sprachentwicklungsgestörter Kinder am Ende der ersten Klasse nicht in der Lage ist, ein Wort phonemisch zu segmentieren und möglicherweise die Graphem-Phonem-Korrespondenz-Regeln noch nicht vollständig erfasst hat. Hier findet sich eine Bestätigung für die Annahme, dass SSES-Kinder erst sehr viel später in der Lage sind, Phonemsegmentationen durchzuführen als sprachnormale Kinder.

Ähnliche Ergebnisse liegen in der deutschsprachigen Fachliteratur von KLICPERA et al. (1993) vor. In deren Untersuchung begingen die SSES-Kinder besonders viele Fehler beim Schreiben von Wörtern mit komplexen Phonemfolgen, welche ebenfalls auf Schwierigkeiten bei der Phonemanalyse hinwiesen. Der

Mangel an phonematischer Bewusstheit ist am Ende der ersten Klasse bei spezifisch sprachentwicklungsgestörten Kindern nach wie vor ausgeprägt, also nicht auch nur annähernd durch die Schriftspracherwerbserfahrungen aufgeholt, und stellt somit ein spezifisches Hemmnis für das Erlernen des Schriftspracherwerbs dar. Dieses Ergebnis lässt sich auch in den weiteren Schuljahren verfolgen. GASTEIGER-KLICPERA & KLICPERA (2005) untersuchten bei Schülern mit und ohne SSES der 2.-4. Klasse die Rechtschreibleistungen. Dabei war für die Autoren zunächst die Fähigkeit zur lautgetreuen Wiedergabe der Wörter bedeutungsvoll. Es zeigte sich, dass die sprachlich normal entwickelten Kinder mit durchschnittlichen Rechtschreibleistungen sehr viel öfter Wörter richtig schrieben und weniger nichtlautgetreue Fehler machten als die spezifisch sprachentwicklungsgestörten Kinder. Dabei ließen sich außerdem signifikante Interaktionen mit der Klassenstufe nachweisen. Die Verbesserung der Rechtschreibleistungen bei den SSES-Kindern basierte auf der Abnahme der in den unteren Klassenstufen sehr häufig auftretenden nichtlautgetreuen Fehler, wobei die sprachnormalen Kinder von Anfang an nur sehr wenige dieser Fehler machten. Auch in der eigenen Untersuchung wird deutlich, dass es den spezifisch sprachentwicklungsgestörten Kindern sehr viel häufiger nicht gelingt, Wörter phonemisch zu verschriften. Betrachtet man die Verfügbarkeit orthografischen Wissens bei beiden Gruppen, so zeigt sich hier ebenfalls ein deutlicher Unterschied. Spezifisch sprachentwicklungsgestörten Kindern fällt es bedeutend schwerer, orthografische Regelhaftigkeiten richtig zu produzieren (ebd.). Dieser negative Trend der Rechtschreibleistungen sprachentwicklungsgestörter Schüler zieht sich bis in das Jugend- und Erwachsenenalter und wird von den Betroffenen bewusst als schlecht eingeschätzt (NAUCLÉR & MAGNUSSON 1998).

5.3.2. Lesen - häufige Wörter, kurzer Text und wortunähnliche Pseudowörter

Die wesentlich schlechteren Leseleistungen der Untersuchungsgruppe lassen sich in die vorliegenden Ergebnisse der Fachliteratur einordnen (vgl. KLICPERA & GASTEIGER-KLICPERA 1998; KLICPERA et al. 1993; CATTS 1993; KAMHI & CATTS 1986). So bestätigt die im Theorieteil genauer beschriebene Studie von CATTS (1993) an 56 Kindern mit SSES und 30 normal sprechenden Kindern den Zusammenhang zwischen Sprachentwicklungsstörungen und Leseschwierigkeiten. Sie verweisen analog zur eigenen Untersuchung darauf, dass Kinder mit SSES ein erhöhtes Risiko haben, eine Lese-Rechtschreibstörung zu entwickeln. Eine große Anzahl der untersuchten Kinder mit Sprachentwicklungsauffälligkeiten beginnen bereits im frühen Schulalter hinter dem Leistungsstand der sprachlich normal entwickelten Kinder zurückzufallen, so wie es die eigene Untersuchung für das Ende der 1. Klasse gezeigt hat. Allerdings darf dieses Ergebnis nicht pauschalisiert werden. In Untersuchungen konnte ebenfalls nachgewiesen werden, dass es 'nur' ca. 50 % der SSES-Kinder sind, die auf einem unterdurchschnittlichen Level lesen (vgl. CATTS 1993; MAGNUSSON & NAUCLÉR 1990a,b). Es gibt SSES-Kinder mit guten bis sehr guten Leseleistungen (CATTS 1993).

MAGNUSSON & NAUCLÉR (1990a) fassen zusammen, *„thus, although it is undeniable that the language disorder places a child at risk, it does not necessarily mean that such a child is always achieving a lower reading and spelling level than a normally speaking child."* (ebd., 279). CATTS & KAMHI (1999b) tragen den spezifischen Schwierigkeiten sprachentwicklungsgestörter Kinder in ihrer neuen *Classification of Reading Disabilities* Rechnung. Darin klassifizieren sie Subtypen, die sich hinsichtlich der Auffälligkeiten beim Leseerwerb, die zwischen schwachen Lesern mit Schwierigkeiten lediglich bei der Wortrekognition und schwachen Lesern, die in der Wortrekognition *und* dem Sprachverständnis Probleme haben (Kinder der eigenen Untersuchungsgruppe), unterscheiden. Möglicherweise hilft diese störungsspezifische Einteilung, auf Besonderheiten beim Erlernen der Schriftsprache von SSES-Kindern aufmerksam zu machen.

In den Untersuchungen wurde übereinstimmend gezeigt, dass die Gruppe der SSES-Kinder eine geringere Leseentwicklung aufweist als sprachlich normal entwickelte Vergleichsgruppen. Um die Entwicklung des Leseerwerbs bei SSES-Kindern genauer analysieren zu können, haben GASTEIGER-KLICPERA & KLICPERA (2005) die Leseleistungen an sprachnormalen und sprachentwicklungsgestörten Kindern über drei Klassenstufen miteinander verglichen. Dabei wurde deutlich, dass die Lesefähigkeit bei durchschnittlich lesenden sprachnormalen Kindern signifikant größer ist als bei den SSES-Kindern. Die Kinder mit einer spezifischen Sprachentwicklungsstörung haben sowohl stärkere Schwierigkeiten beim Erlesen von Pseudowörtern als auch beim Erlesen häufiger Wörter[110]. Die Ergebnisse dieser Untersuchung der Arbeitsgruppe um Klicpera sind vollständig kompatibel mit den Ergebnissen der eigenen Untersuchung.
Die spezifisch sprachentwicklungsgestörten Kinder der eigenen Untersuchung hatten die größten Schwierigkeiten beim Erlesen eines kurzen Textes (α = 0,000), gefolgt vom Erlesen häufiger Wörter (α = 0,001) und dem Pseudowortlesen (α = 0,013).
In der vorliegenden Studie konnten die SSES-Kinder ca. 5 Wörter aus dem Subtest *Häufige Wörter* weniger korrekt erlesen, und waren damit hoch signifikant schlechter, als die sprachnormale Altersvergleichsgruppe. Dies verweist auf Defizite in der direkten automatischen Worterkennung. Nach GASTEIGER-KLICPERA & KLICPERA (2005) haben sprachentwicklungsgestörte Kinder mehr Schwierigkeiten bei der phonologischen Rekodierung als beim Abruf bereits bekannter Wörter. Dies zeigt sich in der eigenen Untersuchung jedoch nicht. Hier hatten die spezifisch sprachentwicklungsgestörten Kinder größere Probleme bekannte Wörter aus dem orthografischen Lexikon abzurufen als wortunähnliche Pseudowörter zu rekodieren. Auffallend war, dass viele der SSES-Kinder die häufigen Wörter ebenfalls über das phonologische Rekodieren zu erlesen versuchten, also nicht auf bereits abgespeicherte Wortformen im mentalen ortho-

---

[110] Der Subtest *Lesen häufiger Wörter* umfasst eine Wortliste mit Wörtern, die im Anfangsunterricht besonders häufig geübt werden.

grafischen Lexikon zurückgreifen konnten. Sie setzten die weitaus schnelle Lesestrategie des direkten automatischen Worterkennens seltener ein. Das könnte daran liegen, dass die häufigen Wörter nicht zugriffsbereit gespeichert bzw. abrufbar waren.
SSES-Kinder setzen folglich bei sehr einfachen, bekannten Wörtern am Ende der ersten Klasse noch überwiegend den indirekten Leseweg (vgl. COLTHEART 1978) ein bzw. befinden sich auf der alphabetischen Stufe (FRITH 1986). Sie zeigen somit ein niedrigeres Leseniveau als die Kinder der AVG, die bei bekannten Wörtern bereits über die direkte Lesestrategie verfügen.
In der vorliegenden Untersuchung hatten die spezifisch sprachentwicklungsgestörte Kinder im SLT die größten Probleme beim Erlesen des *kurzen Textes*. Dies bedarf der Erklärung, da der Text von der Wortwahl relativ einfach, dem zu erwartenden Leseniveau am Ende der ersten Klasse angemessen und nicht schwieriger war als die Wörter im Subtest "Häufige Wörter"[111]. An dieser Stelle muss angemerkt werden, dass die Kinder lediglich die Wörter phonologisch richtig rekodieren mussten, dabei erfolgte eine positive Berücksichtigung phonetischer Besonderheiten der sprachentwicklungsgestörten Kinder, jedoch keine Bewertung des Leseverständnisses. Möglicherweise lag es daran, dass die für das Lesen des Textes zur Verfügung stehende Verarbeitungskapazität zum Teil für das Leseverständnis "gebunden" wurde. Allerdings hätte dieses Abziehen der kognitiven Ressourcen vom phonologischen Rekodieren für das Leseverständnis genau das Gegenteil des Gewollten bewirkt. Es ist äußerst wahrscheinlich, dass die hohe Anzahl der nun phonologisch falsch rekodierten Wörter nicht zum gewünschten Verständnis des Gelesenen führt. In Untersuchungen zeigten sich immer wieder Defizite im Leseverständnis spezifisch sprachentwicklungsgestörter Kinder (vgl. u. a. DE MONTFORT SUPPLE 1998 für einen Forschungsüberblick; KLICPERA & GASTEIGER-KLICPERA 1998). Dabei erwies sich, dass Kinder mit besonderen Schwierigkeiten innerhalb der semantisch-syntaktischen Fähigkeiten auch besondere Schwierigkeiten im Leseverständnis haben (CATTS 1993; BISHOP & ADAMS 1990; ROTH & SPEKMAN 1989; SHRIBERG & KWIATKOWSKI 1988). Die sprachlichen Besonderheiten treffen auch auf die Kinder der Untersuchungsgruppe zu, welche zum größten Teil erhebliche syntaktische und lexikalische Probleme hatten[112]. Da das Leseverständnis in der vorliegenden Untersuchung aber nicht erhoben wurde, können folglich auch keine konkreten Aussagen über die Leseverständnisleistungen gemacht werden. In diesem Zusammenhang ist jedoch die Ansicht PERFITTIS (1985) kritisch zu sehen, der der Meinung ist, dass das Dekodieren von einzelnen Wörtern relativ unabhängig vom Wortverständnis ist. Wenn sich beide Bereiche jedoch begrenzte kognitive Ressourcen teilen müssen, stehen beide Vorgänge gezwungenermaßen in einem bestimmten Zusammenhang.

---

[111] Der Unterschied zwischen dem *Erlesen eines kurzen Textes* und dem *Lesen häufiger Wörter* ist relativ gering und nur tendenziell zu interpretieren.
[112] Die semantisch-lexikalischen und syntaktischen Sprachfähigkeiten sind folglich basale Fähigkeiten für das Verstehen von gedruckten Sätzen und Texten (vgl. CATTS 1993).

Angloamerikanische Untersuchungsergebnisse (u. a. KAMHI & CATTS 1986) zeigen in Übereinstimmung zu den Befunden der eigenen Untersuchung, dass spezifisch sprachentwicklungsgestörte Kinder große Schwierigkeiten beim Erlesen *wortunähnlicher Pseudowörter* haben. Das lässt auf Probleme beim phonologischen Rekodieren schließen. Eine Erklärung hierfür könnte sein, dass es den Kindern mit SSES noch nicht gelingt, zu einem Zeitpunkt die notwendigen Graphem-Phonem-Korrespondenz-Regeln vollständig zu erlernen und anzuwenden, wenn es altersgleiche, sprachnormale Kinder bereits tun. Die Ursache hierfür liegt möglicherweise im nicht phonemisch segmentierten Wortformlexikon, das so keine optimale Basis für das Erlernen der Buchstabe-Laut-Zuordnungen bildet. Weil die Kinder nicht auf phonemisch segmentierte Einheiten im Wortformlexikon zurückgreifen können, gelingt ihnen kein altersentsprechendes phonologisches Rekodieren.

Beobachtungen während der Testsituation haben ergeben, dass SSES-Kinder trotzdem ein Erlesen der Wörter durch phonologische Rekodierung versuchen. Es gelingt ihnen jedoch wesentlich mühevoller und langsamer.

5.3.3. Lesezeiten

Die Ergebnisse der eigenen Untersuchung zu den für das Lesen benötigten Zeiten lassen sich ebenfalls sehr gut in die aktuelle Fachliteratur einordnen. Bei allen erhobenen Leseleistungen brauchten die SSES-Kinder signifikant länger als die sprachlich normal entwickelten Kinder (Textlesen $\alpha = 0,003$, Häufige Wörter $\alpha = 0,013$, wortunähnliche Pseudowörter $\alpha = 0,041$).

GASTEIGER-KLICPERA & KLICPERA (2005) wiesen ebenfalls nach, dass SSES-Kinder signifikant mehr Zeit zum Erlesen von Wörtern und Pseudowörtern benötigten als sprachnormale Kinder. In deren Untersuchung gehörten 36,8 % der spezifisch sprachentwicklungsgestörten Kinder zu den untersten 15 %, wogegen nur 3,3 % der sprachnormalen Kontrollgruppenkinder unterdurchschnittlich langsam lasen. Weiterhin wurde deutlich, dass die Gruppe der SSES-Kinder über die ersten vier Klassenstufen hinweg einen langsameren Anstieg in der Entwicklung der Lesegeschwindigkeit hatten (vgl. ebd.).

Nach WIMMER & KRONBICHLER (2002) gilt die extrem verlangsamte Lesegeschwindigkeit als Kardinalsymptom für Legasthenie, die sich bei einer Vielzahl von Leseanforderungen nachweisen lässt. Besonders beeindruckend ist die Durchgängigkeit dieser speziellen Symptomatik, die nach Ansicht der Salzburger Forschungsgruppe weder auf sinnverstehendes Lesen eingegrenzt ist, also nicht isoliert mit Verständnisproblemen zu tun hat, noch auf lautes Lesen beschränkt ist, folglich auch nicht an einer reduzierten Artikulationsgeschwindigkeit liegen kann, noch isoliert auf das Lesen häufiger Wörter bezogen ist, wo eine Speicherschwäche für visuelle Wortformen vorliegen könnte.

Die Lesezeit legasthener deutschsprachiger Kinder beträgt etwa das Doppelte der Zeit normal lesender Kinder (WIMMER & KRONBICHLER 2002). Dieses bestätigte sich in der eigenen Untersuchung, in der sich zeigt, das die SSES-Kinder in den Subtests *Häufige Wörter* und im *Textlesen* fast das Doppelte der Zeit benötigten und im Subtest *Pseudowörter* immerhin noch ca. ein Drittel länger Zeit brauchen als die Altersvergleichsgruppe. Das auch beim Lesen von Pseudowörtern auftretende Defizit in der Lesegeschwindigkeit lässt darauf schließen, dass die defizitäre Leseleistung nicht nur auf fehlende Gedächtniseinträge für bekannte Wörter zurückzuführen ist, sondern auch Probleme im Eintrag und Abruf innerhalb der Buchstabe-Laut-Beziehung bestehen könnten. Besonders hinzuweisen ist in diesem Zusammenhang auf die Funktion des phonologischen Arbeitsgedächtnisses. Das phonologische Arbeitsgedächtnis hat die Aufgabe, die Wortform reihenfolgerichtig und vollständig bis zur Identifikation des zu erlesenen Wortes aufrecht zu erhalten (vgl. Modell des Arbeitsgedächtnisses von BADDELEY 2000 und Erläuterungen zur Funktion im Abschnitt *4. Sprachentwicklungsstörungen*; GATHERCOLE & PICKERING 2000). Unzulänglichkeiten in diesem Bereich führen zwangsläufig zu Auslassungen und Vertauschungen beim phonologischen Rekodieren und damit zu Wortverstümmelungen. Zum richtigen Erlesen eines bekannten Wortes bzw. eines Pseudowortes brauchen die Kinder folglich mehrere Versuche und damit wesentlich mehr Lesezeit.

Darüber hinaus sind vermutlich Dysfunktionen des Arbeitsgedächtnisses dafür verantwortlich, dass Wortformen nicht oder nur unvollständig im Wortformlexikon gespeichert werden können. Dies führt zu Beeinträchtigungen der Phonemsegmentation und zu Schwierigkeiten beim Aufbau von exakten Wortformen im orthografischen Lexikon. Die Zeit, die die Kinder zur Ergänzung der beim Abruf unvollständig abgespeicherten Wortformen benötigen, dürfte sich ebenfalls negativ auf die Lesegeschwindigkeit auswirken. Damit ist auch das Erreichen der orthografischen Stufe (FRITH 1986) bzw. die Anwendung des direkten Leseweges, als zeitlich effektivste Lesestrategie, (COLTHEART 1978) verzögert. Auffällig hohe Lesezeiten sind folglich ein Hinweis darauf, dass der Prozess des direkten Lesens beeinträchtigt ist.

5.3.4. Zusammenfassung

Zusammenfassend betrachtet, spiegeln die Ergebnisse der eigenen Untersuchungen zu den Lese-Rechtschreibfähigkeiten spezifisch sprachentwicklungsgestörter Kinder im Wesentlichen die Erkenntnisse, der im theoretischen Teil dieser Arbeit referierten Studien, wider. Sie dokumentieren, dass es eine spezifische Verbindung zwischen Sprachbeeinträchtigungen und Schriftspracherwerb gibt. Die Untersuchungsergebnisse indizieren, dass Kinder mit SSES in allen Teilbereichen des Schriftspracherwerbs ein erhöhtes Risiko für Störungen haben.

Die Ergebnisse der Salzburger Forschungsgruppe zeigten, dass sich Lese- und Rechtschreibstörungen nicht auf ein einziges neurokognitives Problem reduzieren lassen, sondern dass es unterschiedliche Vorläuferdefizite für die einzelnen Leistungen gibt, welche sich für die isolierte Leseschwäche in einem Defizit beim schnellen Benennen äußert, für die isolierte Rechtschreibschwäche in einem Defizit in der phonologischen Sensitivität. Bei Kindern, die sowohl im Rechtschreiben als auch im Lesen Einschränkungen aufweisen, sind folglich auch in beiden Vorläuferfähigkeiten Störungen zu vermuten. Nach WIMMER & KRONBICHLER (2002) spricht dieses Resultat gegen die im Englischen vielfach erfolgreich nachgewiesene phonologische Defizit-Hypothese (vgl. SWAN & GOSWAMI 1997) bei Lese-Rechtschreibstörungen im Deutschen. Die eigene Untersuchung lässt jedoch eher Evidenzen für ein phonologisches Problem erkennen, da sich sowohl im Wortformlexikon als auch in den metaphonologischen Fähigkeiten der SSES-Kinder deutlich geringere Leistungen zeigen als bei altersgleichen sprachnormalen Kindern.

Um diesen Zusammenhang zu begründen, soll im Folgenden kurz die Erklärungsrelevanz der *lexical restructuring theory* (METSALA & WALLEY 1998) für die Lese-Rechtschreibstörung genauer betrachtet werden. METSALA & WALLEY (1998) sind der Ansicht, dass die Einordnung des sich mehrheitlich in den Untersuchungen bestätigten phonologischen Kerndefizits bei Kindern mit LRS (Tendenzen diesbezüglich zeigen sich in der eigenen Untersuchung), unter einer Entwicklungsperspektive betrachtet werden muss. Analog zur LRT erklären sie, dass die segmentelle Restrukturierung der lexikalen Items bei Kindern mit LRS nicht in einer der Entwicklung angemessenen Form erfolgt ist. Viele der Probleme bei Kindern mit Lese-Rechtschreibstörungen sind parallel zur Wortspeicherung bei jüngeren Kindern zu betrachten, deren Speicher- und Abrufstrategie eher holistisch ist. Darauf lassen verschiedene Symptome lese-rechtschreibgestörter Kinder schließen. Zum Ersten zeigen LRS-Kinder zu einem wesentlich höheren Grad einen unsicheren Abruf der Wortanfänge (REED 1989 zit. in METSALA & WALLEY 1998), ähnlich wie es Kinder im frühen Vorschulalter tun, deren Produktion und Perzeption von Silben und ersten Phonemen mehr von kontextuellen Einflussfaktoren bestimmt sind, als es bei Kindern in der frühen Schulzeit der Fall ist. Zum Zweiten brauchen sowohl jüngere Kinder als auch schriftspracherwerbsgestörte Kinder mehr Sprechinput als ältere bzw. leserechtschreibnormale Kinder, um Wörter später wieder abrufen zu können (METSALA 1997b zit. in METSALA & WALLEY 1998). Zum Dritten unterscheidet sich die Abrufleistung jüngerer Kinder von der älterer Kinder und Erwachsener besonders bei ihnen weniger geläufigen Wörtern (METSALA 1997a zit. in METSALA & WALLEY 1998). Das wird ebenfalls bei Kindern mit LRS deutlich, die die meisten Schwächen beim Abruf wenig bekannter, vielsilbiger und komplexer Wörter erkennen lassen. Letztendlich zeigt sich sowohl bei LRS-Kindern als auch bei jüngeren Kindern eine geringere Fähigkeit zur Identifikation von Phonemen. Dies indiziert, dass die Wortsegmente der LRS-Kinder noch in größere Einheiten, also nicht als Phoneme, gespeichert sind, als es vom Alter her zu erwarten wäre (METSALA & WALLEY 1998).
METSALAS (1997b zit. in METSALA & WALLEY 1998) Beobachtungen führen zu zwei Schlussfolgerungen. Einerseits scheint es eine direkte Verbindung zwischen Wortabruf und Leseleistung zu geben, andererseits ist die Verbindung –

und dies ist für die eigene Untersuchung bedeutsam – zwischen Sprach- und Schriftspracherwerb entwicklungsabhängig. Segmentelle Repräsentationen des mentalen Lexikons haben einen Einfluss auf das Entschlüsseln des alphabetischen Codes für die frühe Leseentwicklung. Das könnte eine Erklärung für die Ergebnisse der vorliegenden Studie sein, die analog zur LRT einen linearen Einfluss zwischen Wortschatzumfang, metaphonologischen Fähigkeiten und Schriftspracherwerb vermuten lassen. Die LRT stellt eine nachvollziehbare und den gegenwärtigen Forschungsstand reflektierende Theorie dar, die sicherlich noch weiterer Forschungen bedarf, um die Beziehung zwischen segmenteller Repräsentation und Lese-Rechtschreibstörung genauer aufzuzeigen. Tatsache ist, dass sie eine gewisse Erklärungsrelevanz, sowohl für die geringe Entwicklung metaphonologischer Fähigkeiten als auch für die mehrheitlich eingeschränkten schriftsprachlichen Fähigkeiten von SSES-Kindern, also von Kindern mit einem eingeschränkten Wortschatz, besitzt.

Den Zusammenhang zwischen schriftsprachlichen Leistungen und spezifischen Vorläuferfähigkeiten wie den metaphonologischen Fähigkeiten gilt es im weiteren Verlauf der Diskussion noch zu erörtern.

5.4. METAPHONOLOGISCHE FÄHIGKEITEN UND LESE- UND RECHTSCHREIBLEISTUNGEN

Eine zentrale und dieser Arbeit zugrunde liegende Annahme über die metaphonologische Entwicklung ist, dass es eine starke Verbindung zwischen den kindlichen metaphonologischen Fähigkeiten und ihrem Erfolg beim Schriftspracherwerb gibt. Dabei zeigen Kinder mit guten metaphonologischen Fähigkeiten im Vorschulalter in der Regel einen erfolgreichen Schriftspracherwerb, wogegen Kinder mit geringen metaphonologischen Fähigkeiten Schwierigkeiten beim Erwerb des Lesens und Schreibens aufweisen können (vgl. u. a. KÜSPERT 1998; MANNHAUPT & JANSEN 1989). Die Ergebnisse dieser Untersuchung bestätigen diese Annahme. Analog zu den Befunden der aktuellen Fachliteratur (u. a. LANDERL 2001; JANSEN et al. 1999; KÜSPERT & SCHNEIDER 1999; PLAZA 1997; BIRD et al. 1995; CATTS 1993; MAGNUSSON & NAUCLÉR 1990a, b; WAGNER & TORGESEN 1987; OLOFSON & LUNDBERG 1983) verweisen die Ergebnisse der vorliegenden Studie auf spezifische Zusammenhänge zwischen metaphonologischen Fähigkeiten und Schriftspracherwerbsleistungen. Sie unterscheiden sich jedoch zwischen den beiden untersuchten Populationen deutlich:
Entsprechend der Fachliteratur (KÜSPERT 1998) wurde ersichtlich, dass metaphonologische Fähigkeiten in der Altersvergleichsgruppe prädiktiv für die Schriftspracherwerbsleistungen sind. Dabei müssen die metaphonologischen Fähigkeiten jedoch differenziert betrachtet werden, da bestimmte metaphonologische Fähigkeiten für den Schriftspracherwerb bedeutsamer sind als andere. In der Gruppe der spezifisch sprachentwicklungsgestörten Kindern wird der Einsatz metaphonologischer Fähigkeiten zur Bewältigung des Schriftspracherwerbs

bis zum Ende der ersten Klasse in Frage gestellt (vgl. *4. Ergebnisse* in diesem Kapitel; HARTMANN 2002). Aufgrund der sehr unterschiedlichen Befunde in beiden Gruppen erscheint es sinnvoll, die Ergebnisse entsprechend den Gruppenleistungen zu diskutieren. Hierbei soll mit der Altersvergleichsgruppe begonnen werden, da sie so als Vergleichsnorm für die Leistungen der Untersuchungsgruppe dienen kann.

Altersvergleichsgruppe
In einer Vielzahl von Untersuchungen wurde der Zusammenhang zwischen vorschulischen metaphonologischen Fähigkeiten und der Lese-Rechtschreibfähigkeit im Grundschulalter nachgewiesen (u. a. KÜSPERT 1998; MARX et al. 1993; BRADLEY & BRYANT 1991). Die Frage danach, welcher Aspekt der vorschulischen metaphonologischen Fähigkeiten eine Prädiktion für bestimmte Fähigkeiten des Schriftspracherwerbs zulässt, ist jedoch wenig beleuchtet worden. Die Ergebnisse der eigenen Untersuchung zu dieser Fragestellung sollen nun in den Zusammenhang der, leider kaum differenzierten, aktuellen Forschungslage eingeordnet werden. Anzumerken ist, dass die englischsprachigen Forschungsbemühungen aufgrund der uneinheitlicheren Graphem-Phonem-Zuordnungen im Englischen und der daraus folgenden unterschiedlichen Bewertung der Lese-Rechtschreibleistung nur bedingt mit den vorliegenden Ergebnissen vergleichbar sind. Ein wesentlicher Unterschied zwischen dem Leseerwerb englischsprachiger und deutschsprachiger Kinder ist, dass bei normal entwickelten deutschsprachigen Kindern die logographische Phase im Gegensatz zu englischsprachigen Kindern kaum beobachtbar ist. Deutschsprachige Kinder lernen bereits in den ersten Schulwochen die Zuordnung von Buchstaben zu Lauten und damit das phonologische Rekodieren. Dies geschieht zwar noch nicht mit sämtlichen Buchstabe-Laut-Beziehungen, kann aber auch nicht mehr als globalisiertes Erkennen bezeichnet werden (vgl. GASTEIGER-KLICPERA & KLICPERA 2005).
Um die einzelnen Zusammenhänge zwischen den Leistungen des Schriftspracherwerbs und den Prädiktoren innerhalb der metaphonologischen Fähigkeiten interpretieren zu können, muss auf Erkenntnisse und Modelle der Lese-Rechtschreibforschung (ROMONATH & GREGG 2003; GOSWAMI 1988; FRITH 1986; GÜNTHER 1986; COLTHEART 1978) Bezug genommen werden. Erläuterungen diesbezüglich erfolgten bereits in den theoretischen Ausführungen (vgl. *1. Normaler und gestörter Schriftspracherwerb* im *2. Kapitel*), so dass an dieser Stelle nur zentrale Aspekte zusammenfassend wiederholt werden sollen.
Für das Erlernen des Lesens und Schreibens werden phonologische und orthografische Verarbeitungsprozesse als bedingend angesehen. Die phonologischen Informationsverarbeitungsprozesse ermöglichen es dem Lernenden im späten Vorschulalter die Primärsprache als eine Folge von Lauten wahrzunehmen (metaphonologische Fähigkeiten auf phonemischer Basis) und mit diesen Lauten, aber auch mit Silben und Reimen, umzugehen. Dies geschieht normalerweise in einem angemessenen Tempo, welches durch Automatisierungsprozesse in einem anderen Bereich der phonologischen Informationsverarbeitung, dem phoneti-

schen Rekodieren aus dem semantischen Lexikon, bedingt wird. Notwendig für die phonologische Verarbeitung ist weiterhin ein funktionierendes Arbeitsgedächtnis, welches die zu lesenden bzw. zu schreibenden Phonemfolgen eine angemessene Zeit aufrecht erhält und so die entsprechende Verarbeitung ermöglicht. Die orthografischen Prozesse sind durch die Fähigkeit, Laut- und Schriftbilder einzelner Wörter aus dem orthografischen Lexikon automatisiert abzurufen, gekennzeichnet (vgl. ROMONATH & GREGG 2003). Phonologische und orthografische Verarbeitungsprozesse stehen in einem entwicklungs- und strategiebedingten Zusammenhang (ebd.), der durch unterschiedliche Modellvorstellungen verdeutlicht werden kann. Dies wird beispielsweise in den Stufenmodellen zum Leseerwerb (vgl. FRITH 1986; GÜNTHER 1986) und im Modell der zwei Lesewege nach COLTHEART (1978) deutlich.

Innerhalb des Modells von Coltheart findet man einerseits eine *indirekte Strategie*, die vornehmlich von Leseanfängern, aber auch von kompetenten Lesern bei unbekannten Wörtern, verwendet wird. Dabei wird dem Graphem aufgrund erlernter Zuordnungsregeln ein Phonem zugeschrieben, so dass es durch langsame Umkodierungen zur Rekodierung eines Wortes kommt, für das es noch keinen Eintrag im mentalen Lexikon gibt. Dieser Weg kann als phonologische Verarbeitung definiert werden. Der kompetente Leser verwendet dagegen bei bekannten Wörtern die *direkte Strategie*, indem er den graphemischen Wortbildern direkt die phonologischen Wortformen zuweist. Dabei ist der Zugriff auf das mentale Lexikon weitestgehend automatisiert, das mühsame Bilden von Graphem-Phonem-Korrespondenzen ist nicht mehr notwendig. Dieser Weg beschreibt die orthografische Verarbeitung. Beide Wege sind im Leseerwerbsprozess involviert (COLTHEART 1978). Es wird jedoch davon ausgegangen, dass zunächst die phonologische und mit zunehmender Schriftspracherwerbserfahrung die orthografische Strategie zum Einsatz kommt (vgl. ROMONATH & GREGG 2003).

In Untersuchungen (LANDERL 1996) wird vermutet, dass das Erlesen von neuen Wörtern auch über Analogiemechanismen, wie es das *interactive analogy model of reading development* von GOSWAMI (1993) aufzeigt, ermöglicht wird. Dabei erfolgt eine Vernetzung von orthografischen und phonologischen Strategien, die auf bereits im mentalen Lexikon abgespeichertes Wissen über Wörter, Silben und Phoneme beruht. Innerhalb der LRS-Forschung wurde die Bedeutung phonologischer und orthografischer Verarbeitungsprobleme erkannt (SCHULTE-KÖRNE 2001; ADAMS & GATHERCOLE 1995) und soll nun auch in der vorliegenden Untersuchung zur Erklärung der Ergebnisse[113] herangezogen werden.

---

[113] In der englischsprachigen Fachliteratur wird im Rahmen der LRS-Forschung die "Doppel-Defizit-Hypothese" (BOWERS & WOLF 1993) diskutiert. Darin wird vermutet, dass Kinder mit Lese-Rechtschreibstörungen neben dem erheblichen phonologischen Problem gleichzeitig Schwierigkeiten beim Abruf aus dem Gedächtnis haben. Das unzureichende phonetische Rekodieren beim Zugriff auf das semantische Lexikon erschwert sowohl das Erkennen von Buchstaben als auch den lexikalischen Abruf und sollte somit als eine Ursache für LRS auch bei Kindern mit SSES in Betracht gezogen werden. Inwieweit die hier untersuchten Kinder betroffen waren, lässt sich anhand der Untersuchungskonzeption nicht nachweisen.

Die *Rechtschreibleistung* der sprachnormalen Kinder wird von der phonematischen Wortsegmentierung vorausgesagt. Dieses lässt sich anhand des Zweiwegemodells von COLTHEART (1978) erklären (siehe Erläuterungen in diesem Abschnitt und unter *1. Normaler und gestörter Schriftspracherwerb* im 2. Kapitel). Wie die Ergebnisse der vorliegenden Untersuchung erkennen lassen, sind sprachlich normal entwickelte Kinder am Ende der ersten Klasse überwiegend in der Lage, bekannte Wörter orthografisch richtig oder zumindest lautgetreu zu schreiben. Das heißt, dass sie die Regeln der Graphem-Phonem-Korrespondenz beherrschen und bereits z. T. auf orthografische Regelhaftigkeiten zurückgreifen können. Die Kinder scheinen zwischen beiden Strategien zu wechseln. Der Aufbau eines orthografischen Lexikons hat begonnen und wird zur Bewältigung der Aufgaben eingesetzt (direkte Strategie); Wörter ohne orthografischen Eintrag werden lautgetreu (indirekte Strategie) verschriftet.

LANDERL et al. (1996) stellten fest, dass Aufgaben aus dem Bereich der frühen metaphonologischen Fähigkeiten besonders gut die Rechtschreibleistung vorhersagen und spätere metaphonologische Aufgaben besonders prädiktiv für die Leseleistung sind. Dies zeigt sich in der eigenen Untersuchung nicht. Hier war der einzige Prädiktor für die Rechtschreibleistung die späte metaphonologische Fähigkeit der phonematischen Wortsegmentierung. Erwähnt werden soll, dass in den Korrelationsanalysen die Alliterationsaufgaben ebenfalls in signifikantem Zusammenhang mit dem *Rechtschreiben* stand, sich jedoch in den Prädiktorenberechnungen kein Einfluss mehr zeigte.

Für die *Leseaufgaben* spielen verschiedene Variablen der metaphonologischen Fähigkeiten eine Rolle: Sowohl beim *Erlesen häufiger Wörter* als auch beim *Erlesen wortunähnlicher Pseudowörter* wurden in der Altersvergleichsgruppe erhebliche prädiktive Zusammenhänge mit der Silbensegmentation erkennbar. Möglicherweise verwenden die Kinder neben dem Erkennen von Ganzwörtern (direkte Strategie) eine Lesestrategie, die sich auf häufig im Schriftspracherwerb vorkommende Wortsegmente, z. B. Silben, bezieht.

Das *Lesen wortunähnlicher Pseudowörter* steht außerdem mit der phonematischen Wortsegmentierung in prädiktiver Beziehung. In der vorliegenden Untersuchung weist die Aufgabe zur phonematischen Wortsegmentierung die meisten Korrelationen und Prädiktoren mit dem späteren Schriftspracherwerb auf. Die immense Bedeutung vorschulisch erworbener Fähigkeiten zur lautlichen Durchgliederung wurde in zahlreichen Studien (u. a. KÜSPERT 1998; BRYANT & BRADLEY 1980) nachgewiesen. Das Erkennen von Lauten in einem Wort erleichtert das Erlernen der Graphem-Phonem-Korrespondenzen erheblich (u. a. BRYANT et al. 1990), welche als notwendige Voraussetzung zum Erlernen der alphabetischen Strategie fungiert (vgl. FRITH 1986; GÜNTHER 1986). Sie ist damit für das Erreichen der alphabetischen Schriftspracherwerbsstufe verantwortlich und stellt einen Teil der Fähigkeit für die phonologische Verarbeitungsstrategie bzw. den indirekten Leseweg (vgl. COLTHEART 1978) dar. Die Ergebnisse verweisen auf die Erkenntnis, dass die deutschsprachigen Kinder, im Gegensatz zu den altersgleichen Kindern englischer Muttersprache, vorschulisch über so ausreichende phonologische Informationsverarbeitungsmechanismen verfügen, dass sie bereits nach wenigen Schulwochen in den Anfängen der alphabetischen Stufe lesen und schreiben. Sie überspringen dabei meist die von FRITH (1986) und GÜNTHER (1986) propagierte logographische Stufe.

Für das *Erlesen eines kurzen Textes* hat die Alliteration produktiv prädiktive Bedeutung. Das Erlesen eines kurzen Textes wird von den metaphonologischen Prädiktoren jedoch am wenigsten vorhergesagt. Warum lediglich das Benennen von Anlauten im Vorschulalter eine, wenn auch geringe, Bedeutung für das Lesen kurzer Texte hat, kann nicht schlüssig erklärt werden. Anscheinend werden für diesen Aspekt des Schriftspracherwerbs andere, hier nicht erhobene Fähigkeiten, eine größere Rolle spielen.

Die *Lesezeit* wird von der Alliteration rezeptiv mit lediglich 24,4 % vorhergesagt. Auch hier kann vermutet werden, dass andere Variablen (Abruf aus dem semantischen Lexikon, Funktion des Arbeitsgedächtnisses) eine entscheidende Rolle spielen. Auf diese Zusammenhänge wurde unter *5.3.3. Lesezeiten* genauer eingegangen.

Im Folgenden soll sich eine Gesamteinschätzung der z. T. unerwartet gering auftretenden metaphonologischen Prädiktoren für den Schriftspracherwerb anschließen.

Dass der Einfluss metaphonologischer Fähigkeiten auch bei sprachlich normal entwickelten Kindern nicht immer eindeutig belegt werden kann, enthüllte eine Studie der Universität Hamburg. In einer Untersuchung von OKWUMO & MAY (1999) zur Bedeutung der phonemischen Bewusstheit für den Rechtschreiberwerb zeigten sich keinerlei Verbindungen. Widersprüchlicherweise ist in deren Untersuchung sogar die untrainierte Kontrollgruppe am Ende der ersten Klasse rechtschreiblich besser als die mit einem phonemischen Trainingsprogramm (vgl. SCHNEIDER & REIMERS 1991) geförderte Untersuchungsgruppe.

In diesem Zusammenhang muss die Modellvorstellung von BRYANT et al. (1990; BRADLEY & BRYANT 1985) hinsichtlich der Behauptung, dass die Reim- und Phonemerkennung einen separaten Einfluss auf den Schriftspracherwerb haben, kritisch hinterfragt werden. Es lässt sich in der eigenen Untersuchung nicht zeigen, dass die Reimfähigkeit einen separaten Einfluss auf die Schriftspracherwerbsleistung hat – zumindest nicht am Ende der ersten Klasse. Im Zuge von Längsschnittstudien müssten weitere Erhebungen zum Schriftspracherwerb die Bedeutung der Reimfähigkeit verfolgen. Als ein im Zusammenhang stehender Faktor sowie als zuverlässiger Prädiktor für die Schriftspracherwerbsleistung am Ende der ersten Klasse, hat sich die auch von BRYANT et al. (1990) angenommene Fähigkeit zur Phonemsegmentation erwiesen.

Verallgemeinernd lässt sich sagen, dass die späteren metaphonologischen Fähigkeiten, welche phonematische Segmentierungsfähigkeiten beinhalten, für den

Schriftspracherwerb sprachlich normal entwickelter Kinder eine größere Rolle spielen, als frühere metaphonologischen Fähigkeiten, die das Erkennen größerer Einheiten, wie Reime, umfassen. Die Bedeutung der *einzelnen* Variablen für den gesamten Schriftspracherwerb erscheint insgesamt eher schwach. Es sticht keine metaphonologische Variable als besonders bedeutsam heraus und klärt eine größere Varianz auf. Lediglich die phonematische Wortsegmentierung und das Silbenklopfen sind als Prädiktoren für unterschiedliche Schriftspracherwerbsleistungen zweifach vertreten. Diese Fähigkeiten scheinen in besonderem Maße eine Voraussetzung für das Erlernen der phonologischen und orthografischen Verarbeitungsstrategien (COLTHEART 1978) zu sein. Dabei wirken die Prädiktoren der "Phonemsegmentation" vermutlich besonders auf die phonologische Verarbeitungsstrategie, da sie wichtig beim Erlernen der Graphem-Phonem-Korrespondenz sind. Der Prädiktor "Silbenklopfen" verweist möglicherweise besonders auf die orthografischen Verarbeitungsstrategien, da das Abspeichern größerer (hier silbischer) Graphem-Einheiten vermutlich mit dem Erlernen orthografischer Merkmale verbunden ist.

Fraglich ist, inwieweit Kinder am Ende der ersten Klasse diese bereits bei unbekannten Wörtern im Sinne von Analogiemechanismen einsetzen können. Im Gegensatz zu einer Anzahl von englischsprachigen Untersuchungen (BRYANT et al. 1990; GOSWAMI 1988; BRADLEY & BRYANT 1985) hat, wie bereits erwähnt, die *Reimaufgabe* in der eigenen Untersuchung keine Bedeutung für die Rechtschreibung am Ende der ersten Klasse. Dieses stellt die Verwendung von Analogiestrategien, wie sie beispielsweise von GOSWAMI (1988) angenommen wird, zumindest für das Ende der ersten Klasse in Frage. Die Bedeutung der Reimfähigkeit wird in der Übertragung der Schreibweise gesehen: Wörter mit gemeinsamen Lauten bzw. Lautsequenzen, wie es Reimwörter darstellen, werden oft auch orthografisch gleich geschrieben. In der Untersuchung von GOSWAMI (1988) hat sich – im Gegensatz zur eigenen Studie – gezeigt, dass sich Leseanfänger der Verbindung zwischen Reim- und Buchstabenmustern bewusst sind. Möglicherweise wenden englischsprachige Kinder wesentlich eher Analogiestrategien im Schriftspracherwerb an. Die Analyse der Leseleistungen der vorliegenden deutschsprachigen Untersuchung verweist auf keinerlei Korrelationen, geschweige denn Prädiktoren, zwischen der Reimfähigkeit und einem der Leistungsbereiche des Schriftspracherwerbs. Die Bedeutung der Reimfähigkeit für den Erfolg beim Schriftspracherwerb muss folglich hinterfragt werden. Die sprachlich normal entwickelten Schriftsprachanfänger können anscheinend zwischen den gleich klingenden Lautmustern bei Reimen, die sie gut erkennen, und den entsprechenden Buchstabenmustern nach einem Schuljahr (noch) keine Beziehung herstellen. Möglicherweise zeigt sich erst in späteren Schuljahren die Bedeutung der Reimfähigkeit für den Erwerb der Orthografie, wenn eine ausreichende Differenzierung des orthografischen Lexikons erfolgt ist. Vermutlich wird es dafür analog zur Ausdifferenzierung des Wortformlexikons eine hinreichende Anzahl von Eintragungen geben müssen, die möglicherweise am Ende der ersten Klasse noch nicht erreicht wurde.

In der eigenen Studie bestätigen sich weitgehend die metaphonologischen Fähigkeiten der Silben- und Phonemsegmentation als Prädiktoren für die Lese-Rechtschreibleistung sprachlich normaler Kinder, wenn auch mit einer geringeren Varianzaufklärung als erwartet.

Untersuchungsgruppe
Innerhalb der Untersuchungsgruppe zeigen die Analysen, dass zwischen den metaphonologischen Fähigkeiten und dem Schriftspracherwerb kaum Korrelationen bestehen und die Prädiktionskraft metaphonologischer Variablen für die erhobenen Bereiche des Schriftspracherwerbs, bis auf zwei Ausnahmen, nicht nachweisbar ist.
So lassen sich für die Untersuchungsgruppe keine Voraussagen zwischen den vorschulisch erhobenen metaphonologischen Fähigkeiten und der *Rechtschreibung* treffen.
Für die *Leseaufgaben* ergaben sich einige Prädiktoren, die jedoch wenig Varianz aufklären. Sie lassen keine Schlüsse auf die *besondere* Bedeutung einer bestimmten metaphonologischen Variablen hinsichtlich des Schriftspracherwerbs zu: Das *Lesen häufiger Wörter* steht im signifikanten Zusammenhang mit der phonematischen Wortsegmentierung; die Silbensegmentation ist wichtig für das *Erlesen kurzer Texte*. Dies bedeutet, dass aus allen erhobenen metaphonologischen Fähigkeiten lediglich die phonematische Wortsegmentierung und die Silbensegmentation prädiktiv für einzelne Schriftspracherwerbsleistungen sind. Weitere metaphonologische Fähigkeiten, wie die Reimfähigkeit oder die Alliterationsaufgaben haben für keine Leistung im Schriftspracherwerb prädiktiv Bedeutung. Weiterhin leisten die phonematische Wortsegmentierung und das Silbenklopfen nur für jeweils eine Variable des Schriftspracherwerbs Voraussagen und klären jeweils unter 25 % auf. Für keine Variable der vorschulisch erhobenen metaphonologischen Fähigkeiten hat sich demnach in der vorliegenden Untersuchung eine besondere Bedeutung hinsichtlich spezifischer Leistungen beim Schriftspracherwerb am Ende der ersten Klasse nachweisen lassen. Eine nahe liegende Erklärung ist offenbar die, dass die metaphonologischen Fähigkeiten der Kinder mit SSES so gering sind, dass sich Zusammenhänge mit den Variablen des Schriftspracherwerbs nur vereinzelt zeigen lassen. Spezifisch sprachentwicklungsgestörte Kinder scheinen zur Bewältigung des Schriftspracherwerbs bis zum Ende der ersten Klasse nur wenige metaphonologische Fähigkeiten einzusetzen.
Da kaum Zusammenhänge zwischen den metaphonologischen Fähigkeiten und dem späteren Schriftspracherwerb aufgezeigt werden konnten, kann somit keine Aufschlüsselung der Befunde im Sinne einer systematischen Aufarbeitung einzelner Ergebnisse erfolgen. Es wird in den weiteren Ausführungen versucht, das Ergebnis als Ganzes zu interpretieren.

Als Ursache für eine Lese-Rechtschreibstörung weist eine große Anzahl von Untersuchungen auf mangelnde metaphonologische Fähigkeiten hin (GASTEI-

GER-KLICPERA & KLICPERA 2005; KLICPERA & GASTEIGER-KLICPERA 1993; PLAZA 1997; BIRD et al. 1995; CATTS 1993; MAGNUSSON & NAUCLÉR 1990a,b). Bei den eingeschränkten metaphonologischen Fähigkeiten lese-rechtschreibgestörter Kindern handelt es sich, nach Aussage von SCHULTE-KÖRNE (2002b, 21), nicht um eine verzögerte Entwicklung, sondern um eine „stabile Schwäche", deren signifikante Zusammenhänge sich sowohl im Vorschulalter (MAGNUSSON & NAUCLÉR 1990a) und in der Grundschulzeit (GASTEIGER-KLICPERA & KLICPERA 2005) als auch noch bei Jugendlichen und Erwachsenen in der Rechtschreibleistung zeigen lassen (BEHRND et al. 2003; ROMONATH & GREGG 2003; ROMONATH 2000). Die sich signifikant von der Altersvergleichsgruppe unterscheidenden geringeren metaphonologischen Fähigkeiten und die sich ebenfalls als signifikant schlechter erweisenden schriftsprachlichen Leistungen der sprachentwicklungsgestörten Kinder sind ebenfalls ein Ergebnis der vorliegenden Untersuchung und wurden an entsprechender Stelle diskutiert (*5.2. Leistungen in den Metaphonologischen Fähigkeiten, 5.3. Lese- und Rechtschreibleistungen*). Bei der Hypothesenherleitung wurde davon ausgegangen, dass die geringen metaphonologischen Fähigkeiten Probleme im Schriftspracherwerb bedingen können. Problematisch ist es, eine Verbindung zwischen beiden Bereichen zu zeigen, wenn sie sich in der statistischen Berechnung nicht widerspiegelt.

Die nur gering nachweisbaren metaphonologischen Prädiktoren lassen vermuten, dass SSES-Kinder nur sehr begrenzt bzw. (noch) nicht in der Lage sind, metaphonologische Fähigkeiten als eine Strategie zur Bewältigung des Schriftspracherwerbs einzusetzen. Sie scheinen zunächst auf andere, den Schriftspracherwerb beeinflussende, aber anscheinend weniger effektive Strategien auszuweichen. SCHNEIDER et al. (1998) weisen allerdings darauf hin, dass auch Vorschulkinder, die als Risikokinder für den Schriftspracherwerb diagnostiziert wurden, nicht in jedem Falle tatsächlich auch zu Problemkindern in der Schule wurden. Für einen erfolgreichen Schriftspracherwerb sind offensichtlich auch andere Einflussfaktoren wesentlich (vgl. OKWUMO & MAY 1999). Welche Faktoren dies sind, kann nur vermutet werden. SSES-Kinder können die Schriftsprache zwar erwerben, jedoch nicht mit dem gleichen Erfolg wie sprachlich normal entwickelte Kinder[114].

Bezugnehmend auf die Leistungen der Altersvergleichsgruppe kann davon ausgegangen werden, dass schriftsprachnormale Kinder am Ende der ersten Klasse für das Lesen und Schreiben unbekannter Wörter überwiegend phonologische Verarbeitungsmechanismen verwenden und für das Lesen und Schreiben bekannter Wörter bereits auf orthografische Strategien zurückgreifen. Den Ergebnissen zufolge können die spezifisch sprachentwicklungsgestörten Kinder diese Fähigkeiten mehrheitlich nicht altersentsprechend einsetzen. Sie haben sowohl eingeschränkte Strategien in der phonologischen (siehe Pseudowortlesen) als

---

[114] Ausnahmen beschreiben MAGNUSSON & NAUCLÉR (1990a, b).

auch in der orthografischen Verarbeitung (siehe Lesen häufiger Wörter, Schreiben bekannter Wörter). Während die Altersvergleichsgruppe bereits vorschulisch auf Phonemsegmentationsfähigkeiten zurückgreifen kann, die die Rechtschreibleistung vorhersagen, gibt es innerhalb der Untersuchungsgruppe keine metaphonologische Leistung mit ausreichender Prädiktionskraft. Möglicherweise versuchen die SSES-Kinder zunächst durch eine logographische Strategie (vgl. FRITH 1986), also durch den Abruf von Ganzwörtern aufgrund globaler visueller Merkmale, das Problem zu bewältigen. Dabei stützen sie sich vermutlich auf visuelle Strategien, ohne Einsicht in die Graphem-Phonem-Korrespondenz zu besitzen. Die Speicherung von Ganzwörtern funktioniert jedoch nur eine bestimmte Zeit, da die zunehmende Anzahl der zu erlernenden Wörter die Speicherkapazität des visuellen Wortformlexikons sehr schnell überschreitet[115]. Spätestens zu diesem Zeitpunkt müssten die Kinder die alphabetische Strategie einsetzen, um den Schriftspracherwerb erfolgreich zu meistern. Kindern mit SSES gelingt es jedoch nicht, die dafür notwendigen Graphem-Phonem-Korrespondenz-Regeln in einem normalen Zeitraum zu erlernen und anzuwenden. Sie benötigen dafür wesentlich länger als sprachnormale, gleichaltrige Kinder. Die Ursache dafür liegt möglicherweise am nicht phonemisch segmentierten phonologischen Wortformlexikon und den daraus folgenden geringen Phonemsegmentationsfähigkeiten. Da diese kognitiven Grundlagen noch weitgehend fehlen, dürfte es den betroffenen Kindern wesentlich schwerer fallen, den Buchstaben die entsprechenden Laute zuzuordnen.

Dementsprechend zeigen auch die SSES-Kinder dieser Studie im Durchschnitt nur geringe Leistungen, die für das Erreichen der alphabetischen Phase sprechen. Wie die Aufgliederung der Rechtschreibfehler der eigenen Untersuchung ergibt, haben SSES-Kinder spezifische Schwierigkeiten beim Erwerb des lautgetreuen Schreibens. Eine erhebliche Anzahl spezifisch sprachentwicklungsgestörter Kinder ist am Ende der ersten Klasse nicht in der Lage, ein Wort phonemisch zu segmentieren. Eine Ursache könnte der unvollständige Erwerb der Graphem-Phonem-Korrespondenz-Regeln sein. SSES-Kinder können folglich erst sehr viel später Phonemsegmentationen durchführen als es bei sprachnormalen Kindern der Fall ist.

Wie sich die Entwicklung metaphonologischer Fähigkeiten der SSES-Kinder im Laufe der ersten Klasse weiter vollzogen hat und ob sie nun über bessere frühe metaphonologische Fähigkeiten, wie das Bilden von Reimen und Silben, verfügen als im Vorschulalter, die sie dann zur Bewältigung des Schriftspracherwerbs einsetzen könnten, kann nicht aufgezeigt werden. Der Zusammenhang zwischen eingeschränkten metaphonologischen Fähigkeiten und Problemen beim Schriftspracherwerb ist in der Fachliteratur jedoch eindeutig dokumentiert.

---

[115] Dies könnte eine Erklärung dafür sein, dass eine LRS-Problematik häufig erst in der zweiten Klasse und später erkannt wird.

So weist ADAMS (1990) darauf hin, dass das Phonembewusstsein für ein effektives und effizientes Erlernen der Schriftsprache die größte Bedeutung hat. Gerade in diesem Bereich zeigen die Kinder der Untersuchungsgruppe ein erhebliches Defizit. Daher haben Kinder mit bis zu diesem Zeitpunkt gering ausgebildeten metaphonologischen Fähigkeiten, wie die SSES-Kinder der eigenen Untersuchung, mit dem Beginn des Schriftspracherwerbs besondere Probleme bei der Zuordnung der Graphem-Phonem-Korrespondenzen, welche für lange Zeit nicht normentsprechend bleiben (eingeschränkte phonologische Verarbeitung). Dieses spiegelte sich in der vorliegenden Untersuchung eindeutig in der hohen Fehleranzahl für orthografisch falsch geschriebene und auch nicht lautgetreu verschriftete Wörter wider. Da das Erkennen der Graphem-Phonem-Zuordnung aber die entscheidende Grundlage für das alphabetische Prinzip innerhalb der Schriftspracherwerbsstufen ist, sind das Lesen unbekannter Wörter sowie von Pseudowörtern und das phonematische Schreiben wesentlich beeinträchtigt, wie es sich bei der vorliegenden Untersuchungspopulation darstellt.

Den Zusammenhang zwischen eingeschränkten metaphonologischen Fähigkeiten und Lese-Rechtschreibstörungen zeigte auch PLAZA (1997; vgl. PLAZA et al. 2002) an französischsprachigen Kindern auf. Sie ging jedoch in ihrer Untersuchung anders vor, indem sie dyslexische Schüler (8;6 bis 11;0 Jahre) hinsichtlich ihrer sprachlichen und metaphonologischen Voraussetzungen untersuchte. Auch hier bestätigte sich die schwerere Beeinträchtigung von SSES-Kindern bei metaphonologischen Aufgaben. Es wurde sogar erkennbar, dass eine sprachlich normal entwickelte dyslexische Gruppe keine Probleme bei Silben- und Reimaufgaben, sondern lediglich bei Aufgaben zur Phonemanalyse hatte. Kinder mit SSES *und* LRS jedoch hatten in allen metaphonologischen Aufgabentypen signifikant geringere Fähigkeiten. Dies zeigt sich in der eigenen Untersuchung ebenfalls und zwar bereits vor dem Erwerb der Schriftsprache.

In einer Längsschnittstudie an englischsprachigen Kindern stellten BIRD et al. (1995) analog zur eigenen Untersuchung die Beziehung zwischen sprachlicher – bei der zitierten Untersuchung *phonologischer* – Beeinträchtigung, phonologischer Bewusstheit und dem Schriftspracherwerb dar. 31 Kinder mit expressiven phonologischen Einschränkungen wurden zu drei Zeitpunkten im frühen Schulalter hinsichtlich ihrer metaphonologischen und schriftsprachlichen Fähigkeiten mit einer Kontrollgruppe verglichen. Die phonologisch gestörten Kinder erzielten weitaus schlechtere Leistungen in allen Bereichen. Obwohl viele von ihnen Buchstaben kannten, hatten sie geringere Leseleistungen und waren kaum in der Lage Nonsenswörter zu verschriften. Die Autoren sind der Ansicht, dass beides, die Sprachbeeinträchtigung und die Probleme beim Schriftspracherwerb, mit den metaphonologischen Fähigkeiten der Silbenanalyse und dem Phonembewusstsein in Zusammenhang stehen.

Die im Theorieteil dieser Arbeit ausführlicher beschriebene Untersuchung von CATTS (1993) macht ebenfalls deutlich, dass SSES-Kinder eine geringere Leseentwicklung als sprachlich normal entwickelte Vergleichskinder haben. Insbesondere eine Untergruppe der SSES-Kinder, die besondere Auffälligkeiten in den Bereichen Syntax und Semantik hatte, war signifikant schlechter als sprachlich normal entwickelte Kinder. In einer größeren Untersuchung mit 115 schwedisch sprechenden Probanden konnten MAGNUSSON & NAUCLÉR (1990b) ebenfalls nachweisen, dass die Lese- und Rechtschreibleistungen vorschulisch prädiktiv mit Aufgaben zur Sprachbewusstheit in Beziehung stehen. Obwohl die angeführten Forschungserkenntnisse einen Zusammenhang zwischen geringen metaphonologischen Fähigkeiten und Schriftspracherwerbsproblemen bei sprachentwicklungsgestörten Kindern vermuten lassen, konnten sie in der eigenen Untersuchung nicht eindeutig rechnerisch nachgewiesen werden. Auch in ersten Trainingsstudien an spezifisch sprachentwicklungsgestörten Kindern im deutschsprachigen Bereich konnte gezeigt werden, dass der Einsatz metaphonologischer Strategien nur bedingt stattfindet. HARTMANN (2002) stellt fest, dass metaphonologische Fähigkeiten auch bei Kindern mit SSES vor der Schule erfolgreich trainiert werden können, sich jedoch keine mittelfristigen Effekte (Mitte der ersten Klasse) bei den trainierten Kindern erzielen lassen. Die geförderten Kinder zeigen keine Überlegenheit gegenüber der Kontrollgruppe in der phonologischen Bewusstheit und im Wortlesen und -schreiben. Ein metaphonologisches Vorschultraining bei Risikokindern erscheint folglich nicht ausreichend. Es muss auf die Primarstufe ausgedehnt und durch die Förderung weiterer für den Schriftspracherwerb relevanter Fähigkeiten angereichert werden (ebd.).

Festzuhalten ist, dass sich zwischen den vorschulischen metaphonologischen Fähigkeiten der spezifisch sprachentwicklungsgestörten Kinder und ihren Leistungen im Schriftspracherwerb am Ende der ersten Klasse wenig Prädiktoren zeigen lassen, die für die Bewältigung des Schriftspracherwerbs nutzbar gemacht werden können. Nicht dargestellt werden kann, ob und welche metaphonologischen Fähigkeiten die SSES-Kinder zum Ende der ersten Klasse erworben haben und nun möglicherweise für die Bewältigung der Schriftsprache zur Verfügung stehen. Die wiederholte Erhebung der metaphonologischen Fähigkeiten am Ende der ersten Klasse wurde in der vorliegenden Untersuchung nicht berücksichtigt. Von den Ergebnissen ausgehend muss gesagt werden, dass weitere Untersuchungen diesen Aspekt durchaus mit einbeziehen sollten. Dass eine Verbindung zwischen beiden Fähigkeiten vorliegt, wird neben den angeführten einschlägigen Untersuchungen an spezifisch sprachentwicklungsgestörten Kindern auch durch die Ergebnisse in der Altersvergleichsgruppe dieser Untersuchung deutlich.

Zusammenfassend kann formuliert werden, dass die metaphonologischen Fähigkeiten der sprachnormalen Kinder, die (hoch)signifikant höhere Leistungen in den metaphonologischen Fähigkeiten aufweisen als die SSES-Kinder, prädiktive Zusammenhänge mit den späteren Lese-Rechtschreibleistungen aufweisen. Für jeden erhobenen Bereich des Schriftspracherwerbs kann mindestens eine metaphonologische Variable vorausgesagt werden. Dagegen zeigen SSES-Kinder wesentlich geringere metaphonologische und schriftsprachliche Fähigkeiten.

Der Einsatz metaphonologischer Fähigkeiten für den Erwerb der Schriftsprache bis zum Ende der ersten Klasse muss bei den Kindern mit spezifischen Sprachentwicklungsstörungen als äußerst gering eingeschätzt werden. Durch das Fehlen wichtigen Vorwissens, wie den metaphonologischen Fähigkeiten, und durch den (daraus folgenden) unzureichenden Einsatz effektiver Strategien, wie der phonologischen Verarbeitung, stellt der Erwerb der Schriftsprache eine besondere Hürde für Kinder mit spezifischen Sprachentwicklungsstörungen dar.

6. SCHLUSSFOLGERUNGEN UND AUSBLICK

6.1. SCHLUSSFOLGERUNGEN

Das Hauptanliegen dieser Arbeit war es, Zusammenhänge zwischen Wortschatzdefiziten, wie sie bei Kindern mit spezifischen Sprachentwicklungsstörungen die Regel sind, eingeschränkten metaphonologischen Fähigkeiten und Lese-Rechtschreibstörungen anhand bereits vorliegender Erkenntnisse empirisch aufzuzeigen, einzuordnen und anschließend zu erklären. Vor dem Hintergrund des Untersuchungsrahmens, in dem diese Studie stattfand, kann nur ein kleiner Einblick in die genannten Zusammenhänge ermöglicht werden. Viele der in Verbindung mit der Untersuchung aufgeworfenen Fragen können nicht wirklich als gelöst gelten. Es konnte gezeigt werden, dass ein großer Teil spezifisch sprachentwicklungsgestörter Kinder *erhebliche Probleme mit dem Aufbau des Wortschatzes* (in den beiden Bereichen Wortbedeutung und Wortform, wobei die Wortform stärker betroffen erscheint), *mit der Entwicklung spezifischer metaphonologischer Fähigkeiten* und *dem normgerechten Erwerb der Schriftsprache* hat. Somit wurde ein wesentliches Ziel dieser Studie erreicht.

Der, auch in der eigenen Untersuchung nachgewiesene, defizitäre Wortschatz bei Kindern mit spezifischen Sprachentwicklungsstörungen erweist sich als ein Problem, das in grundlegender Weise den Aufbau sprachformaler (GRIMM 1999), metasprachlicher und schriftsprachlicher Fähigkeiten beeinträchtigt. Dabei scheint es sich um eine langfristige Problematik zu handeln, da die Betroffenen auch im Jugend- und Erwachsenenalter in sprachstruktureller Hinsicht nicht den Leistungsstand altersgleicher Personen (vgl. ROMONATH & GREGG 2003; NAUCLÉR & MAGNUSSON 1998; SCHÖLER et al. 1998) erreichen. Das Problem kann folglich nicht als eine Entwicklungs*verzögerung* erklärt werden, sondern weist ein eigenständiges Störungsprofil auf, welches durch Retardierungen und kompensatorische Entwicklungen beim Aufbau des Wortschatzes, der metaphonologischen Fähigkeiten und der Lese-Rechtschreibfähigkeiten gekennzeichnet ist. Aktuellen Erkenntnissen zur Folge, kann die Ursache dieses komplexen Störungsbildes auf eine neurologische Basis (vgl. LOCKE 1994) zurückgeführt werden, die genetisch determiniert ist (vgl. AMOROSA 1998).

Nach der neurowissenschaftlich orientierten Theorie von LOCKE (u. a. 1994)[116], die auch der vorliegenden Arbeit zu Grunde liegt, ist der Primärspracherwerb aufgrund genetisch bedingter Determinanten[117] in vielfacher Weise eingeschränkt. Den Kindern mangelt es an den von GRIMM (1999) postulierten Vorausläuferfähigkeiten, deren intaktes Funktionieren und Interagieren die Voraussetzung für einen erfolgreichen Spracherwerb bilden. Ihnen ist es somit nur eingeschränkt möglich, Informationskategorisierungsmechanismen einzusetzen, die die aus der Umwelt aufgenommenen Stimuli differenzieren, auswählen, kategorisieren und abstrahieren (vgl. SCHÖLER et al. 1998). In Untersuchungen wurden Defizite vor allem in den Gebieten der Informationsverarbeitung, wie z. B. im Arbeitsgedächtnis bestätigt (vgl. GATHERCOLE & BADDELEY 1990b). Kinder mit spezifischen Sprachentwicklungsstörungen erwerben deshalb die ersten Wörter verspätet, überschreiten die wichtige 50-Wortgrenze erst nach der ontogenetisch festgelegten kritischen Phase und haben keinen Wortschatzspurt. Ihr Wortschatzerwerb verläuft darüber hinaus langsamer und vermutlich mit Plateaubildungen. Das Schließen der in der Vier-Phasen-Theorie von LOCKE (1995, 1994) angenommenen linguistischen Zeitfenster für einen ungestörten Erwerb kann eine Erklärung dafür sein, warum das Wortschatzdefizit für die betroffenen Kinder nicht mehr aufholbar ist.

Die Wortform der spezifisch sprachentwicklungsgestörten Kinder ist wie bei sprachlich normal entwickelten Kindern anfangs holistisch gespeichert, jedoch ist der Zeitpunkt, an dem die Belastung der Gedächtniskapazität für die ganzheitlichen Wortformen an ihre Grenzen stößt und Restrukturierungsprozesse zur Speicherung segmentierterer phonologischer Einheiten führen (vgl. METSALA & WALLEY 1998; WALLEY 1993), vermutlich um Jahre nach hinten verschoben.

Folgt man der Annahme von LOCKE (1994), kann davon ausgegangen werden, dass die ontogenetisch festgelegten Zeitfenster bereits geschlossen sind, bevor bei den SSES-Kindern sich die Wörter aufgrund akustischer Eigenschaften zu überlappen beginnen. Somit entsteht keine ausreichende Notwendigkeit für eine ökonomische und strukturiertere Speicherung der Wortformen. Da die SSES-Kinder gezwungen sind mit Hilfe eines unzureichenden sprachlichen Inputs zu operieren und sprachstrukturelle Fähigkeiten, wie die Grammatik, zu entwickeln, brauchen sie wesentlich länger, um Regeln implizit zu erlernen. Anschließend einsetzende Kompensationsmechanismen (vgl. SCHÖLER et al. 1998) haben keinen optimalen Spracherwerb mehr zur Folge, sondern ermöglichen neben der bereits zeitlich verspäteten, nur noch eine strukturell eingeschränkt verlaufende Entwicklung.

---

[116] Vgl. Ausführungen dazu unter 3. *Sprachentwicklungsstörungen* im 2. Kapitel.
[117] Familienstudien und Untersuchungen an ein- und zweieiigen Zwillingen bestätigen einen Vererbungsmodus für Sprachauffälligkeiten. Genanalysen geben Hinweise darauf, dass auf dem langen Arm des Chromosoms 7, sowie auf den Chromosomen 6 und 15 Abnormitäten bzw. Translokationen vorliegen (AMOROSA 1998).

Reflektiert man die von GRIMM (1999) für den normalen Spracherwerb angenommene Modularisierung sprachspezifischer Leistungen, also die in Verbindung miteinander stehenden, bereichsspezifischen mentalen Strukturen und Prozesse, kann angenommen werden, dass bei SSES-Kindern in anderen als den phylogenetisch vorgesehenen Hirnarealen die sprachspezifischen Repräsentationen erfolgen. Dies führt zwangsläufig zu einer weniger optimalen Entwicklung der einzelnen sprachlichen Fähigkeiten. Offen bleibt die Frage, ob tatsächlich die sprachspezifischen Hirnareale gestört sind oder ob eher Informationen, die in den entscheidenden Entwicklungsphasen verarbeitet werden müssen, aufgrund unzureichender Wahrnehmung, Verarbeitung und Speicherung nicht adäquat repräsentiert werden. Hinweise auf die zweite Möglichkeit geben die extrem schwachen Arbeitsgedächtnisleistungen und die häufig beschriebenen auditiven Verarbeitungsstörungen der betroffenen Kinder. Die Klärung dieser Frage muss Gegenstand weiterer Forschungen sein.

Analog zum Wortschatz entwickeln sich nun die Fähigkeiten verzögert und ebenfalls strukturell abweichend, die auf den Wortschatzerwerb aufbauen, insbesondere die metaphonologischen Fähigkeiten. Die Entwicklung metaphonologischer Fähigkeiten bei SSES-Kindern beginnt, da die Primärsprachentwicklung um mindestens 1 Jahr verzögert ist, zeitlich dementsprechend später. Der Erkenntnispunkt, der normalerweise in einem Alter bis zu 2 Jahren angesetzt wird, nämlich dann, wenn die Kinder ca. 100 Wörter produktiv verwenden und hinsichtlich ihrer phonologischen Verarbeitungsfähigkeiten in der Lage sind, Besonderheiten der eigenen Aussprache und ähnlich klingende Wörter (Reime) wahrzunehmen, wird verspätet erreicht. Spezifisch sprachentwicklungsgestörte Kinder haben erst in einem Alter von ca. 2 ½ - 3 Jahren eine Wortproduktion von 100 Wörtern. Ihre phonologischen Verarbeitungsfähigkeiten können als erheblich gestört bezeichnet werden. GATHERCOLE & BADDELEY (1990b) konnten zeigen, dass die Leistungen im phonologischen Arbeitsgedächtnis bei SSES-Kindern durchschnittlich um 4 Jahre hinter denen der Vergleichsgruppen zurückbleiben. In späteren Untersuchungen ist es dringend geraten, Auswirkungen des phonologischen Arbeitsgedächtnisses auf die Entwicklung metaphonologischer Fähigkeiten zu erheben, da aller Wahrscheinlichkeit nach auch Komponenten des Arbeitsgedächtnisses, speziell des phonologischen Arbeitsgedächtnisses, eine nicht unerhebliche Rolle bei der Entwicklung metaphonologischer Fähigkeiten spielen.

Auf eine Verbindung zwischen dem phonologischen Arbeitsgedächtnis und dem Aufbau des Wortformlexikons verweisen BADDELEY et al. (1998). Dabei stellt das phonologische Arbeitsgedächtnis einen Mechanismus dar, der für die kurzfristige Speicherung noch unbekannter Wortformen verantwortlich ist und auf dessen Grundlage anschließend die Übernahme der neuen Wortformen in das Langzeitgedächtnis, also in das Wortformlexikon, erfolgt. Die Qualität der neu erlernten Wortformen ist somit abhängig von der zeitlich adäquaten und phonologisch vollständigen Aufrechterhaltung der Wortformen im Arbeitsgedächtnis. Das phonologische Arbeitsgedächtnis ist also fundamental am Erwerb neuer

Wortformen und damit beim Aufbau des Wortformlexikons beteiligt. In diesem Sinne stellt es einen spezifischen Sprachlernmechanismus dar. Die Qualität des Wortformlexikons hinsichtlich seiner Restrukturierungsmöglichkeiten ist nun entscheidend für die Entwicklung metaphonologischer Fähigkeiten, wie es an anderer Stelle dieser Arbeit bereits ausführlich beschrieben wurde (vgl. 5.2.2. *Zusammenhang und Prädiktoren zwischen metaphonologischen Fähigkeiten und Wortschatz*). Therapeutische Möglichkeiten zur Verbesserung von Arbeitsgedächtnisprozessen stellen im Deutschen, wie auch international, ein noch weitgehend unbearbeitetes Gebiet dar und müssen im Interesse der betroffenen Kinder – nicht nur Kinder mit SSES sind betroffen, sondern auch Kinder mit LRS – Gegenstand künftiger Untersuchungen sein.

Festzuhalten ist, dass spezifisch sprachentwicklungsgestörte Kinder die Erkenntnis, dass Sprache aus lautlichen Einheiten besteht, wesentlich später erlangen als sprachnormale Kinder. Es ist anzunehmen, dass auf der Grundlage eines eingeschränkten Wortschatzes bei SSES-Kindern frühestens in einem Alter ab 3 Jahren metaphonologische Erkenntnisprozesse auftreten. Berücksichtigt man die Schwäche im phonologischen Arbeitsgedächtnis als eine weitere einschränkende Komponente, so sind möglicherweise erste metaphonologische Fähigkeiten noch erheblich später zu erwarten.

Es wird angenommen, dass die Entwicklung metaphonologischer Fähigkeiten zeitlich analog zum Wortschatzerwerb geschieht, welcher durch Umstrukturierungsprozesse eine Erweiterung und Segmentierung des Wortformlexikons in phonologische Einheiten, die im Laufe der Wortschatzentwicklung in immer kleinere Segmente gespeichert und abgerufen werden können, zur Folge hat (vgl. LEVELT et al. 1999; METSALA & WALLEY 1998; WALLEY 1993). Bei spezifisch sprachentwicklungsgestörten Kindern, deren Wortschatzerwerb später beginnt sowie von Plateaubildungen und einem fehlenden Wortschatzspurt gekennzeichnet ist (vgl. GRIMM 1999), sind Umstrukturierungsprozesse im mentalen Lexikon später, langsamer und qualitativ eingeschränkter zu erwarten. Für die Entwicklung metaphonologischer Fähigkeiten heißt das, dass sie analog zum Wortschatzerwerb später beginnt, langsamer und aller Wahrscheinlichkeit nach insgesamt qualitativ andersartig verläuft als bei sprachnormalen Kindern. Dies zeigt sich ganz deutlich als Ergebnis in der eigenen Untersuchung. Die spezifisch sprachentwicklungsgestörten Kinder haben zum einen wesentlich geringere metaphonologische Fähigkeiten, was sich in allen erhobenen Items zur Reimfähigkeit, Silbensegmentierungsfähigkeit und Phonemanalyse widerspiegelt. Zum anderen erweist sich eine abweichende Bedeutung des produktiven Wortschatzes für bestimmte entwicklungsabhängige metaphonologische Fähigkeiten. Während für die SSES-Kinder der produktive Wortschatz ein Prädiktor für die früheren und daher weniger stark segmentierten lautlichen Einheiten darstellt, wirkt der produktive Wortschatz bei den sprachlich normal entwickelten, altersgleichen Kindern bereits für kleinste sprachliche Einheiten prädiktiv, nämlich auf der Phonemebene. In der Literatur sind keine Angaben über den Wortschatzumfang älterer spezifisch sprachentwicklungsgestörter Kinder zu finden.

Auf der Grundlage bisheriger praktischer Erfahrungen und ableitend aus der Fachliteratur über den frühen, sich verzögert entwickelten Wortschatzerwerb, kann davon ausgegangen werden, dass ein großer Teil der SSES-Kinder erst kurz vor oder mit dem Schuleintrittsalter über einen produktiven Wortschatz verfügt, der es ihnen ermöglicht, ohne spezifische Förderungen einfache Segmentierungsleistungen auf Reim- oder Silbenebene zu erbringen. Phonematisch segmentierte Einheiten werden im mentalen Lexikon der SSES-Kinder aufgrund des eingeschränkten Wortschatzumfanges erst sehr viel später auftauchen als es bei sprachlich normal entwickelten Kindern der Fall ist, vermutlich erst jenseits des Grundschulalters. Da der Schriftspracherwerb jedoch sehr viel eher eine phonematische Segmentierung, beispielsweise beim Erlernen der Graphem-Phonem-Korrespondenz-Regeln, erfordert, haben Kinder mit geringem Wortschatzumfang in diesem Bereich erhebliche Schwierigkeiten.

In einer umfangreichen Studie zu den phonologischen Verarbeitungsfähigkeiten bei SSES-Kindern in der 4. Klasse konnte HÜBNER (in Vorb.) nachweisen, dass im Schriftspracherwerb besonders schwer beeinträchtigte spezifisch sprachentwicklungsgestörte Kinder nicht in der Lage sind, ihnen unbekannte Wörter phonologisch richtig zu verschriften. Die bereits ca. 10 Jahre alten Kinder zeigen nach einem Schulbesuch von mindestens 3 Jahren erst Anfänge einer Einsicht in Graphem-Phonem-Korrespondenzen, indem sie lediglich den ersten Buchstaben überwiegend lautgetreu und den Hauptvokal des Wortes richtig verschriften. Allerdings sind ihre Schreibungen von einer Vielzahl von Konsonantenclustern gekennzeichnet, die dem Wortlaut nicht entsprechen. Das verdeutlicht, dass schwer lese-rechtschreibbeeinträchtigte, sprachentwicklungsgestörte Kinder sich am Ende der Grundschulzeit noch immer auf der logographischen Stufe befinden können, indem sie zur Bewältigung der Lese-Rechtschreibaufgabe bis dahin kaum metaphonologische Reflexionen, sondern überwiegend andere, kompensierende, Mechanismen einsetzen, die vermutlich auf visuellen Strategien beruhen.

Die Annahme einer kausalen Beziehung zwischen Wortschatz, metaphonologischen Fähigkeiten und Schriftspracherwerb wird im Folgenden auf die Belange spezifisch sprachentwicklungsgestörter Kinder reflektiert. Die Ergebnisse dieser Untersuchung stellen eine Bestätigung der *lexical restructuring theory* von WALLEY (1993; METSALA & WALLEY 1998) dar, in der ein linearer Zusammenhang zwischen Wortschatzumfang und den damit einhergehenden segmentalen Umstrukturierungsprozessen des Lexikons, den sich auf dem mentalen Wortformlexikon aufbauenden metaphonologischen Fähigkeiten und den sich auf den metaphonologischen Fähigkeiten aufbauenden Leistungen im Schriftspracherwerb logisch aufgezeigt wird (DE CARA & GOSWAMI 2003). Die Autoren nehmen an, dass die Erkenntnis, dass Sprache phonemisch aufgebaut ist, ein Ergebnis des Wortschatzwachstums in der frühen und mittleren Kindheit ist. Dabei ist der Wortschatzaufbau abhängig vom Wortschatzumfang, der phonologischen Ähnlichkeit der individuell erlernten Wörter und von den nachbarschaftlichen Strukturen des Wortformlexikons. Eine Schlüsselhypothese dieser Theorie ist, dass das Vokabelwachstum in der frühen Kindheit prädiktiv auf die Entwicklung schriftsprachlicher Fähigkeiten hinweist. Somit können bereits sehr früh Risikokinder sowohl für Sprachentwicklungsauffälligkeiten als auch für einen gestörten Schriftspracherwerb erkannt und therapeutischen Maßnahmen zugeführt werden (vgl. GRIMM 2000). Daraus lassen sich folgende Zusammenhänge ableiten:

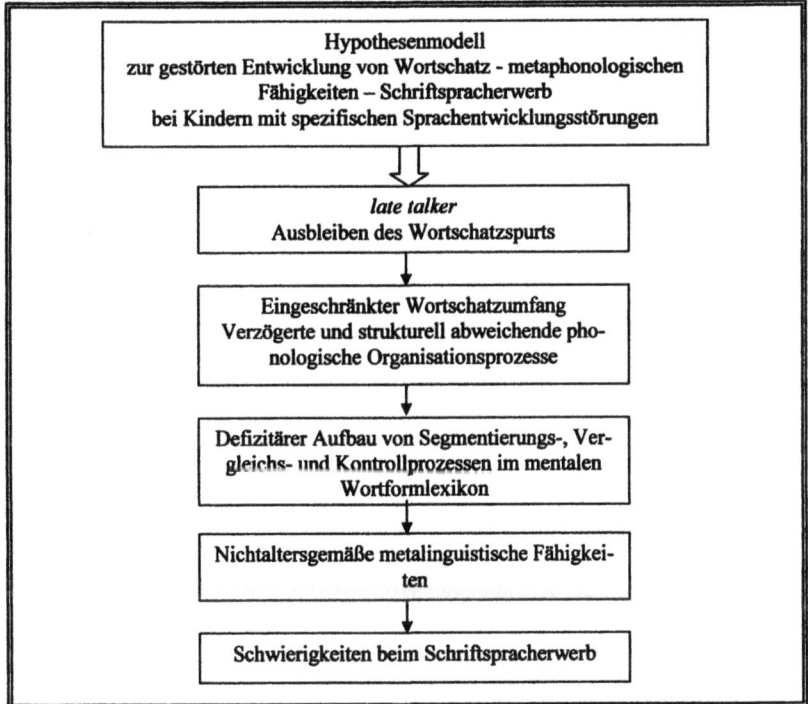

Abb. 11. Hypothesenmodell zum Zusammenhang zwischen gestörter Entwicklung von Wortschatz – metaphonologischen Fähigkeiten – Schriftspracherwerb bei Kindern mit SSES (vgl. ROMONATH & MAHLAU 2005)

In der vorliegenden Untersuchung konnte bestätigt werden, dass die Leistungen der spezifisch sprachentwicklungsgestörten Kinder in allen drei Bereichen signifikant unterdurchschnittlich sind. Es konnte weiterhin gezeigt werden, dass sowohl der produktive Wortschatz mit den metaphonologischen Fähigkeiten als auch die metaphonologischen Fähigkeiten mit dem Schriftsracherwerb in der normalen, und z. T. auch in der gestört verlaufenden, Sprachentwicklung in einem signifikanten Zusammenhang stehen. Eine Interdependenz in der Entwicklung zwischen Wortschatz, metaphonologischen Fähigkeiten und Schriftspracherwerb kann demzufolge im eigenen Hypothesenmodell, dem die LRT zu Grunde liegt, als nachgewiesen angesehen werden. Es wird deutlich, dass Kinder mit geringem produktivem Wortschatz ein erhebliches Risiko haben, eine Lese-Rechtschreibstörung auszubilden. Der vermutete Zusammenhang, der sich auf der Grundlage der erläuterten Modelle herleiten lässt, erweist sich somit in der Empirie als relativ schlüssig. Damit stellt die LRT eine bedeutsame theoretische Grundlage für weitere Studien und für die Entwicklung von Diagnostik- und Interventionsprogrammen zum Wortschatzerwerb, zu den metaphonologischen Fähigkeiten und dem Zusammenhang mit dem Schriftspracherwerb bzw. deren Störungen dar.

6.2. AUSBLICK FÜR FORSCHUNG UND PRAXIS

Aufbauend auf den Ergebnissen und Überlegungen dieser Arbeit lassen sich Anregungen zur Bearbeitung weiterführender empirischer Studien und die Ableitung therapeutisch-didaktischer Fördermaßnahmen aufzeigen. Es soll ausdrücklich darauf hingewiesen werden, dass die Arbeit nicht den Anspruch therapeutische Fazite ziehen zu können, erhebt. Diese müssen sich aus weiterführenden, wissenschaftlich evaluierten Trainingsstudien ergeben. An dieser Stelle werden für den praktisch interessierten Leser lediglich einige Vorschläge gemacht.
Um zunächst die Forschungsperspektive um weitere Fragen, denen hier nicht nachgegangen wurde, zu ergänzen, sollten folgende Aspekte Beachtung finden. Gerade im Bereich der Entwicklung, des Aufbaus, der Speicherung und des Abrufs des Wortschatzes gibt es im deutschsprachigen Raum nach wie vor ein erhebliches Forschungsdesiderat. Der Bereich der Wortbedeutungen wurde in der dargestellten Untersuchung nur am Rande beleuchtet, da keine direkte Beziehung zur Entwicklung metaphonologischer Fähigkeiten festgestellt werden konnte. Trotzdem gilt der Komplex der Wortbedeutungen als wichtiger Bestandteil beim Erwerb der Schriftsprache, da er für das Aufgaben- und Textverständnis eine grundlegende Rolle spielt. In differenzierten Studien müsste geklärt werden, welche Einschränkungen für den Erwerb der Schriftsprache durch ein geringes rezeptives Lexikon erfolgen. Es sollte durch weitere Untersuchungen aufgezeigt werden, ob es Verbindungen zwischen der Wortbedeutung und der Entwicklung metaphonologischen Wissens gibt, die sich in der eigenen Untersuchung zwar nicht widerspiegeln, jedoch zumindest über die Verbindung des Erwerbs von Wortform und Wortbedeutung nahe liegen. Erste deutschsprachige Studien zum Aufbau des Lemmalexikons bzw. zum Erwerb von Wortbedeutungen bei Kindern mit SSES sind durch Rothweiler erfolgt, bedürfen ebenfalls weitergehender Forschungsbemühungen. Diese sollten auch den Bereich des Schriftspracherwerbs mit berücksichtigen.
Untersuchungen, in denen die zurzeit aktuellen Theorien zum strukturellen Aufbau des Wortformlexikons auf ihre Bedeutsamkeit für die Erklärung spezifischer Sprachentwicklungsstörungen reflektiert werden, fehlen völlig. Dringend notwendig wären Studien, welche die – in der eigenen Arbeit angenommenen – vermutlich zeitlich späteren und qualitativ geringeren Restrukturierungsprozesse

des mentalen Lexikons bei SSES-Kindern untersuchen. Zu überprüfen sind auch Aspekte innerhalb der dieser Arbeit zu Grunde gelegten Annahmen: Als ein 'Beweis' für das phonologische Netzwerk des Inkrementellen Wortabrufmodells werden von Levelt Versprecheranalysen im Erwachsenenalter angeführt, die auf phonemischer Basis erfolgen. Daraus ableitend müssten Kinder, sollte ihr Wortformlexikon im Alter von ca. 3 Jahren noch eher silbisch strukturiert sein, eigentlich silbische Versprecher haben. Ergeben dies Versprecheranalysen bei Kindern?

Bedeutsam für eine gezielte sprachtherapeutische Förderung von Wortschatz und metaphonologischen Fähigkeiten wären Untersuchungen zur phonologischen Lexikondichte, also die Entwicklung und Bedeutung von *phonological neighbourhoods* für den Aufbau metaphonologischer Fähigkeiten. In Therapiestudien müsste aufgezeigt werden, ob sich bei einer gezielten Förderung des Wortschatzes mit sich phonologisch ähnelnden Wörtern gleichzeitig differenzierte metaphonologische Fähigkeiten aufbauen. In Effektivitätsstudien sollte anschließend nachgewiesen werden, ob sich bei solchen Fördermaßnahmen kognitive Restrukturierungsprozesse des mentalen Wortformlexikons ergeben. In diesen Untersuchungen könnte die Annahme einer lexikalischen Restrukturierungstheorie im phonologischen Bereich bei SSES-Kindern gefestigt werden. Die gängigen Fördermaßnahmen zum Aufbau des Wortschatzes beziehen sich in der Praxis oft auf semantische Relationen, die Beachtung phonologischer Ähnlichkeiten könnte jedoch für den Schriftspracherwerb eine nicht geringere Bedeutung haben, da sich (möglicherweise) durch die Ausdifferenzierung des Wortformlexikons der Erwerb der Phonemsegmentation, und damit die GPK-Regeln, erheblich erleichtern lassen. Aus dem erfolgreicheren Erwerb der ersten Lese-Rechtschreibfähigkeiten könnten sich auch Erleichterungen beim Leseverständnis ergeben. In deutschsprachigen Studien (WEINERT & SCHNEIDER 1992; 1987) ließen sich positive Zusammenhänge zwischen Phonemsegmentationsfähigkeiten und dem Leseverständnis feststellen. Untersuchungen diesbezüglich könnten sich Vergleichen zwischen der Fähigkeit, Sprachspiele durchzuführen und dem Wortschatzerwerb widmen. In Sprachspielen dürften eine Anzahl phonologischer Merkmale über die Struktur des mentalen Wortformlexikons zu finden sein, z. B. Rhythmisierungen (Silben- und Akzentstruktur), Reime, Alliterationen usw.

Gegenstand weiterer Forschungen sollte auch die Rolle des Schriftspracherwerbs bei der Ausbildung späterer metaphonologischer Fähigkeiten sein. Ergebnisse aus Trainingsstudien und die, wenn auch geringen, aber immerhin vorhandenen und signifikant besseren Fähigkeiten der sprachlich normal entwickelten Kinder dieser Untersuchung beweisen jedoch, dass die Phonemsegmentation *vor* dem Schriftspracherwerb von den Kindern erworben werden kann; zwar nur in ersten Anfängen, aber ohne spezielles Training. Die Bedeutung des Schriftspracherwerbs für die Entwicklung metaphonologischer Fähigkeiten kann somit hinterfragt werden, da in der Literatur der Beginn des Schriftspracherwerbs (noch) vielfach als ein Auslöser in der Entwicklung der Phonemsegmentations-

fähigkeiten beschrieben wird. Es stellt sich folglich die Frage nach der Interdependenz zwischen metaphonologischen und schriftsprachlichen Fähigkeiten.
In weiterführenden Studien zum erhobenen Zusammenhang sollten analog zur eigenen Untersuchung weitere Spezifizierungen vorgenommen werden. Es müssen Differenzierungen erfolgen zwischen *a) den sprachlichen Leistungen* der Kinder, die Schwerpunkte innerhalb einer spezifischen Sprachentwicklungsstörung berücksichtigen – wie es in der eigenen Untersuchung für den Bereich des Wortschatzes[118] erfolgt ist – und *b) den metaphonologischen Fähigkeiten.*
Dabei sollte der Frage nachgegangen werden, welche spezifischen metaphonologischen Fähigkeiten wann und bei wem zu welcher Beeinträchtigung bzw. Leistung führen. Es wäre etwas oberflächlich, davon auszugehen, dass sich die in der eigenen Untersuchungen vermutete Beziehung zwischen *Wortschatz – metaphonologische Fähigkeiten – Schriftspracherwerb* so zeigt, dass Kinder mit besonders schweren primärsprachlichen Beeinträchtigungen auch besonders schlechte metaphonologische und schriftsprachliche Fähigkeiten ausbilden. In diesem Zusammenhang kann zum Nach- und Überdenken der hier zu Grunde gelegten Annahmen eine Untersuchung von PLAZA (1997) anregen, die zeigt, dass spezifisch sprachentwicklungsgestörte, dyslexische Kinder in allen Bereichen schlechtere metaphonologische Fähigkeiten haben als eine Gruppe sprachnormaler dyslexischer Kinder, die lediglich in der Phonemsegmentation schlechtere Leistungen zeigten. Fraglich ist der Aspekt, ob die lautsprachlich unauffälligen dyslexische Kinder tatsächlich auch im Wortschatz über altersgerechte normale sprachliche Fähigkeiten verfügten.

Im Weiteren erfolgen Überlegungen, wie die hier dargestellten Untersuchungsergebnisse in die Praxis umgesetzt werden könnten.
Im Rahmen von Diagnostik, Therapie und (sprachtherapeutischem) Unterricht sollten einige der aufgezeigten Aspekte berücksichtigt und didaktisch nutzbar gemacht werden. Als primäres Ziel könnte die Verbesserung der phonologischen Repräsentationen angesehen werden, da sich – wie angenommen wurde – darauf aufbauend metaphonologische Verarbeitungsprozesse entwickeln.
Zum einen müsste über eine gesteigerte Häufigkeit der Präsentation und zum anderen über ein Training der phonologischen Verarbeitungsprozesse im Arbeitsgedächtnis eine festere phonologische Repräsentation der Wörter im Wortformlexikon erreicht werden. Dadurch würde es gleichzeitig zu einer Verbesserung des lexikalischen Zugriffs kommen, da mehr phonologische Informationen gespeichert und abrufbar wären. Zu berücksichtigen sind bei der Auswahl der Wörter vor allem phonologische Kriterien. Die gezielte Vermittlung sich von der Wortform ähnelnder Wörter würde in den Zielbereichen des mentalen Wort-

---

[118] Die meisten Studien, die diesen Aspekt berücksichtigen, legen ihren Schwerpunkt auf die *phonologische* Ebene (vgl. KREUZ 2000; SCHMID-BARKOW 1999a; OSBURG 1997).

formlexikons[119] zu einer höheren Dichte der phonologischen Nachbarschaften führen. Dies wiederum könnte es den Kindern möglich machen, kognitiv Vergleichsprozesse hinsichtlich sich ähnelnder Wortformen anzustrengen und damit phonologisches Wissen aufzubauen. Die Inhalte einer solchen Therapie wären bereits *metaphonologisch*. Die Auswahl und Vermittlung sich phonologisch ähnelnder Wörter würde nach metaphonologischen Kriterien, wie Reimpaaren, An- und Endlauten und -silben oder prosodischen Merkmalen geschehen. Die Entwicklung von Therapie- und Förderprogrammen, die auf diesen Überlegungen aufbauen, sollten ein weiteres Ziel künftiger Forschungstätigkeiten sein.

Problematisch ist in diesem Zusammenhang das erschwerte phonologische Lernen der spezifisch sprachentwicklungsgestörten Kinder, deren Ursachen möglicherweise in unzureichenden Arbeitsgedächtnisprozessen liegen. Das Einbeziehen des phonologischen Arbeitsgedächtnisses ist daher im Hinblick auf weitere Forschungen und Fördermaßnahmen zum Wortschatzerwerb dringend notwendig. Kinder mit SSES übernehmen sehr viel langsamer neue phonologische Formen in ihr mentales Lexikon. Eine häufige Wiederholung gleicher Wörter, die so lange erfolgen sollte, bis das Kind die Wörter sicher abrufen kann, erscheint angebracht. Dabei könnte die Möglichkeit in Betracht gezogen werden, über die gezielte Vermittlung von *priming*-Strategien[120] den lexikalischen Zugriff zu erleichtern. Der Einsatz von *priming*-Strategien bildet im deutschsprachigen Raum allerdings noch ein erhebliches Forschungsdesiderat, welches noch aufgegriffen werden muss.

Im Mittelpunkt einer lexikalisch-metaphonologischen Förderung muss also die Sicherung eines kleinen, aber aktiv verfügbaren Wortschatzes stehen, der sich aus den häufigsten im Deutschen verwendeten sowie aus individuell bedeutsamen Wörtern zusammensetzt. Somit kann das Kind allmählich konstante, korrekte und differenzierte phonologische Repräsentationen für ein begrenztes Lexikon aufbauen. Auf dieser Grundlage können nun Segmentierungs-, Vergleichs- und Kontrollprozesse anregt werden, die den Erwerb metaphonologischen Wissens vorantreiben. Darüber hinaus kann vermutet werden, dass neu zu erlernende Wortformen schneller und korrekter analysiert und anschließend exakter im Wortformlexikon gespeichert und abgerufen werden können. Durch die Erweiterung und damit verbundene zunehmende Segmentierung des Wortformlexikons wird dann wiederum der Aufbau elaborierter metaphonologischer Fähigkeiten möglich. Ziel einer langfristigen Förderung ist das Ingangset-

---

[119] Gemeint ist die Auswahl von sich phonologisch ähnelnden Wörtern, die in *einem* Netzwerk innerhalb des mentalen Wortformlexikons gespeichert werden und dort zu einer zunehmenden Segmentierung dieses Teils des Wortformlexikons führen.
[120] *Priming*-Strategien sind Abrufhilfen. Bei Wortfindungsproblemen können die 'fehlenden' Wörter aus dem mentalen Lexikon durch semantische (z. B. bildliches Vorstellen des Gegenstandes, Nennen eines semantisch ähnlichen Wortes) oder phonologische (Silbenstruktur, Anfangslaut) Merkmale verstärkt werden, so dass das Zielwort stärker neuronal aktiviert und abgerufen werden kann.

zen einer gegenseitigen positiven Beeinflussung von zunehmendem Wortschatzumfang und der Entwicklung immer differenzierterer metaphonologischer Fähigkeiten. Beiden Aspekten sollte in therapeutischen Situationen Rechnung getragen werden.
Der Aufbau, wenn auch nicht quantitativ, aber möglicherweise qualitativ altersentsprechender metaphonologischer Fähigkeiten bildet die Basis für einen erfolgreichen Schriftspracherwerb.
Die gezielte Förderung metaphonologischer Fähigkeiten bei Kindern mit einem erhöhten Risiko für Lese-Rechtschreibstörungen stellt im deutschsprachigen Raum nach wie vor ein Forschungsdesiderat dar. In Trainingsstudien zum differenzierten Erwerb metaphonologischer Fähigkeiten (vgl. KÜSPERT & SCHNEIDER 1999; KÜSPERT 1998) bei sprachnormalen Vorschulkindern konnten positive Auswirkungen auf deren späteren Schriftspracherwerb nachgewiesen werden, wobei es aber auch hier unterschiedliche Ergebnisse gibt (vgl. OKWUMO & MAY 1999). In der Forschung ist bislang nicht ausreichend geklärt, welche Faktoren innerhalb der metaphonologischen Fähigkeiten für einen lang anhaltenden Erfolg bei metaphonologisch geförderten Vorschulkindern besonders relevant sind.
Jedoch scheint ein isoliertes metaphonologisches Vorschultraining zur Lese-Rechtschreib-Prävention bei Kindern mit spezifischen Sprachentwicklungsstörungen nicht ausreichend zu sein (HARTMANN 2002). In einer aktuellen Studie an schweizerdeutschen Vorschulkindern mit SSES konnten lediglich kurzfristige Effekte bei einer zeitlich begrenzten vorschulischen Förderung mit metaphonologischen Inhalten erzielt werden, mittelfristige Effekte innerhalb der metaphonologischen Fähigkeiten und Auswirkungen auf den Schriftspracherwerb waren erwartungswidrig nicht nachweisbar (ebd.). Diese ernüchternden Ergebnisse können zum einen an einer zu kurzen und zu wenig intensiv betriebenen Förderung liegen und geben zum anderen den Hinweis darauf, dass die metaphonologischen Fähigkeiten nur *einen* Teil der für den Lese-Rechtschreiberwerb notwendigen Faktoren darstellt. Die Förderung metaphonologischer Fähigkeiten bei Risikokindern muss sehr früh beginnen und über die gesamten Vor- und Grundschuljahre hinweg intensiv und systematisch weiterverfolgt werden. Dabei sollte der Fähigkeit zur Phonemsegmentation eine besondere Bedeutung zukommen, da sie konsequent auf das Erreichen der alphabetischen Stufe abzielt. Nur so können auf Dauer langfristige Effekte erzielt werden (vgl. HARTMANN 2002). Empirisch abgesicherte Interventionsprogramme für Risikokinder, welche die notwendige Überlappung mit dem Schreib- und Leselehrgang aufweisen, sind im deutschsprachigen Raum noch nicht entwickelt.
Für eine langfristige Lese-Rechtschreib-Prävention müssen künftige Forschungen folglich Fähigkeiten ermitteln, die neben den metaphonologischen Fähigkeiten den Schriftspracherwerb unterstützen bzw. zur Kompensation geeignet sind. In englisch- und deutschsprachigen Untersuchungen wurde erkannt, dass neben den metaphonologischen Fähigkeiten auch der Wortabruf (*word retrieval*) ein entscheidender Faktor für den Schriftspracherwerb ist (vgl. JANSEN et al. 1999; DE MONTFORT SUPPLE 1998).

Amerikanische Forscher sind zurzeit bemüht, komplexe Interventionsprogramme zur Prävention von Lese-Rechtschreibstörungen zu entwickeln, die neben den metaphonologischen Fähigkeiten weitere spezifische Grundvoraussetzungen des Schriftspracherwerbs beinhalten und den Vor- und Grundschulbereich einbeziehen (vgl. HARTMANN 2002).
Es stellt sich die Frage, ob ein bestimmtes phonologischen Wissen und Können zur Verfügung stehen sollte, um dem Kind den Schriftspracherwerb "zuzumuten". Dass der Erwerb eines hinreichenden phonologischen Wissens *vor* dem Erwerb der Schriftsprache stattfinden muss, erscheint notwendig. Allerdings ist es mir wichtig darauf hinzuweisen, dass dieser Aspekt nicht so ausgelegt werden darf, dass Kinder immer wieder (teilweise mehrere Jahre) von der Schule zurückgestellt werden, was oft zu einer erheblichen Überalterung der Kinder in den eigentlich altershomogenen Klassen, aber nicht zu einer wirklich guten Voraussetzung für den Schriftspracherwerb führt. Eine lexikalisch-metaphonologische Förderung muss so früh anfangen, dass den Kindern die Möglichkeit gegebenen wird, altersgerecht mit dem Lesen- und Schreibenlernen zu beginnen. Inhalte des Schriftspracherwerbs können und sollten bereits im Vorschulalter für eine lexikalisch-metaphonologische Förderung nutzbar gemacht werden, in dem durch die Visualisierung der Wörter und Phoneme durch geschriebene Wörter und Grapheme (evtl. auch mit Lautgebärden) ein weiterer Sinneskanal stimuliert wird und zur kognitiven Integration der phonologischen Informationen beitragen kann. Das Ziel ist hierbei nicht primär der Erwerb der Schriftsprache, sondern die Förderung metaphonologischer Fähigkeiten.
Ableitend aus den zitierten und den eigenen Ergebnissen sollte das Analysieren der einzelnen metaphonologischen Fähigkeiten im Vorschul- und auch Grundschulalter einen wichtigen Bestandteil der sprachheilpädagogischen Diagnostik ausmachen, da sich bedeutsame therapeutische Maßnahmen bezüglich der phonetisch-phonologischen Fähigkeiten sowie für spezifische Förderungen schriftsprachlicher Kompetenzen ableiten lassen. Kinder mit großen Schwierigkeiten bei der Bewältigung der Reimaufgaben, sind nicht in der Lage, die Segmentierung der Wörter in *onset* und *rime* für den Erwerb orthografischer Regelhaftigkeiten zu nutzen. Diese individuellen Besonderheiten spezifisch sprachentwicklungsgestörter Kinder müssen beim Erwerb der Schriftsprache dringend berücksichtigt werden. Fördermaßnahmen, die gezielt die phonematische Segmentierung beinhalten, sollten spezifisch sprachentwicklungsgestörten Kindern bis zum vollständigen Erwerb der Graphem-Phonem-Korrespondenz angeboten werden, um ihnen zumindest eine Hürde des Schriftspracherwerbs meistern zu helfen.
Zum Zusammenhang zwischen spezifischen Sprachentwicklungsstörungen, eingeschränkten metaphonologischen Fähigkeiten und gestörtem Schriftspracherwerb gibt es in der Forschung und besonders in der Praxis noch viele offene Fragen. Im Interesse der betroffenen Kinder und deren Eltern ist es von großer Bedeutung, diesen Fragen gezielt nachzugehen.

LITERATURVERZEICHNIS

ADAMS, A.-M. & GATHERCOLE, S.E. (1995): Phonological working memory and speech-production in preschool children. *Journal of Speech and Hearing Research 38*, 403-414.

ADAMS, A.-M. & GATHERCOLE, S.E. (1996): Phonological working memory and spoken language development in young children. *The Quarterly Journal of Experimental Psychology 49a*, 216-233.

ADAMS, M.J. (1990): *Beginning to read: Thinking and learning about print.* Cambridge.

AITCHISON, J. & CHIAT, S. (1981): Natural phonology or natural memory? The interaction between phonological processes and recall mechanism. *Language and Speech 24*, 311-326.

AMOROSA, H. (1998): *Beziehungen zwischen Störungen der Laut- und Schriftsprache.* Skript des Vortrages auf dem 4. Münchner kinder- und jugendpsychiatrischen Symposium über psychische Entwicklungsstörungen.

AMOROSA, H. & NOTERDAEME, M. (2002): Therapie von Sprachentwicklungsstörungen. In: Suchodoletz, W.v. (Hrsg.): *Therapie von Sprachentwicklungsstörungen. Anspruch und Realität.* (70-82). Stuttgart: Kohlhammer.

ANDERSON, J.R. (1996): *Kognitive Psychologie. Eine Einführung* (3. Aufl.). Heidelberg: Spektrum Verlag.

ANDRESEN, H. (1985): *Schriftspracherwerb und die Entstehung von Sprachbewußtheit.* Opladen: Westdeutscher Verlag.

ANDRESEN, H. (1993): Sprachspiele als Fenster zur entstehenden Sprachbewußtheit bei Kindern. In: Eisenberg, P. & Kolz, P. (Hrsg.): *Sprache gebrauchen – Sprachwissen erwerben.* (119-134). Stuttgart: Klett.

ANGERMAIER, M.J.W. (1974): *Legasthenie – Verursachungsmomente einer Lernstörung.* (3.Aufl.). Weinheim: Beltz.

ANGERMAIER, M.J.W. (1982): Die Behandlung der Legasthenie. In: Knura, G. & Neumann, B. (Hrsg.): *Pädagogik der Sprachbehinderten.* (209-218). Berlin: (ohne Verlagsangabe).

ANGLIN, J.M. (1989): Vocabulary growth and the knowing-learning distinction. *Reading Canada 7*, 142-146.

ANGLIN, J.M. (1993): Vocabulary Development: A morphological analysis. *Monographs of the Society for Research in Child Development 238*, 1-165.

ANISFELD, M. (1984): *Language development from birth to three.* Hillsdale, NJ: Erlbaum.

ARAM, D., EKELMAN, B. & NATION, J. (1984): Preschoolers with language disorders: 10 years later. *Journal of Speech and Hearing Research 27*, 232-244.

ARAM, D. & HALL, N. (1989): Longitudinal follow-up of children with preschool communication disorders: Treatment implications. *School Psychology Review 18*, 487-501.

ARAM, D. & NATION, J. (1980): Preschool Language Disorders and subsequent language and academic difficulties. *Journal of Communication Disorders 13*, 159-170.

ARAND, B. (1998): Kindliche Sprachauffälligkeiten und Rechtschreibschwierigkeiten: Ein Vergleich der Rechtschreibleistungen von Schülern der Schule zur individuellen Sprachförderung und der Grundschule. *Die Sprachheilarbeit 43*, 137-147.

ASLIN, R.N., PISONI, D.B. & JUSCZYK, P.W. (1983): Auditory development and speech perception in infancy. In: Haith, M.M. & Campos, J.J. (eds.): *Handbook Of Child Psychology: Vol.2 Infancy and Developmental Psychobiology.* (573-687). New York: Wiley.

ASLIN, R.N. & SMITH, L.B. (1988): Perceptual development. *Annual Review of Psychology 39*, 435-473.

ATHEY, I. (1985): Reading research in the affective domain. In: Singer, H. & Ruddel, R. (eds.): *Theoretical Models and Processes of Reading Association.* (527-557). Newark, Del.: IRA.
BADDELEY, A. (1986): *Working Memory.* Oxford: Upress.
BADDELEY, A. (1990): *Human Memory – Theory and Practice.* London: LEA publ.
BADDELEY, A. (1997*):* *Human Memory.* Prentice Hall: Ingram.
BADDELEY, A. (2000): The episodic buffer: A new component of working memory? *Trends in Cognitive Science 4,* 417-423.
BADDELEY, A. (2002): Is Working Memory Still Working? *European Psychologist 7,* 85-97.
BADDELEY, A. (2003): Working memory and language: an overview. *Journal of Communication Disorders 36,* 189-208.
BADDELEY, A., GATHERCOLE, S. E. & PAPAGNO, C. (1998): The phonological loop as a language learning device. *Psychological Review 105,* 158-173.
BADDELEY, A. & HITCH, G. (1974): Working memory. In: Bower, G.A. (ed.): *Recent Advances in Learning.* (Vol. 8, 47-90). New York: Academic Press.
BARTH, K.H. (1997): *Lernschwächen früh erkennen im Vorschul- und Grundschulalter.* München: Reinhardt.
BATES, E. (1979): *The emergence of symbols: Cognition and Communication in Infancy.* New York: Academic Press.
BATES, E., MARCHMAN, V., THAL, D., FENSON, L., DALE, P., REZNICK, S., REILLY, J. & HARTUNG, J. (1994): Developmental and stylistic variation in the composition of early vocabulary. *Journal of Child Language 21/1,* 85-121.
BAUMGARTNER, S. & FÜSSENICH, I. (1992; Hrsg.): *Sprachtherapie mit Kindern.* München: UTB.
BECK, M. & JANSEN, H. (1986): Prävention von Lese-Rechtschreibschwäche unter besonderer Berücksichtigung der „phonologischen Bewußtheit". In: Beck, M. & Mannhaupt, G. (Hrsg.): *Prävention und Intervention bei Schulschwierigkeiten.* (31-46). Tübingen: dgvt.
BECKER, R. (1985): *Die Lese-Rechtschreibschwäche aus logopädischer Sicht.* Berlin: (ohne Verlagsangabe).
BEHRND, S.-M., STEFFEN, M., ROMONATH, R. & GREGG, N. (2003): Untersuchungen zu phonologischen und orthografischen Verarbeitungsfähigkeiten von Jugendlichen mit schwerer Legasthenie aus der schulischen Intensivförderung. In: Ministerium für Bildung, Wissenschaft und Kultur des Landes Mecklenburg-Vorpommern (Hrsg.): *Optimierung von Lese-Rechtschreibfähigkeiten bei Legasthenikern im Jugendalter.* (135-157). Schwerin.
BENEDICT, H. (1979): Early lexical development: Comprehension and production. *Journal of Child Language 6,* 183-200.
BERTONCINI, J. & MEHLER, J. (1981): Syllables as units in infant speech perception. *Infant Behavior and Development 4,* 247-260.
BIALYSTOK, E. (1988): Aspects of linguistic awareness. *Child Development 57,* 498-510.
BIALYSTOK, E. & RYAN, E.B. (1985): A metacognitive framework for the development of first and second language skills. In: Forrest-Pressley, D.L., MacKinnon, G.E. & Waller, T.G. (eds.): *Metacognition, Cognition and Human Performance.* (35-56). Cambridge: Academic Press.
BIERWISCH, M. (1976): Schriftstruktur und Phonologie. In: Hofer, A. (Hrsg.): *Lesenlernen: Theorie und Unterricht.* (50-81). Düsseldorf: Pädagogischer Verlag.
BIRD, J., BISHOP, D. & FREEMAN, N.H. (1995): Phonological Awareness and Literacy Development in Children with Expressive Phonological Impairments. *Journal of Speech and Hearing Research 38,* 446-462.

BISHOP, D. (1999): *Uncommon Understanding. Development and Disorders of Language Comprehension in Children.* Hove: Psychology Press.
BISHOP, D. & ADAMS, C. (1990): A prospective study of the relationship between specific language impairment, phonological disorders, and reading retardation. *Journal of Child Psychology and Psychiatry 21*, 1027-1050.
BITSCHNAU, W. & GANAHL, V. (1999): Korrelative Studie zur Untersuchung der Kodierung visueller Wortformen bei lese-rechtschreibschwachen Kindern: Empirische Befunde und praktische Konsequenzen. *Heilpädagogische Forschung 15/2*, 54-59.
BLANKEN, G., DITTMANN, J., GRIMM, H., MARSHALL, J.C. & WALLESCH, C.W. (1993; Hrsg.): *Linguistic Disorders and Pathologies. An international handbook.* Berlin: de Gruyter.
BLASK, H. (1995): Zum Zusammenhang von Laut- und Schriftsprache. In: Grohnfeldt, M. (Hrsg.): *Sprachstörungen im sonderpädagogischen Bezugssystem. Handbuch der Sprachtherapie, Bd. 8.* (320-336). Berlin: Ed. Marhold / Spiess.
BLEIDICK, U. (1999): *Allgemeine Behindertenpädagogik.* Neuwied [u.a.]: Luchterhand.
BLOOM, L. (1973): *One word at a time: The use of single word utterances before syntax.* The Hague: Mounton.
BLOOM, L. (1993): *The Transition from Infancy to Language: Acquiring the Power of Expression.* New York: Cambridge University Press.
BORTZ, J. (1993): *Statistik für Sozialwissenschaftler* (3. Aufl.). Berlin: Springer.
BORTZ, J. & DÖRING, N. (1995): *Forschungsmethoden und Evaluation für Sozialwissenschaftler* (2. Aufl.). Berlin: Springer.
BOWERMAN, M. (1977): The acquisition of word meaning: an investigation of some current concepts. In: Johnson-Laird, P. & Wason, P. (eds.): *Thinking: Reading in Cognitive Science.* (ohne Seitenangabe). Cambridge. Mass.: Harvard University Press.
BOWERS. P.G. & WOLF, M. (1993): Theoretical links among naming speed, precise timing mechanism and orthographic skill in dyslexia. *Reading and Writting 5*, 69-85.
BOWEY, J.A. & FRANCIS, J. (1991): Phonological analysis as a function of age and exposure to reading instruction. *Applied Psycholinguistics 12*, 91-121.
BRADLEY, L. & BRYANT, P.E. (1985): *Rhyme and Reason in Reading and Spelling. International Academy for Research for Learning Disabilities. Monograph Series, No.1.* Ann Arbor, MI: University of Michigan Press.
BRADLEY, L. & BRYANT, P.E. (1991): Phonological skills before and after learning to read. In: Brady, S.A. & Shankweiler, D. (eds.): *Phonological processes in literacy. A tribute to Isabelle Libermann.* (129-151). Hillsdale, NJ: Erlbaum.
BRADY, S.A. & SKANKWEILER, D. (1991; eds.): *Phonological processes in literacy. A tribute to Isabelle Libermann.* Hillsdale, NJ: Erlbaum.
BRAUN, O. (1999): *Sprachstörungen bei Kindern und Jugendlichen. Diagnostik-Therapie-Förderung.* Stuttgart: Kohlhammer.
BREUER, H. (2001): Sprachwahrnehmungsdefizite – ein Handicap für das Lesen- und Schreibenlernen. In: *Schulte-Körne, G. (Hrsg.): Legasthenie: erkennen, verstehen, fördern. (45-60). Bochum: Winkler.*
BROWN, R. (1973): *A first language: The early stages.* Cambridge, MA: Harvard University Press.
BRYANT, P.E. & BRADLEY, L. (1980): Why Children sometimes write words which they do not read. In: Frith, U. (ed.): *Cognitive processes in spelling.* (ohne Seitenangabe). London: Academic Press.
BRYANT, P.E. & BRADLEY, L. (1985): *Children's reading problems.* Oxford, England: Blackwell's.
BRYANT, P.E., BRADLEY, L., MACLEAN, M. & CROSSLAND, J. (1989): Nursery rhymes, phonological skills and reading. *Journal of Child Language 16*, 407-428.

BRYANT, P.E., BRADLEY, L., MACLEAN, M. & CROSSLAND, J. (1990): Rhyme and Alliteration, Phoneme Detection, and Learning to Read. *Developmental Psychology 26* (Vol. 3), 429-438.
BUTTERWORTH, B. (1992): Disorders of phonological encoding. *Cognition 42*, 261-286.
BYRNE, B. & FIELDING-BARNSLEY, R. (1995): Evaluation of a program to teach phonemic awareness to young children: A 2- and 3-year follow-up and a new preschool trial. *Journal of Educational Psychology 87*, 488-503.
CARA, B. DE & GOSWAMI, U. (2003): Phonological neighbourhood density: effects in a rhyme awareness task in five-year-old children. *Journal of Child Language 30*, 695-710.
CAREY, S. (1978): The child as word learner. In: Halle, M., Bresnan, J. & Miller, G.A. (eds.): *Linguistic Theory and Psychological Reality*. (264-293). Cambridge, Mass.: MIT Press.
CAREY, S. & BARTLETT, E. (1978): Acquiring a single new word. *Papers and Reports on Child Language Development 15*, 17-29.
CARLISLE, J.F. (1991): Questioning the Psychological Reality of Onset-Rime as a Level of Phonological Awareness. In: Brady, S.A. & Shankweiler, D.P. (eds.): *Phonological Processes in Literacy*. (85-95). Hillsdale, NJ: Erlbaum.
CARLISLE, J.F. & NOMANBHOY, D.M. (1993): Phonological and morphological awareness in first graders. *Applied Psycholinguistics 1414/2*, 177-195.
CASPER, A.J. DE & FIFER, W.P. (1980): Of human bonding: newborns prefer their mothers' perception of speech sounds. *Infant Behavior and Development 9*, 133-150.
CATTS, H. (1989): Phonological processing deficits and reading disabilities. In: Kamhi, A. & Catts, H. (eds.): *Reading disabilities: A developmental language perspective*. (ohne Seitenangabe). Boston: Allyn & Bacon.
CATTS, H. (1991): Early identification of dyslexia: Evidence from a follow-up study of speech-language impaired children. *Annals of Dyslexia 41*, 163-177.
CATTS, H. (1993): The Relationship between Speech-Language Impairments and Reading Disabilities. *Jounal of Speech and Hearing Research 36*, 948-958.
CATTS, H., FEY, M. & TOMBLIN, B. (1997): *Language basis of reading disabilities*. Paper presented at the Society for the Scientific Study of reading. Chicago, IL.
CATTS, H. & KAMHI, A.G. (1989): The linguistic basis of reading disorders: Implications for the speechlanguage pathologist. *Language, Speech, and Hearing Services in Schools 17, 329-341*.
CATTS, H. & KAMHI, A.G. (1999a): Defining Reading Disabilities. In: Catts, H. & Kamhi, A.G. (eds.): *Language and Reading Disabilities*. (50-72). Boston: Allyn & Bacon.
CATTS, H. & KAMHI, A.G. (1999b): Classification at Reading Disabilities. In: Catts, H. & Kamhi, A.G. (eds.): *Language and Reading Disabilities*. (73-94). Boston: Allyn & Bacon.
CHANEY, C. (1992): Language development, metalinguistic skills, and print awareness in three-year-old children. *Applied Psycholinguistics 13*, 485-514.
CHARLES-LUCE, J. & LUCE, P.A. (1990): Similarity neighbourhoods of words in young children's lexicons. *Journal of Child Language 17*, 205-215.
CHOMSKY, N. (1988): *Language and Problems of Knowledge. The Managua Lectures*. London: Cambridge, MA.
CHIAT, S. & HUNT, J. (1993): Connections between phonology and semantics: an exploration of lexical processing in a language-impaired child. *Child Language Teaching and Therapy*, 200-213.
CIRRIN, F.M. (1984): Lexical search speed in children and adults. *Journal of Experimental Child Psychology 37*, 158-175.

CLAHSEN, H. (1999): Linguistic perspectives on specific language impairment. In: Ritchie, W.C. & Bathia, T.K. (eds.): *Handbook of child language acquisition*. (675-704). San Diego: Academic Press.
CLARK, E. (1973): What's in a word? On the child's acquisition of semantics in his first language. In: Moore, T. (ed.): *Cognitive development and the acquisition of language*. (65-110). New York: Academic Press.
CLARK, E. (1978): Awareness of language. Some evidence from what children say and do. In: Levelt, W., Sinclair, A. & Jarvella, R. (eds.): *The child's conception of language*. (17-44). New York: Springer.
CLARK, E. (1983): Convention and contrast in acquiring a Lexicon. In: Seiler, T. & Wannenmacher, W. (eds.): *Concept development and the development of word meaning*. (67-89). Berlin: Springer.
CLARK, E. (1993): *The Lexicon in Acquisition*. Cambridge: Cambridge University Press.
COHEN, J. (1988): Trend analysis the easy way. *Educ. Psychol. measmt. 40*, 565-568.
COLE, R.A., JAKIMIK, J. & COOPER, W.E. (1978): Perceptibility of phonetic features in fluent speech. *Journal of the Acoustical Society of America 64*, 44-56.
COLE, R.A. & PERFETTI, C.A. (1980): Listening for mispronunciations in a children's Story: The use of context by children and adults. *Journal of Verbal Learning and Verbal Behavior 19*, 297-315.
COLTHEART, M. (1978): Lexical access in simple reading tasks. In: Underwood, G. (ed.): *Strategies in information processing*. (151-216). London: Academic.
COOPER, R.P. & ASLIN, R.N. (1990): Preference for infant-directed speech in the first month after birth. *Child Development 61*, 1584-1595.
CRÄMER, C. & SCHUMANN, G. (1992): Schriftsprache. In: Baumgartner, S. & Füssenich, I. (Hrsg.): *Sprachtherapie mit Kindern*. (290-344). München: UTB.
DANNENBAUER, F.M. (1989): Ist der kindliche Dysgrammatismus grammatisch? Zu den Sprachproblemen entwicklungsdysphasischer Kinder. *Die Sprachheilarbeit 34*, 151-168.
DANNENBAUER, F.M. (1996a): Vom Einfluss der linguistischen Forschung auf das Verständnis kindlicher Aussprachestörungen. *Die Sprachheilarbeit 43*, 299-310.
DANNENBAUER, F.M. (1996b): Phonologische Störung: Alter Wein in neuen Schläuchen? *Die Sprachheilarbeit 41*, 275-285.
DANNENBAUER, F.M. (1997): Mentales Lexikon und Wortfindungsprobleme bei Kindern. *Die Sprachheilarbeit 42*, 4-21.
DANNENBAUER, F.M. (2001a): Chancen der Frühintervention bei spezifischer Sprachentwicklungsstörung. *Die Sprachheilarbeit 46*, 103-111.
DANNENBAUER, F.M. (2001b): Spezifische Sprachentwicklungsstörung. In: Grohnfeldt, M. (Hrsg.): *Lehrbuch der Sprachheilpädagogik und Logopädie. Bd. 2. Erscheinungsformen und Störungsbilder*. (48-74). Stuttgart: Kohlhammer.
DANNENBAUER, F.M. & CHIPMANN, H.H. (1988): Spezifische Sprachentwicklungsstörung und symbolische Repräsentationsschwäche. *Frühförderung interdisziplinär 2*, 67-78.
DANNENBAUER, F.M. & KOTTEN-SEDERQUIST, A. (1986): Beziehungen zwischen phonologischen und syntaktischen Defiziten bei sprachentwicklungsgestörten Kindern: Empirische Befunde, Erklärungsansätze und sprachtherapeutische Implikationen. *Der Sprachheilpädagoge 18*, 43-61.
DANNENBAUER, F.M. & KOTTEN-SEDERQUIST, A. (1987): „Kasperl" oder „Dafe"? Zum Problem der Repräsentation in der phonologischen Prozessanalyse. *Die Sprachheilarbeit 32*, 77-85.
DEHN, M. (1983): Schriftspracherwerb. *Diskussion Deutsch 69*, 3-25.
DEHN, M. (1990): *Zeit für die Schrift. Lesenlernen und Schreibenkönnen*. Bochum: Winkler.

DEHN, M. (1991): Die Zugriffsweisen „fortgeschrittener" und „langsamer" Lese- und Schulanfänger: Kritik am Konzept der Entwicklungsstufen. In: Sandhaas, B. & Schneck, P. (Hrsg.): *Lesenlernen – Schreibenlernen. Beiträge zu einer interdisziplinären Wissenschaftstagung aus Anlass des internationalen Alphabetisierungsjahres.* (97-107). Wien / Bonn: Österreichische und Deutsche UNESCO-Kommission.

DELL, G.S., FERREIRA, V.S. & BOCK, K. (1999): Binding, attention, and exchanges. *Behavioural and Brain Sciences 22*, 41f.

DIEHL, J.M. (1995): *Einführung in die experimentelle Psychologie.* (5. Aufl.). Eschborn: Klotz.

DILLING, H., MOMBOUR, W. & SCHMIDT, M.H. (1991, 1993; Hrsg.): *Internationale Klassifikation psychischer Störungen ICD-10 Kapitel V (F). Klinisch-diagnostische Leitlinien.* Bern: Huber.

DODD, B. (1995): *Differential diagnosis and treatment of children with speech disorder.* London: Whurr Publishers.

DOLLAGHAN, C. (1987): Fast mapping of normal and language-impaired children. *Journal of Speech and Hearing Disorders 52*, 218-222.

DOLLAGHAN, C. (1994): Children's phonological neighbourhoods: half empty or half full? *Journal of Child Language 21*, 257-271.

DOLLAGHAN, C. & CAMPBELL, T.F. (1998): Nonword repetition and child language impairment. *Journal of Speech, Language, and Hearing Research 41*, 1136-1146.

DONAHUE, M. (1986): Phonological constraints on the emergence of two-word utterances. *Journal of Child Language 13*, 209-218.

DONALDSON, M. (1982): *Wie Kinder denken.* Bern u.a.: ohne Verlagsangabe.

DOWKER, A. (1989): Rhyme and alliteration in poems elicitated from young children. *Journal of Child Language 16*, 181-202.

DOWKER, A. (1991): Modified repetition in poems elicited from young children. *Journal of Child Language 18*, 625-639.

DUNN, L.M. & DUNN, L.M. (1981): *Peabody Picture Vocabulary Test – Revised.* Circle Pines, MN: American Guidance.

ECHOLS, C.H. & NEWPORT, E.L. (1992): The role of stress and position in determining first words. *Language Acquisition 2*, 189-220.

EHRI, L.C. (1979): Linguistic insights: threshold of reading acquisition. In: Waller, T. & Mac Kinnon, G. (eds.): *Reading research: Advances in theory and practice.* (Vol.1.). New York: Academic Press.

EHRI, L.C. (1986): Sources of difficulty in learning to spell and read. *Advances in Developmental and Behavioral Pediatrics 7*, 121-195.

EHRI, L.C. (1995): Phases of development in learning to read words by sight. *Journal of Research in Reading 18*, 116-125.

EHRI, L.C. (1998): Grapheme-phoneme knowledge is essential for learning to read words in English. In: Metsala, J.L. & Ehri, L.C. (eds.): *Word recognition in beginning literacy.* (3-40). New Jersey: Erlbaum.

EIMAS, P.D., SIQUELAND, E.R., JUSCZYK, P.W. & VIGORITO, J. (1971): Speech perception in early infancy. *Science 171*, 304-306.

EISENBERG, P., RAMERS, K.-H. & VATER, H. (1992): *Silbenphonologie des Deutschen. Studien zur deutschen Grammatik.* Tübingen: Gunter Narr.

EISENWORT, B., WILLINGER, U., VÖLKL-KERNSTOCK, S. & HURCH, B. (1997): Zur ICD-10-Diagnostik von umschriebenen Entwicklungsstörungen des Sprechens und der Sprache. *HNO 8*, 638-642.

ELLIOTT, L.L., CLIFTON, L. & SERVI, D. (1983): Word frequency effects for a closed-set word identification task. *Audiology 22*, 229-240.

ELLIOTT, L.L., HAMMER, M.A. & EVAN, K.E. (1987): Perception of gated, highly familiar spoken monosyllabic nouns by children, teenagers, and older adults. *Perception & Psychophysics 42*, 150-157.
ELLIS, A. & YOUNG, A.W. (1988): *Human cognitive neuropsychology*. Hillsdale, N.J.: Erlbaum. (Deutsche Übersetzung 1991)
ELLIS, A. & YOUNG, A.W. (1991): *Kognitive Neuropsychologie*. Bern: Huber.
FABER, G. (2000): Rechtschreibängstliche Besorgtheits- und Aufgeregtheitskognitionen: Empirische Untersuchungsergebnisse zum subjektiven Kompetenz- und Bedrohungserleben rechtschreibschwacher Grundschulkinder. *Sonderpädagogik 30 (4)*, 191-201.
FERGUSON, C.A. (1986): Discovering sounds units and constructing sound systems: It's child's play. In: Perkell, J. S. & Klatt, D.S. (eds.): *Invariance and variability in speech processes*. (Chapter 2). Hillsdale, NJ: Erlbaum.
FERGUSON, C.A. & FARWELL, C.B. (1975): Words and sounds in early language acquisition. *Language 51*, 419-439.
FERGUSON, C.H. & MACKEN, M.A. (1983): The Role of Play in Phonological Development. *Childrens Language. Vol. 4*, 231-254.
FILIPP, S.-H. & DOENGES, D. (1983): Entwicklungstests. In: GROFFMANN, K.-J. & MICHEL, L. (Hrsg.): *Intelligenz- und Leistungsdiagnostik*. (202-306). Göttingen: Hogrefe.
FORREST-PRESLEY, D.L. & WALLER, T.G. (1984): *Cognition, Metacognition and Reading*. Berlin: Springer.
FORSTER, E.-M. & MARTSCHINKE, S. (2001): *Diagnose und Förderung im Schriftspracherwerb. Leichter lesen und schreiben lernen mit der Hexe Susi. Übungen und Spiele zur Förderung der phonologischen Bewussheit*. Donauwörth: Auer.
FOWLER, A.E. (1991): How early phonological development might set the stage for phonological awareness. In: Brady, S. & Shankwiler, D. (eds.): *Phonological processes in literacy: A tribute to Isabelle Y. Libermann*. (97-117). Hillsdale, NJ: Erlbaum.
FOX, A. (2002): *PLAKKS - Psycholinguistische Analyse kindlicher Sprechstörungen*. Frankfurt: SWETS – Test Services.
FOX, A. (2004): *Kindliche Aussprachestörungen. Phonologischer Erwerb - Differenzialdiagnostik - Therapie*. Idstein: Schulz-Kirchner-Verlag.
FRANKE, U. (1994): *Logopädisches Handlexikon*. München: UTB.
FRITH, U. (1986): Psychologische Aspekte des orthografischen Wissens: Entwicklung und Entwicklungsstörung. In: Augst, G. (ed.): *New trends in graphemics and orthography*. (218-233). New York: De Gruyter.
FROMM, W., SCHÖLER, H. & SCHERER, C. (1998): Jedes vierte Kind sprachgestört? Definition, Verbreitung, Erscheinungsbild, Entwicklungsbedingungen und -voraussetzungen der Spezifischen Sprachentwicklungsstörung. In: Schöler, H., Fromm, W. & Kany, W. (Hrsg.): *Spezifische Sprachentwicklungsstörung und Sprachlernen. Erscheinungsformen, Verlauf, Folgerungen für Diagnostik und Therapie*. (21-64). Heidelberg: Winter.
FÜSSENICH, I. (1992): Gut vorbereitet auf den Schriftspracherwerb? Diagnostik der gesprochenen Sprache und der Phonem-Graphem-Korrespondenz. *Alpha-Rundbrief. Zeitschrift für Alphabetisierung und Elementarbildung 19*, 13-15.
GASTEIGER-KLICPERA, B. & KLICPERA, C. (2005): Lese-Rechtschreibschwierigkeiten bei sprachgestörten Kindern der 2.-4. Klassenstufe. In: Arnoldy, P. & Traub, B. (Hrsg.): *Sprachentwicklungsstörungen früh erkennen und behandeln*. (77-95). Karlsruhe: Loeper.
GATHERCOLE, S. (1993): Word learning in language-impaired children. *Child Language, Teaching and Therapy 9*, 187-199.
GATHERCOLE, S. & BADDELEY, A. (1989): Evaluation of the role of phonological STM in the development of vocabulary in children: A longitudinal study. *Journal of Memory and Language 28*, 200-213.

GATHERCOLE, S. & BADDELEY, A. (1990a): Phonological memory deficits in language-disordered children: Is there a causal connection? *Journal of Memory and Language 29*, 336-360.
GATHERCOLE, S. & BADDELEY, A. (1990b): The role of phonological memory in vocabulary acquisition. *British Journal of Psychology 81*, 429-454.
GATHERCOLE, S. & BADDELEY, A. (1993a): Phonological working memory: A critical building block for reading development and vocabulary acquisition? *European Journal of Psychology of Education 8*, 259-272.
GATHERCOLE, S. & BADDELEY, A. (1993b): *Working memory and language.* Hillsdale, NJ: Erlbaum.
GATHERCOLE, S. & BADDELEY, A. (1995): Short-term memory may jet be deficient in children with language impairments: A comment on van der Lely & Howard. *Journal of Speech and Hearing Research 38*, 463-466.
GATHERCOLE, S. & PICKERING, S. (2000): Working memory deficits in children with low achievement in the national curriculum at 7 years of age. *British Journal of Educational Psychology 70*, 177-194.
GATHERCOLE, S. E., SERVICE, E., HITCH, G. J., ADAMS, A.-M. & MARTIN, A. J. (1999): Phonological shortterm memory and vocabulary development: Further evidence on the nature of the relationship. *Applied Cognitive Psychology 13*, 65-77.
GERICKE, K. & MAHLAU, K. (2001): *Rezeptiver Wortschatztest (RWST).* Unveröffentlichter Test der Universität Rostock.
GERKEN, L.A., JUSCZYK, P. & MANDEL, D.R. (1994): When prosody fails to cue syntactic structure: nine-month-old's sensitivity to phonological vs. syntactic phrases. *Cognition 51*, 237-265.
GERKEN, L.A., LANDAU, B. & REMEZ, R.E. (1990): Function morphemes in young children's speech perception and production. *Developmental Psychology 26*, 204-216.
GERMAN, D.J. (1992): Word finding intervention for children and adolescents. *Topics in Language Disorders 13*, 30-50.
GERMAN, D.J. (1994): Word finding difficulties in children and adolescents. In: Wallach, G.P. & Butler, K.G. (eds.): *Language Learning Disabilities in School-Age and Adolescents.* (323-347). Boston, MA: Allyn & Bacon.
GILLAM, R. & JOHNSON, J. (1985): Development of print awareness in language-disordered preschoolers. *Journal of Speech and Hearing Research 28*, 521-526.
GLÜCK, C.W. (1998): *Kindliche Wortfindungsstörungen.* Frankfurth am Main: P. Lang.
GLÜCK, C.W. (2000): Von Lautfindungsstörungen und vom Langsamlesen: Wie Kinder mit semantisch-lexikalischen Schwierigkeiten ihre Lesewege gehen. *Die Sprachheilarbeit 45*, 47-56.
GLÜCK, C.W. (2001a): Methodenentwicklung in der Wortschatzdiagnostik bei Kindern im Grundschulalter. *Die Sprachheilarbeit 47*, 29-34.
GLÜCK, C.W. (2001b): Semantisch-lexikalische Störungen als Teilsymptomatik von Sprachentwicklungsstörungen. In: Grohnfeldt, M. (Hrsg.): *Lehrbuch der Sprachheilpädagogik und Logopädie. Bd. 2. Erscheinungsformen und Störungsbilder.* (75-87). Stuttgart: Kohlhammer.
GOLDFIELD, B. & REZNICK, S. (1990): Early lexical aquisition: rate, content and the vocabulary spurt. *Journal of Child Language 17*, 171-181.
GOMBERT, J.E. (1990): *Le développement métalinguistique.* Paris: Presses Universitaires de France.
GOMBERT, J.E. (1992): *Metalinguistic development* (T. Pownall, Trans). New York: Harvester Wheatsheaf.
GOSWAMI, U. (1988): Children's use of analogy in learning to read: A developmental study. *Journal of Experimental Child Psychology 42*, 73-83.

GOSWAMI, U. (1993): Toward an interactive analogy model of reading development: Decoding vowel graphemes in beginning reading. *Journal of Experimental Child Psychology* 56, 443-475.
GOSWAMI, U. (1997): Picture Naming Deficits in Developmental Dyslexia. The Phonological Representations Hypothesis. *Brain & Language* 56, 334-353.
GOSWAMI, U. (2001): The phonological Representations Hypothesis in Dyslexia. In: Schulte-Körne, G. (Hrsg.): *Legasthenie: Erkennen, Verstehen, Fördern.* (67-74). Bochum: Winkler.
GOSWAMI, U. (2002): Phonology, reading development and dyslexia: a cross-linguistic analysis. In: Csepe, V. (ed.): *Dyslexia: different brain, different behavoiur.* (1-40). Niederlande: Kluwer Academic.
GOUGH, P. & TUNMER, W. (1986): Decoding, reading and reading disability. *Remedial and Special Education* 7, 6-10.
GRAF, E. (1994): *Lese-Rechtschreib-Schwäche: Ein prozessanalytischer Ansatz.* Bern: Lang.
GRIFFITHS, P. (1986): Early vocabulary. In: Fletcher, P. & Garman, M. (eds.): *Language acquisition.* (Kap. 13). Cambridge: Cambridge Univ. Press.
GRIMM, H. (1988): Sprachliche und kognitive Probleme dysphasischer Kinder. *Frühförderung interdisziplinär* 7, 57-66.
GRIMM, H. (1993): Syntax and morphological difficulties in German-speaking children with specific language impairment (developmental dysphasia): Implications for diagnosis and intervention. In: Grimm, H. & Skowronek, H. (eds.): *Language acquisition problems and reading disorders: Aspects of diagnosis and intervention.* (25-63). Berlin: de Gruyter.
GRIMM, H. (1994a): Sprachentwicklungsstörung: Diagnose und Konsequenzen für die Therapie. In: Grimm, H. & Weinert, S. (Hrsg.): *Intervention bei sprachgestörten Kindern: Voraussetzungen, Möglichkeiten und Grenzen.* (3-32). Stuttgart: Fischer.
GRIMM, H. (1994b): Entwicklungskritische Dialogmerkmale in Mutter-Kind-Dyaden mit sprachgestörten und sprachunauffälligen Kindern. *Zeitschrift für Entwicklungspsychologie und Pädagogische Psychologie* 26, 35-52.
GRIMM, H. (1995a): Gestörter Sprachlernprozeß: Ursachen und schulische Folgen. In: Niemeyer, W. (Hrsg.): *Kommunikation und Lese-Rechtschreibschwäche.* (53-70). Bochum: Winkler.
GRIMM, H. (1995b): Spezifische Störung der Sprachentwicklung. In: Oerter, R. & Montada, L. (Hrsg.): *Entwicklungspsychologie.* (943-953). Weinheim: Psychologie Verlags Union.
GRIMM, H. (1995c): Sprachentwicklung – allgemeintheoretisch und differentiell betrachtet. In: Oerter, R. & Montada, L. (Hrsg.): *Entwicklungspsychologie.* (705-757). Weinheim: Psychologie Verlags Union.
GRIMM, H. (1999): *Störungen der Sprachentwicklung.* Göttingen [u.a.]: Hogrefe.
GRIMM, H. (2000): *Sprachentwicklungstest für zweijährige Kinder. Diagnose rezeptiver und produktiver Sprachverarbeitungsfähigkeiten SETK-2.* Göttingen: Hogrefe.
GRIMM, H. (2003): *Störungen der Sprachentwicklung.* (2. Aufl.) Göttingen [u.a.]: Hogrefe.
GRIMM, H. (2005): Diagnose sprachlicher Entwicklungsstörungen im Vorschulalter: Was wird wann und warum diagnostiziert? In: Arnoldy, P. & Traub, B. (Hrsg.): *Sprachentwicklungsstörungen früh erkennen und behandeln.* (105-122). Karlsruhe: Loeper.
GRIMM, H., AKTAS, M., JUNGMANN, T. (2004): Sprachscreening im Vorschulalter: Wie viele Kinder brauchen tatsächlich eine Sprachförderung? *Frühförderung Interdisziplinär* 3, 108-117.
GRIMM, H. & SCHÖLER, H. (1978): *Der Heidelberger Sprachentwicklungstest (H-S-E-T).* Göttingen: Hogrefe.

GRIMM, H. & WEINERT, S. (Hrsg.) (1994): *Intervention bei sprachgestörten Kindern: Voraussetzungen, Möglichkeiten und Grenzen.* Stuttgart: Fischer.

GRISSEMANN, H. (1996): *Von der Legasthenie zum gestörten Schriftspracherwerb: Therapeutische und sprachdidaktische Konsequenzen eines gewandelten psychologischen und sonderpädagogischen Konzepts.* Bern: Huber.

GROSJEAN, F. (1985): The recognition of words after their acoustic offset: Evidence and implications. *Perception & Psychophysics 28*, 267-283.

GÜNTHER, K.-B. (1986): Ein Stufenmodell der Entwicklung kindlicher Lese- und Schreibstrategien. In: Brügelmann, H. (Hrsg.): *ABC und Schriftsprache: Rätsel für Kinder, Lehrer und Forscher.* (32-54). Konstanz: Faude.

GÜNTHER, K.-B. (1988): Probleme der Diagnostik lexikalisch-semantischer Entwicklungsstörungen am Beispiel des aktiven Wortschatztests für drei- bis sechsjährige Kinder (AWST 3-6). In: Günther, K.-B. (Hrsg.): *Sprachstörungen. Probleme ihrer Diagnostik bei mentalen Retardierungen, Entwicklungsdysphasien und Aphasien.* (117-166). Heidelberg: Edition Schindele.

HACKER, D. (1999): Phonologie. In: Baumgartner, S. & Füssenich, I. (Hrsg.): *Sprachtherapie mit Kindern.* (4.Aufl.) (15-79). München: Reinhardt.

HACKER, D. & WEIß, K.H. (1986): *Zur phonemischen Struktur funktioneller Dyslalien.* Oldenburg: Arbeiter Wohlfahrt Verlag.

HAFFNER, U. (1995): Gut reden kann ich. Das entwicklungsproximale Konzept in der Praxis. Dortmund: verlag modernes lernen.

HALL, P. & TOMBLIN, J.B. (1978): A follow-up Study of children with articulation and language disorders. *Journal of Speech and Hearing Disorders 43*, 227-241.

HÄRING, M., SCHAKIB-EKBATAN, K. & SCHÖLER, H. (1997): Zur Diagnostik und Differentialdiagnostik von Sprachentwicklungsauffälligkeiten. *Die Sprachheilarbeit 42*, 221-229.

HARTMANN, E. (2002): *Möglichkeiten und Grenzen einer präventiven Intervention zur phonologischen Bewusstheit von lautsprachgestörten Kindergartenkindern.* Freiburg: Sprachimpuls.

HASSELHORN, M., GRUBE, D. & MÄHLER, C. (2000). Theoretisches Rahmenmodell für ein Diagnostikum zur differentiellen Funktionsanalyse des phonologischen Arbeitsgedächtnisses. In: Hasselhorn, M., Schneider, W. & Marx, H. (Hrsg.): *Diagnostik von Lese-Rechtschreibschwierigkeiten. Tests und Trends* (Bd 1). Jahrbuch der pädagogisch-psychologischen Diagnostik. (167-181). Göttingen: Hogrefe.

HASSELHORN, M. & SCHUMANN-HENGSTELER, R. (1998): Arbeitsgedächtnis. In: Rost, D. (Hrsg.): *Handwörterbuch Pädagogische Psychologie.* (14-17). Weinheim: Psychologie Verlags Union.

HASSELHORN, M. & WERNER, I. (2000): Zur Bedeutung des phonologischen Arbeitsgedächtnisses für die Sprachentwicklung. In: Grimm, H. (Hrsg.): *Sprachentwicklung. Enzyklopädie der Psychologie, Themenbereich C: Theorie und Forschung, Serie III Sprache* (Bd.3). (363-378.). Göttingen: Hogrefe.

HATCHER, P.J., HULME, C. & ELLIS, A.W. (1994): Ameliorating early reading failure by integrating the teaching of reading and phonological skills: The phonological linkage hypothesis. *Child Development 65*, 41-57.

HAYNES, C. (1982): *Vocabulary acquisition problems in language disordered children.* Masters thesis, Guys hospital Medical School, University of London.

HEWLETT, N. (1990): Processes of development and production. In: Grunwell, P. (ed.): *Developmental speech disorders: Clinical Issues and Practical Implications.* (ohne Seitenangabe). Edinburgh: Churchill Livingstone.

HINGST, W. (1998): Relevante Faktoren zur Prophylaxe von Lese- und Rechtschreibschwierigkeiten. *Heilpädagogische Forschung 24*, 68-74.

HIRSCH, L. S., MCCLEERY, J.P., FLAX, J.F. & BENASICH, A.A. (2000): Predictability of Toddler Language and Cognition Measures for Later Language. *Conference Poster, American Speech, Language and Hearing Association*: Washington, D.C.

HO, C. S.-H. & BRYANT, P. (1997): Phonological Skills Are Important in Learning to Read Chinese. *Developmental Psychology 33*, 946-951.

HOFFMAN, P.R. & DANILOFF, R.G. (1990): Evolving Views of Children's Disordered Speech Sound Production From Motoric to Phonological: Special Series: Speech-Language Pathology and Audiology: Looking Back in the Past 25 Years. *Journal of Speech-Language Pathology and Audiology 14*, 13-22.

HOMBURG, G. (1995): Zur Komplexität gestörter Sprache. In: Grohnfeldt, M. (Hrsg.): *Sprachstörungen im sonderpädagogischen Bezugssystem. Handbuch der Sprachtherapie. (Bd. 8.)* (ohne Seitenangabe). Berlin: Spiess.

HOOVER, W. & GOUGH, P. (1990): The simple view of reading. *Reading and writing: An interdisciplinary Journal 2*, 127-160.

HOWELL, J. (1989): *The Metalinguistic Awareness of Phonologicalla Disordered and Normally Developing Children: a Comparative Study*. Unpublished PhD Thesis: University of Newcastle Upon Tyne.

HOWELL, J. & DEAN, E. (1994): *Treating Phonological Disorders in Children: Metaphon-Theory to Practice* (2. Aufl.). London: Whurr.

HÜBNER, K. (in Vorb.): *Sprachentwicklungsstörungen und Schriftspracherwerb: Untersuchung der phonologischen und orthographischen Verarbeitungs-(Fähigkeiten) von Schülern mit Sprachentwicklungsproblemen*. Dissertation in Vorb. Humboldt-Universität. Berlin.

HULME, C. & SNOWLING, M. (1994; eds.): *Reading Development and Dyslexia*. London: Whurr.

JACOBSON, R. (1968): *Child language, aphasia, and phonological universals*. (Translated by Keiler, A.R.). Mouton: The Hague.

JAHN, T. (2001): *Phonologische Störungen bei Kindern. Diagnostik und Therapie*. Stuttgart: Thieme.

JANCZYK, M., SCHÖLER, H. & GRABOWSKI, J. (2003): *Arbeitsberichte aus dem Forschungsprojekt „Differentialdiagnostik". Arbeitsgedächtnis und Aufmerksamkeit bei sprachentwicklungsgestörten und sprachunauffälligen Vorschulkindern*. Bericht Nr. 15. Pädagogische Hochschule Heidelberg. Fakultät I - Institut für Sonderpädagogik.

JANSEN, H., MANNHAUPT, G., MARX, H. & SKOWRONEK, H. (1999): *Bielefelder Screening zur Früherkennung von Lese-Rechtschreibschwierigkeiten (BISC)*. Hogrefe: Göttingen.

JOHNSON, C.J., PAIVIO, A. & CLARK, J.M. (1996): Cognitive Components of Picture naming. *Psychological Bulletin 120*, 113-139.

JOHNSON, D. & MYKLEBUST, H.R. (1967): *Learning dysabilities: Educational Principles and Practices*. New York: Grune & Stratton.

JOHNSON-LAIRD, P. & WASON, P. (eds.) (1977): *Thinking: reading in cognitive science*. Cambridge: Cambridge University Press.

JORM, A.F. & SHARE, D.L. (1983): Phonological recoding and reading acquisition. *Applied psycholinguistics 4*, 103-144.

JUSCZYK, P.W. (1986): Toward a model of the development of speech perception. In: Perkell, J.S. & Klatt, D.H. (eds.): *Invariance and variability in speech processes*. (1-19). Hillsdale, NJ: Erlbaum.

JUSCZYK, P.W. (1992): Developing phonological categories from the speech signal. In: Ferguson, C.A., Menn, L. & Stoel-Gammon, C. (eds.): *Phonological development: Models, Research, Implications*. (17-64). Parkton, MD: York Press.

KAINZ, F. (1956): *Psychologie der Sprache*. Bd. 4. Stuttgart: Ferdinand Enke.

KAMHI, A. & CATTS, H. (1986): Toward an understanding of development language and reading disorders. *Journal of Speech and Hearing Disorders 51*, 337-347.
KAMHI, A. & CATTS, H. (1989): *Reading Disabilities: A Developmental Language Perspectives.* Boston: Little Brown.
KAMHI, A., CATTS, H., MAUER, D., APEL, K. & GENTRY, B. (1988): Phonological and spatial processing abilities in language-and reading-impaired children. *Journal of Speech and Hearing Disorders 53*, 316-327.
KARMILOFF-SMITH, A. (1986): From Meta-Processes to Conscious Access. Evidence from Childrens Metalinguistic and Repair Data. *Cognition 23*, 95-147.
KAUSCHKE, C. (1999): Früher Wortschatzerwerb im Deutschen: Eine empirische Studie zum Entwicklungsverlauf und zur Komposition des kindlichen Lexikons. In: Meibauer, J. & Rothweiler, M. (Hrsg.): *Spracherwerb.* (128-156). Tübingen, Basel: Francke.
KAUSCHKE, C. (2000): *Der Erwerb des frühkindlichen Lexikons. Eine empirische Studie zur Entwicklung des Wortschatzes im Deutschen.* Tübingen: Gunter Narr.
KEGEL, G. (1989): *Die zeitliche Organisation sprachlicher Strukturen als Sprachentwicklungsfaktor.* Abschlussbericht zum DFG-Forschungsprojekt Ke 253/9-2 im Schwerpunkt Spracherwerbsforschung. Manuskript.
KEMPEN, G. & HOENKAMP, E. (1987): An incremental procedural grammar for sentence formulation. *Cognitiv Science 11*, 201-258.
KENT, R.D. (1981): Articulatory-acoustic perspectives on speech development. In: Stark, R.E. (ed.): *Language behavior in infancy and early childhood.* (105-126). New York: Elsevier.
KIESE, C. & KOZIELSKI, P.-M. (1996): *Aktiver Wortschatztest für drei- bis sechsjährige Kinder (AWST 3-6).* Weinheim: Beltz.
KIESE-HIMMEL, C. & KRUSE, E. (1994): Untersuchungen zum aktiven Wortschatzumfang von 2- bis 5jährigen sprachentwicklungsrückständigen Kindern unter Berücksichtigung sozialer Variablen. *Sprache – Stimme – Gehör 18*, 168-174.
KLANN-DELIUS, G. (1999): *Spracherwerb.* Stuttgart: Metzler.
KLICPERA, C. & GASTEIGER-KLICPERA, B. [unter Mitarb. von SCHABMANN, A.] (1993): *Lesen und Schreiben. Entwicklung und Schwierigkeiten.* Bern: Huber.
KLICPERA, C. & GASTEIGER-KLICPERA, B. (1995): *Psychologie der Lese- und Rechtschreibschwierigkeiten.* Weinheim: Belz.
KLICPERA, C. & GASTEIGER-KLICPERA, B. (1998): Die ersten Stadien der Entwicklung von Lese- und Rechtschreibschwierigkeiten. *Heilpädagogische Forschung 24*, 163-175.
KLICPERA, C., SCHABMANN, A. & GASTEIGER-KLICPERA, B. (2003): *Legasthenie: Modelle, Diagnose, Therapie und Förderung.* München: UTB.
KLIX, F. (1984): Über Wissensrepräsentation im menschlichen Gedächtnis. In: Klix, F. (Hrsg.): *Gedächtnis, Wissen, Wissensnutzung.* (9-73). Berlin: VEB Deutscher Verlag der Wissenschaften.
KLUGE, F. (1999): *Etymologisches Wörterbuch der deutschen Sprache.* (23. Aufl.). Berlin: de Gruyter.
KOTTEN, A. (1997): *Lexikalische Störungen bei Aphasie.* Forum Logopädie. Stuttgart: Thieme.
KRACKE, I. (1975): Perception of rhythmic sequences by receptive aphasic and deaf children. *British Journal of Disorders of Communication 10*, 43-51.
KREUZ, A. (2000): *Metaphonologische Fähigkeiten und Aussprachestörungen im Kindesalter.* Frankfurt am Main: P. Lang.
KRUMHANSL, C.L. & JUSCZYK, P. (1990): Infants' perception of phrase structure in music. *Psychological Sciene 1*, 70-73.

KRUSE, E. (2001): Die Normalität der primären Sprachentwicklung – mögliche Zusammenhänge mit der Lese-Rechtschreib-Störung (Legasthenie). In: Schulte-Körne, G. (Hrsg.): *Legasthenie: erkennen, verstehen, fördern.* (37-44). Bochum: Winkler.

KÜSPERT, P. (1998): *Phonologische Bewußtheit und Schriftspracherwerb: Zu den Effekten vorschulischer Förderung der phonologischen Bewußtheit auf den Erwerb des Lesens und Rechtschreibens.* Frankfurth am Main: P. Lang.

KÜSPERT, P. & SCHNEIDER, W. (1999): *Hören. Lauschen. Lernen. Sprachspiele für Kinder im Vorschulalter. Würzburger Trainingsprogramm zur Vorbereitung auf den Erwerb der Schriftsprache.* Göttingen: Vandenhoeck & Ruprecht.

KULTUSMINISTERIUM M.-V. (2004): *Rahmenrichtlinien für das Fach Deutsch Grundschule.* Ministerium für Wissenschaft, Bildung und Kultur.

KUSHNIR, C.C. & BLAKE, J. (1996): The nature of the cognitive deficit in specific language impairment. *First Language 16,* 21-40.

LAHEY, M. & EDWARDS, J. (1996): Why Do Children With Specific Language Impairment Name Pictures More Slowly Than Their Peers? *Journal of Speech and Hearing Research 39,* 1081-1098.

LANDERL, K. (1996): *Legasthenie in Deutsch und Englisch.* Frankfurth am Main: P.Lang.

LANDERL, K. (2001): Beeinträchtigungen der phonologischen Verarbeitung – ein wesentliches Handicap für das Lesen- und Schreibenlernen. In: Schulte-Körne, G. (Hrsg.): *Legasthenie: Erkennen, Verstehen, Fördern.* (61-66). Bochum: Winkler.

LANDERL, K., FRITH, U. & WIMMER, H. (1996): Intrusion of orthographic knowledge on phoneme awareness: Strong in normal – weak in dyslexic readers. *Applied Psycholinguistics 17,* 1-14.

LANDERL, K., WIMMER, H. & MOSER, E. (1997): *Salzburger Lese-und Rechtschreibtest (SLRT).* Bern: H. Huber.

LEONARD, C.M., ECKERT, M.A., LOMBARDINO, L.J., OAKLAND, T., KRANZLER, J., MOHR, C.M., KING, W.M. & FREEMAN, A. (2001): Anatomical risk factors für phonological dyslexia. *Cerebral Cortex 11,* 148-157.

LEONARD, L.B. (1989): Language learnability and specific language impairment in children. *Applied Psycholinguistics 10,* 179-202.

LEONARD, L.B. (1997): *Children with Specific Language Impairment.* Cambridge: MIT Press.

LEONARD, L.B., NEWHOFF, M. & MESALAM, L. (1980): Individual differences in early child phonology. *Applied Psycholinguistics 1,* 7-30.

LEONTJEW, A.N. (1973): *Probleme der Entwicklung des Psychischen.* Frankfurt am Main: ohne Verlagsangabe.

LEVELT, W.J.M. (1989): *Speaking: From Intention to Articulation.* Cambridge: MIT Press.

LEVELT, W.J.M., ROELOFS, A. & MEYER, A.S. (1999): A theory of lexical access in speech production. *Behavioral and brain sciences 22,* 1-38.

LEVELT, W.J.M., SCHRIEFERS, H., VORBERG, D., MEYER A.S., PECHMANN, T. & HAVINGA, J. (1991): The time course of lexical access in speech production. A study of picture naming. *Psychological Review 98,* 122-142.

LEVELT, W.J.M. & WHEELDON, L. (1994): Do speakers have access to a mental syllabary? *Cognition 50,* 239-269.

LEWIS, B. & FREEBAIRN, L. (1992): Residual effects of preschool phonological disorders in grade school, adolescence, and adulthood. *Journal of Speech and Hearing Research 35,* 819-831.

LIBERMAN, I.Y. & SHANKWEILER, D.S. (1985): Phonology and the problems of learning to read and write. *Remedial and Special Education 6,* 8-17.

LINDBLOM, B. (1986): On the origin and purpose of discreteness and invariance in sound patterns. In: Perkell, J.S. & Klatt, D.H. (eds.): *Invariance and variability in speech processes.* (Kap. 23). Hillsdale, NJ: Erlbaum.

LOCKE, J.L. (1979): The child's processing of phonology. In: Collins, W.A. (ed.): *The Minnesota Symposium on Child Psychology*. (Vol. 12). Hillsdale, NJ: Erlbaum.

LOCKE, J.L. (1983): *Phonological acquisition and change*. New York: Academic Press.

LOCKE, J.L. (1993): *The child's path to spoken language*. Cambridge, MA.: Harvard Univ. Press.

LOCKE, J.L. (1994): Gradual emergence of developmental language disorders. *Journal of Speech and Hearing Research 37*, 608-616.

LOCKE, J.L. (1995): Development of the capacity for spoken language. In: Fletcher, P. & MacWhinney, B. (eds.): *The handbook of child language*. (278-302). Oxford: Blackwell.

LOCKE, J.L. (1997): A theory of neurolinguistic development. *Brain and Language 58*, 265-326.

LONG, S. & LONG, S. (1994): Language and children with learning disabilities. In: Reed, V.A. (ed.): *An Introduction to Children with Language Disorders*. (192-229). New York: MacMillan.

LUCE, P.A. (1986): *Neighbourhoods of words in the mental lexicon*. Research on Speech Perception (Report No.6). Bloomington, IN: Department of Psychology. Speech Research Laboratory.

LUCE, P.A. & PISONI, D.B. (1998): Recognising spoken words: The neighbourhood activation model. *Ear & Hearing 19*, 1-36.

LUNDBERG, I., OLOFSSON, A. & WALL, S. (1980): Reading and spelling skills in the first school years predicted from phonemic awareness skills in kindergarten. *Scandinavian Journal of Psychology 21*, 159-173.

MAAS, U. (1992): *Grundzüge der deutschen Orthographie*. Tübingen: Niemeyer.

MACKEN, M.A. (1980): The child's lexical representation: Evidence from the „puzzle-puddle-pickle" phenomenon. *Journal of Linguistics 16*, 1-17.

MAC LEAN, M., BRYANT, P.E. & BRADLEY, L. (1987): Rhymes, nursery rhymes and reading in early childhood. *Merrill-Palmer-Quarterly 33*, 255-282.

MAGNUSSON, E. (1991): Metalinguistic awareness in phonologically disordered children. In: Yavas, M.S. (ed.): *Phonological Disorders in Children: Theory Research and Practice*. (ohne Seitenangabe). London: Routledge.

MAGNUSSON, E. & NAUCLÉR, K. (1987): *Language-disordered and normally speaking children's development of spoken and written language: Preliminary results from a longitudinal study*. Reports from Uppsala University Department of Linguistics 16.

MAGNUSSON, E. & NAUCLÉR, K. (1990a): Can Preschool Data Predict Language-Disordered Children's Reading and Spelling at School? *Folia Phoniatrica 42*, 277-282.

MAGNUSSON, E. & NAUCLÉR, K. (1990b): Reading and spelling in language-disordered children – linguistic and metalinguistic prerequisites: Report on a longitudinal study. *Clinical Linguistics and Phonetics 4*, 49-61.

MAHLAU, K. (1999): *Metaphonologische Fähigkeiten und Sprachspiele: Eine vergleichende Untersuchung zwischen sprachlich normal und sprachentwicklungsgestörten Kindern*. Unveröffentl. Staatsexamensarbeit. Universität Rostock.

MAHLAU, K. (2001): *Untersuchungsbogen zur Feststellung metaphonologischer Fähigkeiten im Vorschulalter*. Unveröffentlichter Untersuchungsbogen. Universität Rostock.

MANNHAUPT, G. & JANSEN, H. (1989): Phonologische Bewußtheit. Aufgabenentwicklung und Leistungen im Vorschulalter. *Heilpädagogische Forschung 15*, 50-56.

MARSLEN-WILSON, W.D. (1984): Function and processes in spoken word recognition: A tutorial review. In: Bouma, H. & Bouwhuis, D.G. (eds.): *Attention and Performance X: Control of Language Processes*. Hillsdale, NJ: Erlbaum.

MARSLEN-WILSON, W.D. (1987): Functional parallelism in spoken word-recognition. In: Frauenfelder, U.H. & Tyler, I.K. (eds.): *Spoken word recognition.* (ohne Seitenangabe). Cambridge: MIT Press.
MARSLEN-WILSON, W.D. & ZWITSERLOOD, P. (1989): Accessing spoken words: The importance of word onsets. *Journal of Experimental Psychology: Human Perception and Performance 15,* 576-585.
MARTSCHINKE, S., KIRSCHHOCK, E.-M. & FRANK, A. (2001): *Diagnose und Förderung im Schriftspracherwerb. Der Rundgang durch Hörhausen. Erhebungsverfahren zur phonologischen Bewusstheit.* Donauwörth: Auer.
MARX, H., JANSEN, H., MANNHAUPT, G., SKOWRONEK, H., NÄSLUND, J.C. & SCHNEIDER, W. (1993): Prediction of difficulties in reading and spelling an the basis of the Bielefeld screening. In: Grimm, H. & Skowronek, H. (eds.): *Language acquisition problems and reading disorders aspects of diagnosis and intervention.* (ohne Seitenzahlen). Berlin: de Gruyter.
MATTINGLY, I.G. (1972): Reading, the linguistic process, and linguistic awareness. In: Kavanagh, J.F. & Mattingly, I.G. (eds.): *Language by Ear and by Eye.* (133-147). Cambridge: MIT Press.
MAY, P. (1986): *Schriftaneignung als Problemlösen. Analyse des Lesen(lernen)s mit Kategorien der Theorie des Problemlösens.* Frankfurt am Main: P. Lang.
MAY, P. (1994): *HSP. Zur Erfassung der grundlegenden Rechtschreibstrategien.* Handbuch für die Hamburger Schreibprobe. Hamburg: Verlag für pädagogische Medien.
MCCUNE-NICOLICH, L. (1981): The cognitive bases of relational words in the single word period. *Journal of Child Language 8,* 15-34.
MEHLER, J., JUSCZYK, P., LAMBERTZ, G., HALSTED, N., BERTONCINI, J. & AMIEL-TISON, C. (1988): A precursor of language acquisition in young infants. *Cognition 29,* 143-178.
MEIBAUER, J. & ROTHWEILER, M. (1999; Hrsg). *Das Lexikon im Spracherwerb.* Tübingen, Basel: Francke.
MENN, L. (& STOEL-GAMMON, C.) (1986): Phonological development: Learning sounds and sound patterns. In: Berko-Gleason, J. (ed.): *The development of language.* (69-121). Boston: Allyn & Bacon.
MENYUK, P. (1991): Metalinguistic abilities and language disorder. In: Miller, J. (ed.): *Research on child language disorders: A decade of progress.* (387-397). Austin. TX: Pro-Ed.
MENYUK, P. & CHESNICK, M. (1997): Metalinguistic skills, oral language, knowledge and reading. *Topics in Language Disorders 17,* 75-89.
MENYUK P., CHESNICK, M., LIEBERGOTT, J., KORNGOLD, B., D'AGOSTINO, R. & BELANGER, A. (1991): Predicting reading problems in at-risk children. *Journal of Speech and Hearing Research 34,* 893-903.
MENYUK, P., LIEBERGOTT, J. & SCHULZ, M. (1995): *Early language development in full-term and premature Infants.* Hillsdale, NJ: Erlbaum.
MENYUK, P. & MENN, L. (1979): Early Strategies for the perception and production of words and sounds. In: Fletcher, P. & Garman, M. (eds.): *Language Acquisition.* (ohne Seitenangabe). Cambridge: Cambridge Univ. Press.
METSALA, J.L. (1999): Young children's phonological awareness and nonword repetition as a function of vocabulary development. *Journal of Educational Psychology 91,* 3-19.
METSALA, J.L. & STANOVICH, K.E. (1995): *An examination of young children's phonological processing as a function of lexical development.* Paper presented at the Annual American Education Research Association, San Francisco, C.

METSALA, J.L. & WALLEY, A.C. (1998): Spoken vocabulary growth and the segmental restructuring of lexical representations: precursors to phonemic awareness and early reading ability. In: Metsala, J.L. & Ehri, L.C. (eds.): *Word recognition in beginning literacy.* (89-120). Hillsdale, NJ: Erlbaum.

MILES, T.R. & MILES, E. (1999): *Dyslexia.* Buckingham: A hundred years on open University Press.

MODY, M. (1993): *Bases of reading impairment in speech perception: A deficit in rate of auditory processing or in phonological encoding?* Doctoral dissertation, City University of New York.

MONTFORT-SUPPLE, M. DE (1998): The relationship between Oral and Written Language. *Folia Phoniatrica et Logopaedica 50*, 243-255.

MONTGOMERY, J.W. (1995): Examination of phonological working memory in specifically language-impaired children. *Applied psycholinguistics 16*, 355-378.

MOORE, T. (1973; ed.): *Cognitive development and the acquisition of language.* New York: Academic Press.

MORAIS, J. (1987): Segmental Analysis of Speech and his Relation to Reading Ability. *Annals of dyslexia 37*, 126-141.

MORAIS, J. (1991): Phonological Awareness: A Bridge Between Language ans Literacy. In: Sawyer, D.J. & Fox, B.J. (eds.): *Phonological Awareness in Reading. The Evolution of Current Perspectives.* (31-71). New York: Springer.

MORAIS, J., ALEGRIA, J. & CONTENT, A. (1987): The relationship between segmental analysis and alphabetic literacy: An interactive view. *Cahiers de Psychologie Cognitive 7*, 415-438.

MORAIS, J., BERTELSON, P., CARY, L. & ALEGRIA, J. (1986): Literacy training ans speech segmentation. *Cognition 24*, 45-30.

MORRISON, J.A. & SHRIBERG, L.D. (1992): Articulation testing versus conversational speech sampling. *Journal of Speech and Hearing Research 35*, 259-273.

MORTON, J. (1969): Interaction of information in word recognition. *Psycholical Review 76*, 165-178.

MORTON, J. (1985): Naming. In: Newman, S. & Epstein, R. (eds.): *Current perspectives in dysphasia.* (ohne Seitenangabe). Edinburgh: Churchill Livingstone.

MOSKOWITZ, B.A. (1973): On the status of vowel shift in English. In: Moore, J. (ed.): *Cognitive development and the acquisition of language.* (223-260). New York: Academic Press.

MOSKOWITZ, B.A. (1980): Idioms in phonology acquisition and phonological change. *Journal of Phonetics 8*, 69-83.

NACHTIGALL, C. & WIRTZ, M. (1998): *Wahrscheinlichkeitsrechnung und Inferenzstatistik. Statistische Methoden für Psychologen Teil 2.* Weinheim: Juventa.

NÄSLUND, J.C. & SCHNEIDER, W. (1993): Emerging literacy from kindergarten to second grade: Evidence from the Munich Longitudinal Study on the Genesis of Individual Competencies. In: Grimm, H. & Skowronek, H. (eds.): *Language acquisition problems and reading disorders: Aspects of diagnosis and intervention.* (295-318). Berlin: de Gruyter.

NAUCLÉR, K. & MAGNUSSON, E. (1998): Reading and Writing Development: Report from an ongoing Longitudinal Study of Language-Disordered and Normal Groups from Pre-School to Adolescence. *Folia Phoniatrica et Logopaedica 50*, 271-282.

NELSON, K. (1974): Concept, word and sentence: interrelations in acquisition and development. *Psychological Review 81*, 267-285.

NEUMANN, A. & UHLIG, G. (2004). Wie schreiben Sprachheilschüler Briefe? *Die Sprachheilarbeit 49*, 111-118.

NEWCOMER, P.L. & HAMMILL, D.D. (1988): *Test of Language Development-2 Primary.* Austin, TX: Pro-Ed.

NICOLSON, R.I. & FAWCETT, A.J. (1995): Automaticity: A new framework for dyslexia research? *Cognition 35,* 159-182.

NIPPOLD, M.A. (1992): The nature of normal and disordered word finding in children and adolescents. *Topics in Language Disorders 13,* 1-14.

NITTROUER, S. & STUDDERT-KENNEDY, M. (1987): The role of coarticulatory effects in the perception of fricatives by children and adults. *Journal of Speech and Hearing Research 30,* 319-329.

NITTROUER, S., STUDDERT-KENNEDY, M. & MCGOWAN, R.S. (1989): The emergence of phonetic segments: Evidence from the spectral structure of fricative-vowel syllables spoken by children and adults. *Journal of Speech and Hearing Research 32,* 120-132.

NOOTEBOOM, S.D. (1981): Lexical retrieval from fragments of spoken words: Beginnings versus endings. *Journal of Phonetics 9,* 407-424.

OERTER, R. (1995): Spiel und kindliche Entwicklung. In: Oerter, R. & Montada, L. (Hrsg.): *Entwicklungspsychologie* (3. Aufl.). (250-267). München: Psychologie Verlags Union.

OERTER, R. & MONTADA, L. (1995; Hrsg.): *Entwicklungspsychologie* (3. Aufl.). München: Psychologie Verlags Union.

OKWUMO, S. & MAY, P. (1999): *Effekte vorschulischer Trainings zur Schriftsbahnung auf das Rechtschreiblernen im ersten Schuljahr.* Forschungsbericht – Psychologisches Institut II. Universität Hamburg.

OLLER, D.K. (1980): The emergence of the sounds of speech in infancy. In: Yeni-Komshian, G.H., Kavanagh, J.F. & Ferguson, C.A. (eds.): *Child Phonology.* (Vol. 1). New York: Academic Press.

OLOFSON, A. & LUNDBERG, I. (1983): Can phonemic awareness be trained in kindergarten? *Scandinavian Journal of Psychology 24,* 35-44.

OSBURG, C. (1997): *Gesprochene und geschriebene Sprache: Aussprachestörungen und Schriftspracherwerb.* Baltmannsweiler: Schneider Verlag Hohen Gehren.

OVIATT, S.L. (1980): The emerging ability to comprehend language: An experimental approach. *Child Development 51,* 97-106.

PAUL, R. & COHEN, D. (1984): Outcome of severe disorders of language acquisition. *Journal of Autism and Developmental Disorder 14,* 405-421.

PERFITTI, C.A. (1985): *Reading Ability.* Oxford: Oxford University Press.

PIAGET, J. (1969): *Nachahmung, Spiel und Traum. Die Entwicklung der Symbolfunktion beim Kind.* Stuttgart: ohne Verlagsangabe.

PLAZA, M. (1997): Phonological impairment in dyslexic children with and without early speech-language disorder. *European Journal Disorders of Communication 32,* 277-290.

PLAZA, M., COHEN, H., CHEVRIE-MULLER, C. (2002): Oral Language Deficits in Dyslexic Children: Weaknesses in Working Memory and Verbal Planning. *Brain and Cognition 48 / 2-3,* 505-512.

PRATT, C. & GRIEVE, R. (1984): Metalinguistic Awareness and cognitive Development. In: Tunmer, W.E., Pratt, C. & Herriman, M.L. (eds.): *Metalinguistic Awareness in Children.* (128-143). Berlin: Springer.

PTOK, M. (2001): Auditive Verarbeitungs- und Wahrnehmungsstörungen und Legasthenie. In: Schulte-Körne, G. (Hrsg.): *Legasthenie: erkennen, verstehen, fördern.* (31-36). Bochum: Winkler.

REED, V.A. (1994): *An Introduction to Children with Language Disorders.* New York: MacMillan.

REICH, P.A. (1986): *Language development.* Englewood Cliffs, NJ: Prentice-Hall.

RESCORLA, L., HADICKE-WILEY, M. & ESCARCE, E. (1993): Epidemiological investigation of expressive language delay at age two. *First Language 13*, 5-22.

RESCORLA, L., MIRAK, J. & SINGH, L. (2000): Vocabulary growth in late talkers: lexical development from 2;0 to 3;0. *Journal of Child Language 27*, 293-311.

RENFREW, C.E. (1969): *The bus story: A test of continuous speech*. Oxford: Author.

RICCIARDELLI, L.A. (1993): Two components of metalinguistic awareness: Control of linguistic processing and analysis of linguistic knowledge. *Applied Psycholinguistics 14*, 349-367.

RICE, M., BUHR, J.C. & NEMETH, M. (1990): Fast mappingword-learning abilities of languagedelayed preschoolers. *Journal of Speech and Hearing Disorders 55*, 33-42.

RICE, M., HANEY, K.R. & WEXLER, K. (1998): Family history of children with SLI who show extended optional infinitives. *Journal of Speech and Hearing Research 41*, 419-432.

RICE, M. & WOODSMALL, L. (1988): Lessons from televisions: Children's word learning when viewing. *Child Development 59*, 420-429.

RICHMAN, N., STEVENSON, J. & GRAHAM, P. (1982): *Preschool to School: A behavioral study*. London: Academic Press.

RICKHEIT, G. (1990): *Sprache und Wissen. Grundlagen zur Kognitiven Linguistik*. Opladen: Westdeutscher Verlag.

RITCHIE, W.C. & BATHIA, T.K. (1999; eds): *Handbook of child language acquisition*. San Diego: Academic Press.

ROELOFS, A. (1992): A speaking-activation theory of lemma retrieval in speaking. *Cognition 42*, 107-142.

ROGERS, T. (1979): *Those first affections: an anthology of poems composed between the ages of two and eight*. London: Routledge & Kegan Paul.

ROMONATH, R. (1991): Phonologische Prozesse an sprachauffälligen Kindern. Eine vergleichende Untersuchung an sprachauffälligen und nicht sprachauffälligen Vorschulkindern. Berlin: Edition Marhold.

ROMONATH, R. (1993): Zur Bedeutung phonetisch-phonologischen Lernens für das sprachdidaktische Handeln bei kindlichen Aussprachestörungen. *Sonderpädagogik 4/23*, 194 – 203.

ROMONATH, R. (1998a): Metaphonologische Spracherfahrung und Sprachspiele aus pädagogisch - therapeutischer Sicht. *Die neue Sonderschule 2/43*, 122-133.

ROMONATH, R. (1998b): Metaphonologische Fähigkeiten bei aussprachegestörten Kindern. *Die neue Sonderschule 3/43*, 170-183.

ROMONATH, R. (2000): *Reintegration von Absolventinnen und Absolventen der Sprachheilgrundschule in das Regelschulsystem. Eine empirische Untersuchung*. Aachen: Shaker.

ROMONATH, R. & GREGG, N. (2003): Auswirkungen phonologischer und orthografischer Verarbeitungsfähigkeiten auf die Lese-und Rechtschreibleistungen von Jugendlichen und jungen Erwachsenen. In: Ministerium für Bildung, Wissenschaft und Kultur des Landes Mecklenburg-Vorpommern (Hrsg.): *Optimierung von LeseRechtschreibfähigkeiten bei Legasthenikern im Jugendalter*. (15-75): Schwerin.

ROMONATH, R. & MAHLAU, K. (2005): Metaphonologische Fähigkeiten und Wortschatzerwerb bei Vorschulkindern mit spezifischen Sprachentwicklungsstörungen (SSES). In: Arnoldy, P. & Traub, B. (Hrsg.): *Sprachentwicklungsstörungen früh erkennen und behandeln*. (250-269). Karlsruhe: Loeper.

ROTH, F.P. & SPEKMAN, N.J. (1989): The higherorder language processes and reading disabilities. In: Kamhi, A.G. & Catts, H.W. (eds.): *Reading Disabilities: A Developmental Language Perspectives*. (159-198). Boston: Little, Brown.

ROTHWEILER, M. (1999a): Habilitationsvortrag: Die Rolle der phonologischen Bewußtheit für den Erwerb der schriftsprachlichen Kompetenz bei sprachentwicklungsgestörten Kindern: Problemaufriss und Implikationen für den Schriftspracherwerb in der Schule. Universität Bremen 16.04.1999.

ROTHWEILER, M. (1999b): Neue Ergebnisse zum *fast mapping* bei sprachnormalen und sprachentwicklungsgestörten Kindern. In: Meibauer, J. & Rothweiler, M. (Hrsg.): *Spracherwerb*. (252-276). Tübingen, Basel: Francke.

ROTHWEILER, M. (2001a): *Wortschatz und Störungen des lexikalischen Erwerbs bei spezifisch sprachentwicklungsgestörten Kindern*. Heidelberg: Editions S.

ROTHWEILER, M. (2001b): *AWS und PWS. Aktiver und Passiver Wortschatztest*. Unveröffentlichte Version der Universität Hamburg.

ROTHWEILER, M. & MEIBAUER, J. (1999): Das Lexikon im Spracherwerb – Ein Überblick. In: Meibauer, J. & Rothweiler, M. (Hrsg.): *Spracherwerb*. (9-31). Tübingen, Basel: Francke.

RUOFF, A. (1981): *Häufigkeitswörterbuch gesprochener Sprache*. Tübingen: Niemeyer.

RUSCELLO, D.M., ST LOUIS, K.O. & MASON, N. (1991): School-aged children with phonological disorders: Co-existence with other speech-language disorders. *Journal of Speech and Hearing Research 34*, 236-242.

SCARBOROUGH, H. (1991): Early syntactic development of dyslexic children. *Annals of dyslexia 41*, 207-220.

SCHAKIB-EKBATAN, K. & SCHÖLER, H. (1995): Zur Persistenz von Sprachentwicklungsstörungen: Ein 10jähriger Längsschnitt neun spezifisch sprachentwicklungsgestörter Kinder. *Heilpädagogische Forschung 16*, 17-84.

SCHEERER-NEUMANN, G. (1989): Entwicklungsprozesse beim Lesenlernen: Eine Fallstudie. In: Beck, M. (Hrsg.): *Schriftspracherwerb-Leserechtschreibschwäche*. (15-39). Tübingen: dgtv.

SCHEERER-NEUMANN, G. (1998): Schriftspracherwerb: „The state of the art" aus psychologischer Sicht. In: Huber, L., Kegel, G.Speck-Hamdan, A. (Hrsg.): *Einblicke in den Schriftspracherwerb* (31-46). Braunschweig: ohne Verlagsangabe.

SCHEERER-NEUMANN, G., KRETSCHMANN, R. & BRÜGELMANN, H. (1986): Andrea, Ben und Jana: Selbstgewählte Wege zum Lesen und Schreiben. In: Brügelmann, H. (Hrsg.): *ABC und Schriftsprache: Rätsel für Kinder, Lehrer und Forscher*. (55-96). Konstanz: Faude.

SCHENK, C. (1997): *Lesen und Schreiben lernen und lehren. Eine Didaktik des Erstlese- und Erstschreibunterrichts*. Schneider: Hohen Gehren.

SCHENK-DANZINGER, L. (1961): Probleme der Legasthenie. *Schweizer Zeitschrift für Psychologie 20*, 29-48.

SCHENK-DANZINGER, L. (1991): *Legasthenie : zerebral-funktionelle Interpretation, Diagnose und Therapie*. 2., neubearb. Aufl., München [u.a.]: Reinhardt.

SCHMID-BARKOW, I. (1999a): Kinder lernen Sprache sprechen, schreiben, denken: Beobachtungen zur Schrifterfahrung und Sprachbewusstheit bei Schulanfängern mit Sprachentwicklungsstörungen. Frankfurt a.M.: P. Lang.

SCHMID-BARKOW, I. (1999b): „Phonologische Bewußtheit" als Teil der metasprachlichen Entwicklung im Kontext von Spracherwerbsprozessen und Spracherwerbsstörungen. *Die Sprachheilarbeit 44*, 307-317.

SCHNEIDER, W. (1980): *Bedingungsanalysen des Rechtschreibens*. Bern: Huber.

SCHNEIDER, W. (1989): Möglichkeiten der frühen Vorhersage von Leseleistungen im Grundschulalter. *Zeitschrift für pädagogische Psychologie 3*, 157-168.

SCHNEIDER, W. (1994): Lese-Rechtschreibforschung heute: Einführung. *Zeitschrift für pädagogische Psychologie 8*, 117-122.

SCHNEIDER, W. (1997): Rechtschreiben und Rechtschreibschwierigkeiten. In: Weinert, F.E. (Hrsg.): *Enzyklopädie der Psychologie. Serie Pädagogische Psychologie, Bd. 3: Psychologie des Unterrichts und der Schule.* (327-363). Göttingen: Hogrefe.

SCHNEIDER, W. & BÜTTNER, G. (1995): Entwicklung des Gedächtnisses. In: Oerter, R. & Montada, L. (Hrsg.): *Entwicklungspsychologie* (3. Aufl.). (654-704). München: Psychologie Verlags Union.

SCHNEIDER, W. & NÄSLUND, J.C. (1992): Cognitive prerequisites of reading and spelling: A longitudinal approach. In: Demetriou, A., Shayer, M. & Efklides, A. (eds.): *Neo-Piagetian theories of cognitive development.* (256-274). London: Routledge.

SCHNEIDER, W. & REIMERS, P. (1991): *Trainingsprogramm zur Phonemischen Bewusstheit.* Universität Würzburg: Institut für Psychologie.

SCHNEIDER, W., ROTH, E., KÜSPERT, P. & ENNEMOSER, M. (1998): Short- and long-term effects of phonological awareness in kindergarden: Findings from a secondary analysis. *Zeitschrift für Entwicklungspsychologie und Pädagogische Psychologie 30,* 1/1998.

SCHNEIDER, W., VISÉ, M., REIMERS, P. & BLÄSSER, B. (1994): Auswirkungen eines Trainings der sprachlichen Bewußtheit auf den Schriftspracherwerb in der Schule. *Zeitschrift für Pädagogische Psychologie 8,* 177-188.

SCHÖLER, H. (1987): Zur Entwicklung metasprachlichen Wissens. In: Deutsche Gesellschaft für Sprachheilpädagogik (dgs) (Hrsg.): *Spracherwerb und Spracherwerbsstörung.* (339-359). Hamburg: Wartenberg.

SCHÖLER, H. (1999): *Inventar diagnostischer Informationen bei Sprachentwicklungsauffälligkeiten (IDIS).* Heidelberg: Edition Schindele.

SCHÖLER, H., BRAUN, L. & KEILMANN, A. (2003): *Intelligenz: Ein relevantes differenzialdiagnostisches Merkmal bei Sprachentwicklungsstörungen?* (Arbeitsberichte aus dem Forschungsprojekt "Differentialdiagnostik" Nr. 14). Heidelberg: Pädagogische Hochschule, Fakultät I, Sonderpädagogische Psychologie.

SCHÖLER, H., FROMM, W. & KANY, W. (1998): *Spezifische Sprachentwicklungsstörung und Sprachlernen. Erscheinungsformen, Verlauf, Folgerungen für Diagnostik und Therapie.* Heidelberg: Edition Schindele.

SCHÖLER, H., KEILMANN, A., HEINEMANN, M. & SCHAKIB-EKBATAN, K. (2002): *Biographische und anamnestische Informationen sowie sprachliche und nichtsprachliche Leistungen bei 172 stationär behandelten schwer sprachentwicklungsgestörten Kindern* (Arbeitsberichte aus dem Forschungsprojekt "Differentialdiagnostik" Nr. 12). Heidelberg: Pädagogische Hochschule, Fakultät I, Sonderpädagogische Psychologie.

SCHÖLER, H. & SCHAKIB-EKBATAN, K. (2001): Sprachentwicklungsstörungen und Verarbeitungs- bzw. Lernstörungen. In: Grohnfeldt, M. (Hrsg.): *Lehrbuch der Sprachheilpädagogik und Logopädie. (Bd. 2) Erscheinungsformen und Störungsbilder.* (88-101). Stuttgart: Kohlhammer.

SCHULTE-KÖRNE, G. (2001; Hrsg.): *Legasthenie: erkennen, verstehen, fördern.* Bochum: Winkler.

SCHULTE-KÖRNE, G. (2001a): Das Marburger Rechtschreibtraining. In: Schulte-Körne, G. (Hrsg.): *Legasthenie: erkennen, verstehen, fördern.* (307-320). Bochum: Winkler.

SCHULTE-KÖRNE, G. (2001b): *Lese- und Rechtschreibstörung und Sprachwahrnehmung.* Münster: Verlag Waxman.

SCHULTE-KÖRNE, G. (2002; Hrsg.): *Legasthenie: Zum aktuellen Stand der Ursachenforschung, der diagnostischen Methoden und der Förderkonzepte.* Bochum: Winkler.

SCHULTE-KÖRNE, G. (2002a): Einleitung. In: Schulte-Körne, G. (Hrsg.): *Legasthenie: Zum aktuellen Stand der Ursachenforschung, der diagnostischen Methoden und der Förderkonzepte. (7-9). Bochum: Winkler.*

SCHULTE-KÖRNE, G. (2002b): Neurobiologie und Genetik der Lese-Rechtschreibstörung (Legasthenie), In: Schulte-Körne, G. (Hrsg.): *Legasthenie: Zum aktuellen Stand der Ursachenforschung, der diagnostischen Methoden und der Förderkonzepte*. (13-42). Bochum: Winkler.

SCHULTE-KÖRNE, G. & PTOK, M. (1998): Lese-Rechtschreibstörung. *Sprache-Stimme-Gehör* 22, 1-2.

SCHWARTZ, J.I. (1977): *Metalinguistic awareness: a study of language play in young children.* Paper presented at the Annual Meeting of the American Educational Research Association.

SCHWARTZ, R.G. (1988): Phonological factors in early lexical acquistion. In: Smith, M.D. & Locke, J.L. (eds.): *The emergent lexicon: The child's development of a linguistic vocabulary*. San Diego, CA: Academic Press.

SCHWARTZ, R.G. & FOLGER, M. (1977): Sensorimotor development and descriptions of child phonology: A preliminary view of phonological analysis for Stage I speech. *Papers and Reports on Child Language Development 13*, 8-15.

SCHWARTZ, R.G., MESSICK, C.K. & POLLOCK, K.E. (1983): Some non-phonologial considerations in phonological assessment. *Semin Speech Lang Hear 4*, 335-359.

SEILER, T. & WANNENMACHER, W. (1983; eds.): *Concept development and the development of word meaning*. Berlin: Springer.

SHAMES, G.H. & WIIG, E.H. (1986): *Human Communication Disorders* (ed. 2.). Columbus: Merril.

SHARE, D.L. & SILVA, P.A. (1987): Language deficits and specific reading retardation: Cause and effect?. *British Journal of Disorder Communication 2*, 219-226.

SHELDON, A. & STRANGE, W. (1982): The acquisition of /r/ and /l/ by Japanese learners of English: Evidence that speech production can precede speech perception. *Applied Pscholinguistics 3*, 243-261.

SHRIBERG, L. D. & KWIATKOWSKI, J. (1982): Phonological disorders III: A procedure for assessing severity of involvement. *Journal of Speech and Hearing Disorders 47*, 256-270.

SHRIBERG, L.D. & KWIATKOWSKI, J. (1988): A follow-up study of children with phonologic disorders of unknown origin. *Journal of Speech and Hearing Disorders 53*, 144-156.

SHRIBERG, L.D., KWIATKOWSKI, J., BEST, S., HENGST, J. & TERSELLO-WEBER, B. (1986): Characteristics of children with phonologic disorders of unknown origin. *Journal of Speech and Hearing Disorders 51*, 40-161.

SHRINER, T.H., HOLLOWAYS, M.S. & DANILOFF, R.C. (1969): The relationship between articulatory deficits and syntax in speech-defective children. *Journal of Speech and Hearing Research 12*, 213-325.

SLOBIN, D.I. (1973): Cognitive prerequisites for the acquisition of grammar. In: Ferguson, C.A. & Slobin, D.I. (eds.): *Studies of Child Language Development*. New York: Holt, Rinehart & Winston.

SKOWRONEK, H. & JANSEN, H. (1992): Früherkennung der Lese-Rechtschreibschwäche. *Forschung an der Universität Bielefeld 6*, 13-18.

SKOWRONEK, H. & MARX, H. (1989): Die Bielefelder Längsschnittstudie zur Früherkennung von Risiken der Lese- Rechtschreibschwäche. Theoretischer Hintergrund und erste Befunde. *Heilpädagogische Forschung, XV (1)*, 38-49.

SMITH, F. (1986): *Understanding reading*. Hillsdale, NJ: Erlbaum.

SMITH, M.E. (1926): *An investigation of the development of the sentence and extent of vocabulary in young children*. University of Iowa Studies on Child Welfare 3, No. 5.

SNYDER, L.S., BATES, E. & BRETHERTON, I. (1981): Content and context in early lexical development. *Journal of Child Language 8*, 565-582.

SNYDER, L.S. & DOWNEY, D.M. (1991): The language reading relationship in normal and disabled children. *Journal of Speech and Hearing Research 34*, 129-140.

SPOHN, S., SPOHN, B. & SCHÖLER, H. (1998): *Spezifische Sprachentwicklungsstörung: Prozeß- oder Strukturdefizit der phonologischen Schleife?* (Arbeitsberichte aus dem Forschungsprojekt "Differentialdiagnostik" Nr. 6). Heidelberg: Pädagogische Hochschule, Fakultät I, Sonderpädagogische Psychologie.

STACKHOUSE, J. (1993): Phonological disorder and lexical development: two case studies. *Child language Teaching and Therapy 9*, 230-241.

STAHL, N. (in Vorb.): *Manuskript Arbeitsgedächtnis*. Universität Hamburg.

STARK, R. & TALLAL, P. (1988): *Language, speech and reading disorders in children. Neuropsychological studies.* Boston: Little, Brown.

STAMPE, D. (1979): *A Dissertation on Natural Phonology*. New York: Academic Press.

STEGER, H. (1993): Aspects of Metalinguistic Abilities in Specific Language Impairment (Development Dysphasia) and Dyslexia. In: Blanken, G., Dittmann, J., Grimm, H., Marshall, J. C., Wallesch, C.-W. (eds.): *Linguistic Disorders and Pathologies. An International Handbook*. (773-787). Berlin - New York: de Gruyter.

STOEL-GAMMON, C. (1990): Normal and disordered phonology in two-year-olds. *Topics in Language Disorders 11*, 21-32.

STOTHARD, S.E., SNOWLING, M.J., BISHOP, D.V.M., CHIPCHASE, B.B. & KAPLAN, C.A. (1998): Language-Impaired Preschoolers: A Follow-Up Into Adolescence. *Journal of Speech, Language and Hearing Research 41*, 407-418.

STREHLOW, U., HAFFNER, J. (2002): Definitionsmöglichkeiten und sich daraus ergebende Häufigkeit der umschriebenen Lese- bzw. Rechtschreibstörung – theoretische Überlegungen und empirische Befunde an einer repräsentativen Stichprobe junger Erwachsener. *Zeitschrift für Kinder- u. Jugendpsychiatrie und Psychotherapie 30 (2)*, 113-126.

STUART-HAMILTON, I. (1986): The role of phonemic awareness in the reading style of beginning readers. *British Journal of Educational Psychology 56*, 271-285.

STUDDERT-KENNEDY, M. (1986): Sources of variability in early speech development. In: Perkell, J.S. & Klatt, D.H. (eds.): *Invariance and variability in speech processes*. (313-338). Hillsdale, NJ: Erlbaum.

SUTTON-SMITH, B. (1981): *The folkstories of children*. Philadelphia: University of Pennsylvania Press.

SWAN, D. & GOSWAMI, U. (1997): Picture Naming Deficits in Developmental Dyslexia: The Phonological Representations Hypothesis. *Brain and Language 56*, 334-353.

SZAGUN, G. (1983): *Bedeutungsentwicklung beim Kind*. München-Weinheim: Beltz.

SZAGUN, G. (1993): *Sprachentwicklung beim Kind: eine Einführung* (5. Aufl.). München-Weinheim: Beltz.

TALLAL, P. (1980): Auditory temporal perception, phonics and reading abilities in children. *Brain and Language 9*, 182-198.

TALLAL, P., CURTIS, S. & KAPLAN, R. (1988): The San Diego Longitudinal Study: Evaluating the outcomes of preschool impairments in language development. In: Gerber, S. & Mencher, G. (eds.): *International perspectives on communication disorders*. (86-126). Washington, DC: Gallaudet University Press.

TALLAL, P., CURTIS, S. & KAPLAN, R. (1989): *The San Diego Longitudinal Study: Evaluating the outcomes of preschool impairments in language development. Final Report.* Washington DC: NINCDS.

TALLAL, P. & PIERCY, M. (1973): Defects of non-verbal auditory perception in children with developmental aphasia. *Nature 241*, 468-469.

TALLAL, P. & PIERCY, M. (1974): Developmental aphasia: Rate of auditory processing and selective impairment of consonant perception. *Neuropsychologia 12*, 83-93.

TEMPLIN, M. C. (1957): *Certain language Skills in Children: Their Development and Interrelationships.* Minneapolis, MN: University of Minnesota Press.
TEWES, U. (1983): *HAWIK-R. Hamburg-Wechsler-Intelligenztest für Kinder. Revision.* Bern: Huber.
TOMBLIN, J.B., RECORDS, N., BUCKWALTER, P., ZHANG, X., SMITH, E. & O'BRIEN, M. (1997): Prevalence of specific language impairment in kindergarden children. *Journal of Speech, Language and Hearing Research 40,* 1245-1260.
TORGESEN, J.K., WAGNER, R.K. & RASHOTTE, C.A. (1994): Longitudinal studies of phonological processing and reading. *Journal of Learning Disabilities 27,* 276-286.
TRAMONTANA, M.G., HOOPER, S.R. & SELZER, S.C. (1988): Research on the preschool prediction of later academic achievement: A review. *Developmental Review 8,* 89-146.
TREIMAN, R. (1985): Onsets and Rimes as Units of Spoken Syllables: Evidence from Children. *Journal of Experimental Child Psychology 39,* 161-181.
TREIMAN, R. (1987): On the relationship between phonological awareness and literacy. *Cahiers de Psychologie Cognitive 7,* 524-529.
TROßBACH-NEUNER, E. (1992): *Womit fängt "Eimer" an? Gesprochene Sprache im Aufbau phonematischer Bewusstheit.* Frankfurt am Main: P.Lang.
VALTIN, R. (1972): *Empirische Untersuchungen zur Legasthenie.* Hannover: Schroedel.
VALTIN, R. (1994): Ein letztes Lebewohl an die klassische Legasthenie. *Grundschulunterricht 41,* 2-5.
VALTIN, R. & NAEGELE, I. (1993): Hürden beim Schriftspracherwerb. In: Haarmann, D. (Hrsg.): *Handbuch Grundschule.* (150ff). München-Weinheim: Beltz.
VAN DER LELY, H.K.J. & HOWARD, D. (1993): Children with specific language impairment: Linguistic impairment or short-term memory deficit? *Journal of Speech and Hearing Research 36,* 1193-1207.
VELLUTINO, F.R. (1979): *Dyslexia: Theory and Practice.* Cambridge: MIT Press.
VIHMAN, M.M. (1982): A note on children's lexical representation. *Journal of Child Language 9,* 249-253.
VIHMAN, M.M. & ROUG-HELLICHUS, L. (1991): *The emergence of phonological organization.* Paper presented at the Conference on Current Phonetic Research Paradigms. Stockholm.
VIHMAN, M.M. & VELLEMAN, S.L. (1989): Phonological reorganization: A case study. *Language and Speech 32,* 149-170.
VONDERBERG, A. & WAßMER, M. (1998): Legasthenie. *Grundschulmagazin 7-8,* 21-24.
WAGNER, R.K., BALTHAZOR, M., HARLEY, S., MORGAN, S., RASHOTTE, C., SHANNER, R., SIMMONS, K. & STAGE, S. (1987): The nature of prereaders' phonological processing abilities. *Cognitive Development 2,* 355-373.
WAGNER, R.K. & TORGESEN, J.K. (1987): The nature of phonological processing and his causal role in the aquisition of reading skills. *Psychological Bulletin 101,* 192-212.
WALLACH, G.P. & BUTLER, K.G. (1994): *Language Learning Disabilities in School-Age and Adolescents.* Needham Heights: Allyn & Bacon.
WALLER, M. (1988): Komponenten der metasprachlichen Entwicklung und Bedingungen ihres ontogenetischen Aufbaus. *Zeitschrift für Entwicklungspsychologie und Pädagogische Psychologie 20,* 297-321.
WALLEY, A.C. (1988): Spoken word recognition by young children and adults. *Cognitive Development 3,* 137-165.
WALLEY, A.C. (1993): The Role of Vocabulary Development in Children's Spoken Word Recognition and Segmentation Ability. *Developmental Review 13,* 286-350.
WALLEY, A.C. & METSALA, J.L. (1990): The growth of lexical constrains on spoken word recognition. *Perception & Psychophysics 47,* 267-280.

WALLEY, A.C. & METSALA, J.L. (2001): Sekundärliteratur in CARA, B. DE & GOSWAMI, U. (2003), ohne weitere Literaturangabe.
WALLEY, A.C., SMITH, L.B. & JUSCZYK, P.W. (1986): The role of phonemes and syllables in the perceived similarity of speech sounds for speech sounds for children. *Memory & Cognition 14*, 220-229.
WATERS, G.S. & CAPLAN, D. (1996): The measurement of verbal working memory capacity and his relation to reading comprehension. *The Quarterly Journal of Experimental Psychology 49a*, 51-79.
WATERSON, N. (1971): Child phonology: A prosodic view. *Jounal of Linguistics 7*, 179-211.
WATERSON, N. (1978): Growth of complexity in phonological development. In: Waterson, N. & Snow, C. (eds.): *The development of communication.* (88-107). Chichester: Wiley.
WATSON, J. B. (1913): Psychology as the Behaviorist Views it. *Psychological Reviews 20*, 158-177.
WEBSTER, P.E. & PLATE, A.S. (1995): Productive phonology and phonological awareness in preschool children. *Applied Psycholinguistics 16*, 43-57.
WECHSLER, D. (1967): *Wechsler Preschool and Primary scale of intelligence.* Cleveland: Psychological Corporation.
WEHR, S. (1994): Theorien und Forschungsergebnisse zur metasprachlichen Entwicklung - Implikationen für Diagnose und Therapie sprachbehinderter Kinder. *Die Sprachheilarbeit 5*, 288-296.
WEINERT, F.E. & SCHNEIDER, W. (1987): *The Munich Longitudinal Study on the Genesis of Individual Competencies (LOGIC). Report No. 2: Documentation of assessment procedures used in waves one to three.* München: Max-Planck-Institut für Psychologische Forschung.
WEINERT, F.E. & SCHNEIDER, W. (1992): *Individual development from 3 to 12: Findings from the Munich Longitudinal Study.* Cambridge: Cambridge University Press.
WEINERT, S. (1991): *Spracherwerb und implizites Lernen.* Bern: Huber.
WEINERT, S. (1996): Prosodie – Gedächtnis – Geschwindigkeit: Eine vergleichende Studie zu Sprachverarbeitungsdefiziten dysphasisch-sprachgestörter Kinder. *Sprache & Kognition 15*, 46-69.
WEIß, R. & OSTERLAND, J. (1977): *Grundintelligenztest CFT 1 – Skala 1*: Braunschweig: Westermann.
WERNER, E.O. & KRESHECK, J.D. (1983): *Structured Photographic Expressive Language Test-2.* Sandwich, IL: Janelle Publications.
WILGERMEIN, J. (1991): *Metasprachliches Bewußtsein, Entwicklung, Besonderheiten beim sprachbehinderten Kind und pädagogische Implikationen.* München: Edition Freisleben.
WIMMER, H. & KRONBICHLER, M. (2002): Legasthenie: Neurokognitive Erklärungen auf dem Prüfstand. In: Schulte-Körne, G. (Hrsg.): *Legasthenie: Zum aktuellen Stand der Ursachenforschung, der diagnostischen Methoden und der Förderkonzepte.* (89-100). Bochum: Winkler.
WIMMER, H., MAYRINGER, H. & LANDERL, K. (1998): Poor reading: a deficit in skill-automatization or a phonological deficit? *Scientific Studies of Reading 2* (4), 321-340.
WIRTZ, M. & NACHTIGALL, C. (1998): *Deskriptive Statistik. Statistische Methoden für Psychologen* Teil 1. Weinheim: Juventa.
WITRUK, E. (2001): Arbeitsgedächtnisleistungen bei Legasthenie – Wie generell ist das Defizit? In: Schulte-Körne, G. (Hrsg.): *Legasthenie: Erkennen, Verstehen, Fördern.* (89-102). Bochum: Winkler.
WOLFF, P., MICHEL, G. & OVRUT, M. (1990): Rate variables and automatized naming in developmental dyslexia. *Brain and Language 39*, 556-575.
WYGOTSKY, L.S. (1974): *Denken und Sprechen.* Frankfurt/M.

ANHANG

REZEPTIVER WORTSCHATZTEST (RWST) (GERICKE & MAHLAU 2001)

Testbeschreibung, -anleitung und -durchführung

Testbeschreibung

Das vorliegende Testmaterial wurde als eine Parallelversion des AWST 3-6 (KIESE & KOZIELSKI 1991) entwickelt. Im RWST wird in einer Vierfelder-Auswahlaufgabe mit dem Zielwort, semantischen und phonologischen Ablenkern bzw. einem Stimulus ohne Bezug zum Zielwort das rezeptive Verständnis von bei der Produktion (AWST) falsch oder gar nicht genannten Wörtern festgestellt.

Testanleitung
So wird zur Erfassung des produktiven Wortschatzes zunächst der AWST 3-6, wie er in der vorliegenden Form existiert, durchgeführt. Anschließend werden die Wörter vorgelegt, die falsch oder nicht benannt wurden.

Testdurchführung

Aufschlagen der Seite des im AWST falsch benannten Objektes.

Erfragung des Objektes mit folgendem Wortlaut: (Achtung: keine Artikel verwenden!)
„**Zeige mir: Stern**"

Kind zeigt auf das von ihm ausgewählte Objekt.

Keine weiteren Hilfestellungen geben.

Antwort im Antwortbogen dokumentieren.

Beispielseiten

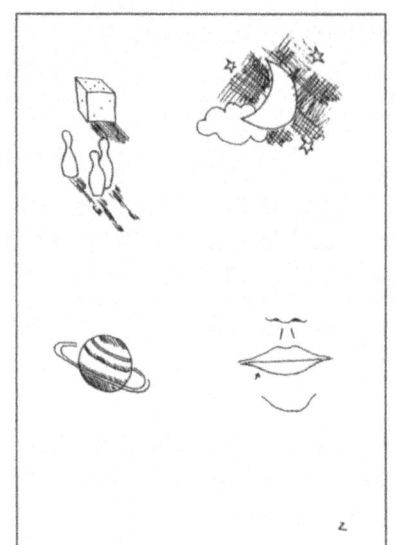
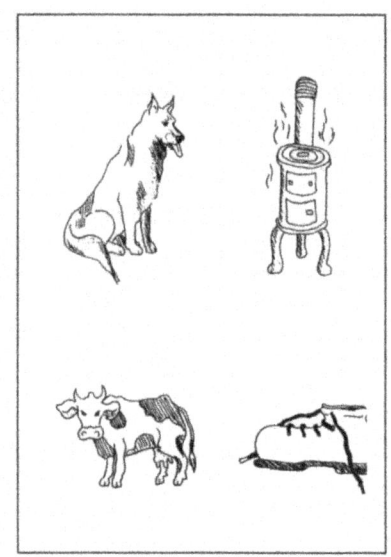
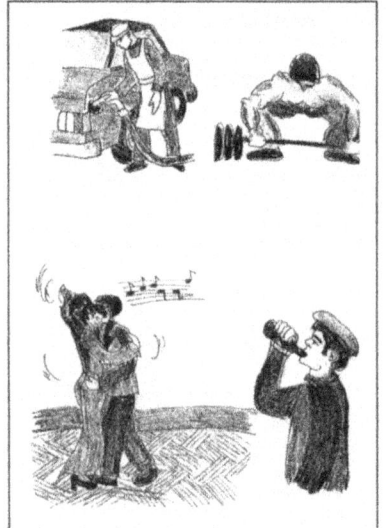
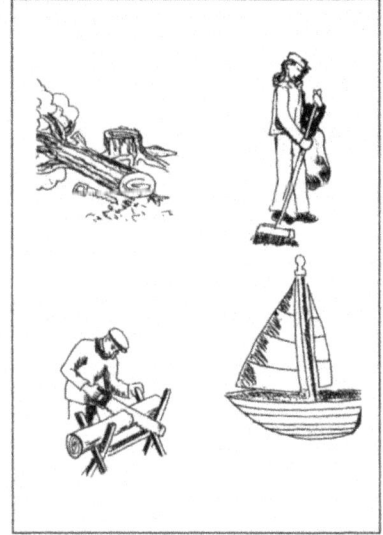

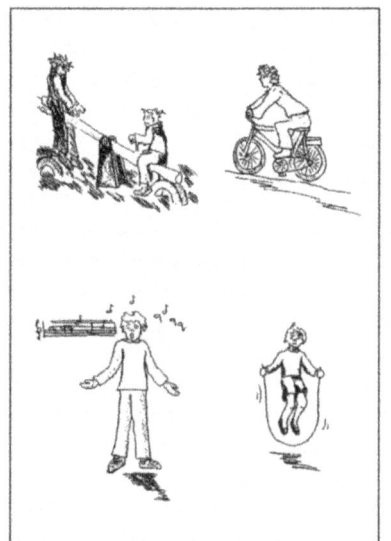
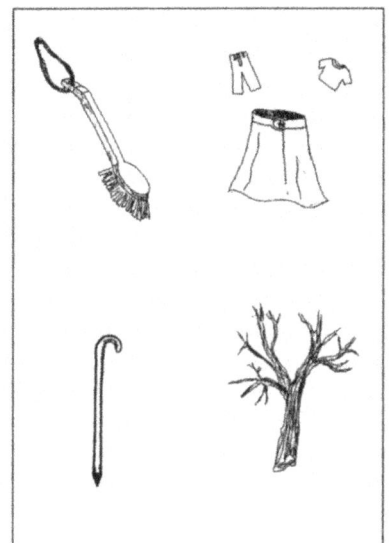
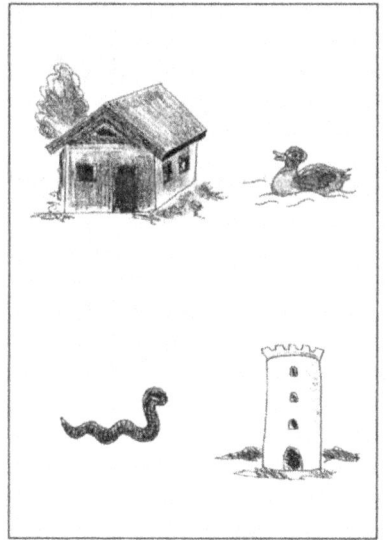
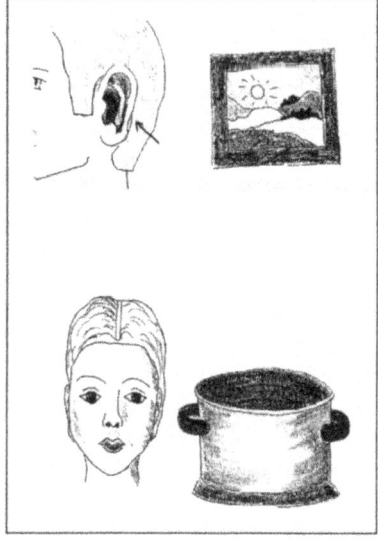

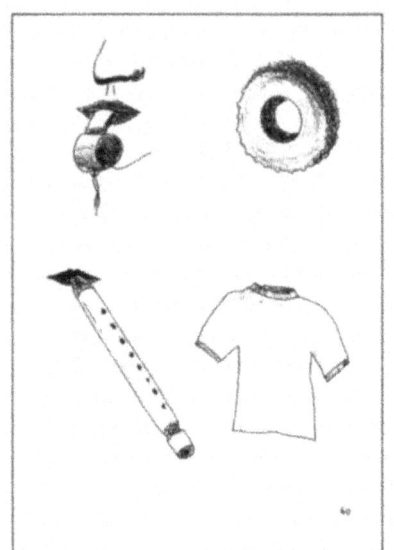
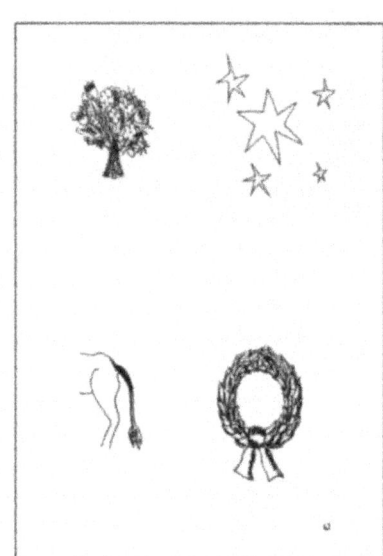
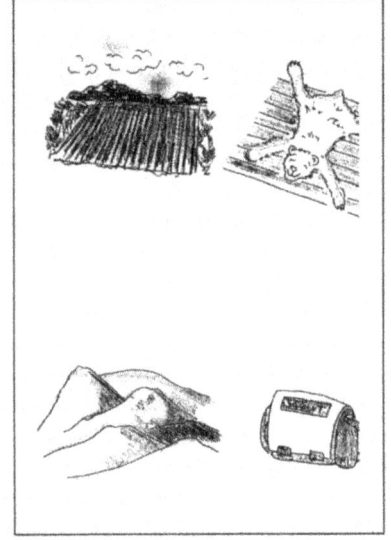
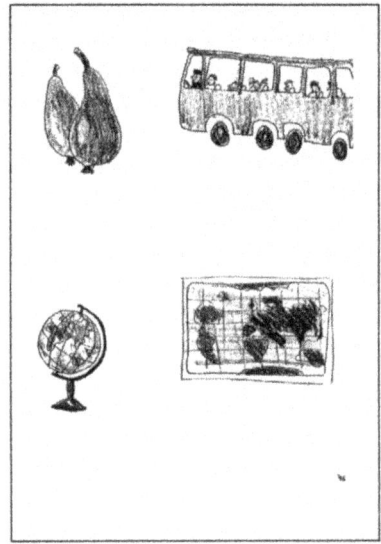

UNTERSUCHUNGSBOGEN

Untersuchungsbogen zur Feststellung metaphonologischer Fähigkeiten bei Kindern im Vorschulalter (Mahlau unv.)

Name:...Vorname:...
Untersuchungsdatum:..
Versuchsleiter:...

AUSWERTUNG

REIMAUFGABEN

Kenntnis des Begriffes "Reim": _____

1. Erkennen von Reimpaaren	
1.1. mit visueller Unterstützung	/ 5
1.2. ohne visuelle Unterstützung	/ 5
Gesamt RW:	/ 10

SILBENSEGMENTATION

2. Silben klopfen	/ 12
3. Wortsegmentierung	/ 5
Gesamt RW:	/ 17

PHONEMANALYSE

4.1. Alliteration (rezeptiv)	/ 10
4.2. Alliteration (produktiv)	/ 20
5. Phonematische Wortsegmentierung	/ 10
Gesamt RW:	/ 40

Reimaufgaben

1. Erkennen von Reimpaaren

1.1 mit visueller Unterstützung

Frage: Was reimt sich?

Beispiel 1: "Hier siehst du vier Bilder: **Gabel-Igel-Hose-Rose**
Zwei Wörter hören sich ähnlich an. Hose – Rose. Hörst du das?"
Beispiel 2: "Hier siehst du wieder vier Bilder. **Kanne-Tanne-Ball-Eule.**
Kanne - Tanne klingen ähnlich. Hörst du das?"

Nummer	Aufgabe	Bewertung
1	Junge-Eichhörnchen-Tonne-Sonne	
2	Bus-Nuss-Drachen-Frosch	
3	Schlitten-Maus-Haus-Schwein	
4	Kasse-Feder-Tasse-Tür	
5	Bäcker-Brille-Kleid-Wecker	

1.2. ohne visuelle Unterstützung

Frage: Was reimt sich?

Beispiel 1: "Ich spreche dir jetzt drei Wörter vor, von denen sich auch 2 reimen - ähnlich anhören. Mal schauen, ob du hörst welche: **Tisch-Fisch-Busch**."
Beispiel 2: "Ich spreche dir noch einmal 3 Wörter vor. Welche klingen denn jetzt ähnlich?
Wein-Haus-Stein"

Nummer	Aufgabe	Bewertung
1	Riese-Wiese-Nase	
2	Wellen-rufen-bellen	
3	Rabe-Suppe-Puppe	
4	Sessel-Messel-Stuhl	
5	Lampe-Himmel-Nampe	

Anhang

Silbensegmentation

Silben klopfen

Frage / Aufgabe: Wieviel Silben haben die Wörter? oder Wie oft klopfst du ... ? oder Klopfe ...

Beispiel 1: Rut – sche   **Beispiel 3:** Klet – ter – ge – rüst
Beispiel 2: Kat – zen – haus   **Beispiel 4:** E – le – fan – ten - kind

Wörter	Geklopfte / genannte Anzahl		Bewertung
	Soll	Ist	
1. Re – gen	2		
2. Sand – kas – ten	3		
3. Wasch – ma – schi – ne	4		
4. So(n) – ne	2		
5. Kind – der – gar – ten	4		
6. Schau – kel	2		
7. Weih – nachts – mann	3		
8. Scho – ko – la – den – mann	5		
9. Vo – gel - nest	3		
10. Fah(r) – rad – sa (t)- tel	4		
11. Gi –ra – fen – kin – der	5		
12. Last – wa – gen – fah - rer	5		

3. Wortsegmentierung

Fragestellung: Wie heißt das neue Wort?

Beispiel 1: Aus Ei-mer ohne /mer/ wird Ei.
Beispiel 2: Was wird aus Trak-tor ohne /trak/ (Tor)

Nummer	Aufgabe	Soll	Ist	Bewertung
1	Papagei – GEI	Papa		
2	Schule - LE	Schuh		
3	Feder – FE	der		
4	Schreiben – BEN	Schrei		
5	Schaufel – SCHAU	Fell		

Phonemanalyse

Laut zu Wort Zuordnung

4.1. Alliteration (rezeptiv)
Fragestellung: Fängt ... mit ... an?

Hinweis: Ziellaute betonen
Beispiel 1: Fängt Ofen mit /o/ an?
Beispiel 2: Fängt Buch mit /u/ an?
Beispiel 3: Fängt Fisch mit /f/ an?

Nummer	Aufgabe	Bewertung
1	Igel mit /i/	
2	Esel mit /e/	
3	Fahne mit /a/	
4	Tal mit /t/	
5	Bär mit /s/	
6	Lauschen mit /sch/	
7	Honig mit /h/	
8	Schwan mit /k/	
9	Uhr mit /l/	
10	Burg mit /b/	

4.2. Alliteration (produktiv) (Achtung: Differenzierte Bewertung!)
Fragestellung: Was hörst du am Anfang von ...?

Beispiel 1: Igel beginnt mit einem /i/.
Beispiel 2: Oma beginnt mit /o/.

Nummer	Aufgabe	Bewertung
1	Uwe	
2	Ameise	
3	Lutscher	
4	Sahne	
5	Mond	
6	Würfel	
7	Rübe	
8	Schrank	
9	Huhn	
10	Teddy	

Phonematische Wortsegmentierung
Fragestellung: Welche Laute hörst du in ...?

Beispiel 1: Bei dem Wort Ofen höre ich O – F – E – N.
Beispiel 2: Bei Huhn höre ich H – U – N.

Nummer	Aufgabe	Bewertung
1	A - M	
2	O - P - A	
3	R - O - S - E	
4	SCH - U (H)	
5	H - U - T	

ABKÜRZUNGEN IN DEN TABELLEN DER STATISTISCHEN ANALYSE

Intelligenztest:

IQ: Intelligenzquotient, ermittelt durch den CFT 1

Wortschatztests

Rezeptiver Wortschatz: Anzahl korrekter Antworten im Rezeptiven Wortschatztest (RWST)
Aktiver Wortschatz: Anzahl korrekter Antworten im Aktiven Wortschatztest (AWST)
Phonologische Fehler: Anzahl der unkorrekten Antworten, die sich auf den phonologischen Ablenker im RWST beziehen
Semantische Fehler: Anzahl der unkorrekten Antworten, die sich auf den semantischen Ablenker im RWST beziehen
Fehler beim Stimulus ohne Ähnlichkeit mit dem Zielwort:
Anzahl der unkorrekten Antworten, die sich auf den Ablenker im RWST beziehen, der weder Ähnlichkeit mit dem Zielwort hat, noch semantische oder phonologische Merkmale des Zielwortes aufweist
Keine Antwort: Kind gibt keine Antwort im Rezeptiven Wortschatztest

Test zu den metaphonologischen Fähigkeiten:

Reimaufgabe gesamt: Anzahl korrekter Antworten in beiden Reimaufgaben
Silbensegmentierung gesamt: Anzahl korrekter Antworten in den zwei Untertests "Silbenklopfen" und "silbische Wortsegmentierung"
Phonemsegmentierung gesamt: Anzahl korrekter Antworten in den drei Untertests "Alliteration rezeptiv", "Alliteration produktiv", "phonematische Wortsegmentierung"
Erkennen von Reimpaaren: Anzahl korrekter Antworten innerhalb der Reimerkennungsaufgabe
Silbenklopfen: Anzahl korrekter Antworten in der Silbensegmentierungsaufgabe
Silbische Wortsegmentierung: Anzahl korrekter Antworten in der Aufgabe zur silbischen Wortsegmentierung
Alliteration produktiv: Anzahl korrekter Antworten in der Aufgabe zur produktiven Alliteration
Alliteration rezeptiv: Anzahl korrekter Antworten in der Aufgabe zur rezeptiven Alliteration
Phonematische Wortsegmentierung: Anzahl korrekter Antworten in der Aufgabe zur phonematischen Wortsegmentierung

Lese-Rechtschreibtest (Salzburger Lese- und Rechtschreibtest):

SRT richtig geschriebene Wörter: Anzahl korrekter Verschriftungen im Salzburger Rechtschreibtest
Häufige Wörter – richtig: Anzahl korrekter Lesungen im Subtest "Häufige Wörter"
Text kurz – richtig: Anzahl korrekter Lesungen im Subtest "Kurzer Text"
Wortunähnliche Pseudowörter – richtig: Anzahl korrekter Lesungen im Subtest "Wortunähnliche Pseudowörter"
Häufige Wörter – Zeit: Benötigte Zeit in Sekunden für den Subtest "Häufige Wörter"
Text Kurz – Zeit: Benötigte Zeit in Sekunden für den Subtest "Kurzer Text"
Wortunähnliche Pseudowörter – Zeit: Benötigte Zeit in Sekunden für den Subtest "Wortunähnliche Pseudowörter"

EINFLUSS DES PRÄDIKTORS *INTELLIGENZ*

auf die erhobenen Variablen des Schriftspracherwerbs (Regressionsanalysen)

Untersuchungsgruppe

VARIABLE DES SCHRIFTSPRACHERWERBS	SIGNIFIKANZWERT INTELLIGENZ
Rechtschreibung	,635 - nicht signifikant (ausgeschlossene Variable)
Richtiges Lesen häufiger Wörter	,706 - nicht signifikant (ausgeschlossene Variable)
Richtiges Lesen eines kurzen Textes	,596 - nicht signifikant (ausgeschlossene Variable)
Wortunähnliche Pseudowörter	,203 - nicht signifikant (ausgeschlossene Variable)
Lesezeit	,363 - nicht signifikant (ausgeschlossene Variable)

Altersvergleichsgruppe

VARIABLE DES SCHRIFTSPRACHERWERBS	SIGNIFIKANZWERT INTELLIGENZ
Rechtschreibung	,069 - nicht signifikant (ausgeschlossene Variable)
Richtiges Lesen häufiger Wörter	,399 - nicht signifikant (ausgeschlossene Variable)
Richtiges Lesen eines kurzen Textes	,340 - nicht signifikant (ausgeschlossene Variable)
Wortunähnliche Pseudowörter	,957 - nicht signifikant (ausgeschlossene Variable)
Lesezeit	,670 - nicht signifikant (ausgeschlossene Variable)

Petra Sandhagen

Vom Ich zum Wir
Eine längsschnittliche Analyse zur Sprachentwicklung deutscher Kinder

Frankfurt am Main, Berlin, Bern, Bruxelles, New York, Oxford, Wien, 2003.
317 S., 58 Abb., 50 Tab.
Sprachentwicklung – Verlauf, Störung, Intervention.
Herausgegeben von Werner Deutsch. Bd. 3
ISBN 978-3-631-50334-8 · br. € 51.50*

Das Wort „Wir" ist ein deiktisches Personalpronomen der ersten Person Plural. Anknüpfend an Studien zum Erwerb des Personal- und Possessivpronomens „Ich" ist untersucht worden, wie und wann deutsche Kinder sprachlich das „Wir" erobern. An der längsschnittlichen Studie haben zwölf Kinder im dritten und vierten Lebensjahr teilgenommen. Aufgaben: zur Sprachproduktion erfragte die Mutter Besitzverhältnisse des Eigen- und Familienbesitzes. Entwicklungsstand der Theory of Mind und Verständnis des Wir-Begriffs (Sprachrezeption) wurden erfasst. Ergebnisse: Ausgehend von der pronominalen Kennzeichnung des eigenen Besitzes konstruieren Kinder über die additive singularische Bestimmung kollektiver Besitzverhältnisse das Wir, bevor sie zur pronominalen Kurzform übergehen. Die Kinder lösen die Theory-of-Mind-Aufgaben meist erst nach dem Wir-Erwerb. Die Sprachproduktion geht der Sprachrezeption beim „Wir" voraus.

Aus dem Inhalt: Das Wir und sein Platz in der Sprachpsychologie · Theorien zur Theory of Mind · Sprachenentwicklung oder Erst Ich, dann Wir · Wege zum Wir – Einzelkinder und Zwillinge · Sprachentwicklung und Theory of Mind – ein distanziertes Verhältnis

Frankfurt am Main · Berlin · Bern · Bruxelles · New York · Oxford · Wien
Auslieferung: Verlag Peter Lang AG
Moosstr. 1, CH-2542 Pieterlen
Telefax 0041(0)32/3761727

*inklusive der in Deutschland gültigen Mehrwertsteuer
Preisänderungen vorbehalten
Homepage http://www.peterlang.de